Inhaltsübersicht

Grauer Teil: Geriatrische und gerontologische Grundlagen

1	Geriatrische Vorgehensweisen	1
2	Anamnese und klinische Untersuchung	12
3	Pharmakologische Besonderheiten bei Betagten	17
4	Epidemiologie	19
5	Alternstheorien	23
6	Altern	25
7	Pflege	42
8	Tod und Sterben	54
9	Betreuungsrecht	57
10	Versicherungsgrundlagen	61

Grüner Teil: Assessment

11	Geriatrisches Assessment	67

Hellblauer Teil: Psychogeriatrische Krankheitsbilder

12	Demenz	117
13	Depression	139
14	Beihilfe zum Suizid – Sterbehilfe	150
15	Psychopathologische Syndrome in der Geriatrie	153
16	Sucht im Alter	171
17	Neurosen und Persönlichkeitsstörungen	177
18	Psychotherapie	184

Dunkelblauer Teil: Geriatrische Krankheitsbilder

19	Schmerz	187
20	Mobilitätsstörungen	
21	Kardiorespiratorische Erkrankungen	
22	Kreislauferkrankungen	
23	Arterienerkrankungen	
24	Venenerkrankungen	
25	Antithrombotische Therapie	
26	Zerebrovaskuläre Erkrankungen	
27	Parkinson-Syndrom	
28	Augenerkrankungen	
29	Hörstörungen	356
30	Munderkrankungen	359
31	Gastrointestinale Beschwerden	365
32	Malnutrition	372
33	Fettstoffwechselstörungen	379
34	Störungen des Wasser- und Elektrolytstoffwechsels	385
35	Urologische Probleme	388
36	Diabetes mellitus	408
37	Schilddrüsenerkrankungen	423
38	Erkrankungen des Bewegungsapparats	429
39	Hauterkrankungen	458
40	Dekubitus	482

Checklisten der aktuellen Medizin

Der Grundgedanke:

- Mitglieder des interdisziplinären geriatrischen Teams und Mediziner in Klinik und Praxis benötigen – unabhängig von ihrem Ausbildungsstand – handlungsrelevante Informationen.
- Der Zugriff zu den Informationen soll einfach und schnell möglich sein.
- Die Fakten müssen dabei umfassend und konkret dargestellt werden.

Das Konzept:

- Ein Stichwort wird *einmal ausführlich* behandelt.
- Die Checklisten sind trotz der Faktenfülle handlich, kompakt und übersichtlich.
- Das Sachregister mit Erklärung der verwendeten Abkürzungen ermöglicht einen raschen Informationszugriff.
- Die Informationen lassen sich direkt in die Praxis umsetzen.
- Farbliche Untergliederung erleichtert die Orientierung.

In der Checkliste Geriatrie finden Sie:

im grauen Teil:
- Geriatrische Arbeitstechniken
- Alternstheorien
- Sozialmedizinische und rechtliche Grundlagen

im grünen Teil:
- Alle Methoden des **Assessments** in der Geriatrie

im hellblauen Teil:
- Alle relevanten **psychogeriatrischen Krankheitsbilder** mit genauen und konkreten Empfehlungen für Diagnostik und Therapie

im dunkelblauen Teil:
- Alle relevanten **geriatrischen Krankheitsbilder** mit genauen und konkreten Empfehlungen für Diagnostik und Therapie

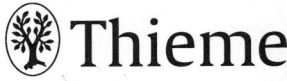

Checklisten
der aktuellen Medizin

Begründet von F. Largiadèr, A. Sturm, O. Wicki

Checkliste
Geriatrie

A. Wettstein, M. Conzelmann, H. W. Heiß

unter Mitarbeit von
M. Augustin, O. Bertel, I. Bopp-Kistler, C. Chappuis,
M. Conzelmann, M. Dambacher, H. Egberts, A. Erlanger,
D. Ermini-Fünfschilling, C. Ernst, T. S. Faber, T. Fenner-Gnehm,
H.-U. Fisch, M. Frey, R. Gilgen, D. Grob, S. Gligorijevic,
H. Gruber, F. Gurtner, H. W. Heiß, B. M. Hiss, E. Holsboer-
Trachsler, Ch. Holubarsch, F. Höpflinger, F. Huber, R. Jaeckel,
N. I. Jovic, Th. Klie, M. Koller, K.-H. Kopp, E. Krebs-Roubicek,
N. Lüscher, F. Maag, R. Maier, H. Riess, B. Salathé, A. Schramm,
W. Schultze-Seemann, W. O. Seiler, P. Six, R. Spiegel,
T. Spuhler, H. B. Stähelin, L. Stevan, A. E. Stuck, P. M. Suter,
A. Uchtenhagen, W. Vetter, A. Wettstein, P. F. Wunderlich

47 Abbildungen
107 Tabellen

2., komplett überarbeitete und erweiterte Auflage

Georg Thieme Verlag
Stuttgart · New York

Die Deutsche Bibliothek – CIP-Einheitsaufnahme

Checkliste Geriatrie / Albert Wettstein ... Unter Mitarb. von M. Baltes .... – 2., komplett überarb. und erw. Aufl.. – Stuttgart : Thieme, 2001
  (Checklisten der aktuellen Medizin)

Zeichnungen: Joachim Hormann, Stuttgart

1. Aufl. 1998

Umschlag: Thieme Marketing

Wichtiger Hinweis:

Wie jede Wissenschaft ist die Medizin ständigen Entwicklungen unterworfen. Forschung und klinische Erfahrung erweitern unsere Erkenntnisse, insbesondere was Behandlung und medikamentöse Therapie anbelangt. Soweit in diesem Werk eine Dosierung oder eine Applikation erwähnt wird, darf der Leser zwar darauf vertrauen, dass Autoren, Herausgeber und Verlag große Sorgfalt darauf verwandt haben, dass diese Angabe dem **Wissensstand bei Fertigstellung des Werkes** entspricht.

Für Angaben über Dosierungsanweisungen und Applikationsformen kann vom Verlag jedoch keine Gewähr übernommen werden. **Jeder Benutzer ist angehalten,** durch sorgfältige Prüfung der Beipackzettel der verwendeten Präparate und gegebenenfalls nach Konsultation eines Spezialisten festzustellen, ob die dort gegebene Empfehlung für Dosierungen oder die Beachtung von Kontraindikationen gegenüber der Angabe in diesem Buch abweicht. Eine solche Prüfung ist besonders wichtig bei selten verwendeten Präparaten oder solchen, die neu auf den Markt gebracht worden sind. **Jede Dosierung oder Applikation erfolgt auf eigene Gefahr des Benutzers.** Autoren und Verlag appellieren an jeden Benutzer, ihm etwa auffallende Ungenauigkeiten dem Verlag mitzuteilen.

Geschützte Warennamen (Warenzeichen) werden **nicht** besonders kenntlich gemacht. Aus dem Fehlen eines solchen Hinweises kann also nicht geschlossen werden, dass es sich um einen freien Warennamen handele.

Das Werk, einschließlich aller seiner Teile, ist urheberrechtlich geschützt. Jede Verwertung außerhalb der engen Grenzen des Urhebergesetzes ist ohne Zustimmung des Verlages unzulässig und strafbar. Das gilt insbesondere für Vervielfältigungen, Übersetzungen, Mikroverfilmungen und die Einspeicherung und Verarbeitung in elektronischen Systemen.

© 1997, 2001 Georg Thieme Verlag, Rüdigerstraße 14, D-70469 Stuttgart
Printed in Germany

Satz: Hagedorn Kommunikation, D-68519 Viernheim (Gesetzt mit 3B2)
Druck: Wilhelm Röck, Graphische Betriebe, D-74189 Weinsberg

ISBN 3-13-102412-7   1 2 3 4 5 6

Vorwort

Eine Checkliste soll alles Wesentliche eines Faches prägnant zusammenfassen, so dass fortgeschrittene Medizinstudierende im Praktikum und Ärztinnen und Ärzte in der Assistenz oder Praxistätigkeit mit ihr in der Tasche alle häufigen geriatrischen Probleme übersichtlich und evidenzbasiert bewältigen können. Während sich die 1. Auflage auf die wichtigsten geriatrischen Krankheitsbilder beschränkte und altersmedizinische Bereiche, die ohne spezielles geriatrisches Know-how auskommen, nicht einschloss, wollten wir die 2. Auflage alle für die Grundversorgung von Betagten in Praxis und Institutionen relevanten Bereiche zum Nutzen der Leser einbeziehen. Dafür hat das erweiterte Herausgebergremium mit Unterstützung zusätzlicher Autoren besondere Anstrengungen unternommen, um vielfältige Facetten der Geriatrie und Gerontologie im deutschsprachigen Raum zu berücksichtigen.

Wir sind überzeugt, die für alle häufigen und wichtigen Situationen in der medizinischen Grundversorgung Betagter notwendigen Informationen leicht auffindbar dargestellt zu haben, dass keine anderen zusätzlichen Lehrmittel konsultiert werden müssen. Um den Umgang des Buches dennoch im Kitteltaschenformat zu halten, waren wir gezwungen, die einführenden Grundlagenkapitel der ersten Auflage auf das Wesentliche zu kürzen. Dennoch gelang es, auch in diesem Bereich gesundheitspolitisch aktuellen Kapiteln, wie Fragen nach der Indikation bzw. Kontraindikation von lebensverlängernden Maßnahmen oder nach der Sterbehilfe, breiten Raum zu geben. Denn gute Geriatrie beschränkt sich nicht auf präzise Anwendung von Techniken und evidenzbasiertem Wissen, sondern bedarf auch einer fundierten ethischen Basis und steht im Einklang mit den Erkenntnissen der entwicklungspsychologischen und soziologischen Gerontologie.

Wir danken allen Leserinnen und Lesern der 1. Auflage, die mit ihrem Feedback mitgeholfen haben, die neue Auflage zu optimieren, den Autorinnen und Autoren der einzelnen Beiträge für ihre Bereitschaft, ihre Kapitel dem Fortschritt der vergangenen fünf Jahre anzupassen bzw. neu für die Checkliste Geriatire zu verfassen und dem Georg Thieme Verlag für dessen Bereitschaft, die Checkliste Geriatrie in erweiterter Form neu aufzulegen.

Zürich, Basel, Freiburg im Mai 2001

Albert Wettstein
Martin Conzelmann
H. W. Heiß

Anschriften

1. PD Dr. med. Matthias Augustin
   Universität-Hautklinik Freiburg
   Hauptstraße 7
   D-79104 Freiburg

2. Prof. Dr. med. Osmund Bertel
   Leiter Kardiologie
   Stadtspital Triemli Zürich
   Medizinische Klinik
   Birmensdorferstraße 497
   CH-8063 Zürich

3. Frau Dr. Irene Bopp-Kistler
   Oberärztin
   Klinik für Geriatrie
   und Rehabilitation
   Stadtspital Waid Zürich
   Tièchestraße 99
   CH-8037 Zürich

4. Dr. med Charles Chappuis
   Chefarzt
   Ziegler Spital Bern
   Zentrum Geriatrie-Rehabilitation
   Morillonstraße 75
   CH-3001 Bern

5. Dr. med. Martin Conzelmann
   Leitender Arzt
   Felix-Pletter-Spital
   Burgfelderstraße 101
   CH-4012 Basel

6. Prof. Dr. med.
   Maximilian Dambacher
   Orthopädische Universitätsklinik
   Balgrist
   Forchstraße 340
   CH-8008 Zürich

7. Frau Dr. med. Hendrike Egberts
   Universität-Hautklinik Freiburg
   Hauptstraße 7
   D-79104 Freiburg

8. Dr. med. Albert Erlanger
   Spezialarzt für Psychiatrie
   und Psychotherapie
   Toblerstraße 76a
   CH-8032 Zürich

9. Frau Dr. Ermini-Fünfschilling
   Memory Klinik Basel
   Geriatrische Universitätsklinik
   Kantonsspital
   CH-4031 Basel

10. Dr. med. phil. Cécile Ernst
    Wiesenstraße 18
    CH-8008 Zürich

11. Dr. med. Thomas S. Faber
    Medizinische Universitätsklinik
    Freiburg
    Hugstetter Straße 55
    D-79106 Freiburg

12. Dr. med. Thomas Fenner-Gnehm
    Spezialarzt FMH ORL, spez.
    Hals- und Gesichtschirurgie
    Asylstraße 58
    CH-8032 Zürich

13. Prof. Dr. med. Hans-Ulrich Fisch
    Psychiatrische Universitäts-
    poliklinik
    Murtenstraße 21
    CH-3010 Bern

14. Dr. med Martin Frey
    Spezialarzt Innere Medizin
    spez. Pneumologie FMH
    Leitender Arzt Klinik Barmelweid
    CH-5017 Barmelweid

15. Dr. med. Rudolf Gilgen
    Leitender Arzt
    Klinik für Geriatrie
    und Rehabilitation
    Stadtspital Waid Zürich
    Tièchestraße 99
    CH-8037 Zürich

16. Dr. med. Slobodan Gligorijevic
    Chefarzt
    Institut für Anästhesiologie
    Stadtspital Waid Zürich
    Tièchestraße 99
    CH-8037 Zürich

Anschriften

17. Dr. med. Daniel Grob
    Chefarzt
    Klinik für Geriatrie
    und Rehabilitation
    Stadtspital Waid Zürich
    Tièchestraße 99
    CH-8037 Zürich

18. Dr. med. Hans Gruber
    Augenarzt FMH
    Frauenmünsterstraße 11
    Postfach
    CH-8022 Zürich

19. Dr. med. Felix Gurtner
    Institut für Sozial- und
    Präventivmedizin
    Finkenhubelweg 11
    CH-3012 Bern

20. Prof. Dr. H. W. Heiß
    Klinikum der Albert-Ludwigs-
    Universität Freiburg
    Zentrum für Geriatrie und
    Gerontologie Freiburg
    Lehener Straße 88
    D-79106 Freiburg

21. Frau Dr. med. Barbara M. Hiss
    Oberärztin
    Psychiatrische Universitätsklinik
    Wilhelm-Klein-Straße 27
    CH-4025 Basel

22. Prof. Dr. phil. François Höpflinger
    Soziologisches Institut
    Rämistraße 69
    CH-8001 Zürich

23. Frau PD Dr. med.
    Edith Holsboer-Trachsler
    Leitende Ärztin
    Psychiatrische Universitätsklinik
    Basel
    Wilhelm-Klein-Straße 27
    CH-4025 Basel

23.* Prof. Dr. med. Ch. Holubarsch
    Medizinische Universitätsklinik
    Hugstetter Straße 55
    79106 Freiburg

24. Lic. phil. François Huber
    Bundesamt für Sozialversicherung
    Effingerstraße 33
    CH-3003 Bern

25. Roger Jaeckel
    VdAK-Landesvertretung Bayern
    Karlstraße 96
    D-80335 München

26. Dr. med. Nicola Ivan Jovic
    Bergstraße 122
    CH-8032 Zürich

27. Prof. Dr. jur. Thomas Klie
    Evangelische Fachhochschule
    Buggingerstraße 38
    D-79114 Freiburg

28. Dr. med. dent. Markus Koller
    Klinik für Behinderten-
    und Betagten-Zahnmedizin
    Universität Zürich
    Plattenstraße 11
    CH-8028 Zürich

29. Prof. Dr. med. Karl-Heinz Kopp
    Anästhesiologische
    Universitätsklinik
    Hugstetter Straße 55
    D-79106 Freiburg

30. Frau Dr. med. Eva Krebs-Roubicek
    Leitende Ärztin Psychogeriatrie
    Psychiatrische Universitätsklinik
    Wilhelm-Klein-Straße 27
    Postfach 260
    CH-4025 Basel

31. Prof. Dr. med. Nicolas Lüscher
    Leitender Arzt Plastische Chirurgie
    Klinik Rennbahn
    CH-8132 Muttens

32. Dr. med. Felix Maag
    Verkehrsmediziner
    Türgasse 8
    CH-8820 Wädenswil

33. Dr. med. Rémy Meier
    Leitender Arzt Gastroenterologie
    Kantonsspital Liestal
    Rheinstraße 26
    CH-4410 Liestal

Anschriften

34. Prof. Dr. med. Hanno Riess
    Klinik für Innere Medizin
    an der Charité
    Augustenburger Platz 1
    D-13353 Berlin

35. Dr. med. Balthasar Salathé
    Medizinisch-geriatrische Klinik
    Felix Platter Spital
    Burgfelderstraße 101
    CH-4012 Basel

36. Dr. Axel Schramm
    Geriatrische Klinik
    Klinikum Bayreuth
    Preuschwitzer Str. 101
    D-95445 Bayreuth

37. PD Dr. med.
    Wolfgang Schultze-Seemann
    Urologische Universitätsklinik
    Hugstetter Straße 55
    D-79106 Freiburg

38. Prof. Dr. med. Walter O. Seiler
    Geriatrische Universitätsklinik
    Kantonsspital
    CH-4031 Basel

39. Dr. med. Paolo Six †
    Chefarzt
    Klinik für Geriatrie
    und Rehabilitation
    Stadtspital Waid Zürich
    Tièchestraße 99
    CH-8037 Zürich

40. Prof. Dr. phil. René Spiegel
    Novartis AG
    Postfach Basel
    CH-4002 Basel

41. Dr. med. Thomas Spuhler
    Bundesamt für Statistik
    Sektion Gesundheit
    Schwarztorstraße 96
    CH-3007 Bern

42. Prof. Dr. med. Hannes B. Stähelin
    Chefarzt
    Geriatrische Universitätsklinik
    Kantonsspital
    CH-4031 Basel

43. Frau Dr. med. Ljiljana Stevan
    Rotbuchstraße 45
    CH-8037 Zürich

44. PD Dr. med. Andreas E. Stuck
    Chefarzt
    Ziegler Spital Bern
    Zentrum Geriatrie-Rehabilitation
    Morillonstraße 75
    Postfach
    CH-3001 Bern

45. Dr. med. Paolo M. Suter
    Universitätsspital Zürich
    Medizinische Poliklinik
    Rämistraße 100
    CH-8091 Zürich

46. Prof. Dr. phil. und Dr. med.
    Ambros Uchtenhagen
    Institut für Suchtforschung ISF
    Konradstraße 32
    CH-8005 Zürich

47. Prof. Dr. med Wilhelm Vetter
    Universitätsspital Zürich
    Medizinische Poliklinik
    Rämistraße 100
    CH-8091 Zürich

48. PD Dr. med. Albert Wettstein
    Chefarzt
    Stadtärztlicher Dienst Zürich
    Walchestraße 33
    CH-8035 Zürich

49. PD Dr. med. Peter F. Wunderlich
    Spezialarzt FMH
    Innere Medizin
    Studio medico
    Piazza Centrale
    CH-6710 Biasca

Inhaltsverzeichnis

Grauer Teil: Geriatrische und gerontologische Grundlagen

1	**Geriatrische Vorgehensweisen**	1
1.1	Geriatrisches Management (GM) *(15)*	1
1.2	Interdisziplinäres geriatrisches Handeln *(4)*	5
1.3	Ethische Grundhaltungen *(48)*	8
2	**Anamnese und klinische Untersuchung**	12
2.1	Geriatrische Anamnese *(48)*	12
2.2	Klinische Untersuchung *(48)*	15
3	**Pharmakologische Besonderheiten bei Betagten** *(48)*	17
4	**Epidemiologie** *(19)*	19
5	**Alternstheorien**	23
6	**Altern**	25
6.1	Physiologisches Altern	25
6.2	Erfolgreiches Altern	26
6.3	Krankhaftes Altern	30
6.4	Prävention *(42)*	32
6.5	Rehabilitation *(4)*	34
6.6	Sexualität *(30)*	36
6.7	Lebensqualität und Ziele der Geriatrie *(48)*	39
7	**Pflege**	42
7.1	Ambulante Altenpflege *(35)*	42
7.2	Entlastung für Angehörige *(8)*	44
7.3	Familienkonferenz *(8)*	48
7.4	Betagtenmisshandlung *(48)*	51
8	**Tod und Sterben** *(48)*	54
9	**Betreuungsrecht** *(27)*	57
10	**Versicherungsgrundlagen**	61
10.1	Sozialversicherung in der Schweiz *(24)*	61
10.2	Sozialversicherung in Deutschland *(25, 36)*	63

Inhaltsverzeichnis

Grüner Teil: Assessment

11	**Geriatrisches Assessment**	67
11.1	Multidimensionales Geriatrisches Assessment *(44)*	67
11.2	Funktionelles Assessment *(44, 41)*	72
11.3	Soziales Assessment *(22)*	78
11.4	Kognitives Assessment *(40)*	84
11.5	Emotionales Assessment *(21)*	91
11.6	Assessment der Mobilität und des Sturzrisikos *(44)*	93
11.7	Nutritives Assessment *(38)*	97
11.8	Hör- und Sehfähigkeit in der Geriatrie *(15)*	102
11.9	Assessment der Hörfähigkeit *(15)*	103
11.10	Assessment der Sehfähigkeit *(15)*	105
11.11	Erfassen des mutmaßlichen Willens *(48)*	107
11.12	Assessment der Fahrtauglichkeit *(32)*	110

Hellblauer Teil: Psychogeriatrische Krankheitsbilder

12	**Demenz**	117
12.1	Demenz – Grundlagen *(44)*	117
12.2	Demenz – Diagnostik *(44)*	121
12.3	Demenz-Typen *(44)*	126
12.4	Pharmakotherapie bei Demenz *(13)*	130
12.5	Milieutherapie bei Demenz *(9)*	132
12.6	Umgang mit terminalen Komplikationen *(48)*	135
13	**Depression**	139
13.1	Depression – Allgemeines *(21)*	139
13.2	Antidepressive Therapiemöglichkeiten *(48, 13)*	143
13.3	Suizid *(13)*	147
14	**Beihilfe zum Suizid – Sterbehilfe**	150
14.1	Sterbewunsch *(10)*	150
14.2	Sterbehilfe *(10)*	151
15	**Psychopathologische Syndrome in der Geriatrie**	153
15.1	Paranoides Syndrom *(30)*	153
15.2	Delir *(30)*	159
15.3	Agitiertheit *(30)*	161
15.4	Schlafstörungen *(23)*	166
16	**Sucht im Alter** *(46)*	171
17	**Neurosen und Persönlichkeitsstörungen**	177
17.1	Neurosen *(26)*	177
17.2	Persönlichkeitsstörungen *(26)*	180
18	**Psychotherapie**	184
18.1	Geriatrische Psychotherapie *(30)*	184

Inhaltsverzeichnis

Blauer Teil: Geriatrische Krankheitsbilder

19 Schmerz 187
19.1 Schmerz – Grundlagen *(16)* 187
19.2 Schmerztherapie *(16)* 191
19.3 Schmerzsyndrome *(16)* 199

20 Mobilitätsstörungen 202
20.1 Schwindel – Grundlagen *(48)* 202
20.2 Vestibuläre Schwindelformen *(48)* 205
20.3 Nicht-vestibuläre Schwindelformen *(48)* 208
20.4 Gangstörungen *(48)* 209
20.5 Synkope *(48)* 215
20.6 Sturz *(5)* 217
20.7 Immobilität *(39)* 220

21 Kardiorespiratorische Erkrankungen 228
21.1 Dyspnoe *(14)* 228
21.2 Herzinsuffizienz – Grundlagen *(2)* 236
21.3 Pharmakotherapie der Herzinsuffizienz *(2)* 240
21.4 Koronare Herzerkrankung *(23*)* 248
21.5 Therapie hochgradiger Klappenerkrankungen *(23*)* 252

22 Kreislauferkrankungen 253
22.1 Hypertonie – Grundlagen *(45, 47)* 253
22.2 Therapie der Hypertonie *(45, 47)* 257
22.3 Hypotonie und orthostatische Dysregulation *(39)* 264
22.4 Herzrhythmusstörungen – Allgemeines 271
22.5 Tachykarde Herzrhythmusstörungen *(11)* 275
22.6 Bradykarde Herzrhythmusstörungen *(11)* 280

23 Arterienerkrankungen 283
23.1 Arterielle Durchblutungsstörungen *(20)* 283
23.2 Funktionelle Durchblutungsstörungen *(20)* 285
23.3 Periphere arterielle Verschlusskrankheit (pAVK) *(20)* 287
23.4 Entzündliche Gefäßerkrankungen *(20)* 291
23.5 Aneurysma *(20)* 294
23.6 Akuter Extremitätenarterienverschluss *(20)* 297

24 Venenerkrankungen 300
24.1 Venenerkrankungen – Allgemeines *(20)* 300
24.2 Varikose *(20)* 304
24.3 Chronische venöse Insuffizienz, Ulcus cruris *(20)* 306
24.4 Phlebitis *(20)* 308
24.5 Venenthrombose *(20)* 309
24.6 Lungenembolie (LE) *(20)* 312
24.7 Thrombophilie *(20)* 314

25 Antithrombotische Therapie *(34)* 315

Inhaltsverzeichnis

26	Zerebrovaskuläre Erkrankungen	324
26.1	Apoplexie *(48)*	324
26.2	Apoplexie – Lakunäre Syndrome *(48)*	333
26.3	Sekundäre Verhaltensstörungen nach Apoplexie *(48)*	335
26.4	Aphasie nach Apoplexie *(48)*	337
26.5	Apraxie nach Apoplexie *(48)*	340

27	**Parkinson-Syndrom** *(48)*	342

28	Augenerkrankungen	350
28.1	Sehstörungen *(18)*	350
28.2	Akut rotes Auge *(18)*	351
28.3	Augenliderkrankungen *(18)*	353
28.4	Katarakt, Glaukom *(18)*	354

29	**Hörstörungen** *(12)*	356

30	Munderkrankungen	359
30.1	Orale Probleme – Grundlagen *(28)*	359
30.2	Orale Therapie und Prophylaxe *(28)*	361
30.3	Orales Leitsymptom Xerostomie *(28)*	363

31	Gastrointestinale Beschwerden	365
31.1	Obstipation *(49)*	365
31.2	Stuhlinkontinenz *(33)*	370

32	**Malnutrition** *(38)*	372

33	**Fettstoffwechselstörungen** *(20)*	379

34	Störungen des Wasser- und Elektrolytstoffwechsels	385
34.1	Dehydratation *(48)*	385
34.2	Hyponatriämie *(48)*	387

35	Urologische Probleme	388
35.1	Urininkontinenz – Grundlagen *(38)*	388
35.2	Urininkontinenz – Therapie *(20)*	394
35.3	Transurethraler Dauerkatheter *(38)*	399
35.4	Harnwegsinfektionen (ohne Dauerkatheter) *(38)*	404

36	Diabetes mellitus	408
36.1	Altersdiabetes – Grundlagen *(3)*	408
36.2	Altersdiabetes – Therapie *(3)*	411
36.3	Altersdiabetes – Komplikationen *(3)*	418

37	Schilddrüsenerkrankungen	423
37.1	Hyperthyreose *(17)*	423
37.2	Hypothyreose *(17)*	425
37.3	Schilddrüsenknoten *(17)*	427

Inhaltsverzeichnis

38 Erkrankungen des Bewegungsapparats 429
38.1 Arthrose *(43, 39)* 429
38.2 Kristallarthropathien *(43, 39)* 431
38.3 Degenerative Wirbelsäulenerkrankungen *(43, 39)* 433
38.4 Metabolische Osteopathien – Grundlagen *(6)* 436
38.5 Metabolische Osteopathien – Osteomalazie *(6)* 437
38.6 Metabolische Osteopathien – Osteoporose *(6)* 438
38.7 Chronische Polyarthritis *(43, 39)* 442
38.8 Proximale Femurfraktur *(4)* 443
38.9 Physikalische Therapie – Grundlagen *(43, 39)* 450
38.10 Physikalische Therapie – Thermotherapie *(43, 39)* 452
38.11 Physikalische Therapie – Mechanotherapie *(43, 39)* 454
38.12 Physikalische Therapie – Elektrotherapie *(43, 39)* 457

39 Hauterkrankungen 458
39.1 Altershaut – Physiologie/Pathophysiologie *(1, 7)* 458
39.2 Altershaut – Krankheitsbilder *(1, 7)* 461
39.3 Altershaut – Pflege und ästhetische Behandlung *(1, 7)* 462
39.4 Hautläsionen durch mangelnde Pflege *(1, 7)* 465
39.5 Altersdermatosen *(1, 7)* 466
39.6 Benigne Hyperplasien und Tumoren *(1, 7)* 468
39.7 Maligne Tumoren *(1, 7)* 472
39.8 Maligne Lymphome *(1, 7)* 474
39.9 Entzündliche Dermatosen *(1, 7)* 477
39.10 Dermatosen durch Alterung des Gesamtorganismus *(1, 7)* 479

40 Dekubitus 482
40.1 Dekubitus – Grundlagen *(38)* 482
40.2 Dekubitus – Prophylaxe, konservative Therapie *(38)* 485
40.3 Dekubitus – chirurgische Therapie *(31)* 488

Sachverzeichnis 491

1.1 Geriatrisches Management (GM)

Grundlagen

- **Definition:** Geriatrisches Management (GM) ist definiert als die optimale Betreuung des Patienten und seiner Angehörigen in der Benutzung der zur Verfügung stehenden geriatrischen Institutionen unter besonderer Berücksichtigung
  - des Willens des Patienten (S. 107),
  - funktioneller, geistiger und sozialer Bedürfnisse und Fähigkeiten des Patienten,
  - der Behandelbarkeits- und Letalitätsprognose der Erkrankungen,
  - des Rehabilitationspotentials und der -prognose (S. 2),
  - funktioneller Behinderungen des Patienten und
  - der Tragfähigkeit seines sozialen Netzes.
- **Umfang:** Das GM erfolgt in 7 Schritten (ausführliche Beschreibung s. unten): Funktionelle Beurteilung → Suche nach den Ursachen → Beurteilung der Behandelbarkeit → Beurteilung der Rehabilitationsfähigkeit → Beurteilung des Hilfsbedarfs → Entscheidungsfindung mit Patient und Betreuern → Erwägung einer Heimplatzierung.

Funktionelle Beurteilung (GM Schritt 1)

- Beurteilung der physischen (S. 97, 103), psychischen (S. 91), sozialen (S. 78), funktionellen (S. 72) und ökonomischen Gesundheit des Patienten.
- Folgende Fragen stehen im Vordergrund:
  - Wie war der Verlauf in diesen Gesundheitsdimensionen vor der Verschlechterung?
  - Was könnte bestenfalls erreicht werden, wenn eine behandelbare Krankheit oder eine rehabilitierbare Behinderung identifiziert werden könnte?
  - Kann der Patient seinen Willen richtig äußern?
  - Sind Vollmachten erteilt worden (z. B. Betreuungsvollmacht)?
- Besonders wichtig sind Selbstpflege- und kognitive Fähigkeiten.

Suche nach den Ursachen (GM Schritt 2)

- Die Behinderungen (Schädigungen, Fähigkeitsstörungen und Beeinträchtigungen) haben Ursachen, nämlich spezifische Krankheiten.
- Hierbei ist zu beachten:
  - Krankheiten können auch im Alter kausal behandelt werden.
  - Stadienabhängige Verlaufs- und Letalitätsprognosen sind für einige Krankheiten aus der Literatur ersichtlich. Dieses Wissen soll beim Management berücksichtigt werden.
  - Wenn Unsicherheit bezüglich der Ursache besteht: Geriatrisches Konsil initiieren (d. h. einen Fachgeriater um ein Konsil betreffend die verschiedenen Schritte der Rehabilitation ersuchen).

Beurteilung der Behandlung (GM Schritt 3)

- Formal: Die Entscheidungsfindung erfolgt im interdisziplinären Team (s. S. 5).
- Wenn Unsicherheit bezüglich Behandelbarkeit besteht und bei Polymorbidität: Geriatrisches Konsil anfordern (s. S. 69).
- Wenn keine Behandlung möglich ist: Beobachtung mit periodischer Reevaluation. Mit dem Patienten, Angehörigen und Bezugspersonen zusammen palliative Maßnahmen in Erwägung ziehen.

1.1 Geriatrisches Management (GM)

- Bei alleiniger Ursachenbehandlung: Erneutes funktionelles Assessment nach Abschluss der Behandlung (akut geriatrische Behandlung); Wiederbeurteilung.
- Wenn Rehabilitation möglich (parallel zur Ursachenbehandlung oder allein): Beurteilung der Rehabilitationsfähigkeit, -bereitschaft und -prognose.

Beurteilung der Rehabilitationsfähigkeit (GM Schritt 4)

- **Formal**: Entscheidungsfindung in interdisziplinärer Rehabilitationskonferenz. Folgende Erwägungen können hilfreich sein:
- **Bei starker kognitiver Beeinträchtigung** kann rehabilitiert werden, wenn
  - das Ziel spezifisch ist,
  - keine übermäßige formelle Betreuung notwendig bleibt,
  - das Ziel durch vorhandene Fähigkeiten des Patienten erreicht werden kann.
- **Bei lang dauernder Behinderung** kann rehabilitiert werden, wenn
  - das Ziel realistisch und erreichbar ist,
  - Zielübereinkunft zwischen Patient, Angehörigen, Arzt und Therapeuten herrscht.
- **Bei mangelnder Motivation** bei Patient und/oder Betreuern (informell/formell) kann rehabilitiert werden, wenn
  - das Ziel gut definiert ist,
  - das Ziel in voraussehbaren Schritten erreicht werden kann,
  - Angehörige, Therapeuten, Pflegekräfte oder Ärzte Motivationsarbeit leisten können.
- **Bei vorher durchgeführter Rehabilitationsbehandlung** kann rehabilitiert werden, wenn
  - die vorherige Behandlung wegen eines anderen Problems stattgefunden hat,
  - die Angemessenheit der früheren Behandlung in Frage gestellt wird,
  - die näheren Umstände der früheren Behandlung nicht bekannt sind.
- **Komorbidität** muss mitberücksichtigt werden, weil z. B. kardiovaskuläre Instabilität, instabile Frakturen, offene Wunden oder eine ausgeprägte Osteoporose die Rehabilitation vereiteln.
- **Soziales Umfeld** (Betreuer, Kultur, Finanzen, Transportmöglichkeit) kann die Rehabilitationsfähigkeit beeinflussen.
- Nach der Rehabilitation erfolgt ein erneutes geriatrisches Assessment mit der Beurteilung des Hilfsbedarfs (s. GM/Schritt 5).

Beurteilung des Hilfsbedarfs (GM Schritt 5)

- **Hilfsbedarf wegen kognitiver Beeinträchtigung** (nach dem Reisberg-Schema, das kognitive Verluste in Umkehr der kindlichen Stufen des Erlernens klassifiziert):
  - Beratung durch Geriater/Memory-Klinik, vgl. Diagnosestellung.
  - Immer Ressourcenförderung.
  - Nächtliche Unruhe wird als Grund der Erschöpfung der Helfer oft unterschätzt.
  - Je weiter die Demenz fortgeschritten ist, desto wichtiger wird die regelmäßige, einplanbare Entlastung der betreuenden Angehörigen (stundenweise, tageweise, für Ferien).
  - Selbsthilfegruppenanschluss anbieten.

1.1 Geriatrisches Management (GM)

Tabelle 1 Reisberg-Schema

Klasse	Leitsymptome	Konsequenzen/Hilfsbedarf
I	keine Symptome	Aktivierung
II	Vergesslichkeit	Aktivierung beruhigendes Gespräch
III	Versagen bei komplexeren Aufgaben in Beruf und Gesellschaft, z. B. Reisen an neuen Ort	Empfehlung zu Rückzug aus überfordernden Aufgaben
IV	benötigt Hilfe bei schwierigen Aufgaben des täglichen Lebens, z. B. Buchhaltung, Einkaufen, Einladungen	überwachte Selbstständigkeit, Finanzüberwachung
V	benötigt Hilfe bei Wahl der Kleidung und beim Baden Umgebungsmaßnahmen	organisierter Tagesablauf, Teilzeithilfe, Tagesspital, Tagesklinik
VI	– Hilfe beim Ankleiden – Hilfe beim Baden – Hilfe bei Toilette – Urininkontinenz, Stuhlinkontinenz	ganztägige Hilfe und Betreuung, Hilfe an Betreuer, evtl. Institutionalisierung
VII	– Sprechvermögen 6 Worte oder weniger – kann nicht mehr gehen – kann nicht mehr sitzen – kann nicht mehr lachen – kann nicht mehr Kopf halten	Langzeitpflege, Funktionsersatz

> **Hilfsbedarf wegen funktioneller Beeinträchtigung** (Tab. 2): *Bei Sturzrisiko* Alarmierbarkeit gewährleisten (z. B. Alarmgeräte), Risiko abklären und Sturzprophylaxe durchführen. Diese Systeme müssen mit dem Patienten und den Betreuern eingeübt werden. Voraussetzung: Gute kognitive Fähigkeiten. Bei Demenz regelmäßige Kontrollbesuche (Wochenplan).

Tabelle 2 Hilfsbedarf wegen funktioneller Beeinträchtigung

ATL-Bereiche*	Grundfunktionen	Pflegestufe	Hilfsbedarf
BATL	Körperbeherrschung Materialbeherrschung Orientierung im Lebensraum elementare Kognition	geriatrische Grundpflege	Funktionsersatz Hilfsmittel
IATL	Kraft Händigkeit Motilität praktische Intelligenz	Haushalt-Rehabilitation	behindertengerechte Haushaltmodifikation
AATL	Bildung Sozialisierung Mobilität praktische Intelligenz	Übergangspflege zur sozialen Reintegration	Mobilitätshilfe Kommunikationshilfe

* ATL = *A*ktivitäten des *t*äglichen *L*ebens (im angloamerikanischen Sprachraum: ADL = *a*ctivity of *d*aily *l*iving); Spezifizierung dieser Aktivitäten: BATL = *B*asis-ATL, wird im gleichen Sinne wie ATL verwendet; IATL = *i*nstrumentelle ATL; AATL = *A*dvanced ATL = sozial differenzierte ATL

1.1 Geriatrisches Management (GM)

> **Hilfsbedarf wegen sozialer Beeinträchtigung** durch anamnestische und fremdanamnestische Gespräche eruieren. In diesem Zusammenhang ist wichtig:
> - Einsamkeit ist ein tabuisiertes Problem.
> - Man sollte davon ausgehen, dass die informellen Betreuer Großartiges leisten.
> - Je größer die Leistung der informellen Betreuer ist, desto wichtiger die Prophylaxe ihrer Dekompensation.; daher Entlastungsangebote (stundenweise, tageweise, für die Ferien) planen.

Entscheidungsfindung mit Patient und Betreuern (GM Schritt 6)

> Die Erkenntnisse aus dem Prozess der obigen Schritte und die daraus geschlossenen Folgerungen bezüglich Hilfsbedarf werden dem Patienten erklärt und mit ihm besprochen.

> Bei diesem Gespräch mit dem Patienten sollten möglichst die informellen und formellen Bezugspersonen – immer im Einverständnis mit dem Patienten – miteinbezogen werden (= Familienkonferenz bzw. Pflegeplansitzung in Langzeiteinrichtung, S. 48).

> *Achtung:* Mit dem Patienten und nicht *über* den Patienten sprechen! Machen Sie sich zum Anwalt des Patienten!

Beurteilung der Notwendigkeit einer Heimplatzierung (GM Schritt 7)

> Während des ganzen geriatrischen Managements muss Folgendes berücksichtigt werden:
> - Es gibt keinen Hilfsbedarf, der eine Heimplatzierung in jedem Fall notwendig macht.
> - Eine Platzierung in einer Langzeitinstitution ist nur dann angezeigt, wenn der Pflege- oder Betreuungsaufwand größer ist als das, was die verschiedenen Teilnehmer des sozialen Netzes zu leisten in der Lage und willens sind. Informelle Betreuer: Ehepartner, Familienmitglieder, Bekannte, Nachbarn; formelle Betreuer: Mitarbeiter der Sozialstation bzw. der ambulanten Altenpflege (Schweiz: Spitex).

> Die subjektive Pflegelast ist wichtiger als der objektive Pflegeaufwand (Anzahl Stunden, Art der Verrichtung). Sie hängt ab von:
> - Der Beziehungsgeschichte Pflegender – Gepflegter.
> - Dem lebenslangen Gleichgewicht Geben – Nehmen zwischen Pflegenden und Gepflegten.
> - Dem emotionalen Gehalt gewisser Pflegeverrichtungen (Intimitätstabu gegenüber Söhnen > gegenüber Töchtern > gegenüber Ehepartner).

> Entscheidend ist die Größe und Stärke des sozialen Netzes:
> - Kann der Hauptbürdenträger der Betreuung auf eine größere Anzahl verlässlicher Angehöriger zu seiner Entlastung zählen, ist die Tragfähigkeit des Netzes länger gewährleistet.
> - Entscheidend für die Motivation zum Engagement in der Betreuung ist nicht die Distanz in Kilometern zwischen Betreuern und Pflegebedürftigen, sondern die emotionale Distanz.

> Besonders hilfreich zur Optimierung der Betreuungsbereitschaft eines sozialen Netzes ist das Aufstellen
> - eines Betreuungswochenplans sowie
> - eines Betreuungsjahresplans (wann Ferien für wen?).
> - Dazu ist oft professionelle Anleitung nötig, die z. B. anlässlich der Familienkonferenz gewährleistet werden kann.

1.2 Interdisziplinäres geriatrisches Handeln

Definitionen

- **Disziplina** = Wissenszweig.
- **Interdisziplinäres geriatrisches Handeln:**
  - Die Spezialisten mehrerer Wissenszweige arbeiten auf ein gemeinsames Ziel hin.
  - Sie bilden ein Team mit einheitlichen therapeutischen Grundkonzepten und verfügen über das dafür notwendige professionelle Bewusstsein.
  - Jeder muss den Weg, den der andere beschreitet, berücksichtigen.
  - Die Hauptperson ist der Patient.
  - Das Hauptziel ist die Situation des Patienten.
- **Multidisziplinäre Arbeit:**
  - Die Spezialisten der Wissenszweige gehen von einem gemeinsamen Ausgangspunkt aus.
  - Die Richtung und damit auch das Ziel sind nicht für alle identisch.
- **Pluridisziplinär:** Die Spezialisten mehrerer Wissenszweige arbeiten im Bewusstsein der gleichen Richtung, aber nicht der identischen Ziele.

Voraussetzungen für Interdisziplinarität

- Vergewisserung über die Akzeptanz komplexer bzw. langfristig anzuberaumender Problemlösungsstrategien vonseiten des Patienten und seines Umfeldes.
- Anerkennung der Fachkompetenz der Mitarbeiter des Geriatrieteams, im Besonderen von Pflege, Physiotherapie, Ergotherapie, Logopädie, Sozialarbeit.
- Grundkenntnisse über Ausbildungsprogramme und Fachkompetenz der Mitarbeiter des Teams.
- Aktives praktiziertes Interesse am entscheidenden Fachgebiet durch regelmäßige institutionalisierte Kontakte.
- Anerkennung der eigenen Grenzen/Möglichkeiten.
- Befähigung zur Leitung von Gruppen.
- Übernahme der ärztlichen Verantwortung zur Koordination und Führung *sämtlicher* Bestrebungen im Dienste des Patienten. Im Gegensatz dazu delegiert der Arzt im Rahmen des „Delegationssystems" verschiedene Aufgaben der Problembearbeitung und kümmert sich nicht um Detailfragen.
- Entwicklung einer gemeinsamen Sprache und eines gemeinsamen Bewusstseins für die Probleme des Patienten und seiner Angehörigen durch eine einheitliche Informationsorganisation bei der Befunderhebung, Transparenz und Partizipation aller Beteiligten.

Vorgehen

- Erfassen der Bedürfnisse des Patienten, seiner Erwartungen, Nöte und Ängste.
- Empathie in der jeweiligen Patientensituation: Auch der chronisch kranke Alte hat ein Anrecht auf menschliche Begegnung, ist auf der Visite „interessant".
- Multidimensionales geriatrisches Assessment (s. S. 67 ff.) durch die jeweils zuständigen Teammitglieder.
- Behandlungsplan aufstellen. Dabei Ziele und einzusetzende Mittel definieren. Mit einbeziehen:
  - Patienten und Angehörige.
  - Mitarbeiter der Behandlung zu Hause (home care, z. B. Hausarzt, Gemeindeschwester).
  - Mitarbeiter des Krankenhauses/der Institution.

1.2 Interdisziplinäres geriatrisches Handeln

> Regelmäßige Evaluation mittels definierter, im Voraus festgelegter standardisierter oder gemeinsam formulierter Kriterien der
> – Ziele: Nach dem Prinzip realistisch/unrealistisch,
> – Mittel: Nach dem Prinzip wirkungsvoll/wirkungslos.

○ *Hinweis:* Alter als solches ist kein hinreichendes Kriterium, ein Ziel zu verkennen und einen Mitteleinsatz nicht in Erwägung zu ziehen.

Interdisziplinärer Arbeitsprozess

> Zum interdisziplinären Arbeitsprozess siehe Abb. 1

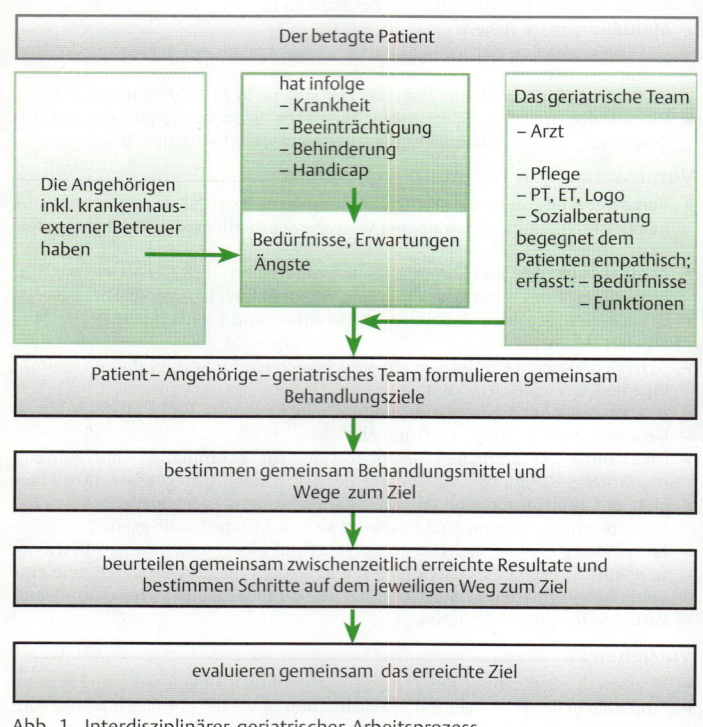

Abb. 1 Interdisziplinärer geriatrischer Arbeitsprozess

1.2 Interdisziplinäres geriatrisches Handeln

Gestaltung einer vertrauensvollen Teamatmosphäre

- ➤ Voraussetzung ist eine akzeptierende Haltung gegenüber den Teammitgliedern und deren Äußerungen.
- ➤ Eine klare, faire, vertrauensfördernde Kommunikation ist von zentraler Bedeutung. Folgende Verhaltensregeln sind zu beachten:
  - Nur ein Teammitglied spricht zur selben Zeit.
  - Mit „Ich", nicht mit „Wir" oder „man" sprechen.
  - Verallgemeinerungen persönlicher Ansichten vermeiden.
  - Emotionalen Störungen (Spannungen) als Thema Vorrang geben.
  - Persönliche Reaktionen, nicht abstrakte Interpretationen fördern (z.B. Äußerungen wie „Ich verstehe das nicht" anstelle von „Dies ist zu theoretisch" formulieren. „Das macht mich betroffen" anstelle von „Das hat ein hohes emotionales Verletzungspotenzial".)
  - Sinn eigener Fragen anderen erklären.
  - Ausfragen verhindern.
  - Verletzende Formulierungen meiden.

1.3 Ethische Grundhaltungen

Gefahr der Altersdiskriminierung (Agismus)

- **Definition:** Agismus bezeichnet eine Diskriminierung aufgrund des kalendarischen Alters.
- Vielen Betagten werden aufgrund ihres Alters Leistungen des Gesundheitswesens vorenthalten, obwohl in Deutschland und in der Schweiz verfassungsrechtlich ein Verbot der qualitativen Diskriminierung besteht und die Schweizer Bundesverfassung überdies ein ausdrückliches Altersdiskriminierungsverbot beinhaltet.
- 61 % der deutschen Organisationen des Gesundheitswesens und 63 % der deutschen Krankenhausärzteschaft vertreten die Auffassung, Rationierung im Gesundheitswesen werde bereits praktiziert:
    - Betagte stehen in Gefahr, nur noch als Verursacher von Kosten behandelt zu werden, da sie keine volkswirtschaftliche Leistung mehr erbringen.
    - In einzelnen Gebieten der Spitzenmedizin (z. B. Transplantationsmedizin) bestehen heute schon feste, teils bereits bei 55-Jährigen wirksame Altersgrenzen bezüglich der Gültigkeit der Indikationsstellung.

⊡ *Cave:* Das gerontologische und geriatrische Wissen verweist auf eine mit zunehmendem Alter wachsende Heterogenität: Das kalendarische Alter gilt nur als grober Hinweis auf das biologische Alter. Dies gilt es insbesondere im Hinblick auf die Prognose bei belastenden Krankheiten, Unfällen oder Therapien Betagter zu berücksichtigen.

Regeln für eine faire Mittelverteilung (Allokation)

- Im Interesse einer fairen Mittelverteilung (Allokation) gilt die Forderung, die Gesundheitskosten so zu verteilen, dass viele kleine Opfer bringen müssen und nicht wenigen für ihre Verhältnisse zu große Opfer auferlegt werden.
- Der Handlungsbedarf für Einzelne hat Priorität vor den gemeinsamen Anstrengungen zur Abwendung potenzieller zukünftiger Bedrohungen (Präventivmaßnahmen, sofern die Behandlung angemessen (d. h. wahrscheinlich effektiv und nicht unverhältnismäßig kostspielig) ist.
- Von zentraler Bedeutung ist deshalb gerade auch in der Geriatrie die wissenschaftliche Evidenz über Wirksamkeit und Zweckmäßigkeit medizinischer Maßnahmen.
- Auch für das deutschsprachige Europa sind die folgenden, in Neuseeland mittels Bevölkerungsbefragung und Expertenhearings 1993 festgelegten Prioritäten von Bedeutung (90 % der deutschen Krankenkassenmitglieder lehnen Regelungen ab, wonach ab einem bestimmten Alter einzelne teure Behandlungen nicht mehr bezahlt werden):
    - *Höchste Priorität* genießen die ambulante und stationäre Grundversorgung auch der Betagten, die medizinische Versorgung von psychisch Kranken, die Behandlung von Abhängigkeitserkrankungen und die Kinderheilkunde.
    - *Mittlere Priorität* haben Leistungen der Notfalldienste und Sterbehospize sowie die Rehabilitation und Prävention für Kinder und ihre Eltern.
    - *Niedrige Priorität* haben rein lebensverlängernde Maßnahmen ohne Wirkung auf die Lebensqualität. Dies gilt unabhängig von den eingesetzten Ressourcen und Kosten. Gleichwohl sind die unnötige Nutzung teurer Medizintechnik und Leistungen mit schlechtem Kosten-/Nutzen-Verhältnis zu meiden.

1.3 Ethische Grundhaltungen

Leitsätze für die Geriatrie

- Die ärztliche Betreuung basiert auf dem Grundrecht auf Selbstbestimmung der Person, d. h. den Kranken wird eine Behandlung oder Abklärung vom Arzt vorgeschlagen, die sie akzeptieren oder ablehnen können.
- Bei nicht mehr urteilsfähigen Personen stützt sich der Arztdienst auf den mutmaßlichen Willen der Betroffenen; zu dessen Ermittlung nimmt er Rücksprache mit den Angehörigen (s. S. 109) und berücksichtigt vorhandene Patientenverfügungen oder Betreuungsvollmachten.
- Aus Gründen der Rechtsgleichheit hat das Selbstbestimmungsrecht der Patienten seine Grenzen dort, wo die Rechte anderer Personen auf unzumutbare Weise beeinträchtigt werden. Dies kann der Fall sein bei störendem Verhalten sowie bei übermäßiger Beanspruchung von Mitteln, Zeit und Personal.
- Die Geriatrie stützt sich besonders in Institutionen der Langzeitpflege auf klinische Befunde, in der Regel nicht auf mit apparativen Untersuchungen bewiesene Tatsachen.
- Im therapeutischen Bereich stützt sich die Geriatrie auf die Evidenz der geriatrischen Forschung, d. h. auf wissenschaftlich gesicherte Erkenntnisse und verzichtet auf nur möglicherweise wirksame Maßnahmen.
- In Anbetracht der begrenzten Mittel und der knappen für jeden Patienten aufwendbaren Zeit setzt die Geriatrie klare Prioritäten in der Wahl therapeutischer Maßnahmen.
  - *Höchste Priorität* haben dabei Maßnahmen, die wahrscheinlich ohne große Belastung der Betroffenen eine wesentliche alltagsrelevante Besserung ihres Zustandes herbeizuführen versprechen.
  - *Ähnlich wichtig* sind palliative Maßnahmen, die zwar die zugrunde liegende Störung nicht beheben können, aber ohne zusätzliche Belastung wahrscheinlich zu einer merklichen Linderung der Beschwerden respektive zur Verbesserung der Lebensqualität beitragen.
  - *Weniger wichtig* sind lebensverlängernde Maßnahmen, die nicht gleichzeitig Linderung bringen.
  - *Weder angeboten noch durchgeführt* werden in der Regel Maßnahmen, die zwar das Leben verlängern, aber mit zunehmendem Leiden verbunden sind. Hospitalisierung ist für die meisten älteren Patienten mit Leiden verbunden, wenn nicht offensichtliche, subjektiv nachvollziehbare Vorteile damit verbunden sind. Beispiel: Operation einer Schenkelhalsfraktur mit Schmerzfreiheit und Mobilisierbarkeit innerhalb kurzer Zeit statt wochenlanger schwerer Schmerzen und Immobilität.

  In der Langzeitpflege berücksichtigt die Geriatrie daher den großen Wert, welchen viele Betagte dem vertrauten Milieu und Personal beimessen.
- In Anbetracht der langsameren Erholungszeiten und schnelleren Ermüdbarkeit im Training vergrößert sich in der geriatrischen Rehabilitation mit zunehmendem Alter der Zeitbedarf.
- Trotz der großen Fortschritte auch der geriatrischen Medizin ist sich die Geriatrie bewusst, wie beschränkt die ärztlichen Mittel bei chronisch unheilbaren Krankheiten sind. Sie realisiert dies sowohl im Hinblick auf das Leid und die Verluste, welche viele Alterskrankheiten mit sich bringen, als auch angesichts theoretisch behandelbarer Komplikationen, die geschwächten chronisch Kranken schließlich den Tod bringen.
- Geriatrische Dienste erstreben eine gute, alle Aspekte des Menschseins einschließende Arzt-Patientenbeziehung sowie eine trotz beschränkter Zeit

1.3 Ethische Grundhaltungen

empathische Lebens- und Sterbebegleitung der Patienten und ihrer Angehörigen (s. S. 54, 55). Dennoch kann das Optimum nie erreicht werden; vielmehr ist der Alltag durch Wünsche gekennzeichnet, auf deren Erfüllung verzichtet werden muss.

Spezialfall Dementenbetreuung

- Weder Angehörige noch Ärzte können oder dürfen Dementen „lebenswertes Leben" absprechen. Es ist aber ebenso unverantwortlich, lebensverlängernde Maßnahmen immer zu bejahen, weil dies den Patienten ungefragt das Recht auf den naturgegebenen Verlauf ihrer Krankheit nimmt und weil der Spontanverlauf der Krankheit willkürlich, ohne individuelle Entscheidung durch das Machbare, behindert wird.
- Bei Dementen sind vorgefasste Willenserklärungen allein wenig hilfreich, weil sie lediglich einen Hinweis darauf geben, welche Lebensphilosophie (s. S. 107, 117) für die Betroffenen maßgeblich war. Die Willenserklärungen beantworten jedoch nicht, wie Betroffene ihre Behinderung erleben und wie ihr aktueller Lebenswille ist.
- Demente haben im Durchschnitt kein geringeres Wohlbefinden als andere Gleichaltrige. Das Vorenthalten von Mitteln des Gesundheitswesens mit der alleinigen Begründung einer Demenz ist willkürlich und abzulehnen, weil es eine unverantwortliche Beurteilung im Sinne von „unwertem Leben" enthält.
- Bei allen Maßnahmen für Demente,
  - angefangen bei der alltäglichen Entscheidung: „Wie intensiv soll versucht werden, einem Alzheimerpatienten die objektiv notwendige Nahrung und Flüssigkeit einzugeben?"
  - Über: „Soll ihm ein Medikament verordnet werden?"
  - Bis hin zur Frage: „Soll ihm im Fall von Herzverlangsamung ein Schrittmacher eingesetzt werden?"
  - Und „Soll bei Nierenversagen eine Dialyse durchgeführt werden?"

  empfiehlt sich eine Entscheidungsfindung nach der Frage „Wie kann subjektives Leiden möglichst verhindert respektive minimiert werden?" oder „Wie kann Lebensqualität erhalten und verbessert werden?"
- Dabei ist die demenzspezifische Situation gebührend zu berücksichtigen:
  - Demente leben im Hier und Jetzt und vergessen das meiste gleich wieder, können also Leiden nicht akzeptieren durch Einsehen des späteren Nutzens.
  - Neue und unbekannte Personen und Umgebungen ängstigen Demente und verursachen Leid.
  - Maßnahmen, die auch nur leichte Schmerzen oder Missbehagen auslösen (z. B. Infusionen, Katheter, Sonden), werden als lästige Irritation, nicht aber als heilsame Intervention empfunden und werden meist baldmöglichst entfernt.
  - Je schwerer die Demenz, desto höher ist die Komplikationsrate bei medizinischen Eingriffen, z. B. wegen lebensbedrohlicher Stoffwechselstörungen und Delirien.
  - Auch üblicherweise unproblematisches Hantieren wie der Umgang mit Messer und Gabel kann für Demente eine Überforderung, d. h. Leid, darstellen.
  - Demente empfinden in der Regel keinen Hunger oder Durst, d. h. sie leiden bei guter Mundpflege nicht, auch wenn sie objektiv ungenügend mit Flüssigkeit und Nahrung versorgt werden (s. S. 136).

1.3 Ethische Grundhaltungen

- Je schwerer die Demenz, desto geringer die Erfolgschancen formeller, ambulanter oder stationärer Rehabilitation; erfolgversprechender ist die kontinuierliche, aktivierende Weiterbetreuung dementer Patienten in der bekannten Umgebung durch die vertrauten Personen.
▶ Aufgrund der obigen Überlegungen sind folgende Maßnahmen bei Dementen in der Regel zu unterlassen oder höchstens kurzfristig (minutenlang) anzuwenden:
  - Maßnahmen, die mit einer Beeinträchtigung der unmittelbaren körperlichen Bewegungsfreiheit verbunden sind (z. B. Anbinden, fixierendes Tischchen, Infusion, Bettgitter).
  - Maßnahmen gegen den ausdrücklichen Willen der Betroffenen (z. B. Hygienemaßnahmen, Essen eingeben bei zugekniffenem Mund, Eingabe von abgelehnten Medikamenten, Blutentnahme, zu Bett gehen, aufstehen), es sei denn, die Unterlassung beeinträchtige andere massiv (z. B. geruchliche- oder Lärmimissionen).
  - Verlegung in eine Klinik zur Behandlung eines Leidens, das auch – zwar weniger gut – am bisherigen Ort behandelbar ist, sofern die Belastung Dritter zumutbar ist.
  - Durchführung größerer Eingriffe (z. B. Operation, Dialyse), auch wenn deren Unterlassung zum Tod führen wird (es sei denn, durch diese Unterlassung wird wesentlich schlimmeres und längeres Leiden verursacht, als mit der Durchführung des Eingriffs verbunden wäre).
▶ Dabei ist zu berücksichtigen, dass ein „dem Patienten seinen Willen lassen" oft auch ein kostengünstiges „nichts tun müssen" ist, das die Menschenwürde des Kranken gefährden kann. Mitunter ist Hilfe mit „fürsorglicher Autorität" auch gegen den geäußerten Patientenwillen angezeigt und, ohne Leiden zu verursachen, erfolgreich. Dies muss mit liebevoller Großzügigkeit geschehen, die Veränderungen akzeptieren kann, und mit dem Ziel, die Würde des urteilsunfähigen Menschen in möglichst allen Situationen zu wahren (s. S. 107).

Freiheitseinschränkende Maßnahmen

▶ **Definition:** Zu den freiheitseinschränkenden Maßnahmen gehören neben direkter Einschränkung der Bewegungsfreiheit durch Anbinden, Stecktisch, oder Fixationsweste auch das Einschließen bzw. das nicht weggehen lassen sowie die chemische Fixation mit Beruhigungsmitteln (Neuroleptika, Opiate, Sedativa, sofern sie zur Ruhigstellung und nicht zur Krankheitsbehandlung eingesetzt werden).
▶ Die wissenschaftliche Datenanalyse zeigt in diesem Zusammenhang:
  - Institutionen mit wenig freiheitseinschränkenden Maßnahmen und Institutionen, die freiheitseinschränkende Maßnahmen reduzieren, haben keine höhere Morbidität (z. B. durch Stürze oder Frakturen) und keine höhere Mortalität als Kontrollinstitutionen.
  - Freiheitseinschränkende Maßnahmen erhöhen das Sturzrisiko, das Agitationsniveau (s. S. 161) und können direkt den Tod verursachen.
▶ Freiheitseinschränkende Maßnahmen:
  - Generell nur mit äußerster Zurückhaltung anwenden.
  - Nur mit Zustimmung der urteilsfähigen Kranken anwenden.
  - Nach gründlicher Abklärung aller Optionen und im Konsens von Arzt und Pflegedienst sowie Angehörigen einsetzen.
  - Notfallmäßig höchstens kurzfristig anwenden.
  - Regelmäßig reevaluieren.

2.1 Geriatrische Anamnese

Kontaktaufnahme mit Betagten

- ➤ Vor dem Termin in Erinnerung rufen bzw. in den Unterlagen nachsehen:
  - Letzter Kontakt: Wann, warum, wo (z. B. in der Praxis, in der Klinik, beim Patienten zu Hause) ?
  - Alter.
  - Familiensituation.
  - Sozioökonomische Situation.
  - Wohnsituation.
- ➤ Respektvolle, formal korrekte Begrüßung. Diese sollte stets die Anrede mit „Herr" bzw. „Frau" beinhalten. Nie spontan Betagte mit „Oma", „Tantchen" usw. oder mit Vornamen anreden! Dies wirkt demütigend oder auch anbiedernd.

Gliederung der Anamnese

- ➤ **Vorbemerkung:** Auch Betagte haben ein Anrecht auf eine vertrauliche Anamnese (ohne Angehörige)! Selbst bei eingeschränkten kognitiven Fähigkeiten (MMS-Score zwischen 14 und 24 Punkten, s. S. 84) können Patienten zur eigenen Sache besser aussagen als Angehörige oder Helfer.
- ➤ **Eigenanamnese:** Die Anamneseerhebung beginnt mit der Frage nach dem jetzigen Leiden und den medizinischen Hauptbeschwerden. Es empfiehlt sich, offene, konkrete Fragen zu stellen, z. B. „Wie viele Stockwerke können Sie Treppensteigen, ohne anzuhalten?" Weitere Fragen betreffen:
  - Ernährungsgewohnheiten.
  - Appetit.
  - Gewichtsverhalten.
  - Gangunsicherheit.
  - Schwindel.
  - Inkontinenz (Stuhl, Urin).
  - Hilfsmittelgebrauch.
  - Sensibilitätsstörungen.
  - Kraftverlust.
- ➤ **Fremdanamnese:** Unbedingt zu erfragen sind
  - Stürze.
  - Vergesslichkeit.
  - Inkontinenz (Stuhl, Urin).
  - Knochenbrüche.
  - Hilfsmittelgebrauch.
  - Umfang der geleisteten Hilfe (finanziell, im Haushalt, bei der Pflege).
  - Belastung durch die nötige Hilfestellung.
  - Hören.
  - Sehen.
  - Selbstversorgung.
- ➤ **Psychosoziale Situation:** Sie ist insbesondere bei Hirnleistungsschwäche zu eruieren. Zu erfragen sind eigen- und/oder fremdanamnestisch beispielsweise Schwierigkeiten bei Alltagsaktivitäten sowie die Anzahl und Leistungsbereitschaft der Mitglieder des sozialen Netzes.
- ➤ **Medikamentenanamnese** (vgl. Tab. 3):
  - Gegenwärtig regelmäßig eingenommene Medikamente.
  - Bedarfsmedikation: Einnahmehäufigkeit?

2.1 Geriatrische Anamnese

- Abgesetzte Medikamente (Warum? Nebenwirkungen?).
- Erfolgt die Medikamenteneinnahme selbstständig oder unter Hinzuziehung einer Hilfsperson?

▶ **Formulierung eines Behandlungsauftrages:** Patienten sollten aufgefordert werden, in Ergänzung zu Angehörigen und Helfern einen Behandlungsauftrag zu formulieren.

Besonderheiten der geriatrischen Anamnese

▶ **Symptomarmut**: Häufig fehlen Organschmerzen, z. B. bei Myokardinfarkt, Blasendilatation oder Appendizitis. Fehlender Frakturschmerz, z. B. wird bei Schenkelhalsfraktur nur Schwäche in den Beinen angegeben.

▶ **Atypische Beschwerden:**
- Häufig ist ein Delirium das dominante Symptom einer akuten Organerkrankung, z. B. eines Myokardinfarkts, einer Pneumonie, Zystitis oder Anämie.
- Allgemeine Schwäche und Allgemeinzustandsverschlechterung dominieren das Beschwerdebild vieler akuter Krankheiten.
- Somatisierung (Überbetonen von Beschwerden vorhandener organischer Leiden wie z. B. Arthrose) dominiert die Beschwerden bei Depression.

▶ **Mehrdeutige Symptomatik:**
- Beschwerden überlappen sich bei Multimorbidität.
- Beschwerden, die die Lebensqualität beeinträchtigen, werden betont, lebensbedrohliche Zustände ohne Schmerzen und ohne Behinderung aber bagatellisiert.

Beschwerden/Symptome als Nebenwirkungen von Medikamenten

▶ Bei allen Beschwerden Betagter sollte man sich fragen, ob sie medikamentös bedingt sein könnten (s. Tab. 3):
- Medikamente haben im Alter eine geringere therapeutische Breite.
- Vielfach ist die Halbwertzeit der Pharmaka verlängert.
- Interaktionen ergeben sich durch die Einnahme mehrerer Medikamente.

▶ **Auslassversuch:** Im Verdachtsfall einer Nebenwirkung als Erstes einen Medikamenten-Auslassversuch unternehmen. Dieser ist zunächst einem ggf. teuren oder aufwendigen Diagnoseverfahren oder der Verordnung einer rein symptomatisch wirksamen Therapie vorzuziehen.

Tabelle 3 Beschwerden als Nebenwirkung von Medikamenten

Beschwerden/Symptome	Medikamente
Appetitlosigkeit	Digitalis, L-Dopa
Arrhythmie	Anticholinergika, Digitalis, Isoprenalin, trizyklische Antidepressiva
Bradykardie	Betablocker, Digitalis, Ergotamine
Delirium, Demenz	Analgetika, Antiarrhythmika, Anticholinergika, Antidiuretika, Antiemetika, Antihistaminika, Antihypertensiva, Antiphlogistika, Kortikosteroide, Digitalis, Hustenmittel, Muskelrelaxanzien, Sedativa, Spasmolytika, Tuberkulostatika, Vasodilatatoren
Depression	Methyldopa, Reserpin (in vielen antihypertensiven Kombinationspräparaten!)

2.1 Geriatrische Anamnese

Tabelle 3 Fortsetzung von Seite 13

Beschwerden/Symptome	Medikamente
Diabetes mellitus	Steroide, Thiazide
Diarrhö	Laxantienabusus, Antibiotika, Colestyramin, Zytostatika
Dyskinesien	Antiparkinsonmittel, Phenothiazin, Calciumantagonisten Typ IV (Cinnarizin, Flunarizin)
gastrointestinale Blutung	Entzündungshemmer (steroidale und nichtsteroidale)
Gynäkomastie	Digitalis, Östrogene, Spironolacton
Halluzinationen	Antiparkinsonmittel, trizyklische Antidepressiva, Opioide
Hyperthermie	Neuroleptika
Inkontinenz	Diuretika, L-Dopa, Anticholinergika, Sedativa
Muskelschmerzen	Allopurinol, Betablocker, Chinidin, Cimetidin, Clofibrat, Cotrimoxazol, Methyldopa, Norfloxazin, Statine
Myasthenie	Aminoglykoside, β-Blocker, Benzodiazepine, Chinidin, Chinin, Chloroquin, Kortikosteroide
Obstipation	Anticholinergika, Opioide
Ödeme	Carbinoxolon, Östrogene, Steroide
orthostatische Hypotonie	Antihypertonika, Benzodiazepine, Diuretika, L-Dopa, Phenothiazine, trizyklische Antidepressiva

Vermeidbare Fehler bei der Anamnese

- ➤ Mangelnde Berücksichtigung von Sinnesorganschwächen, insbesondere Schwerhörigkeit. Daher gilt es, langsam, deutlich, tief, unterstützt von Gesten und dem Patienten zugewandt zu sprechen.
- ➤ Zeitmangel; stetiges Unterbrechen bei Weitschweifigkeit signalisiert Desinteresse.
- ➤ Fixierung auf ein vordergründiges akutes Ereignis – z. B. eine Fraktur mit Vernachlässigung der zum Sturz führenden Grundkrankheit.
- ➤ Unzureichende Würdigung des Patienten und seiner Sicht des Leidens. Ein vorschnelles Ausweichen auf die Fremdanamnese stört die Arzt-Patienten-Beziehung.
- ➤ Fehlinterpretation von Beschwerden im Sinne einer normalen Altersvariante. Merke: Weder Dyspnoe noch Gehschwierigkeiten oder Vergesslichkeit sind normal, auch nicht bei Höchstbetagten.
- ➤ Vorschnelle Zuordnung neuer Krankheitszeichen zu altbekannten medizinischen Störungen. Beispiel: Interpretation rezidivierenden Abdominalschmerzes als Ausdruck einer bekannten Divertikulose.
- ➤ Verkennung von Kausalketten der Krankheitspräsentation. Beispiel: akute Rauchvergiftung als Folge von Vergesslichkeit ← Multiinfarktdemenz ← Morbus embolicus ← Vorhofflimmern ← Mitralstenose.
- ➤ Ungenaue psychosoziale Anamneseerhebung. Dies verleitet zu einer einseitig somatischen Fixierung.
- ➤ Vergessen der Fremdanamnese.

2.2 Klinische Untersuchung

Geriatrischer Minimalstatus

- **Vorbemerkung:** Eine orientierende Untersuchung der verschiedenen Organ- und Funktionssysteme ist bei jeder Erstuntersuchung von Betagten zwingend notwendig (Tab. 4). Der *Minimalstatus* bezeichnet die Ergebnisse einer minimalen Untersuchung jedes geriatrischen Patienten; Untersuchungen, die beispielsweise bei der Demenzdiagnostik unnötig sind, sind darin nicht eingeschlossen. Der *Grundstatus* bezeichnet den von einem Geriater erhobenen Untersuchungsbefund.
- Gerade angesichts häufiger Multimorbidität sollte eine vollständige körperliche Untersuchung über eine ausschließlich auf anamnestische Angaben gestützte Untersuchung hinausgehen.
- Dies gilt sowohl für die Tätigkeit in einer Notfallstation als auch für die stationäre Patientenaufnahme wegen eines umschriebenen Problems, z.B. Fraktur loco classico, Prostata-, Kataraktoperation.
- Pathologische Befunde im geriatrischen Minimalstatus sind Indikatoren für gestörte Organ- oder Funktionssysteme, die eine gründliche Detailuntersuchung erfordern. Beispiele: Desorientierung → Demenzabklärung inkl. MMS (s. S. 84); unsicheres peripheres Sehen → detaillierte Visusprüfung und ophthalmologische Untersuchung; Gangstörung → detaillierter Neurostatus und normierte Gangprobe, z.B. Tinettiscore (s. S. 93).
- Bei der Untersuchung auch an Medikamenten-Nebenwirkungen denken (s. Tab. 3, S. 13)!

Tabelle 4 Ablaufschema zur Erhebung eines geriatrischen Grundstatus

1. **Aspekt:**
   Hygiene und Kleidung
   Allgemeinzustand
   Ernährungszustand
   Schmerzverhalten (Schonung?)
   Gesichtsausdruck (Angst, Depression, Apathie?)
   Hydratation (oral)
   Temperatur

2. **Motorik:**
   spontane Körperhaltung, Spontanbewegung
   Haltung
   Aufstehen, einige Meter gehen, drehen, sich hinsetzen
   falls Gehen nicht möglich: Kraft- und Tonusprüfung aller vier Extremitäten

3. **Atmung:**
   spontan und beim Gehen

4. **Kreislauf:**
   Blutdruck, Puls im Sitzen, evtl. Orthostasetest (s. S. 265)
   Herzauskultation
   Pulspalpation an allen vier Extremitäten

5. **Abdomen:**
   Palpation
   Perkussion der Blase
   Inspektion der Unterwäsche auf Spuren von Stuhl- und Urininkontinenz

6. **Nervensystem:**
   Bewusstsein
   Gesichtsfeldprüfung durch doppelt simultane Prüfung je in den oberen und unteren Quadranten
   Arm-Vorhalte-Versuch mit schnellen synchronen Fingerbewegungen
   Sinnesorgane: Visus, Gehör (Whisper-Test)

7. **Haut:**
   bei Bettlägerigkeit zwingend Inspektion des Sakrums, der Trochanter und Fersen – nach Dekubitus suchen
   Läsionen, Abrasionen, Narben, Suffusionen als Hinweis auf Sturz oder Misshandlung am Kopf, Rumpf und den vier Extremitäten

8. **Psyche:**
   Orientierung (genau: Ort, Zeit und Situation)
   Stimmung (ängstlich, euphorisch, apathisch)
   soziales Verhalten während der Untersuchung (kooperativ, wahnhaft, Denkstörungen?)

2.2 Klinische Untersuchung

Abnorme Befunde gesunder Betagter

- **Lungenauskultation:** Trockene, hypostatische Nebengeräusche sind ohne Bedeutung, sie verschwinden nach mehrmaligem Husten.
- **Herzauskultation:** > 70 % der Hochbetagten haben ein systolisches, vom 1. Herzton getrenntes Herzgeräusch.
- **Nervensystem:** s. Tab. 5.
  - *Hinweis:* Die Bewertung von neurologischen Befunden ist nur im Gesamtzusammenhang diagnostisch relevant. Isolierte Zeichen sind ohne Krankheitswert!

Tabelle 5 Neurologische Befunde bei gesunden Hochbetagten (Durchschnitt 84 Jahre, Altenheimbewohner)

Befund	[%]
Schnauzreflex	40
beidseitig fehlender Achillessehnenreflex	40
erhöhter Muskeltonus	32
Spontanbewegungen (dystone oder choreatiforme Hyperkinesie des Gesichts, der Hände oder Beine)	30
Palmomentalreflex	29
Parkinsonoid (hypomimetisch, akinetisch, gebeugte Haltung, verlangsamt)	26
Vibrationsverlust der unteren Extremität (UE)	20
Ruhetremor	17
fehlende Dermolexie der UE	12
Patellarsehnenreflex und ASR beidseitig fehlend	10
Babinski-Reflex beidseitig positiv	10

- **Haut:** Trockene Haut, Lentigo seniles (braune Stellen), seborrhoische Keratosen (warzige dunkle Hautveränderungen), Alterskeratosen, Haarverlust am Stamm.
- **Augen:** Arcus senilis, Zurücksinken der Augäpfel in die Orbita.
- **Muskeln:** Atrophie (durch Training auch bei Hochbetagten reversibel!).

3.1 Pharmakologische Besonderheiten bei Betagten

Grundlagen

- **Definition:** Der Begriff Gerontopharmakologie bezeichnet die Besonderheiten der klinischen Pharmakologie bei Betagten.
- **Epidemiologie:** Medikamentöse Nebenwirkungen treten mit zunehmendem Alter gehäuft auf (vgl. S. 13): Mehr als zwei Drittel aller unerwünschten Arzneimittelreaktionen treten bei Patienten über 60 Jahren auf.
- **Häufige Nebenwirkungen** (vgl. S. 13): Orthostatische Blutdruckabfälle, bradykarde Arrhythmien, Verwirrtheitszustände, kognitive Einbußen, Verschlechterungen der Nierenfunktion, Stürze, extrapyramidale Störungen, Mundtrockenheit und Obstipation.
- *Hinweis:* Altersbeschwerden, Krankheitssymptome und medikamentöse Nebenwirkungen sind oft schwer zu unterscheiden.

Ursachen der gehäuften medikamentösen Nebenwirkungen im Alter

- **Erhöhter Bedarf an Medikamenten wegen Multimorbidität:** Mehr als 60 % der > 60-Jährigen erhalten eine regelmäßige, lang dauernde medikamentöse Therapie, die vor allem kardiovaskulär und ZNS-wirksame Pharmaka umfasst. Oft werden mehrere Medikamente gleichzeitig eingenommen.
- **Pharmakokinetische Veränderungen:**
  - *Veränderte Arzneimittelverteilung im Körper* wegen Abnahme des Extrazellulärvolumens und der Muskelmasse bei relativer Vermehrung des Fettgewebes. Je nach Medikament ergeben sich zu hohe oder zu tiefe Serumkonzentrationen nach Einnahme der Initialdosis.
  - *Verlangsamte Arzneimittelelimination* bei Niereninsuffizienz, Herzinsuffizienz und verminderter Metabolisierungskapazität der Leber.
  - *Achtung:* Serumkreatininwerte im normalen Bereich schließen eine Clearance-Reduktion nicht aus! Außerdem erlauben routinemäßige Laboruntersuchungen (z. B. Bestimmung der Transaminasen) keine Beurteilung der Metabolisierungskapazität für Arzneimittel.
- **Pharmakodynamische Veränderungen:**
  - *Erhöhte Empfindlichkeit* auf bestimmte Medikamente wegen einer Verschlechterung der physiologischen Kompensationsmechanismen. *Beispiele:* Gestörte Blutdruckregulation; verminderte kontraktile Reserve des Myokards unter der Therapie mit Antiparkinsonmedikamenten, Diuretika oder Betablockern.
  - *Qualitativ veränderte Arzneimittelwirkungen:* z. B. paradoxe Erregung und Verwirrtheit nach Einnahme von Sedativa.
- **Praktische Probleme** bei der Medikamenteneinnahme wegen Vergesslichkeit, Verwechslungen, Sehstörungen und komplizierter Verordnungsschemata (z. B. mehrere Medikamente in unterschiedlichen Tagesdosen!).

Präventive Maßnahmen

- **Kritische und zurückhaltende Indikationsstellung.**
- **Altersgerechte Therapieverordnung:**
  - Minimale Medikamentenzahl.
  - Möglichst einmalige Tagesdosen.
  - Potenzielle Interaktionen prüfen.

3.1 Pharmakologische Besonderheiten bei Betagten

> **Dosisanpassung:**
> - *Renal eliminierte Medikamente:*
>   - Berechnung der Kreatinin-Clearance nach folgender Formel:
>
> $$Cl\,cr = \frac{(150 - Alter) \times Gewicht\,(kg)}{Serumkreatinin\,(\mu mol/l)}$$
>
>   - Schätzung des Dosisbedarfs mit Hilfe der nichtrenalen Dosisfraktion (Q_0) und Dosisanpassung bei Qo-Werten $< 0{,}5$: Folgende geriatrisch oft gebrauchten Medikamente müssen deshalb bei eingeschränkter Nierenfunktion in ihrer Dosis deutlich reduziert werden: s. Tab. 6.

Tabelle 6 Geriatrisch häufig verwendete Medikamente mit der Notwendigkeit einer Dosisanpassung bei Niereninsuffizienz

Wirkstoff	Q_0-Wert
Amoxicillin	0,06
Atenolol	0,12
Buformin	< 0,1
Captopril	0,4
Digoxin	0,3
Insulin	0,4
Lithium	0,02
Metformin	< 0,1
Metolazon	0,2
Sulpirid	0,3
Trimethoprim	0,45

> - *Hepatisch metabolisierte Medikamente:* Beginn mit minimalen Dosen und langsame Dosissteigerung in mehreren Stufen.
> - **Periodische Überprüfung der Therapieindikationen** und Absetzversuche!
> - **Erhöhte Aufmerksamkeit** für medikamentöse Nebenwirkungen: Bei jeder Änderung des Krankheitsverlaufs auch Medikamenten-Nebenwirkungen in Betracht ziehen.

Schlussfolgerungen

> - Ein wirklich indiziertes Medikament sollte allein aufgrund fortgeschrittenen Alters keinem Patienten vorenthalten werden. Die Vor- und Nachteile jeder Behandlung sollten jedoch sorgfältig analysiert werden.
> - Bei fachgerechter Anwendung weniger Medikamente in der minimal wirksamen Dosierung kann trotz erhöhten Nebenwirkungsrisikos eine wirksame und gut verträgliche Arzneimitteltherapie erfolgen.

4.1 Epidemiologie

WHO-Konzept

➤ In der „Internationalen Klassifikation der Krankheitsfolgen (International Classification of Impairment, Disabilities and Handicaps = ICIDH)" (Genf 1980) sieht die WHO (Weltgesundheitsorganisation) folgende **Kategorien** vor: (Tab. 7):

Tabelle 7 Überblick über die Bestandteile der ICIDH-2

	Körperfunktionen/-strukturen (Organebene)	Aktivitäten (Ebene der Person)	Partizipation (Bezug der Person zu Umfeld/Umwelt)	Kontextfaktoren
Ebene der Funktionsfähigkeit	(Körperteile, Körpersysteme)	Individuum (Person als Ganzes)	Gesellschaft (Lebensbereiche/-situationen)	Umweltfaktoren (externer Einfluss auf die Funktionsfähigkeit) + personenbezogene Faktoren (interner Einfluss auf die Funktionsfähigkeit)
Merkmale	Körperfunktionen Körperstrukturen	Durchführung von Aktivitäten einer Person	Teilnahme oder Teilhabe an Lebensbereichen/-situationen	Eigenschaften der physikalischen und sozialen Welt, Einstellungen von Menschen + Attribute/Eigenschaften der Person
positiver Aspekt (Funktionsfähigkeit)	Funktionale und strukturelle Integrität	Aktivität	Partizipation	Fördernde oder unterstützende Faktoren
negativer Aspekt (Behinderung)	Schädigung	Beeinträchtigung der Aktivität	Beeinträchtigung der Parizipation	Barrieren Hindernisse

Prävalenz chronischer Erkrankungen

➤ Im Alter überwiegen chronische Krankheiten, s. Tab.1.
➤ Die Prävalenz vieler dieser Krankheiten zeigt eine starke, z.T. exponentielle Zunahme mit zunehmendem Alter. *Beispiel:* Prävalenz der Demenz; alle Studien belegen ein exponentielles Ansteigen der Prävalenz mit einer Verdoppelung alle 5 – 6 Jahre (s. Tab. 8, S. 20)

4.1 Epidemiologie

Tabelle 8 Rangfolge der 10 häufigsten Krankheiten bei über 65-jährigen Patienten und Prävalenz der jeweils fünf häufigsten Krankheiten (in %) nach Alter und Geschlecht

	Männer (65–74)	Männer (≥ 75)	Frauen (65–74)	Frauen (≥ 75)
1.	Arthrose (16%)	chron. Bronchitis (22%)	Arthrose (26%)	Arthrose (40%)
2.	Myokardinfarkt[1] (15%)	Arthrose (16%)	Angina pectoris (8%)	Katarakt (16%)
3.	chron. Bronchitis (13%)	Angina pectoris (13%)	Diabetes mellitus (7%)	Angina pectoris (13%)
4.	Angina pectoris (13%)	Myokardinfarkt[1] (12%)	Katarakt (5%)	Demenz (8%)
5.	CVI[1,2] (6%)	Katarakt (12%)	Depression (4%)	Diabetes mellitus (8%)
6.	Diabetes mellitus	CVI[1,2]	chronische Bronchitis	CVI[1,2]
7.	Katarakt	Demenz	Myokardinfarkt[1]	Myokardinfarkt[1]
8.	Demenz	Diabetes mellitus	CVI[1,2]	Depression
9.	Glaukom	TIA[1,2]	Brustkrebs	chronische Bronchitis
10.	Depression	Glaukom	TIA[1,2]	Osteoporose

[1] Zustand nach; [2] CVI: zerebrovaskulärer Insult; TIA: transiente ischämische Attacke (Niederlande, 1994)

Hospitalisationshäufigkeit

- Krankheiten treten oft in Kombination auf. Chronizität und Multimorbidität haben Auswirkungen auf die Bedürftigkeit der Betagten in Bezug auf die Hospitalisationsfrequenz und -dauer sowie die Anzahl gleichzeitig bestehender medizinischer Probleme.
- Statistische Erhebungen zur Hospitalisationshäufigkeit, -dauer und Anzahl medizinischer Diagnosen liefern für die Schweiz im Jahr 1992 folgende Daten:
  - Bei 65–74-Jährigen werden durchschnittlich 267,5 von 1000 Einwohnern/Jahr hospitalisiert, während es bei den > 85-Jährigen 442 von 1000 Einwohnern/Jahr sind. Im Gegensatz dazu werden in der Gruppe der 30–49-Jährigen jährlich nur 96,0 von 1000 Einwohnern hospitalisiert.
  - Die durchschnittliche Länge eines Krankenhausaufenthaltes steigert sich von 9,4 Tagen bei den 30–49-Jährigen auf 12,3 Tage bei den 75–84-Jährigen. Mit 26,4 Tagen findet sich bei den > 85-Jährigen die durchschnittlich längste Verweildauer.
  - Zum Zeitpunkt der Entlassung nach Hospitalisation weisen die 30–49-Jährigen durchschnittlich 2,0 Diagnosen auf. Die > 75-Jährigen hingegen werden mit durchschnittlich 3,2 Diagnosen entlassen.
- Regionen mit häufigeren Hospitalisationen Betagter zeigen keine Verminderung der altersspezifischen Mortalität.

4.1 Epidemiologie

Funktionseinschränkungen auf Organstufe

➤ Funktionseinschränkungen einzelner Organe und Systeme sind bei Betagten häufig und bei Hochbetagten regelmäßig anzutreffen; ihre Häufigkeit zeigt eine starke Abhängigkeit von der sozialen Schichtzugehörigkeit (Abb. 2, Abb. 3).

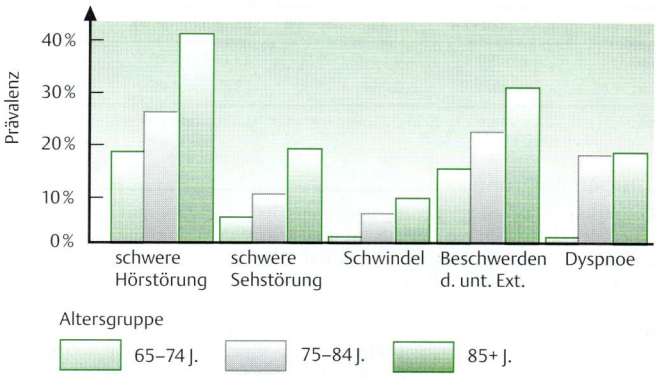

Abb. 2 Prävalenz von Behinderungen in verschiedenen Altersgruppen; städtische Bevölkerung (Schweiz, 1986)

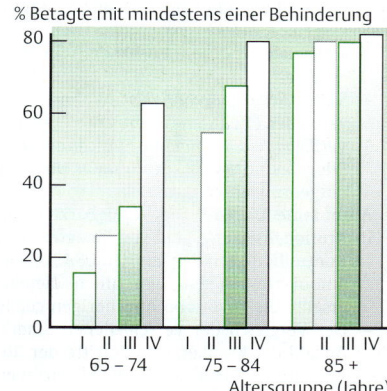

Abb. 3 Prävalenz von Behinderungen nach Sozialschicht (I: Gutsituierte; II/III: oberer/unterer Mittelstand; IV: Personen an der Armutsgrenze), städtische Bevölkerung (Schweiz, 1986)

Soziale Situation

➤ Von zentraler Bedeutung für die soziale Situation der Betagten ist ihre Wohnsituation, d.h. ob sie im eigenen Haushalt leben oder in einer Alters- oder Pflegeinstitution. In der Schweiz leben 8,4 % der über 65-jährigen in Kollektiv-

4.1 Epidemiologie

haushalten, wobei die Quote bei den Frauen (9,4 %) ziemlich genau doppelt so hoch ist wie bei den Männern (4,7 %) und ein exponentieller Anstieg mit dem Alter vorliegt (Tab. 3).

Tabelle 9 Heimquote* (Schweiz 1990)

Alter	65–69	70–74	75–79	80–84	85–89	≥ 90	≥ 65
Männer	1,4	2,5	4,4	9,2	17,6	28,1	4,7
Frauen	1,5	3,1	6,6	15,3	29,7	46,2	9,4

* anlässlich der Volkszählung 1990 in „Krankenanstalten, Heilstätten und Heimen wohnhaft, in % der Wohnbevölkerung

Institutionalisierung

- **Definition**: Institutionalisierung bezeichnet in Verbindung mit älteren Menschen den Eintritt in ein Pflegeheim. Der Begriff der Institution besitzt zwei Bedeutungen und bezeichnet sowohl das Heim als Ort des Lebens als auch das abstrakte Prinzip der Regelung des Verhaltens und der Beziehungen.
- Die Notwendigkeit bzw. Realisierbarkeit einer Institutionalisierung wird von folgenden Faktoren beeinflusst:
    - *Schweregrad und Art der Behinderung* (Beispiel: Orientierungsstörungen erfordern häufiger als Gehschwierigkeiten eine Institutionalisierung).
    - *Soziale Begleitumstände* (s. S. 78):
        - Haushaltsgröße und -zusammensetzung.
        - Zivilstand/Vorhandensein eines/r Partners/Partnerin.
        - Familiengröße; örtliche und emotionale Distanz zu Familienangehörigen.
        - Soziale Tradition, Vorhandensein eines sozialen Netzes in der Nachbarschaft.
    - *Soziale Schichtzugehörigkeit*: Wohnsituation; finanzielle Mittel, um sich private oder öffentliche ambulante Dienste leisten zu können.
    - *Verfügbarkeit stationärer Einrichtungen*: Je geringer das Bettenangebot für Pflegebedürftige ist, desto mehr pflege- und hilfsbedürftige Betagte leben notgedrungen zu Hause.
- **Ambulante Dienste:** Die Verfügbarkeit ambulanter Dienste vermindert den Institutionalisierungsgrad von Betagten nicht zwangsläufig:
    - Kontrollierte Studien aus den USA zeigen z. T., dass ein vermehrtes Angebot ambulanter Dienste vor allem diejenigen Hilfe- und Pflegeleistungen ersetzt, die zuvor von Angehörigen geleistet wurden.
    - Der Vergleich der verschiedenen Stadtkreise von Zürich ergab, dass die Anzahl der Krankenheimeintritte der über 80-Jährigen mit verschiedenen Indikatoren tiefer Sozialschicht korreliert, jedoch (nach Berücksichtigung der Sozialschicht) keine inverse Beziehung mit der Stellendichte der ambulanten Dienste besteht.

5.1 Alternstheorien

Grundlagen

> **Definition:** Der Sammelbegriff „Alternstheorien" bezeichnet Erklärungsversuche für das Altern natürlicher biologischer Systeme. Mit „*Altern*" wird hier derjenige Prozess im Leben eines tierischen Organismus bezeichnet, der nach Abschluss der entwicklungsbedingten Differenzierung von Zellen und Organen beginnt und mit dem Tod des Individuums endet.
> Kriterien zur Aufstellung von Alternstheorien, die jedoch nie sämtlich zu erfüllen sein werden:
> – *Universalität*: gültig für alle Lebewesen, die Altern aufweisen.
> – *Spezifität*: Alterung aufgrund von systemimmanenten Eigenschaften.
> – *Progressivität*: Alterungsprozess ist irreversibel voranschreitend.
> – *Schädlichkeit*: Alterung führt zum Tod des Individuums.

Alternstheorien im Überblick (Tab. 10)

Tabelle 10 Alternstheorien (ATh)

allgemein biologische ATh			soziologische ATh beim Menschen
organisch-somatische ATh: Beschreibung der Ursachen und des Verlaufs der Alternsprozesse im Organismus auf verschiedenen Stufen		**evolutionäre ATh:** Beschreibung des Alterns im Kontext der Arterhaltung, weniger im Hinblick auf das Schicksal des Einzelorganismus	**erfolgreiches Altern (EA):** Unter Berücksichtigung des gesellschaftlichen Umfeldes Beschreibung sozialer Verhaltensweisen, die zu Zufriedenheit im Alter führen
passives Altern = stochastisches Altern: Physikalisch-chemische Einflüsse wirken im Sinne der Entropie auf langlebige Makromolekülkomplexe wie z. B. Eiweißstrukturen und Nukleinsäuren. *1. Cross-linkage-ATh:* Spontane Ausbildung sogenannter Crosslinks. Diese kovalenten, schwer lösbaren chemischen Bindungen führen zur Vernetzung von Makromolekülen z. B. mit Beeinträchtigung der DNA-Transkription.	**aktives Altern =** Programm-ATh: Durch das genetische Programm ist die Alterung der Zellen und Organe vorgegeben und wird aktiv induziert. *1. ATh durch sexuelle Reifung:* Altern und Tod werden beim Erreichen der sexuellen Reife induziert. *2. Altern durch innere Uhr:* Altern ist Ausdruck einer Abhängigkeit von einer Art „inneren Uhr".	*1. Rate-of-living-ATh:* Die Lebensdauer ist umgekehrt proportional zur metabolischen Aktivität. *2. Morphometrische ATh:* Es existiert eine positive Korrelation zwischen Gehirngewicht und Lebensdauer. *3. ATh lebensverlängernder Gene* (z. B. gegen freie Radikale): Spezifische, lebensverlängernde Gene werden in der postreproduktiven Phase aktiv.	*1. Disengagementstheorie:* Altern gelingt dann erfolgreich, wenn das Individuum den für diesen Lebensabschnitt typischen Machtverlust akzeptiert. *2. Aktivitätstheorie:* Verlorene Rollen werden durch neue Rollen und Engagement in gesellschaftlichen und zwischenmenschlichen Bereichen ersetzt. *3. Kontinuitätstheorie* Erfolgreiches Altern gelingt durch Beibehaltung der bisherigen Lebensmuster, egal ob aktiv oder weniger aktiv.

5.1 Alternstheorien

Tabelle 10 Fortsetzung von Seite 23

allgemein biologische ATh		soziologische ATh beim Menschen
2. Irrtum-Katastrophen-ATh: Wenige fehlerhafte Moleküle eines Schlüsselenzyms der Proteinsynthese genügen, um fehlerhafte Proteine zu synthetisieren und damit die Zellen funktionsuntüchtig zu machen.	3. Stammzell-ATh: Altern repräsentiert erschöpfte Stammzellreserven.	4. Verinnerlichung im Lebensrückblick Verinnerlichung und Lebensrückblick sowie die Lösung von Geschlechtsrollenzwängen ermöglichen erfüllte Menschlichkeit und Weisheit.
3. Freie-Radikale-ATh: Exogen und endogen induzierte, aggressive oxidierende Moleküle (O_2^-, OH^-) schädigen zelluläre Strukturen wie Membranlipoproteine oder DNA.	4. Altern durch antagonistisch pleiotrope Gene: Antagonistisch pleiotrop wirken sich Gene aus, wenn sie primär für vital bedeutsame Zellfunktionen verantwortlich sind, aber sekundär durch Angriff an übergeordneten Zentren für den Organismus schädliche Auswirkungen haben.	5. Lebenslange Entwicklung: Erfolgreiches Altern ergibt sich aus dem Annehmen der altersbedingten körperlichen Gebrechen und der Aussöhnung konfligierender Zielvorstellungen.
4. Mutations-ATh: Spontane Mutationen führen in den betroffenen Zellen zu Funktionsstörungen, die entweder direkt oder indirekt, z. B. durch unkontrollierte Proliferationen, den Organismus schädigen.	5. MHC-Gen-ATh (Major-histocompatibility-ATh): Der MHC-Genkomplex spielt aufgrund seiner Beteiligung an der Regulation mehrerer vitaler Systeme eine zentrale Rolle im Alternsgeschehen.	6. Lebenslange Persönlichkeitsentwicklung: Wesentliche Aufgaben des hohen Alters sind: das gelebte Leben anzunehmen und zu analysieren, die Krise zwischen Ich-Integrität und Verzweiflung zu akzeptieren, seelischen Frieden zu finden und den Tod anzunehmen.
		7. selektive Optimierung mit Kompensation: s. S. 29

6.1 Physiologisches Altern

Grundlagen

- Alternsprozesse verlaufen von Organ- zu Organsystem unterschiedlich schnell. Altern führt zu einer veränderten Zusammensetzung der Zellstrukturen und -funktionen, die sich im Erscheinungsbild und in der Funktion der Zelle, des Organs und des Gesamtorganismus äußern. Beispiele für physiologische Alternsprozesse:
  - Veränderung der Sinnesorgane (Linsen, Innenohr, Abnahme des Durstgefühls).
  - Abnahme der Nierenfunktion.
  - Umbau und Vermehrung des Kollagens → Compliance des Herzens und der großen Gefäße nimmt ab, Elastizitätsverlust der Haut.
  - Menopause → endokrinologische Alterung.
  - Abnahme von Nervenleitgeschwindigkeit, Reaktionszeit, Gedächtnis.
  - Immunsystem → Den physiologischen Alternsprozessen ist zugleich eine wesentliche Bedeutung im Hinblick auf Erkrankungen beizumessen:
    - Involution des Thymus.
    - Die zellvermittelte Immunität nimmt mit zunehmendem Alter ab.
    - Die Verminderung der T-Helferzellen führt zu einer verminderten humoralen Immunantwort.
    - Die Abnahme der T-Suppressorzellen ermöglicht die zunehmende Bildung von Autoantikörpern.
    - Die eingeschränkten mechanischen Möglichkeiten, z. B. des durch Altersveränderungen geprägten Thorax und der Atmungsorgane, führen zu einer verminderten Resistenz gegenüber exogenen Reizen und Infekten.
- Mit zunehmendem Alter verringert sich die Adaptations- und Reaktionsfähigkeit des Organismus auf äußere Einflüsse. Das Tempo dieser Entwicklung verhält sich speziesspezifisch unterschiedlich. Der Mensch verfügt im Vergleich zu anderen Säugern über bessere Schutzmechanismen gegen die Alternsprozesse, so dass er eine durchschnittliche physiologische Lebensdauer von 85–100 Jahren erreichen könnte (S. 19).

6.2 Erfolgreiches Altern

Empirische Basis

- Die Darstellung von Risikofaktoren und Strategien für erfolgreiches Altern erfordert die Kenntnis empirischer Befunde über das Alter und das Altern.
- Drei Befunde sind für ein Modell erfolgreichen Alterns und die Ableitung von Risikofaktoren und Strategien für erfolgreiches Altern besonders wichtig:
  - Große Heterogenität in den Alternsverläufen,
  - Latente Reserven im Alter.
  - Die zunehmend negative Balance zwischen Gewinnen und Verlusten im Alter.
- Erfolgreiches Altern bedeutet demnach nicht, keine Probleme bzw. keine Altersveränderungen zu erfahren oder einfach nicht zu altern.

Im Gegenteil: Erfolgreich altern bedeutet, Ziele anzustreben und dabei sowohl die Stärken als auch die Schwächen des Alters anzuerkennen.

Risikofaktor/Schutzfaktor Lebensstil

- Der Lebensstil ist vorrangiger Risiko- bzw. Schutzfaktor hinsichtlich pathologischer Alternsbedingungen (Beispiel: kardiovaskuläre Risikofaktoren, Suchtverhalten). Grund: Die Heterogenität im Alter ist nicht nur Folge genetischer und erfahrungsbedingter Faktoren, sondern auch das Produkt pathologischen Alterns (vgl. S. 30).
- Ein gesunder Lebensstil (kein Übergewicht, nicht rauchen, regelmäßige körperliche Aktivität) reduziert die Mortalität vor 75 Jahren um ein Drittel und verringert die Morbidität. Er halbiert die Häufigkeit einer Behinderung und verzögert ihre Manifestation um ca. 7 Jahre.

Schutzfaktor Ressourcen

- **Definition:** Ressourcen sind mentale, seelische, körperliche, soziale, ökonomische oder materielle Mittel und Fähigkeiten, die zur Bewältigung des Lebens hilfreich sind.
- Latente Reserven beruhen auf Ressourcen: Je geringer die eigenen mentalen, körperlichen und sozialen Reserven sind, desto unwahrscheinlicher wird erfolgreiches Altern.
- Es gilt, die eigene Reservekapazität anzureichern und auszubauen:
  - über Bildungsmaßnahmen,
  - über den Ausbau und die Pflege des sozialen Netzwerkes,
  - über die Ausdifferenzierung von Lebens- und Entwicklungszielen,
  - über gesundheitsbezogene Aktivitäten.
- Vorhandene Ressourcen verleihen größere Bewegungsfreiheit bei der bestmöglichen Anpassung der eigenen Stärken und Schwächen an die Umweltanforderungen und bei der Suche und Schaffung von optimalen Umweltfaktoren.
- Ressourcen kompensieren auch Verlustsituationen: Prothetische Mechanismen schützen und sind deshalb bei zunehmender Vulnerabilität im Alter besonders wichtig, z. B.:
  - Technologisch: Elektrobett, Aufzug, Rollstuhl, Telefonalarmgerät.
  - Psychologisch: z. B. Haustiere, Selbsthilfegruppen, Trauerrituale.
  - Intern: z. B. Gedächtnistraining, Ergotherapie.
  - Extern: z. B. Hörgerät, Brille.
- Die Kombination von wöchentlichem Gedächtnistraining mit Fitnesstraining während sechs Monaten bewirkte in der Nürnberger SIMA-Studie (SIMA =

6.2 Erfolgreiches Altern

Selbstständig im Alter) bei Achtzigjährigen eine mehrjährig anhaltende Verbesserung von Hirnleistung und Selbstständigkeit im Vergleich zur gleichaltrigen Kontrollgruppe. Psychisch-geistige Beschwerden entwickelten sich durchschnittlich vier Jahre später als in der Kontrollgruppe.

Schutzfaktor Anpassung

- Aus einer zunehmenden Diskrepanz zwischen Gewinn und Verlust im Alter ergibt sich eine zunehmende Vulnerabilität.
- Dies ist anzuerkennen und die Standards und Erwartungen an sich selbst und die eigenen Leistungen müssen sich verändern.
- Vergleiche mit anderen, denen es noch schlechter geht, erleichtern die Anpassung und helfen, eine positive Selbstbewertung beizubehalten.
- Mehrere gut ausgebildete Selbstschemata erleichtern die Anpassung an bedrohliche Situationen, das Verarbeiten von Verlusten und die Suche nach neuen, anderen Zielen.
- Nicht kontrollierbare Ereignisse verlangen einen akkomodierenden (sich der neuen Situation anpassenden) Bewältigungsstil, nicht einen assimilierenden Bewältigungsstil (mit einer zwangsläufigen, passiven Angleichung an neue Anforderungen).

Grundlegende Prozesse erfolgreichen Alterns

- Erfolgreiches Altern wird durch eine Reihe objektiver und subjektiver Kriterien charakterisiert. Keine Theorie, kein bestimmtes Kriterium und kein Kriterienbündel hat als überzeugende Erklärung eines erfolgreichen Alterns allgemeine Akzeptanz gefunden.
- Biologische Indikatoren für erfolgreiches Altern sind:
  - Körperliches Wohlbefinden.
  - Funktionelle Autonomie.
  - Langlebigkeit.
- Gutes körperliches Befinden ist jedoch auch im Alter kein Garant für psychisches Wohlbefinden.
- In den verschiedenen Alternstheorien (s. S. 23, Tab. 10) werden jeweils spezielle Ziele als charakteristisch für erfolgreiches Altern angesehen.
- Gemeinsam spiegeln diese Theorien jedoch Werte und Zielvorstellungen der westlichen männlichen Mittelklasse wider, denn der Umgang mit Pensionierung bei gesicherter materieller Zukunft wird in diesen Theorien erklärt, was aber für Hausfrauen oder Menschen ohne geregelte Altersvorsorge wenig relevant ist.
- Eine darauf aufbauende Erfolgsdefinition ist nicht generalisierbar und nicht von dauerhafter Gültigkeit.
- Erfolgreiches Altern ändert sich mit jeweils neuen Erkenntnissen, neuen Gesellschaftsformen und neuen Herausforderungen.
- Angesichts der großen Unterschiede in Altersverläufen zwischen Individuen und zwischen verschiedenen Bereichen (z. B. körperlich vs. geistig) innerhalb einer Person muss auch erfolgreiches Altern verschiedene Gesichter haben können.
- Erfolgreiches Altern bedeutet am ehesten: Ziele anstreben und erreichen, die
  - definiert sind durch die Person selbst oder durch Gruppen, Kulturen, Religionen und
  - die mit unterschiedlichen Kriterien und Normen gemessen werden können.

6.2 Erfolgreiches Altern

- Die Liste der Risiken und Strategien für erfolgreiches Altern ist beliebig, die konkrete Situation ist jedoch individuell verschieden. Daher ist nach den grundlegenden Prozessen zu suchen: Welche prototypischen Prozesse ermöglichen Wachstum und Selbstbewahrung bei nachlassender Reservekapazität und zunehmender biologischer Vulnerabilität?
- Baltes und Baltes schlagen dazu das „Modell der selektiven Optimierung mit Kompensation" vor. Ein Beispiel für das Zusammenspiel der drei Prozesse Selektion, Kompensation, Optimierung: Der achtzigjährige Pianist Arthur Rubinstein, befragt, wie es ihm gelinge, auch noch im hohen Alter ein weltberühmter Pianist zu bleiben, antwortete, er bemühe sich, die Schwächen des Alters dadurch zu meistern, dass er
  - zum einen sein Repertoire verringert habe, also weniger Stücke spiele = *Selektion*,
  - einige Kunstgriffe anwenden, z. B. Tempoverlangsamung vor schnellen Sätzen, wodurch der bloße Eindruck eines anschließend schnelleren Spiels erzielt würde = *Kompensation*,
  - diese Stücke häufiger übe = *Optimierung*.

Das Zusammenspiel von Selektion, Kompensation und Optimierung

- Die drei Prozesse Selektion, Kompensation und Optimierung befähigen Betagte, trotz Verlusten und zunehmender Verletzlichkeit Ziele anzustreben und zu erreichen.
- Je geringer die Ressourcen, desto feiner muss das Zusammenspiel der drei Prozesse abgestimmt sein: Trotz stärkster Verluste und trotz Einengung der Sozialbeziehungen sowie körperlicher Abbauprozesse und trotz Einschränkungen auf anderen Gebieten können die betroffenen Personen proaktiv und reaktiv von Selektion, Kompensation und Optimierung Gebrauch machen.
- Tatsächlich erreicht die Mehrzahl der Betagten trotz zunehmender Verluste und Beschwerden im Alter zwischen 70 und 100 Jahren ein subjektiv unverändertes Wohlbefinden, d. h. sie altert erfolgreich dank wirkungsvoller Copingmechanismen.

Der Prozess „Selektion"

- **Selektion** heißt: Reduzieren der Lebenswelt auf wenige Funktionsbereiche bzw. Aufgaben und Ziele als Folge bereits eingetretener oder antizipierter Ressourcen-Verringerung im eigenen Kräftehaushalt und in der Umwelt.
- Die Auswahl der Lebensbereiche, Tätigkeiten, Aufgaben, Ziele und Erwartungen sollte geleitet werden von den Prioritäten der persönlichen Motivation, der Fertigkeiten und der körperlichen Leistungsfähigkeit im Zusammentreffen mit den Umweltforderungen.
- Selektion kann auch reaktiv erfolgen, nach plötzlichen Veränderungen, z. B. nach einem schweren Schlaganfall werden Selektionen notwendig.
- Dies bedeutet aber nicht, dass die Person vom Selektionsprozess ausgeschlossen ist. Man kann die betreffende Person auch mit auswählen lassen, z. B.:
  - in welche Einrichtung sie gebracht werden soll,
  - in welchem Ausmaß, in welcher Art Selbstversorgung möglich ist,
  - welche Rehabilitation und welche Aktivitäten ins Auge gefasst werden,
  - welches Fernsehprogramm angesehen, wann ein Brief geschrieben oder ein Telefongespräch geführt werden soll etc.

6.2 Erfolgreiches Altern

Der Prozess „Kompensation"

- ► Im Prozess der Kompensation sucht die Person nach anderen Möglichkeiten, Wegen und Mitteln, um ein Ziel zu erreichen. Dies wird erforderlich, wenn bestimmte Fähigkeiten oder Fertigkeiten ganz verloren oder unter das erforderliche Funktionsniveau gesunken sind, gleichzeitig aber das Ziel beibehalten werden soll.
- ► Kompensationsleistungen können automatisch ablaufen oder geplant erfolgen.
- ► Ist ein Ziel durch viele Verhaltensaspekte und den Einsatz verschiedener Hilfsmittel erreichbar, gibt es wenig Probleme, ein bestimmtes Defizit zu kompensieren. Erweist sich der Ausfall jedoch als groß oder ist das Ziel nur durch wenige Aktivitäten erreichbar, sind kompensatorische Bemühungen schwierig.
- ► **Gelungene Kompensationsbemühungen:** Zur Aufrechterhaltung seines Lebensziels, Landwirt zu sein, kompensierte ein alter Bauer seine körperliche Schwäche dadurch, dass er das Bestellen seiner Felder anderen übergab. Er selbst konzentrierte sich mehr und mehr auf die weniger anstrengende Gartenarbeit. Schließlich, als im Alter von 100 Jahren Verluste in Mobilität und Sehkraft die Gartenarbeit unmöglich machten, widmete er sich mit dem gleichen Enthusiasmus der Pflege seiner Balkonkästen.
- ► Anderen die Kontrolle in die Hand geben (= proxy control/Stellvertreter) kann ein sehr wirksames Mittel zur Beibehaltung von Zielen und Optimierung wichtiger Lebensbereiche sein. Die Delegation von Entscheidungen an nahe Angehörige (meist Partner oder Kind), die mit den lebenslangen Prioritäten gut vertraut sind, kann Autonomieverluste im Alter erfolgreich kompensieren.

Der Prozess „Optimierung"

- ► Die Modellkomponente Optimierung verdeutlicht die Plastizität im Alter, die Tatsache, dass auch alte Menschen sich noch entwickeln können und noch zur Aktivierung, ja sogar Stärkung körperlicher und geistiger Ressourcen fähig sind. Dadurch wird Leben insgesamt quantitativ und qualitativ bereichert.
- ► Optimierung kann bedeuten:
  - Intensives Verfolgen bereits bestehender Ziele und Erwartungen.
  - Erstreben neuer Ziele und Erwartungen im Zusammenhang mit den Entwicklungsaufgaben der dritten und vierten Lebensphase, z. B. die Auseinandersetzung mit der Pensionierung oder mit dem eigenen Tod.
- ► Der Optimierungsprozess hängt zu einem großen Teil von stimulierenden Umweltbedingungen ab. Daher sollte die gerontologische Praxis und die Gesellschaft im Umgang mit alten Menschen an Stimulation, Herausforderung und Optimierung denken, statt immer nur Schutz, Sicherheit und Status quo zu fördern.

6.3 Krankhaftes Altern

Grundlagen

- Das Krankheitsverständnis und damit auch der Begriff Krankheit wird von unseren sich wandelnden physiologischen, biochemischen und molekularbiologischen Konzepten bestimmt. Damit ist die Unterscheidung zwischen normalem oder physiologischem Altern und krankhaftem Altern willkürlich und hängt von der verwendeten Definition des Begriffs Krankheit ab.
- Einander ähnelnde Funktionsstörungen, durch sehr unterschiedliche Krankheiten hervorgerufen, weisen auf eine weitere Schwierigkeit in der Bewertung der Altersveränderungen hin:
  - Sollen sie nach Ursachen oder nach Funktionsausfällen kategorisiert werden?
  - Sind funktionelle Kategorien für die Betroffenen wichtiger, besonders bei multifaktoriell bedingten chronischen Krankheiten?
- In praxi muss deshalb immer eine mindestens zweidimensionale Betrachtung des geriatrischen Patienten vorgenommen werden:
  - Der Funktionsausfall bestimmt die Therapie*bedürftigkeit*.
  - Die ätiologisch orientierte Diagnose bestimmt die Therapie*möglichkeit* (Abb. 4).

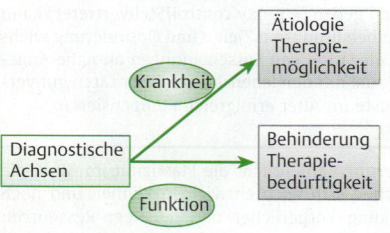

Abb. 4 Krankheitsorientierte und funktionsorientierte Betrachtensweise in der Geriatrie

- Der einfache exponenzielle Anstieg der Morbidität ab dem 35–40. Lebensjahr mit einer Verdoppelung der Krankheitsprävalenz mit fortschreitendem Alter alle 10 Jahre (s. Tab. 8, S. 20) und alle 5 Jahre für Altershirnkrankheiten wie Demenz (s. Tab. 26, S. 118) legt den Schluss nahe, dass zur physiologischen Alterung noch andere Faktoren hinzukommen, die additiv zur Morbidität und schließlich zur Mortalität beitragen.
- Krankheiten im Alter dauern länger, treten häufiger gemeinsam auf und neigen zur Chronizität: 80 % aller Menschen der Industriegesellschaften sterben an dekompensierten chronischen Krankheiten, nur 20 % an akuten Krankheiten oder Unfällen.

Folgen von Erkrankungen im Alter

- Die akute und chronische **Behandlungsbedürftigkeit** steigt an.
- **Rehabilitation** ist oft nötig (vgl. S. 34)
- Der **Hilfsmittelbedarf** nimmt zu.

6.3 Krankhaftes Altern

- ▶ Die **Pflegebedürftigkeit** nimmt zu; sie ist eine sozialrechtliche, keine medizinisch-diagnostische Kategorie.
  - Pflegebedürftigkeit ist gegeben, wenn sich aufgrund der angenommenen Irreversibilität des Krankheitszustandes durch weitere Behandlung keine wesentlichen Verbesserungen der Handlungs- und Leistungsbeeinträchtigung erreichen lassen.
  - Pflegebedürftigkeit hat je nach Verwendung des Ausdrucks eine unterschiedliche Bedeutung:
    - Abhängigkeit während einer akuten oder chronischen Krankheit (Unselbstständigkeit in den täglichen Verrichtungen = Aktivitäten des täglichen Lebens).
    - Die Situation des abhängigen, medizinisch „austherapierten" Patienten.
  - Für diese Personen müssen adäquate sozialmedizinische Versorgungsmodelle geschaffen werden → Pflegeversicherung, Ergänzungsleistungen (S. 61).

6.4 Prävention

Bedeutung

➤ Beim geriatrischen Patienten soll die Entstehung von Behinderungen im täglichen Leben unterbunden werden. Es gilt, das Auftreten von Erkrankungen bzw. symptomatische Folgen von Erkrankungen zu verhindern (= primäre und sekundäre Prävention) und funktionelle Einschränkungen zu korrigieren oder mit Hilfsmitteln zu kompensieren (tertiäre Prävention). Die tertiäre Prävention gewinnt im Alter eine große Bedeutung.

Allgemeine präventive Strategien

➤ **Verstärkung der Abwehr**, z. B. durch Impfungen:
  – *Impfplan für ältere Menschen:*
    • Grippe (Influenza) jährlich im Herbst (Pflegepersonal ebenfalls).
    • Pneumokokken (einmal im Alter von 80 ± 10 Jahren bzw. am Beginn von Hilfsbedürftigkeit).
    • Tetanus alle 10 Jahre.
    Vorsicht: Bei Malnutrition führt die Impfung häufig zu ungenügender Antikörperbildung.
  – *Adäquate Ernährung* ist eine wichtige unspezifische Prophylaxe gegen Infektionskrankheiten. Durch Vermeidung von Mangelernährung und Supplementierung mit Vitaminen und Spurenelementen kann sie gesichert werden.
➤ **Körperliches und geistiges Training.**
➤ **Noxen vermeiden und Risikofaktoren behandeln.**
➤ Die primäre Prävention ist um so erfolgreicher, je früher sie einsetzt, d. h. schon in der Kindheit und Adoleszenz. Lebensgewohnheiten werden durch die Mutter in der Kindheit (z. B. Ernährungsgewohnheiten) und durch Gleichaltrige in der Adoleszenz (z. B. Rauchen und Alkoholkonsum) geprägt. Die Prävention muss durch das ganze Erwachsenenleben erhalten werden (s. Tab. 11).

Tabelle 11 Beeinflussbarkeit der Erkrankungen Demenz, KHK und CVI durch Risiko- und Schutzfaktoren

	Demenz	KHK	CVI	
Risikofaktoren				
Hypertonie (primär/sekundär)	+	+	+	< 85
Hyperlipidämie				
primär	+	+	–	< 75
sekundär	+	+	(+)	< 75
Rauchen	+	+	+	–
Alkohol (> 3dl/d)	+	(+)	+	–
Adipositas	–	+	+	< 75
Diabetes mellitus	+	+	+	–
Vorhofflimmern	+	0	+	–
Bewegungsarmut	+	+	+	–
Schutzfaktoren				
Antioxidanzien (Vit. C, E)	+	+	+	–

6.4 Prävention

Tabelle 11 Fortsetzung von Seite 32

	Demenz	KHK	CVI	
Salizylate (100mg/d)	(+)	+	+	–
Folsäure Vit. B_1, B_6)	+	+	?	–
Östrogene	+	+	(+)	?
Fisch (> 2×/Woche)	+	+	?	–

KHK = koronare Herzkrankheit, CVI = zerebrovaskulärer Insult; – = genaue Angaben liegen nicht vor

- **Sturzprävention** (s. S. 219).
- **Frakturprävention** (s. S. 446).

Grenzen der Prävention

- Die Prävention muss sich nach den Lebensabschnitten richten. Zahlreiche Vorschriften und Empfehlungen bedeuten eine Einschränkung der Wahlfreiheit des Patienten und seiner Autonomie, sie appellieren andererseits an seine Selbstverantwortung. Dies führt zu ambivalentem Verhalten des Patienten.
- Die Wirksamkeit zahlreicher primärpräventiver Maßnahmen ist nur mäßig gut belegt, besser bei sekundärpräventiven Maßnahmen. Daraus folgt, dass bei primärer Prävention im höheren Lebensalter Zurückhaltung geboten ist: Die sekundäre und tertiäre Prävention wird – wie das Beispiel „Stürze" zeigt – beim älteren Menschen zur Kernaufgabe der ärztlichen Betreuung.
  - In der Adoleszenz und im jüngeren Erwachsenenalter steht dagegen die primäre Prävention von chronischen Krankheiten und die Vermeidung von atherogenen und karzinogenen Faktoren im Vordergrund.
  - Beim älteren Menschen ist die primäre Prävention vor allem Vorbeugung von Infektionskrankheiten und die Verhütung von Organschäden aufgrund degenerativer Erkrankungen.

6.5 Rehabilitation

Definition

- Rehabilitation bedeutet in der Geriatrie, den Betagten zu befähigen, seinen Alltag selbstständig zu gestalten.
- Die Rehabilitation jüngerer Betagter mit dem Ziel der Wiedereingliederung in das Berufsleben hat quantitativ kaum Bedeutung.

Voraussetzungen zur Rehabilitation

- **Allgemein bestehen hohe Anforderungen an die kognitive und emotionale Lernfähigkeit**:
    - Anforderungen an die Betagten, da deren Lebensumstände sich zwar ändern können, ihre Person mit ihren Werten und ihrer Kultur aber unverändert bleibt.
    - Anforderungen an alle Beteiligten, die nützlich, aber nicht unentbehrlich sein sollen, ein genügendes Zeitbudget einzusetzen. Geriatrische Rehabilitation unter Zeitdruck ist nicht möglich.
- **Beim Betagten:**
    - Bewusstsein/Bewusstwerden, dass der Weg nach Hause, in eine Altersinstitution oder in den Tod führen kann.
    - Akzeptanz der Erkrankung, der Behinderung, des Handicaps, der Unumstößlichkeit der Situation und der sich abzeichnenden Möglichkeit, den Lebensweg in einer bestimmten Weise zu gehen.
    - Wille, den Versuch zu beginnen.
- **Beim geriatrischen Team:**
    - Fähigkeit, auf den Betagten zu hören und die Selbstbewertung der Lebenssituation durch den Betagten nicht zu ignorieren oder aber unkritisch hinzunehmen. Sie kann Ausdruck einer vorübergehenden Verwirrtheit, einer Depression oder einer gesellschaftlichen Präferenzanpassung sein.
    - Fähigkeit, sich in der Sprache des Betagten klar zu äußern. Kontrolle mittels Feedback.
    - Vermeiden von Wertung nach eigenen Gesichtspunkten (der jüngere Arzt bewertet das Leben des Betagten nach fremden Gesichtspunkten).
    - Kein falsch verstandenes Mitleid, das zu eliminativen Entscheidungen führt.
- **Vergegenwärtigung von Prioritäten:**
    - Niemand ist befugt, einen Lebenswunsch zu ignorieren, selbst wenn dieser nach seiner Meinung eine Illusion darstellt.
    - Niemand ist verpflichtet, jemandem unverhältnismäßig zeit- oder kostenaufwendige Therapien zukommen zu lassen, wenn die Evidenz eine Wirkung sehr unwahrscheinlich macht.
    - Es ist korrekt, Todeswünsche abzuwerten, sofern sie das Resultat eines altersfeindlichen Milieus oder einer vorübergehenden Instabilität und Depression sind.

Anamnese vor Rehabilitation

- Arbeit nach dem Prinzip des biopsychosozialen Modells (s. S. 67 Multidimensionales Geriatrisches Assessment). Dabei Gesprächstechnik anpassen: Offene oder geschlossene Fragen stellen.
- Erfassung und Einschätzung der Fähigkeiten des Patienten, Aufgaben und Funktionen zu bewältigen (vgl. Assessment S. 67, interdisziplinäres Arbeiten, S. 5).
- Erfahren, welche Coping-Strategien der Patient mitbringt.

6.5 Rehabilitation

- Beurteilung des Rehabilitationspotentials:
  - Was will der Patient?
  - Was kann der Patient aktuell?
  - Welche Spontanerholung ist in welcher Zeit zu erwarten?
  - Welche Ressourcen stehen ihm zur Verfügung?
  - Was könnte er im Verlauf welcher Zeit?
  - Kann er diese Kräfte einsetzen? Wenn nein, warum nicht?

Rehabilitationsplanung

- **Zielformulierung:** Neben 1–2 langfristigen Zielen (z. B. Entlassung nach Hause, Gehfähigkeit) sind kurzfristig realisierbare Teilziele zu thematisieren. Diese Formulierung erfolgt mit dem Patienten unter Berücksichtigung seiner Sichtweise und unter Einbeziehung der Ziele des Arztes und der Betreuer bei Hausbehandlung bzw. bei Institutionalisierung oder Krankenhausaufenthalt.
  - *Achtung:* Unbedingt auch Ziele bezeichnen, die in 1–2 Wochen erreicht werden können. Dies vermittelt Erfolgserlebnisse und steigert die Motivation für weitere Schritte.
  - Ziel nicht generell, sondern so formulieren, dass das Erreichen des Zieles konkret überprüft werden kann. Beispiele: Nicht „Selbstständigkeit", sondern „selbstständiger Transfer Bett – Rollstuhl"; nicht „Gehfähigkeit", sondern „mit Gehbock 20 Meter gehfähig"; nicht „Rückkehr nach Hause", sondern „selbstständig 2 Stockwerke Treppen steigen".
- **Definition der Mittel zur Zielverwirklichung gemeinsam mit dem Patienten:**
  - Medizinisch-ärztliche Maßnahmen:
    - *Abklärungsschritte*: einfache Untersuchungen, Zusatzuntersuchungen, Konsile.
    - *Therapeutische Schritte:* Pharmakotherapie, Eingriffe, Spezialtherapien.
    - *Betreuungsschritte:* Stützende Begleitung, Milieutherapie.
  - Maßnahmen im pflegerischen, physiotherapeutischen, ergotherapeutischen, kommunikationstherapeutischen und sozialtherapeutischen Bereich, die miteinander abgesprochen werden müssen.
- **Evaluation** in regelmäßigen Intervallen: Visiten bzw. Berichterstattung unter Einbeziehung des Patienten (*mit* dem Patienten sprechen, nicht *über* ihn). Verwendung validierter Beurteilungsinstrumente wie im Assessment (s. S. 67) sowie subjektiver Aussagen und Beurteilungen des Patienten.
- **Periodische Anpassung der Ziele/Mittel** an die Wirklichkeit der Patientensituation.
- Koordination und zentrale Dokumentation beim Arzt.

6.6 Sexualität

Grundlagen

- Jeder erwachsene Mensch, ob selbstständig oder abhängig, ob gesund oder krank, ob jung oder alt, ist Frau oder Mann und bringt die eigene Sexualität in der Körperlichkeit und im Verhalten zum Ausdruck. Jeder Mensch wird in der eigenen sexuellen Antwort von verschiedenen Einflüssen geprägt.
- Sexualität ist körpereigene Lustempfindung und nicht notwendigerweise an die Genitalien gebunden. Das heißt, Genitalität ist *eine* Komponente des Zusammenlebens. Sexualität im Sinne der Fortpflanzung hat einen biologischen Sinn.
- Bei Frauen hört mit der hormonellen Umstellung die Fortpflanzungsfähigkeit nach der Menopause plötzlich, bei Männern mit Absinken des gleichgeschlechtlichen Hormonspiegels und stärkerem Einfluss gegengeschlechtlicher Hormone allmählich auf.
- Die damit eventuell verbundenen maskulinen und femininen Wesenszüge können toleriert und in die sexuellen Beziehungen eingebracht werden. Gleichzeitig erfolgen physiologische Veränderungen der Schleimhäute, der Haut und der Muskulatur.
- Befriedigende sexuelle Kontakte bleiben bis über das 80. Lebensjahr hinaus möglich.

Veränderungen

- **Frauen:**
  - Durch den *Östrogenmangel* können nach der Menopause neurovegetative und psychische Störungen auftreten, die bei 80 % der Frauen mit schwachen, bei 20 % mit folgenden stärkeren Symptomen einhergehen:
    - Kreislaufstörungen (Hitzewallungen, Tachykardie, Schweißausbrüche).
    - Angstzustände.
    - Nervosität, Reizbarkeit.
    - Depressive Verstimmungen.
    - Schlafstörungen.
  - Es kann zu einer leichten Reduktion der Intensität der sexuellen Erregung kommen.
  - Eine Hormonsubstitutionstherapie erleben Frauen meist positiv.
- **Männer:**
  - Es kommt zu einer nicht an ein bestimmtes Alter gebundenen Reduktion des Sexualhormons Testosteron. Aufgrund der sehr langsamen Entwicklung ergeben sich nur leichtere Beschwerden, typischerweise:
    - Antriebsstörungen.
    - Müdigkeit.
    - Rückenschmerzen.
  - Die meisten älteren Männer berichten über Veränderungen der sexuellen Reaktion mit Verlangsamung der Erektion und Intensitätsminderung der Ejakulation. Es kommt zu einer Abnahme der Samenzellen und der Zeugungsfähigkeit.
  - Eine Hormonsubstitution zeigt bei Männern nur selten Erfolge.
  - Zusätzlicher Einfluss psychosozialer Veränderungen (s. Herausforderung Altersehe S. 38).

6.6 Sexualität

Intensität sexueller Aktivität

▶ Die Intensität der sexuellen Beziehung im Alter kann im Sinne der „Disuse-Theorie" betrachtet werden: Eine Leistung wird umso besser und subjektiv befriedigender vollbracht, je mehr sie geübt wurde.
▶ Eventuell einschränkende Faktoren:
  – Familienstand: Verwitwete und ledige Frauen haben mehr Mühe, sexuelle Beziehungen einzugehen, da das Interesse an Sexualität bei Frauen oft an die Existenz einer Ehe oder eheähnlichen Beziehung gebunden ist.
  – Gesundheitszustand: Erkrankungen wie z. B. Hypertonie, Diabetes mellitus, Herzinfarkt oder operative Eingriffe wie z. B. Prostataoperation, Ovarektomie oder Mastektomie können zu einer objektiven und/oder subjektiven Hemmung sexueller Aktivität führen.
  – Heimeintritt:
    • Reduktion der Privatsphäre (besonders in Mehrpersonenzimmern).
    • Potenziell permanente Kontrolle durch das Pflegepersonal trotz des Rechts auf Intimsphäre.
    • Oft besteht keine Toleranz gegenüber der Äußerung sexueller Bedürfnisse.
    • Bei Pflegebedürftigkeit kann das Gefühl bestehen, nicht mehr Herr des eigenen Körpers zu sein.
▶ Während die Selbstbefriedigung im Alter eher abnimmt, wobei nach Verlust des Partners ein vorübergehender Anstieg beobachtet werden kann, nimmt die Offenheit gegenüber ungewöhnlichen sexuellen Praktiken eher zu.

Dauerhafte Sexualbeziehungen

▶ Häufige Kennzeichen langer Partnerbeziehungen:
  – Sexuelle Zufriedenheit.
  – Gegenseitige Bindung.
  – Immer wiederkehrende leidenschaftliche Liebe.
  – Zufriedenheit mit der Beziehung.
▶ Die sexuellen Beziehungen bei älteren Menschen werden stärker geprägt durch prägenitale Anteile, insbesondere durch Wünsche nach Zärtlichkeit, gegenseitiger Gewährung von Geborgenheit, emotionaler Sicherheit, Wärme, Zuneigung und Zuspruch.
▶ Gleichzeitig wird deutlich mehr Zeit für die Beziehung gewünscht und zugestanden. Manchmal können sich diese Wünsche so steigern, dass eine dauernde Anwesenheit und allumfassende Versorgung angestrebt wird.

Störungen der Sexualität

▶ Die prägenitalen Triebwünsche äußern sich aber auch in Form von Wünschen nach Besitz, Macht und Beherrschung oder in einer übersteigerten Beschäftigung mit dem eigenen Körper und seinen Ausscheidungen. In diesem Sinne ist auch eine gesteigerte Zufuhr von Nahrungsmitteln und Tabletten sowie vermehrtes Trinken und Rauchen aufzufassen.
▶ Bei Abwehr der Triebbedürfnisse können diese in Verführungssituationen oder in Träumen wieder erscheinen oder – bei langer Dauer – in paranoide Vorstellungen münden.
▶ Störungen der Sexualität treten auch bei zunehmendem Desinteresse, bei Ablehnung, Gewöhnung an den Partner, körperlicher und psychischer Erkrankung, bei Einnahme von Psychopharmaka und deutlich erhöhtem Alkoholkonsum auf.

6.6 Sexualität

Herausforderung Altersehe

- Paare, deren Kinder das Haus verlassen haben, müssen sich emotional neu orientieren: Es gilt, zuerst mit der neuen Situation des „empty nest" und später mit den Herausforderungen des Alters zurechtzukommen. Daraus ergibt sich ein großes Potential für tiefgreifende Gefühlskonflikte und schwere affektive Störungen.
- In Anlehnung an die vorangegangene Wahrnehmung mütterlicher Aufgaben erfolgt eine Aktualisierung des entsprechenden Interaktionsmusters in der partnerschaftlichen Beziehung zwischen Frau („Mutter") und Mann („Kind").
- Die größte Diskrepanz zwischen den Partnern zeigt sich in der Affektivität. Dies birgt ein hohes Konfliktpotenzial. Beispiel: Mangelndes Verständnis des ausgeglichenen Partners für den depressiven Partner oder aber für den euphorischen Affekt des Partners, der gerade erfolgreich eine Schwierigkeit gemeistert hat.

Homosexualität

- **Häufigkeit:** 25% der alten Männer und 15% der alten Frauen berichten über homosexuelle Erlebnisse, aber nur 2,3% der Männer und 0,5% der Frauen bezeichnen sich als ausschließlich homosexuell.
- **Probleme**, die bei einem Lebenspartner weniger häufig auftreten:
  - Homosexuelle ältere Menschen leiden verstärkt unter der allgemeinen Ablehnung der Bevölkerung ihrer Neigung gegenüber, weil diese Ablehnung mit der Ablehnung des Alterns zusammenfällt. Die Situation gestaltet sich für Frauen einfacher, da Zärtlichkeit bei älteren Frauen im Allgemeinen akzeptiert wird.
  - Da ältere Homosexuelle oft narzisstische Wesenszüge aufweisen, leiden sie deutlicher unter den körperlichen Veränderungen des Alters.

Ärztliche Gesprächsführung zum Thema Sexualität

- Gesprächseröffnung mit einer offenen Frage zur Partnerbeziehung. Gegebenenfalls nachfragen nach Störungen im Bereich der Sexualfunktionen, z.B.: „Und auch im sexuellen Bereich sind Sie zufrieden?" oder: „Haben Sie im sexuellen Bereich Beschwerden?"
- Frauen direkt nach Schmerzen oder Schwierigkeiten beim Koitus fragen.
- Männer nach Erektionsstörungen fragen.

Therapie von Erektionsstörungen

- Ein Behandlungsversuch mit Sildenafil (Viagra) ist in jedem Fall empfehlenswert.
- *Cave:* Bei Nitrat-Therapie ist Sildenafil kontraindiziert. Deshalb bei Bedarf Tage vor dem Gebrauch Nitrate durch andere gefäßaktive Therapie ersetzen.
- Weitere Hilfsmittel sollten durch den andrologisch erfahrenen Urologen verordnet werden.

6.7 Lebensqualität und Ziele der Geriatrie

Vorbemerkungen

➤ Komponenten und Parameter einer als positiv bewerteten Lebensqualität im Alter:
  - *Objektive Lebensbedingungen:*
    • Sozioökonomischer Status.
    • Gesundheit.
    • Soziales Netzwerk.
    • Positive Lebensereignisse.
  - *Subjektives Wohlbefinden*, das von den objektiven Lebensbedingungen abhängt:
    • Freude – Lustempfinden, positiver emotionaler Faktor.
    • Positiver Umgang mit Belastungen, z. B. Verluste oder negative Emotionen wie Angst, Depression, Neurotizismen, Unruhe.
    • Zufriedenheit – Ausdruck eines positiven Soll-Ist-Vergleichs.
    • Glück – Überzeugung, dass positive Emotionen langfristig sind.
➤ **Bewertung:**
  - Diese Komponenten bzw. Parameter beeinflussen einander und sind nie isoliert zu betrachten.
  - Aus verschiedenen dieser Parameter entwickeln sich Lebenszufriedenheit und Lebenssinn als positive Verstärker der subjektiven Bewertung des eigenen Lebens und seiner Lebensqualität.
  - Negative Einflussfaktoren auf die Lebensqualität sind *Lebensbürden* (s. S. 41) – vor allem Verluste, Behinderungen und Leid.
➤ Die Ziele und Aufgaben der Geriatrie (s. S. 41) bestehen darin, die Lebensqualität des alten Menschen durch folgende Maßnahmen zu verbessern:
  - Förderung der Gesundheit im Bereich der objektiven Lebensbedingungen.
  - Verminderung oder erträglichere Gestaltung der Lebensbürden im Bereich des subjektiven Wohlbefindens.

Subjektives Wohlbefinden

➤ Das subjektive Wohlbefinden beruht auf dem Erleben von Freude und nicht nur auf der bloßen Abwesenheit von Belastungen.
➤ Art und Weise der Auseinandersetzung mit der Umwelt: Besonders wichtig sind dabei Bewältigungsstrategien und Daseinstechniken, die unter den starken Einflüssen der Stimmung und der im Alter besonders wirksamen kognitiven Verarbeitungstechniken (hierbei ist vor allem die Anpassung der eigenen Vorstellungen an die Realität bedeutsam) stehen.
➤ Determinanten der interindividuell unterschiedlichen Lebenszufriedenheit bzw. des subjektiven Wohlbefindens:
  - Einkommen.
  - Bevölkerungsdichte.
  - Familienstand.
  - Bildung.
  - Gesundheit.
  - Positive Lebensereignisse.
  - Lebensstil.
  - Aktivität.
  - Erfüllung von Wertvorstellungen.
◐ *Hinweis:* Das chronologische Alter gehört nicht zu den Determinanten.

6.7 Lebensqualität und Ziele der Geriatrie

➤ Bei Vergleichen zwischen verschiedenen Altersgruppen erreichen ältere Menschen oft ein höheres Zufriedenheitsniveau als jüngere – mögliche Gründe hierfür sind (Abb. 5):
  – Die Lebenszufriedenheit orientiert sich an unterschiedlichen Parametern. Bei älteren Menschen dominiert die Fähigkeit, Veränderungen zu akzeptieren, bei jungen Menschen steht der Gesundheitszustand im Vordergrund.
  – Im Alter findet sich ein größeres Repertoire an Bewältigungsstrategien zur Anpassung an negative Veränderungen.

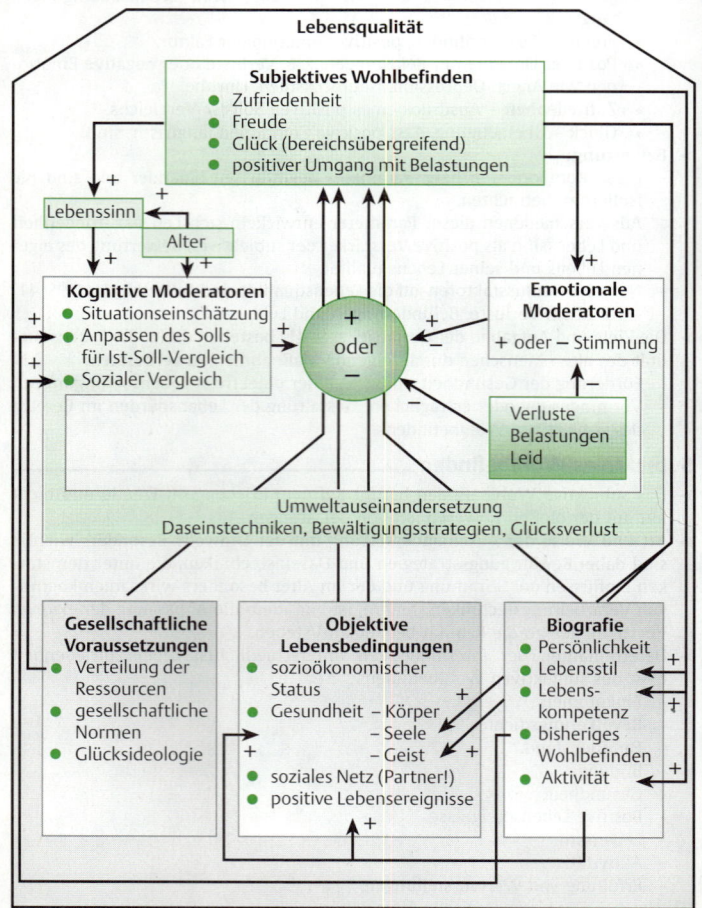

Abb. 5 Einflüsse auf die Lebensqualität

6.7 Lebensqualität und Ziele der Geriatrie

Lebensbürden

- **Subjektives körperliches oder seelisches Leid:**
  - Schmerz bzw. andere unangenehme Empfindungen wie Atemnot, Nausea oder Pruritus.
  - Depression bzw. andere Störungen wie Angst, Panik, Verzweiflung, Einsamkeit, Langeweile.
- **Einschränkungen der Autonomie durch Gesundheitsstörungen:**
  - Eine krankheitsbedingte Behinderung in den Alltagsaktivitäten führt zur Beeinträchtigung der Fähigkeit, sein Leben selbst zu bestimmen und entsprechend handeln zu können.
  - Neben den körperlichen führen auch geistige und seelische Behinderungen oder Abhängigkeiten (Demenz, Wahn, Suchtmittelabhängigkeit oder Halbseitenlähmung mit Aphasie) zur Autonomieeinschränkung.
- **Soziale Einschränkung:**
  - Armut: wichtigste soziale Einschränkung der Autonomie.
  - Verlust von Bezugspersonen: Mit zunehmendem Alter versterben immer mehr Personen aus dem Bekanntenkreis der Patienten. (Kompensatorische Strategien sind möglich, s. S. 26).

Ziele der Geriatrie zur Förderung der Lebensqualität

- **Ziel 1:** Prävention und Behandlung von Krankheiten zur Verhinderung von Gesundheitsstörungen, welche die Lebensqualität beeinträchtigen können.
- **Ziel 2:** Minimierung der körperlichen, geistigen und seelischen Behinderungen, wenn unheilbare Gesundheitsstörungen die Selbstständigkeit im Alltag beeinträchtigen. Dies gelingt durch geriatrisches Assessment und gezielte Rehabilitation.
- **Ziel 3:** Optimale Palliation. Dies beinhaltet die Minimierung subjektiven Leids, insbesondere von Schmerz, Atemnot, Nausea, Pruritus, Inkontinenz, Depression, Angst, Panik, Einsamkeit und Langeweile. Das gilt auch, wenn die Ziele 1 und 2 nicht erreicht werden können.

7.1 Ambulante Altenpflege

Grundlagen

➤ **Formen:**
- *Professionelle Altenpflege* mit Gewährleistung von Pflege, Prävention, Behandlung und Betreuung hilfs- und pflegebedürftiger Personen in der häuslichen Umgebung.
- *Informelle Pflege bzw. Hilfe:* Gesamtes Spektrum von Pflege- bzw. Hilfeleistungen, das von Angehörigen, Freunden, Nachbarn, Selbsthilfegruppen etc. – in der Regel unentgeltlich – angeboten wird.

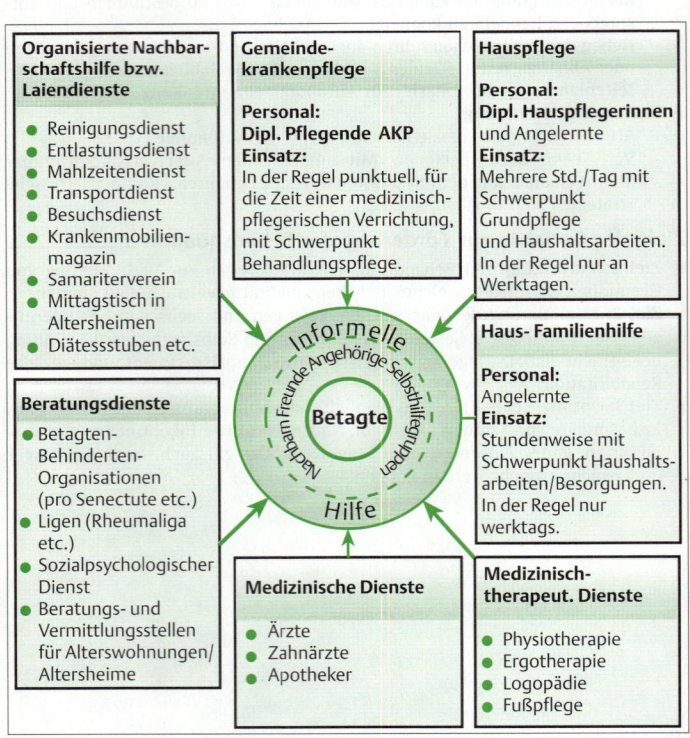

Abb. 6 Betreuungsstrukturen der ambulanten Altenpflege (CH: Spitex)

➤ **Klärung der Pflege- und Hilfsbedürftigkeit:** s. S. 2
➤ **Ziel:** Genaue Erfassung der funktionellen Defizite, die den optimalen Einsatz der zur Verfügung stehenden Ressourcen ermöglicht.
➤ **Methode:** Multidimensionales, geriatrisches Assessment (s. S. 67). Neben dem stationären Assessment in einer geriatrischen Klinik kommt auch die Abklärung am Wohnort (home assessment) in Frage.

7.1 Ambulante Altenpflege

Möglichkeiten ambulanter Altenpflege

- Allgemeine Aufgaben und Ziele:
  - Aktivierung der Selbsthilfe bei Behinderungen.
  - Unterstützung der informellen Hilfe von Familie/Umgebung.
  - Erhaltung des natürlichen Beziehungsnetzes der Betagten mit kurativer und präventiver Wirkung.
  - Verhinderung und Verkürzung von Hospitalisationen.
  - Volkswirtschaftlich kostengünstige Patientenpflege vor allem bei leichter bis mittelschwerer Pflegebedürftigkeit.
- Bei intakten Familienstrukturen und engagierten Angehörigen kann im eigenen Heim unter fachkundiger Hilfe und Anleitung von ambulantem Pflegepersonal auch schwerste Pflege geleistet werden.
- In Untersuchungen konnte gezeigt werden, dass vor allem subjektive Gründe, wie die Qualität der zwischenmenschlichen Beziehungen, die Unterstützung durch die Umgebung und fehlende zusätzliche Belastungen von Bedeutung sind, wenn Betreuende diese Aufgabe längere Zeit auf sich nehmen.

Grenzen ambulanter Altenpflege

- Die ambulante Altenpflege kann ein dekompensiertes informelles Betreuungsnetz bei schwerer Pflegebedürftigkeit nicht ersetzen.
- Mehreren Studien zufolge führt ambulante Altenpflege nicht zur Einsparung von Krankenhaus- bzw. Pflegeheimbetten. Es gibt sogar Anhaltspunkte dafür, dass gut ausgebaute professionelle Hilfe zu einer Anspruchssteigerung führt. Damit wird in Gegenden mit gutem Ausbau der ambulanten Altenpflege-Dienste der pflegebezogene Entscheidungsprozess zugunsten der Institutionalisierung der Patienten mit fortgeschrittener Demenz beschleunigt.

7.2 Entlastung für Angehörige

Bedarf und Möglichkeiten

- In der Gruppe der über 65-Jährigen sind lediglich 6%, in der Gruppe der über 80-Jährigen 20% in Pflegeeinrichtungen untergebracht. Alle anderen leben zu Hause. Zunehmendes Alter und Krankheiten lassen die Hilfs- und Pflegebedürftigkeit ansteigen.
- Gruppen pflegender Angehöriger:
  - In erster Linie leisten 50-75-jährige Frauen Pflegearbeit. Diese Gruppe ist – rollenbedingt bereits mehrfach belastet – durch die Übernahme der Pflege häufig überfordert und nahe der Dekompensation. Untersuchungen zeigten, daß langjährige Pflege eines Alzheimer-Patienten zu Hause die Abwehrkräfte der Pflegenden gleichermaßen reduziert wie die immunsuppressive Therapie bei Nierentransplantierten.
  - Die Männer übernehmen meist Aufgaben administrativer Art oder auch Hebe- und Tragearbeiten. Außer bei Ehepartnerinnen scheuen sie vor der konkreten Pflege aber oft zurück.
- Deshalb muss der Arzt pflegende Angehörige frühzeitig und umfassend über Entlastungsmöglichkeiten (Tab. 12) informieren und sie motivieren, davon bei Bedarf rasch Gebrauch zu machen.
- Nachfragen und aktive Hilfe bei Anmeldung und Vermittlung sind unumgänglich.

Tabelle 12 Möglichkeiten der Entlastung

Art der Entlastung	Intention
innere Entlastung: Angehörigengruppe (s. u.)	zur Unterstützung bei Verwirrtheit, Sucht, Pflege, Trauerarbeit
qualitative Entlastung: Memory-Klinik	zur optimalen interdisziplinären Betreuungsplanung
Familienkonferenz (s. S. 48)	zur Verteilung der Betreuungslast auf die ganze Familie und informelle Helferinnen
zeitliche Entlastung: ambulante Altenpflege (s. S. 42 ff)	zur stundenweisen Entlastung und für spezielle Pflegevorrichtungen
informelle Hilfe (s. S. 45)	zur stundenweisen Entlastung durch Einbeziehung von Bekannten, Freiwilligen, Familienmitgliedern, Nachbarn
Tagesheim oder -klinik (s. S. 46)	zur tageweisen Entlastung
Temporärbetten/Kurzzeitpflege (s. S. 47)	zur wochenweisen Entlastung (Urlaub für Hauptbetreuende)

Angehörigengruppen

- **Zweck:**
  - Erleichterung psychischer Belastungen, entstanden durch die persönliche Pflege alterskranker Familienangehöriger, mittels gemeinsamer Aussprachen.
  - Das Gefühl vermitteln, verstanden zu werden.
  - Gegenseitige Unterstützung.
  - Weitergabe von Erfahrungen.

7.2 Entlastung für Angehörige

▶ **Hauptprobleme der Pflegenden:**
- Erleben des körperlichen und geistigen Verfalls von Nahestehenden mit Verlust der Kommunikations- und Beziehungsfähigkeit.
- Wissen um die ungünstige Prognose hinsichtlich der zukünftigen Pflegebedürftigkeit, was zu Trauer und hilfloser Überforderung führt.
- Angst, was aus dem Hilfsbedürftigen wird, wenn man selber nicht mehr für ihn sorgen kann.
- Physische und psychische Überforderung.
- Das Gefühl, mit allen Problemen allein gelassen zu sein.
- Spannungen innerhalb der Familie infolge Übernahme der Pflegeaufgabe.
- Der Verlust der persönlichen Freiheit infolge der Pflege, was Aggressionen und Schuldgefühle weckt.
- Die schwere Erträglichkeit bestimmter Symptome wie Verwirrtheit oder nächtliche Unruhe.
- Todesproblematik und Trauer um Sterbende.
- Geld- und weitere ökonomische Fragen sowie Versicherungsprobleme.

▶ **Organisation von Angehörigengruppen:**
- Gruppengröße maximal 12 Teilnehmer.
- Häufigkeit und Dauer: Sitzungen erfolgen im 14-tägigen oder dreiwöchigen Abstand (mindestens aber eine Gruppensitzung pro Monat) mit 1,5–2-stündiger Dauer.
- Interaktionsformen: Entweder von Experten geleitete Gruppe mit dem Vorteil der Vermittlung wichtiger Sachinformationen oder Selbsthilfegruppe mit erhöhter emotionaler Beteiligung.

▶ **Ergebnisse der Mitgliedschaft in Angehörigengruppen:**
- Notwendige Informationen über Alterskrankheiten erleichtern den Umgang mit dem kranken Familienangehörigen.
- Innerhalb der Gruppe entstehen neue soziale Kontakte, welche infolge der Isolation durch die Pflegeaufgabe oft vernachlässigt worden sind.
- Durch neue Sichtweisen werden Belastungen reduziert und kompensiert.
- Gegenseitige Unterstützung und Feedback geben erneuten Mut und Schwung, die schwere Pflegeaufgabe weiterzuführen.
- Dauerhospitalisationen pflegebedürftiger Alterskranker werden vermieden bzw. hinausgezögert; dadurch wird das Gesundheits- und Gemeinwesen entlastet.
- Durch Abbau der oft extremen Über-Ich-Forderungen hinsichtlich der eigenen Pflichterfüllung erhöht sich die Bereitschaft, Entlastung in der Pflege durch Leistungen weiterer Angehöriger oder öffentlicher Dienste in Anspruch zu nehmen.

Möglichkeiten der informellen Hilfe zur Entlastung Angehöriger

▶ **Einbeziehung weiterer Familienangehöriger** (Geschwister, Kinder, Enkel) in die pflegerische Verantwortung. Dies ist allerdings oft erst nach der Bereinigung von Konflikten möglich.

▶ **Nachbarschaftshilfe und Hilfe durch Freunde:**
- Vertretung/Ablösung für Besorgungen.
- Hilfe im Haushalt.
- Freizeitgestaltung, Aktivierung der Gepflegten.
- Sozialer Kontakt zum Verhindern und Durchbrechen der sozialen Isolation und zur seelischen Unterstützung der Pflegenden.

7.2 Entlastung für Angehörige

- Hilfe bei der Pflege.
- Nachtwache.
- Ferienvertretung.

◉ *Beachte:* Die Einbeziehung weiterer Familienangehöriger in die pflegerische Verantwortung, Nachbarschaftshilfe und Hilfe durch Freunde lassen sich am effizientesten im Rahmen einer Familienkonferenz koordinieren (s. S. 48).
➤ Zur Entlastung trägt auch das Regeln und Klären der finanziellen Fragen bei. „Entschädigung" kann z. B. durch Verfügungen im Testament erfolgen.

Möglichkeiten der formellen Hilfe zur Entlastung Angehöriger

➤ Ausbildung der Pflegenden, z. B. Kurse „Pflege durch Laien", unter besonderer Berücksichtigung psychologischer und psychosozialer Fragen (z. B. durch das Rote Kreuz, Wohlfahrtsverbände oder Beratungsstellen).
➤ Ambulante Dienste und kirchliche Organisationen. Leistungen:
  - Gemeindekrankenpflege.
  - Hauspflege.
  - Haushaltshilfe und Mahlzeiten auf Rädern.
  - Besuchsdienste.
➤ Gerontopsychiatrische Beratungsstellen:
  - Bereitstellung von Informationen zu den Themen private Pflege und Möglichkeiten der Heimunterbringung.
  - Psychiatrisch-psychotherapeutische Behandlung und psychologische Beratung, eventuell auch mittels Haus- und Heimbesuchen.
➤ Dienste mit abrufbaren Krankenschwestern für Notfälle, Vertretungen für Abendeinsätze und Wochenenden, Nachtwachen.
➤ Mahlzeitendienst („Essen auf Rädern").
➤ Fahrdienst durch Laienhelferinnen.
➤ Krankenmobilienmagazin: Depot, bei dem Krankenpflegeutensilien wie Bettpfannen, Gehhilfen, Rollstühle und andere Hilfsmittel gemietet werden können.
➤ Pflegebeiträge für Finanzschwächere (CH: S. 61, D: S. 63).
➤ Tagesheime und Tageskliniken (s. u.).
➤ Temporärbetten/Kurzzeitpflege (s. u.).

Tagesheime und Tageskliniken

➤ **Organisationsform:** Kranke werden hier je nach Bedarf an ein bis fünf Tagen pro Woche tagsüber (in der Regel von 9.00 bis 16.30 Uhr) behandelt und betreut. Bus-Abholung und Rücktransport nach Hause sind in der Regel gewährleistet.
➤ **Intentionen:**
  - Gezielte Rehabilitationsmaßnahmen durchführen.
  - Physische, psychische und soziale Fähigkeiten erhalten bzw. verbessern.
  - Vereinsamung und Isolation verhindern.
  - Vorzeitige Dauerhospitalisation verzögern oder vermeiden.
  - Angehörige entlasten.
➤ **Indikationen:**
  - Rehabilitation nach Unfällen (z. B. Stürzen), Herzinfarkt, Apoplexie oder bei Morbus Parkinson und anderen neurologischen Affektionen (sog. „teilstationäre Rehabilitation").
  - Depressive Verstimmungen.

7.2 Entlastung für Angehörige

- Demenz, inkl. senile Demenz vom Alzheimertyp.
- Kontakt- und Beziehungsstörungen.
- Rückzugs- und Vereinsamungstendenzen.
- Drohende Verwahrlosung.
- Schwer einstellbarer Diabetes mellitus.

▶ **Vorteile des Aufenthaltes in einer Tageseinrichtung:**
- Durch das Zusammensein in der Gruppe und die gemeinsamen Aktivitäten wird betagten Personen die Möglichkeit geboten, innerhalb angepasster und umschriebener Aufgaben Selbstständigkeit zu üben.
- Die Fortsetzung interdisziplinärer Rehabilitationsmaßnahmen (z. B. nach Apoplexie) ermöglicht die Teilhabe an Lebensbereichen (vgl. Partizipation nach ICIDH-2 S. 19), die im Rahmen eines stationären Aufenthaltes nicht realisierbar ist.
- Pflegende Angehörige können wieder freier über ihre Zeit verfügen. Das erhöht ihre Bereitschaft, auch sehr schwierige pflegebedürftige Kranke zu Hause zu pflegen.

Temporärbetten für Pflegebedürftige/Kurzzeitpflege

▶ Temporärbetten (auch als „Urlaubsbetten", „Entlastungsbetten", „floating beds" oder temporärer Heimplatz bezeichnet) in Pflegeeinrichtungen ermöglichen betagten Patienten ein- bis zweimal pro Jahr einen Aufenthalt für jeweils 3–4 Wochen. Auf diese Weise bietet sich den pflegenden Angehörigen eine Urlaubsmöglichkeit bzw. die Chance, für sich allein zu zu sein.
▶ Wichtig ist eine frühzeitige und langfristige Planung.

7.3 Familienkonferenz

Grundlagen

- Familienmitglieder spielen die wichtigste Rolle bei der Pflege von Alterskranken zu Hause. Sie erbringen 80% des Gesamtpflegevolumens für diese Gruppe.
- Viele pflegende Angehörige, meist 50–75-jährige Frauen, sind mit der Pflegeaufgabe überfordert, selbst wenn sie große persönliche Befriedigung dabei empfinden (s. auch S. 44).
- **Definition:** Bei der Familienkonferenz handelt es sich um eine einmalige konzentrierte Intervention. Von zentraler Bedeutung ist die Initiierung von Problemlösungsprozessen. Die Leitung der Familienkonferenz liegt in der Hand des behandelnden Arztes, der Hausarzt, Geriater oder Gerontopsychiater sein kann.
- **Funktion:**
  - Vorbeugung und Bewältigung von Krisensituationen im bio-psycho-sozialen Bereich bei Alterskranken und Pflegenden.
  - Klärung von Problemen und anstehenden Entscheidungen.
  - Vereinbarung von Entlastungen der Hauptbetreuenden bzw. Aufstellung eines Wochen- und Jahresplanes.
  - Beratung.
  - Information.

Indikationen

- Hospitalisation wegen ernsthafter Erkrankung.
- Neue Diagnose einer ernsthaften Erkrankung.
- Komplizierte medizinische Probleme.
- Terminale Krankheiten.
- Sterben und Tod.
- Demenzen.
- Depressionen.
- Angstzustände.
- Verhaltensstörungen (Aggressivität, Tag-Nacht-Umkehr usw.).
- Paar- und Beziehungsprobleme.
- Probleme im Zusammenleben.
- Häufige ärztliche Visiten ohne Besserung.
- Finanzielle Fragen, Versicherungsprobleme.
- Besondere psychosoziale Probleme der einzelnen Familienmitglieder, z. B.:
  - Schuldgefühle der nichtpflegenden Familienmitglieder gegenüber den Pflegenden.
  - Frustration der Pflegenden, Enttäuschung, Ärger, Wut auf die Nichtpflegenden.
  - Der Hauptpflegende übernimmt eine Märtyrerrolle.
  - Gegenseitiges Macht-Ausspielen.
  - Verwischung der Problem-„Eigentümerschaft". Beispiele:
    - A. hat ein Problem, weil er an der Befriedigung seiner Bedürfnisse gehindert wird. Für alle anderen ist dies kein Problem, weil das Verhalten von A. sie bei der Befriedigung eigener Bedürfnisse nicht beeinträchtigt.
    - A. befriedigt ungehindert seine eigenen Bedürfnisse. Sein Verhalten stellt für alle anderen ein Problem dar, weil es sie bei der Befriedigung ihrer persönlichen Bedürfnisse beeinträchtigt.
    - Eine Klärung solcher Situationen ist wichtig, da jeweils unterschiedliche Problemlösungsstrategien nötig sind.

7.3 Familienkonferenz

► Konflikt zwischen Familie und professionellen Helfern (Pflege-/Krankenhauspersonal).

Organisation/Ablauf von Familienkonferenzen

► Die Durchführung einer Familienkonferenz können vorschlagen: Arzt, Patient, Angehörige und professionelle Helfer (Pflegepersonal, Therapeuten, Sozialarbeiter).
► **Teilnehmer:**
  – In der Regel der Patient.
  – Hauptpflegende Angehörige.
  – Mindestens die im gleichen Haushalt lebenden Familienmitglieder.
  – Möglichst die ganze Familie, je nach Wichtigkeit des Problems.
  – Professionelle Helfer, sofern für die aktuelle Problemstellung sinnvoll.
  – Der Arzt als Gesprächsleiter.
► Es gilt das Prinzip der Mitbestimmung: Ein Mensch ist eher motiviert, eine Entscheidung in die Tat umzusetzen, an deren Entstehung er beteiligt war, als einen Auftrag auszuführen, der ihm von anderen aufgezwungen worden ist.
► Das **Rolle des Arztes** beinhaltet in Abhängigkeit von den vorliegenden Problemen:
  – Umfassende medizinische Information und Ratschläge:
    • Ausführliche Besprechung der Krankheitssituation und Prognose, Planung und Pflege.
    • Hinweise auf Veränderungen, bei deren Auftreten weitere Hilfe unumgänglich wird.
    • Motivation zur Einbeziehung formeller Hilfe (Ambulante Altenpflege, Temporärbetten, s. S. 47).
    • Systematisches Vorgehen mit Bestandsaufnahme der Probleme und geplante, gezielte Interventionen.
    • Kurze umschriebene Vorschläge zur Problembewältigung, z. B. bei Verschlechterung des Gesundheitszustandes des Alterskranken.
    • Regelung des Umgangs der Familie mit der neuen Situation.
► Eine weitere Aufgabe des Arztes ist das Eingehen auf die emotionalen Bedürfnisse und Reaktionen der Familie. Zu berücksichtigen sind bei der Vermittlung emotionaler Unterstützung:
  – Krisensituationen.
  – Einschneidende Schritte (z. B. Heimunterbringung).
  – Anerkennung der oft heroischen Arbeit der Pflegenden und des Beitrages der ganzen Familie.
  – Bei Auftreten alter schwelender Familienkonflikte, welche durch die Übernahme der Pflege ans Licht kommen: Hier wird die Sitzungsdauer verlängert werden müssen, evtl. ist eine Familien*therapie* indiziert.
    • Vermittlung von Ansätzen zur Problembewältigung, z. B. bei Verschlechterung des Gesundheitszustandes des Patienten.
    • Regelung des Umgangs der Familie mit der neuen Situation.
► **Umgang mit Konflikten:** Konflikte in Familien sind unvermeidlich. Sie sind Augenblicke der Wahrheit und eine Realität jeglicher Beziehungen.
► Die **Konfliktbewältigung** erfolgt in einem Prozess, der 6 Schritte umfasst:
  1. Den Konflikt identifizieren und definieren.
  2. Mögliche Alternativlösungen entwickeln.
  3. Die Alternativlösungen kritisch bewerten.

7.3 Familienkonferenz

4. Sich für die beste annehmbare Lösung entscheiden.
5. Wege zur Ausführung der Lösung erarbeiten.
6. Spätere Untersuchung, um zu beurteilen, ob sich die vereinbarten Lösungswege bewähren.

Regeln für gute Kommunikation in Familienkonferenzen

- ➤ Gemäß der Themen-zentrierten Interaktion nach Ruth Cohn (*1912) ist zu beachten:
  - Vertritt Dich selbst in Deinen Aussagen.
  - Sprich per „ich" und nicht per „wir" oder „man".
  - Vielfältige und oft widersprüchliche Gefühle im Innern jedes einzelnen Familienmitglieds führen zu starken emotionalen Spannungen zwischen ihnen. Sie stören den Gesprächsablauf und verunmöglichen eine Verständigung, deshalb müssen sie vorrangig besprochen und abgebaut werden.
  - Wenn Du eine Frage stellst, sage, warum Du fragst und was Deine Frage für Dich bedeutet.
  - Sei echt und selektiv in Deiner Kommunikation. Mache Dir bewusst, was Du denkst und fühlst, und wähle, was Du sagst und tust.
  - Halte Dich mit Interpretationen von anderen solange wie möglich zurück und sprich stattdessen Deine persönlichen Reaktionen aus.
  - Sei zurückhaltend mit Verallgemeinerungen.
  - Nur einer sollte zur gleichen Zeit sprechen.
- ➤ **Aktives Zuhören:**
  - Hören wollen, was der Andere zu sagen hat.
  - Wirklich behilflich sein wollen, das anfallende Problem zu lösen.
  - Imstande sein, die Empfindungen des Andern anzunehmen, gleichgültig, um was es sich handeln mag und wie sehr sie sich von den eigenen Empfindungen unterscheiden.
  - Ermutigung, auch beunruhigende Empfindungen offen auszudrücken, was die Katharsis fördert (Abreagieren von Gefühlen und krankmachenden Affekten).
  - Jede Kommunikation besteht aus der Mitteilung von Sachinformationen und Gefühlen. Rückmeldungen beschränken sich vorerst auf die Gefühlsebene: Verbalisieren der eigenen Empfindungen, ausgelöst durch die Gefühle des Sprechenden.
  - Rückmeldungen sind ein Entschlüsselungsprozess: Sie heben Missverständnisse innerhalb der Kommunikation auf. Der Sprecher teilt seine Gefühle meistens verschlüsselt mit. Wenn er sich nicht verstanden fühlt, wird er dies dank Rückmeldung sagen, was zur Klärung führt.
  - Aufgeschlossensein für die Erfahrungen des Anderen.

7.4 Betagtenmisshandlung

Misshandlungsarten

- **Körperliche Gewaltanwendung (physische Misshandlung):** z. B. Zufügen von Verletzungen (Prellung, Verstauchung, Schürfung, Fraktur, Verbrennung) und von Schmerzen.
- **Verursachen emotionaler Schmerzen (psychische Misshandlung):** z. B. verbale Aggression (Beschimpfung, Beleidigung) oder Drohung (Verlassen, Anstalteinweisung).
- **Wirtschaftliche Ausbeutung (ökonomische Misshandlung):** z. B. Aneignung von Geld oder Grundstücken oder Nötigung zur Änderung des Testaments bzw. anderer Dokumente zugunsten der Misshandelnden.
- **Vernachlässigung (Misshandlung durch Neglect):** z. B. bewusstes Verlassen, Unterlassen von notwendigen Pflegeverrichtungen oder ungenügende Pflege.

Geriatrische Bedeutung

- 3–6 % aller Betagten werden jährlich Opfer von Betagtenmisshandlung. Ca. 2 % erleiden körperliche Gewalt, ca. 1 % psychische Misshandlung und ca. 0,5 % Vernachlässigung.
- Gruppen misshandelnder Personen:
  - Personen, die im Haushalt des Betagten wohnen:
    - Ehepartner (repräsentieren 75 % der Misshandelnden in der häuslichen Umgebung).
    - Kinder (repräsentieren 25 % der Misshandelnden in der häuslichen Umgebung).
  - Personal in geriatrischen Institutionen. Bei anonymer Befragung werden von einem Teil des Personals mindestens einmal jährlich vollzogene Misshandlungen eingestanden:
    - Psychische Gewaltanwendung von 40 % der Mitarbeiter.
    - Physische Gewaltanwendung von 10 % der Mitarbeiter.
- Für Betagtenmisshandlung ist typisch:
  - Wiederholung, d. h. einmalige Übergriffe sind selten.
  - Wechsel zwischen Perioden des Stillstandes und Perioden der Häufung.

Risikofaktoren für Betagtenmisshandlung

- Folgende Merkmale von Betagten erhöhen das Risiko, Opfer von Betagtenmisshandlung zu werden:
  - Unselbstständigkeit in den Verrichtungen des täglichen Lebens mit täglichem Pflegebedarf.
  - Kognitive Defizite (Demenz oder fokale Ausfälle wie Aphasie).
  - Gemeinsame Wohnung mit Betreuungspersonen.
  - Soziale Isolation (außerhalb des Kontaktes zur Betreuungsperson).
  - Vorgeschichte von Gewalttätigkeit z. B. in der Ehe.
- Folgende Merkmale von Betreuungspersonen erhöhen das Risiko, Betagtenmisshandlung zu begehen:
  - Alkohol- und Drogensucht.
  - Psychische Krankheit.
  - Aktuell oder früher Gewalttätigkeit auch außerhalb der Betreuungssituation.
  - Abhängigkeit (z. B. wirtschaftlicher Art) vom zu betreuenden Betagten.
  - Gemeinsame Wohnung mit dem Betagten.
  - Unbewältigte Konflikte aus der Vergangenheit zwischen betagter und betreuender Person.

7.4 Betagtenmisshandlung

Charakteristika der Arztkonsultation

- Die Arztkonsultation erfolgt später als angemessen (z. B. verschorfte Wunden; Weiteres s. unten).
- Häufige Notfallkonsultationen wegen unerwarteter Verschlimmerung einer chronischen Krankheit (z. B. bei unregelmäßiger Medikamentenabgabe).
- Demenzkranke suchen alleine den Arzt oder eine Notfallstation auf.
- Anamnese:
  - Widersprüchlichkeit der Angaben von Betagten und Betreuenden.
  - Vage oder unwahrscheinliche Erklärungen für Verletzungen.
- Befunde: Widersprüchlichkeit zu anamnestischen Angaben. Wegweisend sind:
  - Verschorfte Wunden.
  - In Fehlstellung verheilte Frakturen.
  - Präterminaler Zustand.
  - Laborchemischer Nachweis zu niedriger Medikamentenspiegel im Verhältnis zur verordneten Einnahmedosis.
  - Laborchemischer Nachweis nicht verordneter Sedativa.

Vorgehen bei Verdacht auf Betagtenmisshandlung

- **Beobachten der Kommunikation.** Wegweisende Beobachtungsbeispiele:
  - Rückzugsverhalten der Betagten.
  - Infantilisierung der Betagten durch die Betreuenden.
- **Anamnese separat bei Betagten und Betreuenden erheben:**
  - Betagte direkt und detailliert befragen über körperliche Züchtigung, Beschimpfung, Vernachlässigung und Ausbeutung (Art, Häufigkeit, Schweregrad).
  - Betreuende empathisch über psychosoziale Belastungen durch die Pflege oder durch Finanznot befragen, z. B. „Es ist sicher schwierig, Ihre .... zu pflegen; wie oft verlieren Sie die Kontrolle über sich selbst?".
- **Körperlichen Untersuchungsbefund erheben;** achten auf:
  - Allgemeine Hygiene.
  - Haut (Hämatome, Schürfungen, Platzwunden, Striemen als Spuren von Fesselung), Schleimhaut (Hydratationszustand), Kopfhaut (ausgerissene Haare).
  - Urogenitalbereich: Blutung oder Verschmutzung von Anus oder Vagina, Dekubitus.
  - Bewegungsapparat: Versteckte Frakturen, Gangbild.
  - Psyche: Angst, Depression, Urteilsfähigkeit.
- **Laboruntersuchungen:**
  - Malnutritionscreening.
  - Toxikologiescreening bei Sedation.
  - Medikamentenspiegel bei entsprechender Verordnung.
- **Sozialnetz-Analyse** (S. 78) **und Befragung über die finanzielle Situation** der betagten *und* der betreuenden Person.
- Auch bei unbestätigtem Verdacht ist oft eine Hospitalisation angezeigt und dem Krankenhaus die weitergehende Abklärung zu übertragen, z. B. zur Abklärung einer Malnutrition etc.

7.4 Betagtenmisshandlung

Vorgehen bei bestätigtem Verdacht

- **Sicherheit der betagten Person gewährleisten**, gleichzeitig ihre Autonomie respektieren.

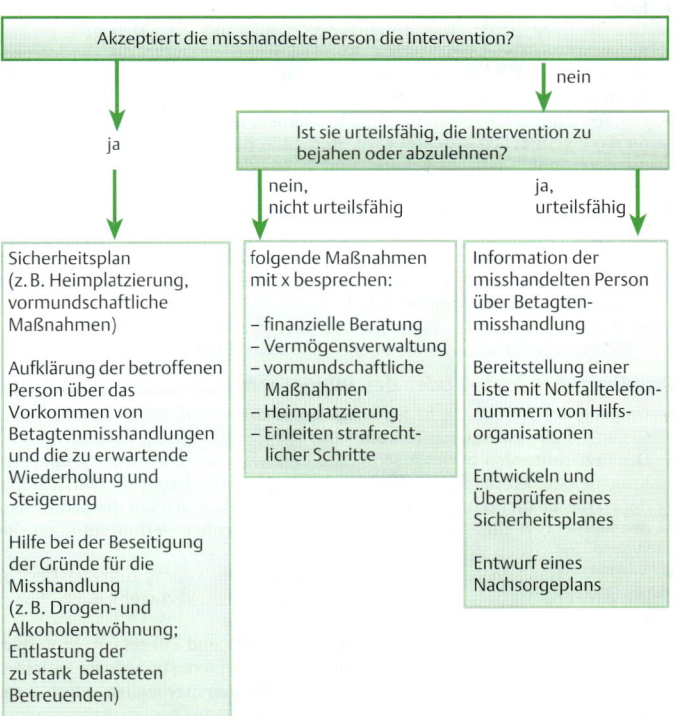

Abb. 7 Hilfestellung im Falle von Betagtenmisshandlung; x in Deutschland: Amtsarzt des lokalen Gesundheitsamtes; x in der Schweiz: Direkt mit der Vormundschaftsbehörde oder evtl. mit dem zuständigen Gerichts-, Amts- oder Bezirksarzt

8.1 Tod und Sterben

Probleme und Situation des Sterbenden

- Viele alte Menschen haben sich mit dem Gedanken an ihren Tod bereits abgefunden und können ihn als das erlösende Ende ihres Lebens hinnehmen und erwarten.
- Es gibt aber auch Betagte mit Schwierigkeiten, den Gedanken an ihren eigenen Tod zu akzeptieren. Die Auseinandersetzung mit der Thematik bis zur Annahme des Todes beschreibt E. Kübler-Ross als einen Prozess, der folgende Stadien durchläuft: Verweigerung – Zorn und Ärger – Verhandeln mit Gott – Depression – Annahme des Todes.
- Der Tod kann umso leichter akzeptiert werden, je sinnvoller, reifer und erfüllter das eigene Leben gedeutet wird. Sterbende, die durch unbewältigte Probleme, Streit und Ähnliches belastet sind, haben deutlich größere Schwierigkeiten, das Leben zuzulassen und ihren Tod zu akzeptieren.
- Angst haben die meisten Menschen auch vor der Isolation und dem Leiden während des Sterbens. Verstärkt wird diese Angst durch:
  - Das Abgeschobenwerden in eine Institution. Durch den Entzug des gewohnten Umfeldes erlebt der Sterbende seine Situation als Entpersonalisierung und Degradierung zum Objekt.
  - Das Gefühl, nicht die Wahrheit über den eigenen Zustand zu erfahren.
  - Schmerzen, unzureichende Pflege und Zuwendung.

Probleme des Arztes oder des Pflegeteams

- Umgang mit Sterbenden bedeutet immer auch Auseinandersetzung mit dem Gedanken an den eigenen Tod und eine Chance zur eigenen Reifung.
- Der Arzt sollte sich bewusst sein, dass im Falle eines prognostisch infausten Krankheitsbildes im Unterschied zum Fall des kurierbaren Krankheitsbildes der *sterbende* Mensch im Vordergrund steht. Er muss sich auf die Bedürfnisse des Sterbenden einlassen, ihm Nähe und Geborgenheit vermitteln und seine Würde und seinen Willen achten (S. 109).
- Ärztliches Handeln hat primär Heilung und Lebenserhaltung zum Ziel. Der Tod löst daher häufig Gefühle des Misserfolgs, des eigenen Versagens, der Hilflosigkeit und Ohnmacht aus.
- Eine echte Bewältigung der Probleme, denen Arzt und Pflegeteam in Verbindung mit Tod und Sterben und auch mit einzelnen sterbenden Patienten begegnen, kann nur durch Kommunikation mit den Sterbenden selbst, ihren Angehörigen, Seelsorgern, innerhalb des Pflegeteams und in Balintgruppen geleistet werden. Nur die ehrliche Auseinandersetzung mit den eigenen Schwierigkeiten und der eigenen Trauer kann zur Reifung und schließlich zur Annahme des Todes führen.

Adäquate psychische Betreuung sterbender Patienten

- Der Tod macht alle Menschen gleich! Sterbende sollte man deshalb so behandeln, wie man es sich für das eigene Sterben wünscht.
- Den Patienten sollte die Wahrheit über ihren nahenden Tod gesagt werden. Zumeist wissen sie intuitiv um ihren Tod, haben das Bedürfnis, sich damit auseinanderzusetzen und mit Angehörigen darüber zu reden. Ein Verschweigen fördert dagegen Ängste und Isolation.
- Für viele Sterbende ist der Tod in innerem Frieden erst möglich, wenn sie über Dinge, die sie belasten, sprechen können. Der Arzt muss für das Bedürfnis Sterbender, über Belastendes zu sprechen, Offenheit und Sensibilität signalisieren;

8.1 Tod und Sterben

durch aktives Zuhören kann er dem Patienten eine wichtige Hilfe sein (S. 50). Wesentlich ist dabei, dass er dem Patienten von Mensch zu Mensch begegnet und seine Wertvorstellungen und Gefühle respektiert. Der Austausch sollte einfühlsam, aber ehrlich, ohne Vorspiegelung falscher Hoffnungen oder vorschneller Lösungsangebote, erfolgen.

- ➤ Kommt der behandelnde Arzt mit der Begleitung eines sterbenden Menschen nicht zurecht, sei es durch menschliche Differenzen oder durch das Gefühl der Überforderung, sollte er einen Kollegen, eine pflegende oder seelsorgerische Vertrauensperson mit einem besseren Zugang zu diesem Sterbenden hinzuziehen.
- ➤ Auch die Angehörigen des Sterbenden sollen zum Gespräch mit dem Patienten ermutigt werden. Beiden Seiten wird dadurch das Loslassen erleichtert, dem Sterbenden das Gefühl der Integration, der Geborgenheit und des Beistandes geschenkt.
- ➤ Bei eingetrübtem Bewusstsein des Patienten kann menschliche Nähe und Wärme durch einfaches Dasein, Sitzwachen, Halten der Hände und Streicheln vermittelt werden. Auch in diesem Zustand muss auf Willensäußerungen nonverbaler Art geachtet werden (s. S. 137).

Adäquate physische Betreuung sterbender Patienten

- ➤ Klagen über **Schmerzen** sind immer ernst zu nehmen!
  - Bei bettlägerigen Patienten stehen häufig Ischämie- und Druckschmerzen im Vordergrund, die durch geeignete Lagerung und ausreichendes Umbetten (s. S. 485, Dekubitusprophylaxe) gelindert werden können.
  - Schmerzen, die durch eine zu Grunde liegende Erkrankung verursacht sind, z. B. Tumorschmerzen, müssen mit einem ausreichend hoch dosierten Therapieschema behandelt werden (s. S. 191).
- ➤ Anstrengungen in Verbindung mit pflegerischen Maßnahmen sollten auf das notwendige Maß reduziert werden, da die meisten sterbenden Patienten Anzeichen zunehmender Erschöpfung zeigen. In dieser Lebensphase auf unnötiges Fieber- und Blutdruckmessen oder die Erstellung eines Ausscheidungsprotokolles verzichten.
- ➤ Können Sterbende nicht mehr trinken, sollte man das Getränk mit einem Teelöffel einflößen oder zum Saugen aus einem nassen Schwamm anbieten. Dehydratation ist bei Betagten meist nicht mit Durst verbunden und wird nicht als unangenehm wahrgenommen; vielmehr ist sie direkt palliativ (sedierend und analgetisch) wirksam (s. S. 385).
- ➤ Austrocknende Schleimhäute bereiten den Sterbenden Beschwerden, die sich durch feuchtes Auswischen der Mundhöhle und durch Augen-/Nasentropfen oder Salben oder einen auf das Gesicht gerichteten Vernebler verhindern lassen.
- ➤ Schon die einfachsten Maßnahmen wie Zufuhr frischer Luft, Abwischen des Schweißes oder warmes Zudecken können dem Sterbenden eine Erleichterung sein. Zugleich ermöglichen sie den Betreuenden nonverbale, liebevolle Anteilnahme.

Hilfsmöglichkeiten für Angehörige

- ➤ Die Angehörigen sollten frühzeitig über den nahenden Tod des Patienten aufgeklärt werden, zu Gesprächsbereitschaft und Sitzwachen oder Pflege des Sterbenden zu Hause motiviert werden (s. o.).

8.1 Tod und Sterben

- Erfahrungen mit trauernden Angehörigen haben gezeigt, dass die nachfolgende Trauerarbeit umso leichter und kürzer war, je intensiver die Angehörigen sich vor dem Tod mit dem Verstorbenen ausgetauscht haben und ihn umsorgt haben.
- Der Arzt muss den Angehörigen sowohl vor dem Tod des Patienten als auch danach Gesprächsbereitschaft zeigen und auf Hilfsmöglichkeiten verweisen.
- Können die Angehörigen alleine nicht die gesamte erforderliche Pflege und Betreuung leisten, können die vielerorts bereits existierenden Sterbebegleitungsdienste in Anspruch genommen werden.
- Zur Unterstützung der Trauerarbeit eignen sich Selbsthilfegruppen und geistliche Seelsorge.

Hospizbetreuung

- Die Hospizbetreuung beinhaltet eine rein palliative Pflege und Therapie.
  - Schwerpunkte der Betreuung:
    - Verbale und taktile menschliche Zuwendung.
    - Analgesie und Anxiolyse. Der meist unterstützende Einsatz von Opiaten nach einem individuellen Schema beugt dem *Wieder*auftreten von Beschwerden vor (s. S. 191, 194, 235).
    - Einbeziehung der Angehörigen 24 h/Tag.
  - Verzicht auf:
    - Künstliche Hydration und Nutrition.
    - Antibiotische Behandlung.
    - Kreislaufstützende Medikamente.
- Hospizbetreuung sollte sowohl im Akutkrankenhaus, in Langzeitpflegeeinstitutionen als auch bei der Pflege zu Hause möglich sein. Dies ist juristischer Zwang und eine ethische Forderung, die organisatorische Auswirkungen haben müssen.

9.1 Betreuungsrecht

Gesetzeslage
- Mit der Einführung des Betreuungsrechtes 1992 wurde in Deutschland die Entmündigung abgeschafft und die Vormundschaft und Pflegschaft durch die (gesetzliche) Betreuung ersetzt.
- Das neue Recht will die Rechtsstellung der geistig Behinderten und psychisch Kranken stärken, es hebt die Gleichstellung von geistig Behinderten und psychisch Kranken mit Minderjährigen auf und stellt die Personensorge anstatt der Vermögenssorge in den Vordergrund.
- In Österreich wurde ein im Prinzip ähnliches Reformwerk 1983 mit dem Bundesgesetz über die Sachwalterschaft für behinderte Personen verabschiedet.
- In der Schweiz wird aktuell an einer Neuregelung des Rechtes für psychisch Kranke und geistig Behinderte im Bürgerlichen Recht gearbeitet.
- Sinn der gesetzlichen Betreuung: Durch den (gesetzlichen) Betreuer erhält der Betreute eine Person an die Seite gestellt, die mit weitgehender Rechtsmacht ausgestattet ist und in der Lage ist, den Betreuten rechtlich zu vertreten.
- Der gesetzliche Betreuer ist dem Wohl des Betreuten verpflichtet und hat seine Wünsche und seinen Willen zu respektieren, solange dies nicht dessen Wohl widerspricht oder unzumutbar ist (§ 1901 BGB).

Voraussetzungen der gesetzlichen Betreuung
- Volljährige Personen erhalten einen Betreuer, wenn sie aufgrund einer psychischen Krankheit oder einer körperlichen, geistigen oder seelischen Behinderung ihre Angelegenheiten ganz oder teilweise nicht besorgen können (§ 1896 BGB).
- Medizinische Voraussetzungen: Psychische Krankheit, körperliche, geistige oder seelische Behinderung.
- Juristische Voraussetzungen: Unfähigkeit, Angelegenheiten des täglichen Lebens (rechtlich) zu bewältigen (nicht identisch und automatisch verbunden mit der Geschäftsunfähigkeit gemäß § 104 BGB).
- Gegen den Willen des Betroffenen kann eine gesetzliche Betreuung nur dann eingerichtet werden, wenn die Willensfreiheit aufgehoben wurde.
- Die Bestellung einer Betreuung folgt dem Subsidiaritätsgrundsatz und ist dann ausgeschlossen, wenn andere Hilfen zur Kompensation der Kompetenzeinbußen ausreichen oder die Angelegenheiten durch einen Bevollmächtigten ebenso gut wie durch einen gesetzlichen Betreuer besorgt werden könnten (Vorsorgevollmacht).

Aufgabenkreise des gesetzlichen Betreuers
- Das Gericht bestellt einen Betreuer für bestimmte Aufgabenkreise, nicht für alle Angelegenheiten (dies nur ausnahmsweise).
- Die Aufgabenkreise können u. a. sein: Vermögenssorge, Wohnungsauflösung, Heilbehandlung, Aufenthaltsbestimmungsrecht. Sie sind möglichst präzise zu benennen.

Verfahren
- Zuständig für die Einrichtung einer gesetzlichen Betreuung ist grundsätzlich das Vormundschaftsgericht, eine Abteilung des Amtsgerichtes. Die Richter entscheiden über die Einrichtung einer Betreuung und die Bestellung des Betreuers, für die fortlaufende Beratung und Kontrolle des Betreuers sind die Rechtspfleger zuständig.

9.1 Betreuungsrecht

- Während des Betreuungsverfahrens ist ggf. dem Betreuten ein Verfahrenspfleger zur Seite zu stellen, wenn dies zur Wahrung seiner Interessen geboten ist, etwa weil er nicht mehr angehört werden kann.
- Die Verfahrensanregung kann von jedermann geschehen, vom Sozialdienst des Krankenhauses, von Ärzten, von Angehörigen oder Nachbarn.
- Der Betroffene wird über die Einleitung des Verfahrens unterrichtet, ebenso seine nahen Angehörigen.
- Im Betreuungsverfahren wird in der Regel ein ärztliches Sachverständigengutachten erstellt, in dem nach einer persönlichen ausführlichen Untersuchung des Betroffenen zu folgenden Punkten Stellung zu nehmen ist:
  - Art und Ausmaß einer psychischen Krankheit oder einer körperlichen, geistigen und seelischen Behinderung;
  - Notwendigkeit der Bestellung eines gesetzlichen Betreuers;
  - Aufgabenkreise, bei denen der Betroffene auf Hilfe eines Betreuers angewiesen ist.;
  - Prognose über Erkrankung und Dauer der Betreuungsbedürftigkeit;
  - Hinweise auf Rehabilitationsmöglichkeiten.
- Ein ärztliches Zeugnis genügt für die Genehmigung einer unterbringungsähnlichen Maßnahme (Fixierung); dies kann auch von dem behandelnden Arzt ausgestellt werden.

Gerichtliche Genehmigungserfordernisse

- **Unterbringung:** Die geschlossene Unterbringung in einem psychiatrischen Krankenhaus oder in einem Teil eines Pflegeheimes sowie unterbringungsähnliche Maßnahmen (Fixierung, Aufstellen von Bettgittern etc.) bedürfen der richterlichen Genehmigung gem. § 1906 BGB (familienrechtliche Unterbringung). Sie dürfen nur zum Wohl des Betroffenen und nicht zum Schutz Dritter eingeleitet werden. Bei befürchteten Drittschäden muss eine Unterbringung nach den jeweiligen Landesunterbringungsgesetzen (UBG, Psych KG) oder in Österreich dem Bundesgesetz über die Unterbringung psychisch Kranker in Krankenanstalten erfolgen. Das Gericht genehmigt die Entscheidung des Betreuers, der die Einschaltung des Gerichtes zu veranlassen hat. Ist ein Betreuer noch nicht bestellt, so ist das Gericht in der Lage, vorläufige Maßnahmen zu treffen.
- **Gefährliche Heilbehandlungsmaßnahmen** unterliegen ebenfalls der richterlichen Genehmigungspflicht (§ 1904 BGB). Im einzelnen ist umstritten, um welche ärztlichen Heilbehandlungsmaßnahmen es sich dabei handelt. In jedem Fall werden zu den schweren gesundheitlichen Schäden, die im Einzelfall befürchtet werden und zu einer Genehmigungspflicht führen, gezählt:
  - Verlust eines wichtigen Gliedes des Körpers, des Sehvermögens oder des Gehörs, Lähmungen, schwere Nebenwirkungen von Medikamenten;
  - Strittig ist die Frage der Genehmigungsfähigkeit des Behandlungsabbruchs. Während ein Teil der Obergerichte die Vormundschaftsgerichte hier für zuständig hält (Veranlassung des gesetzlichen Betreuers), lehnen andere Gerichte eine Genehmigungsfähigkeit von Maßnahmen der passiven Sterbehilfe ab.
- **Wohnraumkündigung:** Genehmigungspflichtig ist ebenfalls die Kündigung einer Wohnung bzw. das Nichteinschreiten gegen eine Kündigung gegen den Betreuten. Hier ist der Rechtspfleger zuständig. Strittig ist die Frage, inwieweit der Abschluss eines Heimvertrages der Genehmigungspflicht des Gerichtes

9.1 Betreuungsrecht

unterliegt, da es sich hier um ein langfristiges Schuldverhältnis handelt, mit lebensbestimmender Wirkung für den Betroffenen.

Vorsorgevollmacht

➤ Gesetzliche Betreuungen können bei Vorliegen von Altersvorsorge-Vollmachten entbehrlich sein. Bevollmächtigt eine Person, nach Möglichkeit schriftlich und notariell beurkundet, einen Dritten, Angelegenheiten für ihn in einer ganz bestimmten Art und Weise und in einem festgelegten Umfang zu besorgen, so gilt diese Vollmacht als Substitut für eine gesetzliche Betreuung, solange der Bevollmächtigte die Vollmacht so ausübt, wie ein gesetzlicher Betreuer seine Aufgaben erfüllen sollte, d. h. einzig und allein am Wohl des Betroffenen orientiert.

➤ Die Vorsorgevollmachten gelten nach neuer Rechtslage auch nunmehr unstrittig für Fragen der Heilbehandlung und bei freiheitsentziehenden Maßnahmen, wobei hier entsprechend den §§ 1904 und 1906 BGB im Einzelfall Genehmigungsbedürftigkeit durch das Vormundschaftsgericht besteht.

➤ Die Bevollmächtigten treten ggf. an die Stelle des betroffenen Patienten und entscheiden für ihn. Ihnen gegenüber sind ärztliche Heilbehandlungsmaßnahmen zu erklären, sie sind aufzuklären und sie haben die Entscheidung zu fällen und zu (mit-) verantworten.

Übersicht

Tabelle 13 Betreuung – Übersicht

Voraussetzungen

Aufgrund einer psychischen Krankheit oder einer körperlichen, geistigen oder seelischen Behinderung kann Betroffener seine Angelegenheiten ganz oder teilweise nicht besorgen

Einwilligung des Betroffenen

Auf Antrag des Betroffenen oder von Amts wegen dann – soweit Betreuung notwendig – auch gegen den Willen des Betroffenen

Rechtsfolgen für den Betroffenen

- erhält Betreuer
- bleibt grundsätzlich geschäftsfähig
- bei Anordnung eines Einwilligungsvorbehaltes wird er insoweit wie ein beschränkt Geschäftsfähiger behandelt: Willenserklärungen bedürfen der Einwilligung des Betreuers
- bleibt in Betreuungssachen stets verfahrensfähig
- behält das Wahlrecht, wenn nicht zur Besorgung aller seiner Angelegenheiten ein Betreuer bestellt wurde
- bleibt grundsätzlich ehefähig
- bleibt grundsätzlich testierfähig

9.1 Betreuungsrecht

Tabelle 13 Fortsetzung von Seite 59

Verfahren

- es gilt der Untersuchungsgrundsatz
- *zuständig:* Vormundschaftsgericht (§ 65 FGG)
- *Einleitung:* Auf Antrag des Betroffenen oder von Amts wegen aufgrund von „Anregungen" aus dem Umfeld des Betroffenen
- *Verfahrensrechte des Betroffenen:* Anhörung (§ 68 FGG), ggf. Bestellung eines Verfahrenspflegers (§ 67 FGG), Sachverständigengutachten (ggf. nur ärztliches Zeugnis) über Notwendigkeit der Betreuung (§ 68 b FGG), nahestehende Personen haben Gelegenheit zur Äußerung (§ 68 Abs. V FGG), Vorschlagsrecht für Betreuer
- *Entscheidung:* Begründung (§ 69 FGG), Bekanntgabe an Betroffenen (§ 69a FGG)

Rechtsmittel

- formlose Beschwerde des Betroffenen (§ 20 FGG)
- *bei Einwilligungsvorbehalt:* Sofortige Beschwerde (§ 69g FGG)

Beendigung

- erfolgte die Bestellung auf Antrag des Betroffenen: Jederzeit (§ 1908d BGB)
- ansonsten: Bei Wegfall der Notwendigkeit
- turnusmäßige Überprüfung mindestens alle 5 Jahre (§ 69 FGG)

Kosten

- Verfahrenskosten sind grundsätzlich vom Betroffenen zu tragen, können jedoch vom Gericht der Staatskasse auferlegt werden (§ 13a FGG)
- Aufwendungen des Betreuers sind grundsätzlich vom Betroffenen aus seinem Vermögen zu zahlen (§ 1835 BGB) allerdings gelten relativ hohe Vermögensgrenzen (§ 92 KostO)

10.1 Sozialversicherung in der Schweiz

Generelle Einkommenssicherung

- ➤ Das gegliederte System der Sicherung der wirtschaftlichen Existenz im Alter ist gekennzeichnet durch drei Hauptsäulen (Dreisäulenprinzip):
  - 1. AHV (Obligatorische Alters- und Hinterbliebenen-Versicherung für die Gesamtbevölkerung).
  - 2. Berufliche Vorsorge (betriebliche Pensionskasse für Arbeitnehmer).
  - 3. Selbstvorsorge.
  - Eine weitere Säule gewährleistet Ergänzungsleistungen (Bedarfsleistungen) bei ungenügendem Einkommen.
- ➤ Arbeitnehmer: Einkommenssicherung im Alter entsprechend der Zuordnung zur 1. und 2. Säule und evtl. 3. Säule.
- ➤ Selbstständig Erwerbende: Einkommenssicherung im Alter entsprechend der Zuordnung zur 1. und 3. Säule.

AHV

- ➤ **Rentenalter:** 65 Jahre für Männer, 64 Jahre für Frauen (bis 2000: 62 Jahre; bis 2004: 63 Jahre). Ein Rentenaufschub um 5 Jahre ist möglich. Ebenso ist eine Vorverlegung der Berentung um 2 Jahre möglich; dies führt allerdings zu Rentenkürzungen.
- ➤ **Finanzierung:**
  - *Mittelherkunft:*
    - Lohnbeiträge (Arbeitnehmer- und Arbeitgeberanteil betragen jeweils 4,2% des Lohnes/Gehaltes): 77% des Gesamtvolumens.
    - Beitrag Bund und Kantone: 20% des Gesamtvolumens.
    - Zinseinnahmen: 3% des Gesamtvolumens.
    - Mehrwertsteuer: 1% des Gesamtvolumens (ab 1999).
  - *Finanzierungsart:* Umlageverfahren mit Gegenwartsfinanzierung, d.h. die eingehenden Beiträge werden zeitgleich als Renten ausbezahlt.
- ➤ **Rentenhöhe:**
  - Alleinstehende: Fr. 1005,- bis 2010.- pro Monat.
  - Ehepaare: Fr. 1508.- bis 3015.- pro Monat.
  - Vollrente bei vollständiger Beitragsdauer, sonst Teilrente.
- ➤ **Teuerungsanpassung:** Eine Teuerungsanpassung erfolgt grundsätzlich alle 2 Jahre. Bei einer Teuerungsrate von mehr als 4% jährliche Anpassung.

Berufliche Vorsorge (betriebliche Pensionskassen)

- ➤ **Rentenalter:** Die Festlegung der Altersgrenzen entspricht prinzipiell derjenigen der AHV. Die Pensionskasse hat die Möglichkeit, bereits vorher Renten auszurichten.
- ➤ **Finanzierung:**
  - Mittelherkunft aus Arbeitgeber- und Arbeitnehmerbeiträgen.
  - Finanzierungsart: Kapitaldeckungsverfahren, d.h. die Mittel sammeln sich während des Erwerbslebens an, um im Alter ausgezahlt zu werden.
- ➤ **Rentenhöhe:**
  - Bei Kassen mit Beitragsprimat Rentenhöhe gemäß Beitragsleistungen.
  - Bei Kassen mit Leistungsprimat vorgegebene Rentenhöhe.

Selbstvorsorge

- ➤ Prinzip des Sparens nach eigenem Ermessen.
- ➤ Gewisse Steuererleichterungen.

10.1 Sozialversicherung in der Schweiz

Ergänzungsleistungen

- Ergänzungsleistungen dienen der angemessenen Deckung des Existenzbedarfs bei ungenügendem resultierenden Einkommen aus den o. g. drei Säulen.
- **Finanzierung**: Öffentliche Haushalte (Bund, Kanton, Gemeinden).
- **Garantiertes Einkommen** für den Lebensbedarf:

	jährlich	monatlich
– Alleinstehende	Fr. 16 450,–	Fr. 1370,–
– Ehepaare	Fr. 24 690,–	Fr. 2055,–

  – Zuschlag für Mietzins und für Krankenkassenbeitrag.

Finanzierung der Pflege zu Hause

- **Krankenkassenleistungen** für ambulante Pflegedienste mit Schwerpunkt Krankenpflege. Als Pflichtleistungen gelten im gleichen Umfang wie bei stationärer Langzeitpflege:
  - Behandlungspflege.
  - Grundpflege (inkl. psychogeriatrische Grundpflege, z. B. Beaufsichtigung bei Demenz).
  - Abklärung der Pflegebedürftigkeit.
  - Beratung der betreuenden Angehörigen.
- **Hilflosenentschädigung der AHV**:
  - Bei mittlerer Hilflosigkeit – definiert durch Abhängigkeit von pflegerischen Maßnahmen bei 4 von 6 Aktivitäten des täglichen Lebens – mtl. Fr. 500,-.
  - Bei schwerer Hilflosigkeit – definiert durch Abhängigkeit von pflegerischen Maßnahmen bei allen 6 Aktivitäten des täglichen Lebens – mtl. Fr. 800,-.
- **Hilfsmittel der AHV** (mit Übereignung der Hilfsmittel):
  - Orthopädische Maßschuhe.
  - Gesichtsepithesen.
  - Perücken.
  - Hörgeräte.
  - Rollstühle.
  - Lupenbrillen.
  - Sprechhilfsgeräte nach Kehlkopfoperationen.
- **Beiträge der Ergänzungsleistungen** bei ungenügendem Einkommen für:
  - Klinik.
  - Tagesheim.
  - Ambulante Altenpflege (Hauskrankenpflege, Hauspflege, Haushilfe).
  - Angestellte Pflegekraft bei Hilflosigkeit.
  - Entschädigung von Familienangehörigen bei Erwerbsaufgabe wegen Pflegearbeit.
  - Elektrobett.

Finanzierung der Pflege im Heim

- **Eigenmittel des Heimbewohners:** Renteneinkommen, Vermögensertrag und -verzehr.
- **Leistungen der Krankenkassen** für Pflegeleistungen, Arzt und Arznei (wie bei Pflege zu Hause).
- **Ergänzungsleistungen** bilden bei ungenügenden Einkünften eine Art „Pflege-Restkosten"-Versicherung (ca. 1,2 Mio. Fr. jährlich an 40000 Heimbewohner bei einer Gesamtheit von 80000 Heimbewohnern). Pro Monat sind Leistungen bis zu einer Höhe von Fr. 2400,– möglich.

10.2 Sozialversicherung in Deutschland

Allgemeine Rechtsgrundlagen

- In Deutschland ist der Staat über die Sozialstaatsklausel zum sozialen Handeln für seine Bürger verpflichtet und hat mit einem Bündel von Gesetzen die soziale Sicherung geregelt.
- Diese besteht aus drei „Säulen" oder „sozialen Netzen":
  1. Sozialversicherung
  2. Versorgung
  3. Sozialhilfe

Sozialversicherung

- Die Sozialversicherung besteht im wesentlichen aus
  - der (gesetzlichen oder privaten) Krankenversicherung,
  - der Unfallversicherung,
  - der Arbeitslosenversicherung,
  - der Rentenversicherung
  - der Sozialen Pflegeversicherung (seit 1995)
- Die Sozialversicherung schützt ihre Mitglieder vor dem Risiko von Krankheit, Invalidität und Pflegebedürftigkeit.

Versorgung

- Die Versorgung umfaßt alle Leistungen des Staates gegenüber Kriegsopfern und deren Hinterbliebenen sowie sog. „Sonderopfern" (im Dienste der staatlichen Gemeinschaft).
- Auch die Beamtenversorgung zählt hierzu („Beihilfe-" und Pensionsrecht), ebenso der Familienlastenausgleich und Wohngeld etc.
- Eine Finanzierung von unmittelbaren medizinisch-pflegerischen Leistungen für alte Menschen erfolgt hier nicht (Ausnahme: Beamten-Beihilfe, altgewordene Kriegsopfer).

Sozialhilfeleistungen

- Sozialhilfeleistungen werden aus Steuergeldern finanziert, subsidiär und auf die Bedürfnisse abgestellt.
- Sie werden als Beratungs-, Geld- oder Sachleistungen erbracht.

Leistungspflicht für stationäre medizinische Versorgung

- Für die Behandlung in Krankenhäusern (im Sinne von „Akutkrankenhäusern") kommen die gesetzlichen (§ 39 SGB V) oder privaten Krankenkassen, in Ausnahmefällen auch die Berufsgenossenschaften, die Kriegsopferversorgung (z. B. Begutachtung) oder – bei fehlendem Versicherungsschutz und Bedürftigkeit – die Sozialhilfeverwaltungen auf.
- Aufgaben der Krankenhäuser sind die Behandlung akuter Krankheiten und die Frührehabilitation (§ 39 SGB V) sowie in manchen Bundesländern (u. a. Hansestadt Hamburg, Thüringen) auch die geriatrische Rehabilitation, jeweils sofern ambulante Versorgung nicht ausreicht.
- Die Einweisung erfolgt durch niedergelassene („Vertrags"-)Ärzte.
- Für die Angemessenheit der Krankenhausbehandlung (keine ausschließliche Pflegebedürftigkeit!) gibt es keine zeitlichen, sondern lediglich inhaltliche Vorgaben (§ 39 SGB, § 107 Abs. 1 SGB V, § 2 BPflV).

10.2 Sozialversicherung in Deutschland

- Somit wird den medizinisch Verantwortlichen im Krankenhaus eine wesentliche Beurteilungskompetenz beigemessen, ob und in welchem Umfang eine Krankenhausbehandlung erforderlich wird.
- Der Medizinische Dienst der Krankenkassen (MDK) kann in begründeten Fällen über die Dauer der stationären Behandlung eine Einzelfallbegutachtung vornehmen.
▶ Im Rahmen der Kostendämpfung wird vom Patienten eine Zuzahlung von 12,- DM täglich für längstens 14 Tage pro Kalenderjahr gefordert (§ 39 Abs. 4 SGB V).
▶ Für die vor- oder nachstationäre Behandlung von geriatrischen Patienten in Krankenhäusern gibt es keine Sonderregelungen. Die Vorgaben des § 115 a SGB V gelten hierzu analog.
▶ Neben speziellen geriatrischen Abteilungen in Akutkrankenhäusern (durchschnittliche Verweildauer 15–30 Tage) bestehen für sonstige medizinische geriatrische Rehabilitationsmaßnahmen im Sinne von § 40 SGB V stationäre Behandlungsmöglichkeiten in geriatrischen und sonstigen Rehabilitationskliniken, mit denen die Krankenkassen Versorgungsverträge gemäß § 111 SGB V abgeschlossen haben.
- Die durchschnittliche Verweildauer in diesen Einrichtungen ist rund 40 Tage.
- Voraussetzung für eine Kostenübernahme in diesen Einrichtungen ist das Vorliegen einer geriatrischen Rehabilitationsnotwendigkeit, -fähigkeit und -willigkeit des Patienten (beispielsweise im geriatriespezifischen Einweisungsverfahren im Bundesland Bayern durch einen zweiseitigen Vertrag nach § 112, Abs. 2, Nr. 5 SGB V geregelt).
▶ Rentner haben überdies Anspruch auf sonstige Rehabilitationsmaßnahmen (ambulant/stationär) zu Lasten ihrer gesetzlichen Krankenkasse (§ 40 SGB V).
▶ Für stationäre Rehabilitationsmaßnahmen besteht für gesetzlich Krankenversicherte eine tägliche Zuzahlungspflicht von 12,- DM. Diese Zahlungsverpflichtung bleibt für solche Maßnahmen auf längstens 14 Tage je Kalenderjahr beschränkt, wenn die Maßnahme der Krankenhausbehandlung vergleichbar ist oder sich an diese ergänzend anschließt.

Leistungspflicht für teilstationäre Einrichtungen

▶ Teilstationäre Behandlung in (geriatrischen oder gerontopsychiatrischen) Tageskliniken kann an Akutkrankenhäuser oder Rehakliniken angebunden sein und wird von den Krankenkassen getragen (pausch. Tagespflegesatz plus Transportkosten).
▶ Im Unterschied zu KH-Ambulanzen werden hier komplexe Diagnostik und Therapie sowie Mahlzeiten und Medikamente angeboten.
▶ Durchschnittliche Verweildauer 20–30 Behandlungstage.

Leistungspflicht für ambulante medizinische Versorgung

▶ Die Krankenkassen übernehmen die Kosten der ambulanten Behandlung durch ihre Vertragsärzte und deren Verordnung von Heilmitteln wie Medikamente, Krankengymnastik, Ergotherapie, Logopädie, Massagen.
▶ Medizinische Behandlungspflege durch ambulante Pflegedienste (z. B. Verbände, Injektionen).
▶ Hilfsmittel wie Rollstühle, Gehhilfen etc., sofern es um die Behandlung von Krankheiten geht und nicht um reine Pflegemaßnahmen.

10.2 Sozialversicherung in Deutschland

Leistungspflicht der Pflegeversicherung

- Reine Pflegemaßnahmen bezahlt die Soziale Pflegeversicherung gem. § 40 SGB XI.
  - Sie übernimmt für ihre Pflegeversicherten seit 1. 4. 1995 die Finanzierung der Grundpflege.
  - Sie leistet nicht bei leichter Pflegebedürftigkeit, sondern bei
    - erheblich Pflegebedürftigen (*Stufe I*, mindestens einmal täglich 1,5 Stunden Pflegebedarf),
    - Schwerpflegebedürftigen (*Stufe II*, mindestens 3 Stunden täglicher Pflegebedarf zu drei verschiedenen Zeitpunkten)
    - Schwerstpflegebedürftigen (*Stufe III*, Pflegebedarf rund um die Uhr, mindestens durchschnittlich 5 Stunden pro Tag).
  - Hauswirtschaftlicher Hilfebedarf darf den Hilfebedarf bei Körperpflege, Ernährung oder Mobilität nicht überwiegen.
- Die Pflegeversicherung gewährt (§ 28) folgende Leistungen:
  - Pflegesachleistung (§ 36),
  - Pflegegeld für selbstbeschaffte Pflegehilfen (§ 37),
  - deren Kombination (§ 38),
  - häusliche Pflege bei Verhinderung der Pflegeperson (§ 39),
  - Pflegehilfsmittel und technische Hilfen (§ 40),
  - Tages- und Nachtpflege (§ 41),
  - Kurzzeitpflege (§ 42),
  - vollstationäre Pflege (ab. 1. 7. 96, § 43),
  - Leistungen zur sozialen Sicherung der Pflegeperson („Angehörigenrente", § 44),
  - Pflegekurse für Angehörige und ehrenamtliche Pflegepersonen.
- Maßnahmen der Prävention und Rehabilitation (zu Lasten der Krankenkassen) haben Vorrang vor Pflegeleistungen.
  - Diese Leistungsgewährung wird vom MDK bei der Pflegebegutachtung überprüft und entschieden.
  - Leistungen nach dem Bundesversorgungsgesetz sowie aus der gesetzlichen Unfallversicherung gehen den Leistungen des SGB XI vor.
  - Umgekehrt gehen die Leistungen der Pflegeversicherung den Fürsorgeleistungen zur Pflege und Eingliederungsbeihilfe nach BS, Lastenausgleichsgesetz, Reparationsschädengesetz, Flüchtlingshilfegesetz, Kriegsopferfürsorge etc. vor.
- Unberührt bleibt die Leistungspflicht der Krankenkassen bezüglich Behandlungspflege im Rahmen häuslicher Krankenpflege nach § 37 SGB V (Vermeidung oder Abkürzung von Krankenhausbehandlung – zeitlich keine Befristung).

Leistungspflicht im Bereich der Langzeitpflege (voll- und teilstationär)

- Ärztliche und therapeutische Leistungen werden von den Krankenkassen über vertragsärztliche Verordnung übernommen.
- Ab 1. 7. 96 erfolgt die Vergütung für Pflegeleistungen in den drei Pflegestufen, wie oben beschrieben, seitens der Pflegekassen.
- Die „Hotelkosten" der Unterbringung sind ebenso vom Bewohner selbst zu tragen (wie bei Bewohnern von Altenwohnheimen etc.).

10.2 Sozialversicherung in Deutschland

> Reichen die Einkünfte des Versicherten insgesamt nicht aus, springt wiederum die Sozialhilfe ein.

Leistungspflicht für andere Leistungen

> Die vielfältige Sozialgesetzgebung eröffnet eine Vielzahl von Kann- und Pflichtleistungen seitens der Versicherungen und Kommunen für alte Menschen und ihre Angehörigen, wie:
> - Hilfen bei der Wohnungsanpassung,
> - Selbsthilfegruppen,
> - Angebote der offenen Altenhilfe.
>
> Informationen darüber und alle Detailfragen zu den Sozialversicherungen vermitteln auf Anfrage direkt die verschiedenen Krankenkassen, Pflegekassen, Rentenversicherungsträger oder Sozialämter.

11.1 Multidimensionales Geriatrisches Assessment

Grundlagen

- **Definition:** Das multidimensionale geriatrische Assessment ist nicht nur ein diagnostischer Prozess zur systematischen Erfassung der medizinischen, funktionellen und psychosozialen Probleme und Ressourcen bei betagten Patienten, um damit einen umfassenden Plan für die weitere Behandlung und Pflege aufzustellen. Es dient darüber hinaus zusätzlich der Informationsorganisation im Geriatrischen Team sowie der Evaluation der Behandlungserfolge und ist damit ein geeignetes Instrument zum Qualitätsmanagement im Geriatrischen Team.
- **Historische Aspekte:**
  - Das geriatrische Assessment geht zurück auf britische Pioniere der Geriatrie (Marjory Warren, Lionel Cousin, Ferguson Anderson) nach 1930. Sie fanden in Pflegeinstitutionen viele behinderte betagte Personen, bei denen nie eine sorgfältige Abklärung stattgefunden hatte.
  - Die erarbeiteten Grundprinzipien gelten noch heute:
    - Betagte Patienten bedürfen besonderer diagnostischer und therapeutischer Verfahren.
    - Kein Patient sollte in eine Pflegeinstitution verlegt werden, ohne dass vorher eine medizinische und psychosoziale Abklärung oder ein Rehabilitationsversuch durchgeführt wurde.

Besonderheiten des geriatrischen Assessments

- Berücksichtigung von Multimorbidität.
- Das Zusammenspiel aus somatischen, psychischen, emotionalen, kognitiven und sozialen Faktoren hat in der Geriatrie eine große Bedeutung (Bio-psychosoziales Modell).
- Die Berücksichtigung funktioneller Aspekte wird dem Therapieziel der Erhaltung der Selbstständigkeit gerecht (Funktioneller Ansatz: s. S. 2).
- Differenzierung zwischen physiologischer Alterserscheinung und Krankheitssymptom.
- Eine frühzeitige Therapie ist entscheidend, um irreversible Einschränkungen zu vermeiden (Prävention von Behinderung).
- Vermeidung iatrogener Probleme durch Bündelung der Informationen über Medikamente, Arztbesuche und Krankenhausaufenthalte.
- Die Quantifizierung von Parametern wie Selbstständigkeit oder kognitive Funktion erfordert ein eigenes Instrumentarium.

Zielsetzungen

- Verbesserung der diagnostischen Treffsicherheit.
- Bestimmung des Therapieziels (z. B. Rückkehr nach Hause).
- Primäre, sekundäre und tertiäre Prävention.
- Ermittlung des Rehabilitationspotenzials und der Rehabilitationsziele.
- Erstellung eines koordinierten Therapieplans.
- Prioritätensetzung bei Problemen.
- Festlegung des geeigneten Ortes für die Betreuung.
- Ermittlung einer prognostischen Aussage.
- Verlaufsbeobachtung eines reproduzierbaren Ausgangsbefundes.

11.1 Multidimensionales Geriatrisches Assessment

Dimensionen des geriatrischen Assessments

- Multidimensionales geriatrisches Assessment erfordert eine Datenerhebung in 5 Dimensionen. Dies korrespondiert mit der Einteilung der Gesundheit in 5 Dimensionen durch die WHO:
  - Physische Gesundheit.
  - Psychische Gesundheit.
  - Soziale Gesundheit.
  - Ökonomischer Status.
  - Selbsthilfefähigkeit.
- **Physische Gesundheit:**
  - Medizinische Diagnosen (ICD-10) mit Schweregrad (z. B. NYHA-Klassifikation bei koronarer Herzkrankheit).
  - Krankheitsfolgen (Behinderungen i. S. ICIDH der WHO, s. S. 19)
  - Ernährungssituation (S. 97): Basierend auf Gewicht, Massenindex = Gewicht/Größe^2 (S. 98), Gewichtsverlauf, Nahrungszufuhr, Laborwerten.
  - Oraler Gesundheitszustand (S. 359): Subjektive Beschwerden, Zähne, Gingiva, Prothesenfunktion/-stabilität /-druckstellen.
  - Medikamente (S. 17): Dauer, Dosis, Applikation, Compliance, Lagerung.
  - Sensorische Funktion (S. 102): Sprache, Gehör, Visus (subjektive Beeinträchtigung und objektive Testung), lokale Pathologien (z. B. Ceruminalpfropf), Untersuchung verwendeter Hilfsmittel (z. B. Funktionszustand eines Hörapparats).
  - Krankenhausaufenthalte, Arztbesuche, andere medizinische/paramedizinische Dienstleistungen (z. B. Tagesklinik, Physiotherapie, Gemeindekrankenpflege, Hauspflege).
- **Psychische Gesundheit:**
  - Kognitive Funktion: Beurteilung der Dimensionen Gedächtnis, Orientierung, Aufmerksamkeit, Kommunikation, visuell-räumliche Fähigkeit, Handfertigkeit.
  - Psychische Funktion: Screening für Depression, Paranoia, Halluzination und Coping-Fähigkeiten (vgl. Emotionales Assessment S. 91).
- **Soziale Gesundheit/ökonomischer Status** (Soziales Assessment S. 78):
  - Biographische Daten: Ausbildung, ausgeübter Beruf, familiäre Situation, Verwitwung, Wohnungswechsel, wirtschaftliche Lage.
  - Soziale Unterstützung: Benutzte und im Krankheitsfall potenziell mobilisierbare informelle und formelle Hilfe.
  - Soziales Netz: Quantitative und qualitative Aspekte der sozialen Beziehungen.
  - Evaluation der Umgebung: Wohnung, Wohnungszugang, Nachbarschaft.
  - Zukunftsplanung (Heimanmeldung).
- **Selbsthilfefähigkeit** (vgl. Funktionelles Assessment S. 72):
  - Grundlegende Aktivitäten des täglichen Lebens: Selbstpflege.
  - Instrumentelle Aktivitäten des täglichen Lebens: Aktivitäten im Haushalt.
  - Fortgeschrittene physische, kognitive (vgl. Kognitives Assessment S. 84) und soziale Aktivitäten des täglichen Lebens: Aktivitäten in Freizeit und Beruf.
  - Gang und Gleichgewicht (vgl. Assessment des Sturzrisikos S. 93).
- **Wertvorstellungen, Ressourcen** (vgl. Erfassen des Willens S. 109):
  - Persönliche Wertvorstellungen des Patienten.
  - Einstellung zu medizinischer Behandlung, Patientenverfügung.
  - Subjektive Prognose (Rückkehr nach Hause, Krankheitseinsicht).

11.1 Multidimensionales Geriatrisches Assessment

Durchführung – stationärer Bereich

- **Geriatrische Klinik:**
  - *Definition:* Krankenhausabteilung zur stationären Diagnostik und Rehabilitation geriatrischer Patienten.
  - *Indikation/Voraussetzungen zur Aufnahme:*
    - Alter in der Regel ≥ 60 Jahre.
    - Mehrdimensionale medizinische, funktionale oder psychosoziale Probleme, die innerhalb von 1–2 Wochen eine Entlassung aus der Klinik verhindern oder eine Einweisung voraussichtlich für längere Zeit nötig machen.
    - Es muss ein geriatrisches Zustandsbild vorliegen, das eine Behinderung verursacht (z. B. Verwirrtheit, Depression, Stürze, Inkontinenz, beeinträchtigte Mobilität, Polypharmazie, Dekubitus, sensorische Beeinträchtigung, Demenz, Malnutrition), deren Prognose aber nicht so schlecht ist, dass es praktisch zu spät ist für eine Besserung.
    - Die erforderlichen Abklärungen und Maßnahmen können nicht ambulant und auch nicht in einem Pflegeheim durchgeführt werden.
  - *Vorgehen bei Krankenhausaufnahme:* Multidimensionales Assessment.
    - Verantwortlich ist ein interdisziplinäres *Kern*-Team aus Arzt, speziell ausgebildetem Pflegepersonal sowie Vertretern der Physiotherapie, Ergotherapie und der Sozialen Arbeit. Das *erweiterte* Team umfasst Psychiater, Zahnarzt, Logopäden, Bewegungstherapeuten und andere, die normalerweise konsiliarisch bei bestimmten Problemen hinzugezogen werden können.
    - Besonderheit: Eine Rehabilitationsbesprechung mit dem Patienten, seinen Angehörigen und dem interdisziplinären Team dient der Festlegung des Prozedere und der Planung aktivierender Pflege mit Integration der rehabilitativen Bemühungen in den Krankenhaus-Alltag.
  - *Vorgehen während des stationären Aufenthaltes:* Die Indikation/Voraussetzungen (s. o.) müssen in regelmäßigen Abständen reevaluiert werden. Bei fehlender Notwendigkeit einer weiteren Akuttherapie, fehlendem Rehabilitationspotenzial und abgeschlossener sozialer Zukunftsplanung ist die Verlegung in eine andere Abteilung indiziert.
  - *Krankenhaus-Entlassungsplanung:* Eventuell mit Hausbesuch zur Planung sozialer Maßnahmen und Wohnungsanpassungen.

- **Geriatrisches Konsil:**
  - *Definition:* Konsiliarische Beurteilung stationärer Patienten mit multidimensionalem geriatrischem Assessment.
  - *Indikationen:*
    - Abhängigkeit in Aktivitäten des täglichen Lebens.
    - Beeinträchtigung der Mobilität.
    - Bettlägerigkeit.
    - Dekubitus.
    - Chronisch behindernde Erkrankung.
    - Sturz, Sturzrisiko.
    - Zerebrovaskulärer Insult.
    - Sensorische Beeinträchtigung.
    - Delirium, Verwirrtheit.

11.1 Multidimensionales Geriatrisches Assessment

- Zwangsmaßnahmen (z. B. Gurten) hinsichtlich ihrer Notwendigkeit/Rechtfertigung.
- Depression.
- Inkontinenz.
- Mangelernährung.
- Polypharmazie (> 4 Medikamente).
- Sozioökonomische Probleme.
- Beratung des ärztlichen und nicht ärztlichen Personals.
- Abklärung der Rehabilitationsbereitschaft.
- Beurteilung der Pflegebedürftigkeit.

– *Beratungsziele:*
  - Abklärung des Rehabilitationspotenzials, der Rehabilitationsfähigkeit und der Rehabilitationsbereitschaft: Klärung, ob eine funktionelle Besserung möglich ist, und mit welchen Maßnahmen diese erreicht werden kann. Dies beinhaltet evtl. die Frage nach der Indikation für eine Verlegung des Patienten in eine geriatrische Klinik.
  - Unterstützung der diagnostischen Abklärung (z. B. Differenzialdiagnosen bei Verwirrtheit oder Sturzereignis).
  - Hilfe bei Fragen zur adäquaten Therapie (z. B. bei nächtlicher Agitation).

Durchführung – ambulanter Bereich

▶ **Präventive Hausbesuche** – *Definition:* Geriatrische Rehabilitation in Form einer Institutsambulanz, der integrierten hausärztlichen Versorgung oder eines Therapiezentrums mit Applikation von 2–3 Therapieformen in Folge nach vorangegangenem multidimensionalem Assessment und Überprüfung der Indikation bei Multimorbidität. Koordination durch Case-Manager wünschenswert. Lösung der Transportprobleme vorab erforderlich. Abschlussassessment am Ende der Behandlung zur Evaluation des Rehabilitationserfolges.

▶ **Ambulante geriatrische Rehabilitation:**
  – *Basis-Assessment:* Erstmaliges multidimensionales Assessment; dies führt oft zur Aufdeckung bisher nicht erkannter, aber therapierbarer Probleme. Wichtig ist die Dokumentation. Bedeutung des Basis-Assessments:
    - Entscheidungshilfe: Der Hausarzt erhält umfassende Basis-Informationen über Probleme und Ressourcen.
    - Grundlage für die Beobachtung des Verlaufs/Therapieerfolges bei erkannten Problemen und für die Aufdeckung neu auftretender Probleme.
  – *Verlaufs-Assessment:* Wiederholtes multidimensionales Assessment zur Verlaufskontrolle. Die Engmaschigkeit der Durchführung hängt von der Komplexität der Situation ab. Bei über 75-jährigen Personen ist einmal pro Jahr ein umfassendes geriatrisches Assessment notwendig.
  – *Vorteile von Hausbesuchen im Vergleich zu* medizinischen Maßnahmen in Klinik oder Praxis:
    - Beobachtung der Selbstständigkeit des Patienten in der eigenen Umgebung, die z. B. in der „Übungsküche" im Krankenhaus oft unterschätzt wird.
    - Abklärung des Sturzrisikos in der Wohnung. Daraus lassen sich Empfehlungen von Maßnahmen zur Reduktion des Sturzrisikos ableiten.
    - Berücksichtigung von Schwellen, Türbreiten etc. bei der Auswahl des eventuell am besten geeigneten Geh-Hilfsmittels.

11.1 Multidimensionales Geriatrisches Assessment

- Beurteilung der Medikamentenlagerung und Beobachtung, wie der Patient seine Medikamenteneinnahme organisiert.
- Beurteilung der Nahrungsmittellagerung und -zubereitung.
- Der Patient befindet sich in seinem Umfeld, das eine andere persönliche Beziehung und ein anderes Vertrauensverhältnis als z. B. in einer Arztpraxis ermöglicht.

▶ **Ambulante Nachbetreuung**:
- *Übergangsbetreuung nach Krankenhausentlassung* zur Koordination weiterer Maßnahmen mit dem Hausarzt für die Zeit nach der Entlassung aus der geriatrischen Klinik.
- *Tagesklinik* (s. 46) zur kombinierten Reevaluation, Rehabilitation und Tagesstrukturierung. Dies ermöglicht oft eine frühere Entlassung aus der geriatrischen Klinik.

▶ **Geriatrische Sprechstunde:**
- *Definition:* Ambulant durchgeführtes multidimensionales geriatrisches Assessment in Sprechstunde oder Poliklinik.
- *Fragestellung:* Beurteilung geriatrischer Probleme (z. B. Stürze, Demenzabklärung, Inkontinenz) oft auf konsiliarische Anfrage des Hausarztes.

Die Wirksamkeit des geriatrischen Assessments

▶ Ein guter Indikator für die Wirksamkeit des geriatrischen Assessments ist die Überlebenszeit zu Hause.
▶ Vergleich der einzelnen Formen:
- *Geriatrische Kliniken:* Überlebenszeit zu Hause ca. 1,6mal länger als nach Aufenthalt auf allgeminmedizinischer Klinik. Wegen der hohen Kosten ist allerdings eine Patientenselektion notwendig.
- *Geriatrisches Konsil:*
  - Ungezielte Konsile haben keinen signifikanten Effekt.
  - Sinnvoll nur bei gezielter Anfrage oder zwecks Entscheidung, ob eine Verlegung in eine geriatrische Klinik notwendig ist.
- *Präventive Hausbesuche:*
  - Überlebenszeit zu Hause ca. 1,2mal länger als ohne solche Besuche.
  - Geeignet bei allen noch nicht pflegebedürftigen Hochbetagten.
- *Ambulante Übergangsbetreuung nach Klinikentlassung:*
  - Überlebenszeit zu Hause ca. 1,5mal länger als ohne Übergangsbetreuung.
  - Geeignet für Risikopatienten nach Klinikentlassung.
- *Ambulante geriatrische Sprechstunde:*
  - Sinnvoll nur als ambulantes Konsil bei gezielter Indikation (z. B. Memory-Klinik zur Demenzabklärung).
  - Ungezielte Sprechstunden sind nicht wirksam.

11.2 Funktionelles Assessment

Grundlagen

- **Definition:** Funktionelles Assessment bezeichnet die Beurteilung der Fähigkeit eines Patienten, spezifische Aufgaben zu erledigen und soziale Rollen zu erfüllen.
- **Hintergrund:** Die verschiedenen Krankheiten wirken sich je nach individuellen Stärken und Schwächen der Betroffenen und der speziellen Ausprägung der Leiden sehr unterschiedlich auf die Fähigkeiten der betroffenen Betagten aus, weiterhin für sich selber sorgen zu können.
  - Abbildung 8 zeigt drei Verlaufsformen der Funktionsfähigkeit in Abhängigkeit von Erkrankungsarten und Alter:
    - Beispiel A: Vorerst gesundes Altwerden mit kleinen Schwankungen infolge interkurrenter leichter Erkrankungen (z. B. Infekte), gefolgt von einer Phase mit langsamem Verlust der Selbstständigkeit infolge altersassoziierter Leiden.
    - Beispiel B: Rasch progrediente Erkrankung (z. B. senile Demenz vom Typ Alzheimer) mit rapider funktioneller Verschlechterung.
    - Beispiel C: Krankheit mit perakutem Verlauf (z. B. Zerebrovaskulärer Insult), gefolgt von Erholung mit partieller Verbesserung des funktionellen Status.

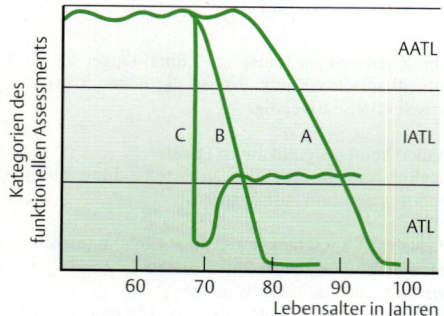

Abb. 8 Drei Beispiele von Altwerden und funktionellem Status

- **Zur Therapieplanung** müssen Ursachen und Auswirkungen funktioneller Einschränkungen in vielen Bereichen abgeklärt werden (Abb. 9). Diese Faktoren wirken sich individuell unterschiedlich auf die Funktion aus. So hat z. B. eine minimale kognitive Beeinträchtigung bei manueller Tätigkeit keine funktionellen Auswirkungen, bei einem Piloten hingegen katastrophale funktionelle Folgen. Deshalb ist das funktionelle Assessment nicht ersetzbar und die separate Erfassung des Funktionszustandes bei jedem geriatrischen Patienten für Diagnostik und Therapieplanung unabdingbar.

11.2 Funktionelles Assessment

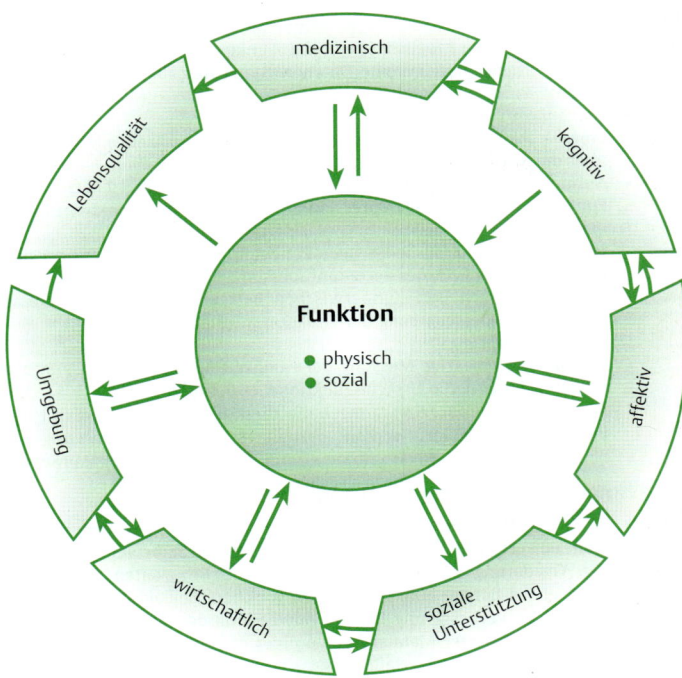

Abb. 9 Zusammenwirken von Funktionsfähigkeit und anderen Faktoren

- **Kategorien des funktionellen Assessments** (s. auch S. 74):
  - *ATL:* Aktivitäten des täglichen Lebens (Selbstpflege; englisch: „activities of daily living", siehe auch Barthel-Index S. 75).
  - *IATL:* Instrumentelle Aktivitäten des täglichen Lebens (Haushaltsführung; englisch: „instrumental activities of daily living").
  - *AATL:* Sozial differenzierte Alltagsaktivitäten in Bildung und Sozialisierung. (englisch: „advanced activities of daily living").

Indikationen

- Klärung der Notwendigkeit einer stationären Einweisung oder Hinzuziehung ambulanter Hilfen durch den Hausarzt.
- Unklare chronische oder subakute Verschlechterung des Gesundheitszustands.
- Stationäre Beurteilung einer komplexen geriatrischen Situation.
- Rehabilitationsplanung.
- Krankenhausentlassungsplanung bei allen Patienten.

11.2 Funktionelles Assessment

Informationsquellen

➤ Es gibt verschiedene Möglichkeiten, die Funktionsfähigkeit geriatrischer Patienten zu erheben. Oft ist eine Datenerhebung mit allen drei Methoden erforderlich:
  - *Eigenanamnese:*
    - *Vorteile:* Rasche Auskunft über viele Bereiche, gleichzeitig Information über die Selbsteinschätzung des Patienten.
    - *Nachteile:* Patienten mit kognitiver Einschränkung überschätzen ihre Funktion, Patienten mit Depression unterschätzen ihre Funktion.
  - *Fremdanamnese:*
    - *Vorteil:* Bei betreuungsbedürftigen Patienten gibt sie Auskunft über den Hilfsbedarf aus Sicht der Betreuungsperson.
    - *Nachteil:* Je nach Beziehung zwischen Betreuer und Patient ist eine Unter- oder Überschätzung der Funktion möglich.
  - *Objektive Beobachtung:*
    - *Vorteile:* Die objektive Messung der Fähigkeit bei spezifischen Verrichtungen zeigt evtl. die Ursache funktioneller Behinderungen.
    - *Nachteile:* In fremder Spitalumgebung kann die Alltagssituation oft nur ungenügend simuliert werden; deshalb ist eine Unterschätzung der Funktion möglich. – Beobachtung erfordert Zeit- und Personalaufwand.

Assessment der Aktivitäten des täglichen Lebens (ATL): Barthel-Index

➤ **Definition:** Bewertung der Fähigkeiten in den Bereichen Selbstversorgung und Mobilität. Gliederung in elementare menschliche Fähigkeiten (Kontinenz, Essen) und etwas höhere Funktionen (sich waschen, Bekleidung, Mobilität). Eine wesentliche Verbesserung hat die Anwendung des ATL durch die Entwicklung des Hamburger-Manual infolge einer erweiterten Operationalisierung der einzelnen Bereiche erfahren.
➤ **Durchführung:** Bewertung der Kategorien 1–10; s. Tab. 14.
  - Die Fragen sollten aufgrund der bestmöglichen zugänglichen Informationsquellen beantwortet werden:
    - Anamnese.
    - Fremdanamnese.
    - Beobachtung durch Pflegepersonal.
  - Eine direkte Testung ist nicht erforderlich.
  - Eine ausführliche Handlungsanleitung ist dem Hamburger Einstufungsmanual zum Barthel-Index zu entnehmen. CN Lübke et al.: Hamburger Einstufungsmanual zum Barthel-Index. Geriatrie Journal 3, 41–46 (2001).

11.2 Funktionelles Assessment

Tabelle 14 Assessment der Aktivitäten des täglichen Lebens

Barthel-Index		Bemerkungen
1. Stuhlkontrolle:	10 kontinent 5 selten inkontinent (max. 1/Woche) 0 inkontinent oder benötigt Einläufe	Beurteilung der vorangegangenen Woche
2. Urinkontrolle:	10 kontinent 5 teilweise inkontinent (max. 1/Tag) 0 inkontinent oder Katheter unselbstständig	Beurteilung der vorangegangenen Wochen Katheterisierte Patienten, die den Katheter selbstständig bedienen = kontinent
3. Waschen:	5 unabhängig (Gesicht, kämmen, Zähne, Rasieren) 0 hilfebedürftig	Beurteilung der vorangegangenen 1–2 Tage. Die Utensilien für die persönliche Hygiene (Zähne putzen, Zahnprothese einlegen, Haare kämmen, rasieren, Gesicht waschen) werden bereitgestellt.
4. Toilettengang:	10 unabhängig (gehen, reinigen, bekleiden) 5 teilweise selbstständig 0 hilfebedürftig	Kriterien: Toilette oder Nachtstuhl selbstständig erreichen, sich genügend ausziehen, sich reinigen, sich anziehen und Toilette verlassen. Sich reinigen und etwas anderes selbstständig = teilweise selbstständig
5. Essen:	10 unabhängig (Essen wird bereitgestellt) 5 braucht Hilfe, z. B. beim Schneiden, Streichen 0 hilfebedürftig	Beurteilung der Einnahme einer normalen, nicht pürierten Mahlzeit. Das Essen wird zubereitet und bereitgestellt.
6. Bett-Stuhl-Transfer:	15 unabhängig (gilt auch für Rollstuhlfahrer) 10 wenig Hilfe oder Supervision notwendig 5 viel Hilfe notwendig 0 völlig hilfebedürftig, fehlende Sitzbalance	Beurteilung des Transfers vom Bett zum Stuhl. Keine Sitzbalance und viel Hilfe = völlig hilfebedürftig. Eine starke oder ausgebildete Person oder zwei normale Personen sind zur Hilfe notwendig = viel Hilfe. Einfache Hilfe oder Supervision durch eine Person = wenig Hilfe.
7. Gehen in der Ebene oder Rollstuhlfahren:	15 unabhängiges Gehen (auch mit Gehhilfe) 10 Gehen möglich mit einer Hilfsperson 5 für Rollstuhlfahrer: unabhängig 0 nicht möglich wie oben angegeben	Beurteilung der Mobilität in der Wohnung oder im Krankenhaus. Hilfsmittel sind erlaubt. Für Rollstuhlfahrer: Im Rollstuhl selbstständig um Kurven und Türen = unabhängig.
8. Ankleiden:	10 unabhängig, inkl. Schuhe anziehen 5 hilfebedürftig, aber mind. 50 % selbstständig 0 hilfebedürftig	Beurteilung der selbstständigen Zusammenstellung aller Kleidungsstücke und des selbstständigen Ankleidens. Hilfe beim Schuhe binden, Knöpfen usw., Person kann aber mindestens ein Kleidungsstück selbstständig anziehen = teilweise Hilfe.

11.2 Funktionelles Assessment

Tabelle 14 Fortsetzung von Seite 75

Barthel-Index		Bemerkungen
9. Treppensteigen:	10 unabhängig (auch mit Gehhilfsmittel) 5 braucht Hilfe oder Supervision 0 kann nicht Treppensteigen	Beurteilung des Treppensteigens auf- und abwärts. Falls Hilfsmittel erforderlich: auf Treppe mittragen.
10. Baden:	5 badet oder duscht ohne Hilfe (ohne Supervision) 0 badet oder duscht mit Hilfe	Baden stellt meist die schwierigste Aufgabe dar. Der Patient muss selbstständig in und aus dem Bad steigen können und ohne Supervision duschen können.

Gesamtpunktzahl (= Barthel-Index): .... von 100 möglichen Punkten

➤ **Kommentar zur Bewertung:**
  – Bemessen wird der Ist-Zustand, nicht das Potenzial.
  – Ziel ist die Beurteilung der Unabhängigkeit von jeglicher physischer oder verbaler menschlicher Hilfe; eine auch noch so geringe notwendige Hilfe muss erfasst werden.
  – Die Benutzung von Hilfsmitteln ist erlaubt und zählt nicht als Abhängigkeit.
  – Falls Supervision erforderlich ist, gilt der Patient als hilfebedürftig.
  – Mittlere Kategorien bedeuten, dass der Patient teilweise auf Hilfe angewiesen ist.
  – Bewusstlose Patienten haben in allen Kategorien 0 Punkte, auch wenn sie noch nicht inkontinent sind.

➤ **Wertung des Barthel-Index:**
  – *Stärke:* Geeignet zur Beobachtung des Rehabilitationsverlaufs und zur Evaluation der Selbstständigkeit geriatrischer Patienten.
  – *Schwäche:* Nicht geeignet zur Erfassung leichterer Behinderungen. Eine zuverlässige Erfassung erfordert Schulung und Kompetenz hinsichtlich der Normierung, unterliegt allerdings auch subjektiven Einflüssen. Die Angaben des Summen-Score ist unzureichend. Durch Verschiebungen zwischen den einzelnen Bereichen kann der Summen-Score im Krankheits- und Behandlungsverlauf unverändert bleiben. Es sind deshalb stets sämtliche Bereiche und die in ihm beobachteten Veränderungen anzugeben.

Assessment der instrumentellen Aktivitäten des täglichen Lebens (IATL)

➤ **Definition:** Bewertung der Fähigkeit, bestimmte täglich notwendige Verrichtungen im Haushalt auszuführen.
➤ **Durchführung:** Bewertung der 8 Kategorien der IATL-Skala nach Lawton und Brody (s. Tab. 15) durch Selbsteinschätzung des Patienten im Interview („Können Sie...?"), durch Fremdanamnese oder Beobachtung bei Verrichtungen. Die Kodierung der einzelnen Punkte ist selbsterklärend.

11.2 Funktionelles Assessment

Tabelle 15 Instrumentelle Aktivitäten des täglichen Lebens: IATL

Telefon	1	benutzt Telefon aus eigener Initiative, wählt Nummern
	1	wählt einige bekannte Nummern
	1	nimmt ab, wählt nicht selbstständig
	0	benutzt das Telefon nicht
Einkaufen	1	kauft selbstständig die meisten benötigten Sachen ein
	0	tätigt wenige Einkäufe
	0	benötigt bei jedem Einkauf Begleitung
	0	unfähig zum Einkaufen
Kochen	1	plant und kocht Mahlzeiten selbstständig
	0	kocht Mahlzeiten nach Vorbereitung durch Drittperson
	0	kocht selbstständig, hält aber benötigte Diät nicht ein
	0	benötigt vorbereitete und servierte Mahlzeiten
Haushalt	1	führt Haushalt selbstständig
	1	macht leichte Hausarbeiten selber (Geschirr, Bett)
	1	macht leichte Arbeiten selber, aber ungenügend
	1	benötigt Hilfe bei allen Haushaltsverrichtungen
	0	nimmt nicht teil an täglichen Verrichtungen im Haushalt
Wäsche	1	wäscht sämtliche eigene Wäsche
	1	wäscht kleine Sachen
	0	gesamte Wäsche muss auswärts versorgt werden
Transport	1	benutzt unabhängig Verkehrsmittel
	1	bestellt/benutzt selbstständig Taxi
	1	benutzt öffentliche Verkehrsmittel in Begleitung
	0	beschränktes Fahren in Taxi oder Auto in Begleitung
	0	reist nicht
Medikamente	1	nimmt Medikamente korrekt und eigenverantwortlich
	0	nimmt vorbereitete Medikamente korrekt
	0	kann Medikamente nicht korrekt einnehmen
Geld	1	regelt finanzielle Geschäfte selbstständig
	1	erledigt tägliche Ausgaben. Hilfe bei Einzahlungen.
	0	ist nicht mehr fähig, mit Geld umzugehen.

Gesamtpunktzahl: ………… von 8 möglichen Punkten (nach Lawton, Brody)

➤ **Wertung der IATL-Skala:**
- *Stärken:* Geeignet zur Beurteilung, ob der Patient in der Haushaltsführung auf Hilfe angewiesen ist. Das Instrument erfasst detailliert die Stufen der Selbstständigkeit. Deshalb gilt es, nicht nur den Gesamtscore, sondern auch einzelne Antworten bei der Therapieplanung zu berücksichtigen.
- *Schwächen:* Die Antworten sind z. T. abhängig von der geschlechtsspezifischen Rollenverteilung. Beobachtung ist in häuslicher Umgebung möglich, in der Klinik dagegen erschwert. Die Sensitivität des Gesamtscores betrifft grobe Änderungen.

11.3 Soziales Assessment

Grundlagen

- **Definition:** Das soziale Assessment dient der umfassenden und systematischen Erfassung der sozialen Situation.
- **Hintergrund:** Eine realistische geriatrische Beurteilung muss die soziale Situation des Patienten miteinbeziehen, da Krankheiten mit bestimmten funktionellen Störungen je nach sozialer Situation sehr unterschiedliche Wirkungen auf die Befindlichkeit, die Therapiemöglichkeit, den Bedarf an formeller Hilfe (Hospitalisationsdauer, ambulante Krankenpflege, Haushaltshilfe) und die Prognose haben. Ein validiertes Instrument dieser Art steht in Form des Heidelberger Sozialfragebogens zur Verfügung (Nikolaus T., Specht-Leible N., Bach N., Oster P., Schlierf G. [1994]: Sozialer Aspekt bei Diagnostik und Therapie hochbetagter Patienten. Erste Erfahrungen mit einem neu entwickelten Fragebogen im Rahmen des Geriatrischen Assessment. Z Gerontol 27, 240–245).
- Die sozialen Aspekte betreffen alle, auch den Arzt; sie können nicht einfach an Sozialarbeiter delegiert werden.
- **Kategorien des Sozialen Assessments:**
  - *Wirtschaftliche Lage:*
    - Einkommen (Rente, Pension).
    - Anspruch auf soziale Leistungen (und tatsächliche Ausschöpfung von Ansprüchen).
    - Vermögen (Sparvermögen, Wohneigentum), Sparversicherungen, Sachwerte.
  - *Familienstand und Haushaltsform:*
    - Familienstand (ledig, verheiratet, geschieden, verwitwet).
    - Haushaltsgröße und Haushaltsform (Ein-Personen-Haushalt, Ehepaar, Kleinfamilie, Mehrgenerationen-Familie, Wohngemeinschaft; wichtig vor allem bei Neuaufnahme eines Patienten).
  - *Wohnlage:*
    - Wohnort (Stadt/Land).
    - Wohngröße (Zimmerzahl).
    - Wohneigentum (Eigentümer, Mieter, Untermieter).
    - Behindertengerechte Wohnung? (Rollstuhlgängigkeit, Lift, kraftsparende sanitäre Anlagen).
    - Vorhandensein von Haustieren (wichtig vor allem bei Neuaufnahme eines Patienten).
  - *Religion:*
    - Konfessionszugehörigkeit.
    - Zugehörigkeit zu einer religiösen Minderheit oder Sekte.
    - Aktive Teilnahme an religiöser Gemeinschaft u. a.
  - *Aktivitäten:*
    - Lieblingsaktivitäten und Hobbys vor Erkrankung.
    - Mögliche Aktivitäten und Hobbys nach Erkrankung.
    - Bisherige Weiterbildung und Sportaktivitäten.
    - Medienkonsum (Zeitschriften, Radio, Fernsehen).
  - *Soziales Netz/soziale Kontakte* (Näheres s. unten):
    - Ehebeziehung/Partnerschaft.
    - Kontakte mit Kind/ern, anderen Verwandten.
    - Kontakte mit Nachbarn, Freund/innen.

11.3 Soziales Assessment

- Vereinsmitgliedschaften.
- Mitgliedschaft einer Selbsthilfegruppe.
– *Soziale Unterstützung* (Näheres s. unten):
  - Hilfe/Pflege durch Angehörige, Freunde, Nachbarn (wichtig vor allem bei Neuaufnahme eines Patienten).
  - Subjektiv wahrgenommene soziale Unterstützung: Vertrauensperson/en; Bereitschaft, Hilfe anzunehmen (wichtig vor allem bei Neuaufnahme eines Patienten).
– *Soziale Belastungen* (Näheres s. unten):
  - Kritische Lebensereignisse (Scheidung, Verwitwung, Unfall, Gewalttat u. a.).
  - Chronische Belastungen (Invalidität, Lärmbelästigungen, wirtschaftliche Armut).
  - Alltagswidrigkeiten (Ärgernisse, Streitigkeiten).
– *Biographie:*
  - Früher ausgeübte berufliche Tätigkeit.
  - Bedeutsame lebenszyklische Erfahrungen (in Beruf, Familie, Freizeit, Politik u. a.).
  - Subjektive Beurteilung des eigenen Lebens.
  - Wichtige Erinnerungsstücke (Photoalben usw.; wichtig vor allem bei Neuaufnahme eines Patienten).

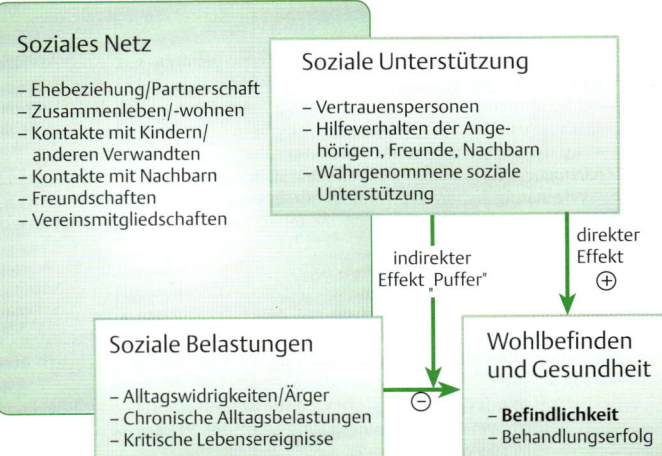

Abb. 10 Soziales Netz und Gesundheit

11.3 Soziales Assessment

Indikationen

- Akute Erkrankung oder unklare Verschlechterung des Gesundheitszustands (chronisch oder subakut) mit Klärungsbedarf der Notwendigkeit einer stationären Einweisung oder einer Hinzuziehung ambulanter Hilfen (Zuständigkeit des Hausarztes).
- Erfassen einer komplexen geriatrischen Situation (Zuständigkeit des Krankenhausarztes).
- Rehabilitationsplanung.
- Krankenhausentlassungsplanung bei über 70-jährigen Patienten und bei jüngeren geriatrischen Patienten in komplexen Situationen.

Kategorie „soziales Netz/soziale Kontakte"

- Empirische Studien zeigen sowohl die positive Wirkung sozialer Netze für die Aufrechterhaltung und Wiederherstellung des Wohlbefindens und der Gesundheit als auch die negativen Folgen sozialer Belastungen. Die Forschung hat nachgewiesen, dass soziale Belastungen die Gesundheit und das Wohlbefinden negativ beeinflussen.
- **Elemente des sozialen Netzes:**
  - *Lebens- und Wohnpartner:* Ehefrau/Ehemann, eventuell im gleichen Haushalt lebende Angehörige (z. B. Kinder, Geschwister u. a. m.), nicht verwandte Haushaltsangehörige, Untermieter.
  - *Familienangehörige* (außerhalb des Haushalts): Vorhandene Söhne und Töchter (inkl. Stiefkinder, Adoptivkinder), Schwiegertöchter und Schwiegersöhne, noch lebende Geschwister, weitere Familienangehörige.
  - *Kontakte mit Angehörigen:* Häufigkeit von Kontakten mit den vorhandenen Angehörigen (evtl. getrennt nach persönlichen Kontakten und telefonischen Kontakten).
  - *Kontakte außerhalb des Familienkreises:* Dazu gehören v. a. Kontakte mit Nachbarn, Freunden/Freundinnen, eventuell weiteren Bekannten.
  - *Mitgliedschaften in Vereinen:* z. B. aktive Teilnahme an lokalen Vereinen, Selbsthilfegruppen, Mitgliedschaft in religiösen Gemeinschaften, Parteien etc.
- **Erfassung der sozialen Kontakte im Interview:**
  - *Schätzung der Kontaktintensität* aus der Sicht des Patienten. Fragebeispiele:
    - „Wie häufig haben Sie Kontakt mit Ihren Familienangehörigen?" (täglich, wöchentlich, monatlich, seltener, nie, keine Angehörigen vorhanden).
    - „Wie häufig haben Sie Kontakt mit Freunden und Bekannten?" (täglich, wöchentlich, monatlich, seltener, nie, keine Bekannten/Freunde).
  - Die geschätzten Kontakte müssen mit den tatsächlichen Kontakten nicht übereinstimmen. Typisch sind eine Überschätzung der Kontakthäufigkeit mit Verwandten und eine Unterschätzung der Kontakte mit Nachbarn und/oder Bekannten.
  - Bei Patienten mit Gedächtnisstörungen müssen Angehörige oder Pflegepersonal befragt werden, z. B. „wie häufig wird der Patient besucht?", „von wem?"

Kategorie „soziale Unterstützung"

- **Grundlagen:** Im Allgemeinen ist die soziale Unterstützung um so besser, je größer und dichter das soziale Netz ist. Im Einzelfall können soziale *Kontakte* und soziale *Unterstützung* allerdings auseinanderfallen. Beispiele: viele

11.3 Soziales Assessment

Bekannte, jedoch wenig Vertrauenspersonen; viele Kinder, die jedoch nicht in der Lage bzw. nicht willens sind, Pflege zu leisten.
- Drei situationsbezogene Bereiche sozialer Unterstützung:
  - *Krisensituationen:* Hier ist emotionale Stützung wichtig, z. B. nach Unfall, Gewalttat, Verwitwung.
  - *Alltägliche Haushalts-Verrichtungen:* Instrumentelle Aktivitäten des täglichen Lebens, z. B. Einkaufen, Waschen, Putzen usw.).
  - *Krankheit oder Pflegebedürftigkeit,* oft unter längerfristiger Einbeziehung des Intimbereichs (Körperpflege, An- und Ausziehen).

▶ **Elemente der Kategorie „soziale Unterstützung":**
- *Vertrauenspersonen:* Das Vorhandensein enger Vertrauenspersonen ist vor allem wichtig für die emotionale Unterstützung im Gespräch.
- *Hilfeverhalten von Angehörigen, Nachbarn, Freunden:* Bereitschaft und Fähigkeit, Pflege zu leisten: Unterstützung bei Alltagstätigkeiten und/oder Unterstützung bei Haushaltstätigkeiten (Einkaufen, Wohnungsreinigung).
- *Bereitschaft des Patienten, Hilfe anzunehmen:*
  - Bereitschaft, bei Angehörigen, Bekannten oder Nachbarn um Hilfe zu bitten.
  - Widerstand gegenüber bestimmten Formen der Hilfe (z. B. Körperpflege durch Nachbarn). *Achtung:* Intimitätstabu verhindert meist Pflegeleistungen durch nicht-angehörige Laien oder männliche Angehörige (außer Ehepartner).
  - Angst vor Abhängigkeit (Hilfe im Notfall anzunehmen, muss oft erst erlernt werden).
- *Einstellung zur wahrgenommenen sozialen Unterstützung:*
  - Zufriedenheit mit der erhaltenen Hilfe.
  - Wahrnehmung von Defiziten in der sozialen Unterstützung.

▶ **Erfassung der sozialen Unterstützung:** Hierbei wird die subjektiv wahrgenommene soziale Unterstützung durch den Patienten bewertet. Diese muss mit der tatsächlich erhaltenen Hilfe nicht übereinstimmen. *Beispiele:*
- „Wer hilft Ihnen bei alltäglichen Haushalt-Verrichtungen wie Einkaufen, Putzen usw.?" (Angehörige, Freunde, Nachbarn, andere, niemand).
- „Haben Sie jemand, der Sie zum Arzt bringt, wenn es nötig wäre? (ja, eventuell, nein).
- „An wen wenden Sie sich bei schweren persönlichen Problemen?" (Ehe-/Partner/in, Kinder, andere Verwandte, Freunde, Fachleute).
- „Gibt es Personen, mit denen Sie jederzeit über ganz persönliche Probleme reden können?" (ja, mehrere Personen, ja, eine Person, nein).
- „Wer würde helfen, wenn Sie Hilfe beim Baden oder Ankleiden benötigen?" (Partner, Tochter, Sohn, Schwester, ambulante Altenpflege).

Kategorie „soziale Belastungen"

▶ **Haupttypen** sozialer und psychosozialer Belastungen:
- *Alltagswidrigkeiten,* die im Sinne täglicher Ärgernisse auftreten, z. B.:
  - Streitigkeiten mit Nachbarn.
  - Ärger über Schmutz oder Unruhe im Quartier.
  - Tücken von Objekten (tropfende Wasserhähne, schlecht isolierte Fenster usw.).

11.3 Soziales Assessment

- *Chronische Belastungen:*
  - Schwere Dauerbelastungen wie Invalidität, regelmäßig auftretende Allergien, Schlafstörungen.
  - Dauerhafte und ungelöste Ehe- und Familienkonflikte.
  - Chronische Lärmbelästigungen usw.
- *Kritische Lebensereignisse* (biographische Ereignisse von großer Tragweite); Beispiele:
  - Tod eines Familienmitgliedes (v. a. Ehepartner/in, Kind).
  - Raubüberfall.
  - Schwerer Unfall und längerer Krankenhausaufenthalt.
  - Scheidung.
  - Länger dauernde Arbeitslosigkeit.
  - Umstritten ist, inwiefern die Pensionierung als kritisches Lebensereignis betrachtet werden muss: Dem Verlust von evtl. Sinn gebender Beschäftigung steht der Gewinn an Autonomie und der Wegfall von beruflichen Zwängen gegenüber.

▶ **Erfassung der sozialen Belastung** – direkt fragen nach:
  - Belastenden Verlusten (z. B. Tod, Trennung).
  - Belastenden Konflikten.
  - Belastenden Lebensbedingungen.

▶ **Wirkung und Bewertung sozialer Belastungen:**
  - Die Wirkung chronischer Belastungen, von Alltagswidrigkeiten und kritischen Lebensereignissen auf das persönliche Wohlbefinden und die Gesundheit ist von verschiedenen individuellen Faktoren abhängig:
    - Persönliche Kompetenz und Bewältigungsverhalten (coping).
    - Psychische Grundstimmung.
    - Allgemeiner Gesundheitszustand.
    - Vorhandene soziale Unterstützung oder Isolation.
  - Identische Ereignisse und Belastungen können in verschiedenen Lebenssituationen unterschiedlich wirken. Eine reine Addition kritischer Ereignisse erweist sich deshalb als wenig aussagekräftig.

▶ **Sozialscreening:** Tab. 16.

11.3 Soziales Assessment

Tabelle 16 Sozialscreening

mit Bezug auf die letzten 4 Wochen beantworten	Score (Nein)
Hilfe aus Sozialnetz:	
Erhalten Sie in dem Ausmaß Hilfe, wie Sie sie brauchen?	1
Haben Sie Angehörige, Freunde oder Nachbarn, die Ihnen notfalls helfen können?	1
Mobilität	
können Sie öffentliche Verkehrsmittel benützen?	1
Finanzen	
haben Sie ein gesichertes Einkommen mit Abdeckung der für Sie notwendigen Ausgaben?	1
Wohnsituation	
können Sie sich frei in der Wohung bewegen?	1
haben Sie Lebensmittelgeschäfte erreichbar oder aber Hauslieferdienste abrufbar	1
leben Sie mit anderen Personen im gleichen Haushalt zusammen?	1
Totalscore (0–7)	

Bewertung: Nein = 1 Punkt
Beurteilung: ≥ 1 Punkt: Klärungsbedürftige sozialmedizinische Probleme

11.4 Kognitives Assessment

Grundlagen

- Kognitive Störungen bei älteren Menschen manifestieren sich durch funktionelle Einbußen im Alltag. Gewohnte und für die betroffene Person notwendige Tätigkeiten können nicht mehr wie früher üblich ausgeführt werden.
- Diese Einbußen werden beim kognitiven Assessment nicht nur durch psychologische und neuropsychologische Tests, sondern auch mittels Fremdbeurteilung in verschiedenen Alltagsbereichen erfasst.

Mini Mental Status (MMS)

- **Definition:** Der MMS (nach Folstein und Mitarbeitern, 1975) besteht aus 30 Items (Fragepunkten). Er ermöglicht es, wichtige kognitive Funktionen auf einfache und standardisierte Weise zu prüfen und einen eventuellen kognitiven Abbau in einem Zahlenwert zu erfassen. Er ist in viele Sprachen übersetzt worden und dank seiner Einfachheit fast überall bekannt.
- **Untersuchte kognitive Funktionen:**
  - Zeitliche Orientierung.
  - Räumliche Orientierung.
  - Merkfähigkeit und Kurzzeitgedächtnis (Amnesie?).
  - Kopfrechnen (Akalkulie?).
  - Sprach- und Textverständnis (Aphasie?).
  - Das Vorliegen einer Benennstörung (Anomie).
  - Schreibvermögen (Agraphie?).
  - Integrierte Bewegungsabläufe und Handlungen (Apraxie?).
- **Praktisches Vorgehen** (Dauer ca. 5–10 Minuten, bei stärker kognitiv Eingeschränkten evtl. etwas mehr):
  - *Benötigtes Material:* Ein Bleistift, drei Blätter Papier, groß geschriebener Text zu Item 28, Zeichnung zu Item 30.
  - Die Fragepunkte müssen in der vorgegebenen Reihenfolge beantwortet/bearbeitet werden. (s. Tab. 17).

Tabelle 17 Assessmentformular des MMS

Name des Patienten _____
Datum_____

		richtige Antwort = x
1.	Welcher Wochentag ist heute?	....
2.	Welches Datum haben wir heute?	....
3.	Welcher Monat?	....
4.	Welche Jahreszeit?	....
5.	Welches Jahr?	....
6.	Wo sind wir jetzt? In welchem Krankenhaus/Krankenheim/Altersheim?	....
7.	Welches Stockwerk?	....
8.	Welche Ortschaft?	....
9.	Welcher Kanton (Bundesland, Departement)?	....
10	Welches Land?	....

11.4 Kognitives Assessment

Tabelle 17 Fortsetzung von Seite 84

Name des Patienten _____
Datum _____

		richtige Antwort = x
	Sprechen Sie nach (einen Begriff pro s vorsagen; bei Schwierigkeiten bis zu 5mal)	
11.	„Zitrone,	....
12.	Schlüssel,	....
13.	Ball" jede richtige Antwort = x.	....
	Ziehen Sie von 100 jeweils 7 ab oder buchstabieren Sie „STUHL" rückwärts	
14.	93 L	....
15.	86 H	....
16.	79 U	....
17.	72 T	....
18.	65 S	....
	Welche 3 Wörter haben Sie mir vorher nachgesprochen?	
19.	Zitrone	....
20.	Schlüssel	....
21.	Ball	....
	Was ist das? (Gegenstände vorzeigen)	
22.	Bleistift	....
23.	Uhr	....
24.	Sprechen Sie nach: „Keine Wenn und oder Aber"	....
	Machen Sie bitte Folgendes:	
25.	Nehmen Sie das Blatt in die Hand,	....
26.	falten Sie es in der Mitte und	....
27.	legen Sie es auf den Boden.	....
28.	Lesen Sie (auf separatem Blatt) und machen Sie es bitte („Schließen Sie Ihre Augen!").	....
29.	Schreiben Sie (auf separatem Blatt) irgendeinen Satz!	....
30.	Zeichnen Sie (auf separatem Blatt) folgende Figur ab:	....

Punktzahl (max. 30)   ....

- Da der Text größtenteils sehr einfach ist, sollte er bei kognitiv wenig gestörten Probanden mit einer entsprechenden Bemerkung eingeführt werden, wie z. B.: „Einiges von dem, was ich Sie jetzt fragen werde, ist für Sie wahrscheinlich zu einfach, es gehört aber zur routinemäßigen Untersuchung."
- Falls ein Patient Probleme mit der Schriftsprache hat, sind die Fragen in der Mundart vorzugeben.
- Bei Hör- und Verständnisschwierigkeiten dürfen die Fragen wiederholt werden, es darf aber keine Hilfe bei der Beantwortung geleistet werden; Brille und Hörgerät sollen benutzt werden.

11.4 Kognitives Assessment

- Die Rechenaufgaben (Items 14–18) sind für manche Patienten schwierig. Um einen ungünstigen Einfluss auf die folgende Aufgabe zu vermeiden, ist die Aufgabe rasch abzubrechen, wenn sie sich für einen Patienten als unlösbar erweist.
- Positive Rückmeldungen, z. B.: „Das ist richtig", sind zu unterlassen.
- Der MMS kann vom Arzt, aber auch von entsprechend instruiertem Assistenzpersonal durchgeführt werden.

▶ **Interpretation des Testergebnisses:**
- *Faustregeln* (bei einem maximal erreichbaren Gesamtwert von 30 Punkten):
  - Probanden mit 70 Jahren und durchschnittlicher Schulbildung (8 bis 10 Jahre) sollten mindestens 25 Punkte erreichen.
  - Pro Altersdekade ist eine Korrektur des Erwartungswertes durch Subtraktion eines Punktes sinnvoll (d. h. 80-Jährige – 24 Punkte usw.).
  - Probanden mit Abitur, akademischer Bildung oder „höherer beruflicher Tätigkeit" sollten bis ins hohe Alter 27 Punkte und mehr erreichen.
- Bei Testwerten unter 24 Punkten besteht laut Folstein der Verdacht auf das Vorliegen einer Demenz. Dieser Grenzwert gilt aber nicht absolut, sondern ist abhängig von folgenden Faktoren:
  - Schulbildung.
  - Zuletzt ausgeübte berufliche Tätigkeit.
  - Alter (teilweise).
- Erreicht ein Patient Testwerte unter seiner Alters- und Bildungsnorm, so ist dies noch kein sicherer Hinweis auf eine Demenz. Indiziert ist eine weitere neuropsychologische Untersuchung, bei der die im MMS gefundenen Minderleistungen (z. B. bei der Merkfähigkeit, beim Kopfrechnen usw.) als Ausgangspunkte dienen können.
- ◘ *Cave:* Potenzielle Ursachen pathologischer Werte: Unaufmerksamkeit, fehlende Motivation, akute Erkrankung, Depression, soziale Isolierung, delirante Zustände, andere momentane Faktoren (z. B. Unruhe nach Verlegung, Schmerzen oder Verärgerung).
- Andererseits kann der Beginn eines demenziellen Prozesses auch bei Vorliegen scheinbar normaler Werte nicht mit Sicherheit ausgeschlossen werden, besonders nicht bei Probanden mit guter Bildung und anspruchsvoller beruflicher Tätigkeit.
- Probleme der Patienten aufgrund von Paresen und Apraxien sind zu berücksichtigen, da einige Punkte manuelle Fertigkeiten erfordern.

▶ **Wertigkeit des MMS:**
- Der MMS eignet sich zur groben Einschätzung und Quantifizierung kognitiver Defizite älterer Menschen durch den Praktiker.
- Der MMS ist *kein* diagnostisches oder gar differenzialdiagnostisch brauchbares Instrument.
- Eine valide Testwiederholung innerhalb kurzer Zeit ist nicht möglich, bedingt durch den Lerneffekt bei der Durchführung.
- Die kognitiven Leistungen aphasischer Menschen können damit nicht beurteilt werden.
- Der MMS kann zur Interpretation des NOSGER (s. S. 87) hinzugezogen werden.

▶ **Weiteres Vorgehen:** In Zweifelsfällen ist eine weitere Untersuchung durch Spezialisten (Neurologen, Neuropsychologen, Memory Klinik) angezeigt. Das MMS-Ergebnis dem Überweisungsbericht als wertvolle Information beifügen.

11.4 Kognitives Assessment

NOSGER (Nurses' Observation Scale for Geriatric Patients)

- **Definition:** Die NOSGER erfasst und quantifiziert anhand von je 5 Fragen 6 verschiedene, im Alltag wichtige Dimensionen (in Klammern Codierungsbuchstabe für die jeweilige Dimension im NOSGER-Bearbeitungsbogen):
  - Gedächtnisleistungen im Alltag (G).
  - Instrumentelle Aktivitäten des täglichen Lebens/IATL (I) (s. S. 76).
  - Aktivitäten des täglichen Lebens/ATL (A) (s. S. 75)
  - Stimmung (E).
  - Sozialverhalten (S).
  - Verhaltensstörungen (V).
- **Indikation:** Die NOSGER wird für das erste Assessment und in der Wiederholung zur Dokumentation des Erfolgs von therapeutischen und pflegerischen Maßnahmen verwendet. Ihr Einsatz erfolgt komplementär zum MMS (s. S. 84).
- **Voraussetzung:** Der Patient lebt mit jemandem zusammen, der eine zuverlässige Beurteilung vornehmen kann. Alternativ kommen Pflegepersonen in Frage, die mindestens 6 Stunden pro Woche Kontakt mit dem Patienten haben.
- **Praktisches Vorgehen:** Eine Person, die über die o. g. Bewertungskompetenz verfügt, folgt der Bearbeitungsanleitung: „Wir möchten festhalten, wie es diesem Patienten/dieser Patientin in den letzten zwei Wochen ergangen ist. Dazu finden Sie die folgenden 30 Aussagen, die Sie bitte aufgrund Ihrer Beobachtungen einstufen sollen. Lesen Sie jede Feststellung und beantworten Sie sie, indem Sie das Kästchen ankreuzen, das Ihrem Eindruck am ehesten entspricht."

Tabelle 18 Kognitives Assessment, NOSGER-Skala

	nie	ab und zu	oft	meist	immer	Dimension
1. Kann sich ohne Hilfe rasieren/schminken/Haare kämmen	☐5	☐4	☐3	☐2	☐1	A
2. Verfolgt bestimmte Sendungen im Radio oder Fernsehen	☐5	☐4	☐3	☐2	☐1	I
3. Sagt, er/sie sei traurig	☐1	☐2	☐3	☐4	☐5	E
4. Ist unruhig in der Nacht	☐1	☐2	☐3	☐4	☐5	V
5. Nimmt Anteil an den Vorgängen in der Umgebung	☐5	☐4	☐3	☐2	☐1	S
6. Bemüht sich um Ordnung in seinem/ihrem Zimmer	☐5	☐4	☐3	☐2	☐1	I
7. Kann den Stuhlgang kontrollieren	☐5	☐4	☐3	☐2	☐1	A
8. Setzt eine unterbrochene Unterhaltung richtig fort	☐5	☐4	☐3	☐2	☐1	G
9. Kann kleine Besorgungen (Zeitungen, Esswaren) selber machen	☐5	☐4	☐3	☐2	☐1	I
10. Sagt, er/sie fühle sich wertlos	☐1	☐2	☐3	☐4	☐5	E
11. Pflegt ein Hobby	☐5	☐4	☐3	☐2	☐1	I

11.4 Kognitives Assessment

Tabelle 18 Fortsetzung von Seite 87

	nie	ab und zu	oft	meist	immer	Dimension
12. Wiederholt im Gespräch immer wieder den gleichen Punkt	☐1	☐2	☐3	☐4	☐5	G
13. Wirkt traurig oder weinerlich	☐1	☐2	☐3	☐4	☐5	E
14. Wirkt sauber und ordentlich	☐5	☐4	☐3	☐2	☐1	A
15. Läuft davon	☐1	☐2	☐3	☐4	☐5	V
16. Kann sich an Namen von engen Freunden erinnern	☐5	☐4	☐3	☐2	☐1	G
17. Hilft anderen, soweit körperlich dazu imstande	☐5	☐4	☐3	☐2	☐1	S
18. Verlässt das Haus in ungeeigneter Kleidung	☐1	☐2	☐3	☐4	☐5	A
19. Kann sich in der gewohnten Umgebung orientieren	☐5	☐4	☐3	☐2	☐1	I
20. Ist reizbar und zänkisch, wenn man ihn/sie etwas fragt	☐1	☐2	☐3	☐4	☐5	V
21. Nimmt Kontakt mit Personen in der Umgebung auf	☐5	☐4	☐3	☐2	☐1	S
22. Erinnert sich, wo Kleider und andere Dinge liegen	☐5	☐4	☐3	☐2	☐1	G
23. Ist aggressiv (in Worten oder Taten)	☐1	☐2	☐3	☐4	☐5	V
24. Kann die Blasenfunktion (Urin) kontrollieren	☐5	☐4	☐3	☐2	☐1	A
25. Erscheint gutgelaunt	☐5	☐4	☐3	☐2	☐1	E
26. Hält Kontakt mit Freunden oder Angehörigen aufrecht	☐5	☐4	☐3	☐2	☐1	S
27. Verwechselt Personen	☐1	☐2	☐3	☐4	☐5	G
28. Freut sich auf gewisse Ereignisse (Besuche, Anlässe)	☐5	☐4	☐3	☐2	☐1	E
29. Wirkt im Kontakt mit Angehörigen oder Freunden freundlich und positiv	☐5	☐4	☐3	☐2	☐1	S
30. Ist eigensinnig: hält sich nicht an Anweisungen und Regeln	☐1	☐2	☐3	☐4	☐5	V

Beim Zusammenzählen der Scores ist auf die Polung der Items zu achten! Die Scorewerte sind neben den Kästchen angegeben. Wird die NOSGER an Angehörige abgegeben, diese Zahlen entfernen.

G = Gedächtnis	A = Aktivitäten des täglichen Lebens/ATL	S = Sozialverhalten
....	....	....
I = Instrumentelle Aktivitäten des täglichen Lebens/IATL	E = Stimmung	V = Verhaltensstörung
....	....	....

Gesamtsumme: .... (schlechtenstenfalls = 150, bestenfalls = 30)

11.4 Kognitives Assessment

➤ **Interpretation des Testergebnisses:**
– Wichtiger als die Gesamtpunktzahl ist die Verteilung der Punktzahl in den sechs Dimensionen, was ein eigentliches NOSGER-Profil ergibt (siehe Abb. 11).

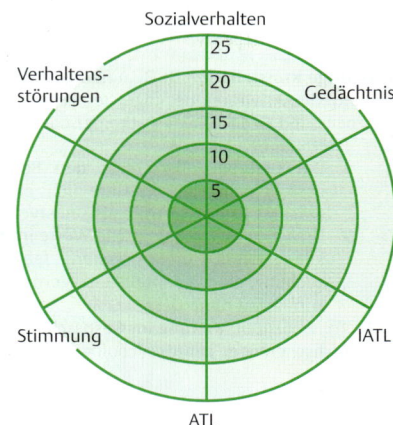

Abb. 11 NOSGER-Profil

– *Dimensionen G (Gedächtnis), I (instrumentelle Aktivitäten des täglichen Lebens) und A (Aktivitäten des täglichen Lebens):* Gesunde, die im eigenen Heim leben, erreichen maximal 10 Punkte, institutionalisierte kognitiv Gesunde maximal 15 Punkte. Daraus folgt die *Faustregel:*
  • Zu Hause wohnend/GIA-Teilsumme > 10 Punkte = pathologisch.
  • Im Heim wohnend/GIA-Teilsumme > 15 Punkte = pathologisch.
– *Dimensionen E (Stimmung), S (Sozialverhalten), V (Verhaltensstörungen):* Gesunde erreichen selten mehr als 15 Punkte. *Faustregel:* ESV-Teilsumme > 15 Punkte zeigt: Pathologische Stimmung – auffälliges Sozialverhalten – relevante Verhaltensstörung.
– *Richtwerte für NOSGER-Gesamtsummen:*
  • Gesunde, im eigenen Heim lebende Betagte: < 60 Punkte.
  • Gesunde Heimbewohner: < 75 Punkte.

Interpretation von MMS- und NOSGER- Ergebniskonstellationen

➤ **Häufige Konstellation I:** Pathologischer NOSGER in 1–2 der Dimensionen Instrumentelle Aktivitäten des täglichen Lebens, Aktivitäten des täglichen Lebens oder Gedächtnis – Normaler MMS.
– *Interpretation:*
  • Der Betreuer unterschätzt den Betreffenden. Gründe: Die Person wird überbetreut. Es liegt eine erlernte Hilflosigkeit vor. Es besteht ein chronischer Beziehungskonflikt (z. B. Ehestreit).

11.4 Kognitives Assessment

- Es ist keine diffuse kognitive Störung (Demenz) für die Auffälligkeiten im Alltag verantwortlich, sondern eine andere Störung wie Depression, fokale Hirnläsion, Psychose, Persönlichkeitsstörung.
- Es liegen vorwiegend Störungen des Raumsinnes und der Praxie (Handlungsabläufe) vor. Diese sind im Alltag wichtig, spielen jedoch im MMS nur bei einigen wenigen Items eine Rolle.
- *Konsequenz:* Detaillierte Untersuchung durch Neuropsychologen oder Neurologen.

▶ **Häufige Konstellation II:** Unauffälliger NOSGER in den 3 Dimensionen Instrumentelle Aktivitäten des täglichen Lebens, einfache Aktivitäten des täglichen Lebens und Gedächtnis – Pathologischer MMS.
  - *Interpretation:*
    - Der Betreuer überschätzt den Betreffenden. Gründe: Der Betreuer gesteht sich geleistete Hilfe nicht ein, er skotomisiert sie. Der Betreuer erachtet geleistete Hilfe als selbstverständlich (Rollenstereotypie).
    - Ursachen für pathologische Werte im MMS: Interkurrente akute Erkrankung (z. B. Delir, Depression), fehlende Kooperation bei der Untersuchung, niedrige Intelligenz, geringe Schulbildung, Aphasie bei fokaler Hirnläsion ohne Demenz.
  - *Konsequenzen:* Klärung im Gespräch, eventuell Überweisung zu einer logopädischen oder neuropsychologischen Beurteilung.

11.5 Emotionales Assessment

Depressionsskalen – Grundlagen

- **Allgemeines:**
  - Voraussetzung für eine wirksame und rationale Behandlung psychischer Störungen ist deren diagnostische Abklärung.
  - Zusätzlich zu den somatischen Untersuchungen stützt sich die Abklärung emotionaler Störungen auf die *Exploration, Verhaltensbeobachtung* und *Anamneseerhebung*. Diese zeichnen sich durch ein hohes Maß an Interaktion mit dem Patienten aus.
  - Bei depressiven Patienten werden verschiedene, sog. Depressionsskalen und andere psychologische Testuntersuchungen eingesetzt, um reproduzierbare Erkenntnisse über den psychischen Zustand des Patienten zu dokumentieren.
- **Definition:** Als Depressionsskalen werden standardisierte Fragebogen angewendet, mit deren Hilfe Denken, Stimmung, Psychomotorik und bestimmte Verhaltensweisen bemessen werden. Sie werden zur Verlaufsbeobachtung oder Vergleichsuntersuchung eingesetzt. Sie ergänzen die Anamnese und klinische Beobachtung, sind aber zur eigentlichen Diagnosestellung ungeeignet.
- **Qualitätskriterien für Depressionsskalen** (diese Skalen-Eigenschaften müssen im Falle einer Anwendung bei Betagten und speziell bei Hochbetagten nachgewiesen sein, was meistens nicht zutrifft, da sie für den Einsatz bei jungen Erwachsenen entwickelt wurden):
  - *Objektivität:* Unabhängigkeit der Resultate vom Untersucher.
  - *Hohe Validität:* Tatsächliche, inhaltlich genaue Messung.
  - *Hohe Reliabilität:* Verlässlichkeit bei wiederholter Anwendung.
  - *Hohe Sensitivität:* Ausreichende Empfindlichkeit für Depression.
  - *Hohe Spezifität:* Niedriger Prozentsatz von Nicht-Depressiven, die durch den Test als depressiv beurteilt wurden.

Geriatric Depression Scale (GDS)

- **Definition:** Die GDS (nach Sheikh und Yesavage, 1986) ist eine zur Beurteilung älterer Menschen entwickelte Depressionsskala auf der Grundlage eines mit Ja- oder Nein-Antworten zu bearbeitenden Fragebogens. Oft wird sie bei der Erstbeurteilung von Patienten verwendet.
- Aufgrund der häufig auftretenden kognitiven Defizite im Alter empfiehlt es sich, zunächst die kognitive Situation des Patienten, z. B. mit Hilfe des MMS (s. S. 84), abzuklären, um beurteilen zu können, ob die Anwendung einer Depressionsskala überhaupt sinnvoll ist.
- **Praktisches Vorgehen:** Mündliche oder schriftliche Vorlage bzw. Bearbeitung von 15 Fragen (s. Tab. 19).
- **Auswertung:** Der Skalenwert ergibt sich aus der Addition der Antworten in depressiver Richtung. Die Ergebnisse der gekürzten Version des GDS korrelieren gut mit denen der Langform.

11.5 Emotionales Assessment

Tabelle 19 Geriatric Depression Scale (GDS) (nach Sheikh und Yesavage, 1986)

	Ja	Nein
1. Sind Sie grundsätzlich mit Ihrem Leben zufrieden?	O	☐
2. Haben Sie viele von Ihren Tätigkeiten und Interessen aufgegeben?	☐	O
3. Haben Sie das Gefühl, Ihr Leben sei leer?	☐	O
4. Ist Ihnen oft langweilig?	☐	O
5. Sind Sie meistens guter Laune?	O	☐
6. Befürchten Sie, dass Ihnen etwas Schlimmes zustoßen wird?	☐	O
7. Sind Sie meistens zufrieden?	O	☐
8. Fühlen Sie sich oft hilflos?	☐	O
9. Sind Sie lieber zu Hause, statt auszugehen u. etwas zu unternehmen?	☐	O
10. Glauben Sie, dass Sie mit dem Gedächtnis mehr Schwierigkeiten haben als andere Leute?	☐	O
11. Finden Sie, es sei schön, jetzt zu leben?	O	☐
12. Fühlen Sie sich so, wie Sie jetzt sind, eher wertlos?	☐	O
13. Fühlen Sie sich kraftvoll?	O	☐
14. Finden Sie, dass Ihre Lage hoffnungslos ist?	☐	O
15. Haben Sie das Gefühl, dass es den meisten Leuten Ihres Alters besser geht als Ihnen?	☐	O

Total GDS

Gezählt wird die Anzahl Kreuze in ☐, die depressiv getönte Aussagen kodieren. Das Maximum beträgt somit 15 Punkte

▶ **Interpretation der Skalenwerte** (GDS-Kurzform):
  – 0–5 Punkte: Kein Anhalt für das Vorliegen einer Depression.
  – 6–10 Punkte: Leichte bis mäßige Depression.
  – 10–15 Punkte: Schwere Depression.
▶ **Problematik der GDS:** Angesichts der funktionell oft stark eingeschränkten Lebensqualität geriatrischer Patienten – z. B. bei Hemiparese nach Apoplexie – ist eine Interpretation der entsprechenden Beantwortung der Fragen 2., 7., 8., 9. und 13. als Ausdruck von Depressivität fragwürdig. Eventuell werden beeinträchtigte Patienten auf die Konfrontation mit diesen Fragen mit Unverständnis reagieren.
▶ **Weiteres Vorgehen:** Wird bei einem Patienten eine Depression festgestellt, sollte er einer weiterführenden Diagnostik und Therapie (s. S. 139) zugeführt werden.

11.6 Assessment der Mobilität und des Sturzrisikos

Assessment der Kraft und Mobilität

- **Handgrip-Test mit Dynamometer:** Gemessen wird die Kraft der Hände. Kraft-Norm der dominanten Hand: Frauen = 15 kg, Männer = 20 kg. Bei allgemeinem Kraftmangel korreliert die Handkraft mit der Kraft der Beine.
- **Timed-Sit-to-Stand-Test:** Gemessen wird die Zeit, die der Patient für zehnmaliges Aufstehen von einem Stuhl und Hinsetzen benötigt; ist für den Patienten nicht durchführbar → five-chair-Test durchführen (Normwert: ≤ 15 s).
- **Messung der Gehgeschwindigkeit**, die der Patient für eine Gehstrecke von 6 m benötigt. Norm: ≤ 1 m/s.
- **Timed up & go-Test:** Der Patient führt folgende Handlungsanweisung aus: Auf einem Stuhl mit Seitenlehnen sitzen – aufstehen – 3 m gehen – drehen – zurückgehen – sich hinsetzen. Dazu wird die Zeit gestoppt. Interpretation der benötigten Zeit:
  - < 20 s = Normal.
  - 20–30 s = Grenzwertig.
  - > 30 s = Pathologisch.
  - *Faustregel:* Bei einer Dauer über 20 s besteht wahrscheinlich eine Mobilitätsstörung.

Assessment der Balance

- **Getimter Einbeinstand (Unipedal-Balance-Test):** Gemessen wird die Zeit, die der Patient auf dem dominanten Bein stehen kann. Norm: > 20 s.
- **Tandem-Stand**: Der Patient wird aufgefordert, mindestens 10 s in 3 Positionen zu stehen. Dabei wird gemessen, wie lange (in s) die Stellung eingehalten werden kann.
  - *Positionen:* 1. Füße Seite an Seite (sich berührend). 2. Ferse des einen Fußes neben Großzehe des anderen Fußes. 3. Ferse des einen Fußes direkt vor dem anderen Fuß. Die Positionen 2 und 3 sind jeweils im Seitenwechsel durchzuführen.
  - *Interpretation:* Wird eine Position weniger als 10 s eingehalten, besteht eine Balancestörung.
- **Functional-Reach-Test:** Gemessen wird die Vorlehndistanz, die bis zum Balanceverlust bei horizontal vorgestrecktem Arm erreicht werden kann. Die Norm beträgt 20–30 cm.
- **Berg-Balance-Skala:** Validiertes Instrument mit hoher Sensitivität (Berg KO, Maki BE, Williams JI et al. 1992: Clinical and laboratory measures of postural balance in an elderly population. Phys Med Rehab 73, 1073–1080). Normwert 95 % Konfidenzintervall: ≥ 45 Punkte für geriatrische Patienten ohne Gehhilfe.

Tinetti-Score

- **Definition:** Der Tinetti-Score dient der Abklärung einer Gang- oder Gleichgewichtsstörung im Rahmen einer Allgemeinuntersuchung mit dem Ziel, bei pathologischem Ergebnis prophylaktische Maßnahmen zur Reduktion des Sturzrisikos einzuleiten.
- **Aussagekraft** (im Vergleich zu Angaben aus der Anamnese oder Befunden der körperlichen Untersuchung):
  - *Quantifizierung des Gangs und des Gleichgewichts.*
  - *Verlaufsbeurteilung:* Reproduzierbare quantitative Werte eignen sich zur Verlaufsbeschreibung z. B. im Rahmen der Rehabilitation.

11.6 Assessment der Mobilität und des Sturzrisikos

- *Abschätzung des Sturzrisikos:* Der Test zeigt, ob ein erhöhtes Sturzrisiko aufgrund einer zugrunde liegenden Gang- oder Gleichgewichtsstörung vorliegt.
- *Beurteilung des Rehabilitationspotenzials:* Falls es nach einem Sturz zu einer Verletzung kommt (z. B. Fraktur), kann das Rehabilitationspotenzial besser beurteilt werden, wenn eine quantitative Messung der Gang- und Gleichgewichtsfunktion vor dem Sturz vorliegt.
- *Indikationsstellung für Hilfsmittelbedarf:* Da der Test mit den benützten Gehhilfsmitteln durchgeführt wird, kann beurteilt werden, ob Gehhilfsmittel angepasst oder neu angeschafft werden müssen.

▸ **Praktisches Vorgehen:** Der Test wird in der folgenden Reihenfolge innerhalb von ca. 2–5 Minuten durchgeführt (in Klammern Gliederungspunkte des Tinetti-Tests, vgl. Tabelle 20):
1. Der Patient sitzt auf einem Stuhl, wenn möglich ohne Seitenlehne (Nr. 1).
2. Der Patient wird gebeten, aufzustehen ohne die Arme zu gebrauchen (Nr. 2–4).
3. Provokationstests des Gleichgewichts im Stand (Nr. 5–7).
4. Der Patient soll sich um 360 Grad drehen (Nr. 8–9).
5. Der Patient soll mindestens drei Meter geradeaus gehen, sich drehen und in schnellem Schritt wieder zum Stuhl zurückkehren (Nr. 10–19). Wenn der Patient in der Wohnung ein Hilfsmittel benützt, soll er dies einsetzen.
6. Der Patient soll sich wieder langsam auf den Stuhl setzen (Nr. 20).
7. Balance- und Mobilitätsteil des Tinetti-Tests können auch getrennt durchgeführt werden.

◘ *Cave:* Eine sorgfältige Durchführung des Tests ist sehr wichtig. Bei Sturzgefahr den Patienten zur Sturz-Vermeidung während des Tests begleiten.

Tabelle 20 Tinetti-Score

1. Sitzbalance auf Stuhl

    0   lehnt zur Seite, rutscht im Stuhl
    1   sicher, stabil

2. Aufstehen

    0   ohne Hilfe nicht möglich
    1   möglich, aber braucht Arme
    2   möglich, ohne Benutzung der Arme

3. Versuche, aufzustehen

    0   unmöglich ohne Hilfe
    1   möglich, aber mehr als ein Versuch
    2   möglich, in einem Versuch

4. Unmittelbare Stehbalance (erste 5 Sekunden)

    0   unsicher (kleine Schritte, deutliche Rumpfbewegung)
    1   sicher, aber benötigt Hilfsmittel zum Stehen
    2   sicher, ohne Hilfsmittel

5. Stehbalance beim Versuch, Füße nahe beieinander zu halten

    0   unsicher
    1   sicher, aber Füße weit voneinander (mehr als 10 cm) oder benötigt Hilfsmittel
    2   Füße nahe beieinander, stabil

11.6 Assessment der Mobilität und des Sturzrisikos

Tabelle 20 Fortsetzung von Seite 94

6. Stoß (Füße nahe beieinander, Untersucher stößt 3mal mit Handteller auf Sternum des Patienten)

    0   würde ohne Hilfe umfallen
    1   macht Ausweichschritte, würde aber nicht umfallen
    2   sicher

7. Augen geschlossen (beide Füße so nahe beieinander wie möglich)

    0   unsicher
    1   sicher

8. Drehung um 360 Grad

    0   diskontinuierliche Schritte
    1   kontinuierliche Schritte

9.

    0   unsicher, oder benötigt Hilfsmittel
    1   sicher

10. Beginn des Gehens (unmittelbar nach der Aufforderung zu gehen)

    0   irgendein Zögern
    1   kein Zögern

11. Schrittlänge und Schritthöhe: Fuß rechtes Schwungbein

    0   kommt nicht vor linken Standfuß beim Gehen
    1   kommt vor linken Standfuß

12.

    0   rechter Fuß hebt nicht vollständig vom Boden ab
    1   rechter Fuß hebt vollständig vom Boden ab

13. Schrittlänge und Schritthöhe: Fuß linkes Schwungbein

    0   kommt nicht vor rechten Standfuß beim Gehen
    1   kommt vor rechten Standfuß

14

    0   linker Fuß hebt nicht vollständig vom Boden ab
    1   linker Fuß hebt vollständig vom Boden ab

15. Gangsymmetrie

    0   rechte und linke Schrittlänge erscheinen nicht gleich (Schätzung)
    1   rechte und linke Schrittlänge erscheinen gleich

16. Schrittkontinuität

    0   Anhalten oder Diskontinuität beim Gehen
    1   Schritte erscheinen kontinuierlich

17. Wegabweichung (beobachtet über Distanz von ca. 3 m)

    0   deutliche Deviation von imaginärer Linie
    1   leichte Deviation oder benutzte Hilfsmittel
    2   gerade ohne Hilfsmittel

18. Rumpfstabilität

    0   ausgeprägtes Schwanken oder Hilfsmittel
    1   kein Schwanken, aber gebeugt oder balanciert mit Armen
    2   kein Schwanken, muss sich nirgends halten

11.6 Assessment der Mobilität und des Sturzrisikos

Tabelle 20 Fortsetzung von Seite 95

19. Schrittbreite
    - 0 breitbeiniger Gang
    - 1 Füße berühren sich beinahe beim Gehen

20. Hinsetzen
    - 0 unsicher (schätzt Distanz falsch ein, fällt in Stuhl)
    - 1 benutzt Arme oder macht grobe Bewegung
    - 2 sicher mit freier Bewegung

    Gesamtscore (max. 28 Punkte)

➤ **Auswertung:** Die Auswertung der Gliederungspunkte ist selbsterklärend. Der Gesamtscore mit maximal erreichbaren 28 Punkten ergibt sich aus der Addition der Teilergebnisse.
➤ **Interpretation des Testergebnisses:**
  – Gesamtscore = 28 Punkte (Maximum): Normalbefund.
  – Gesamtscore < 20 Punkte: Sturzrisiko deutlich erhöht.
  – Gesamtscore 20–23 Punkte: Sturzrisiko leicht erhöht.
  – Gesamtscore 24–27 Punkte: Sturzrisiko nicht erhöht, aber möglicher Hinweis auf ein anderes Problem (z. B. Beinlängendifferenz).

11.7 Nutritives Assessment

Grundlagen

- **Definition:** Das nutritive Assessment strebt eine Zusammenschau der verschiedenen Ernährungsparameter an und bedient sich zu diesem Zweck folgender Informationsquellen (ausführliche Beschreibung s. unten):
  - Ernährungsanamnese.
  - Anthropometrische Daten: Körpergewicht, Körpergröße, Body-Mass-Index, Trizepshautfalte, Mitte-Oberarm-Zirkumferenz.
  - Laborchemische Bestimmungen: Serumproteine, Vitaminstatus, Spurenelemente, Cholesterin, Triglyceride, Carnitin, C-reaktives Protein, Lymphozytenzahl.
  - Immunologische Hauttests.
- Zum Nachweis der sehr häufigen Malnutrition in der Geriatrie ist die Malnutritionsdiagnostik routinemäßig in das geriatrische Assessment einzuplanen. Wegen Multimorbidität sollten mehrere Ernährungsmarker gleichzeitig bestimmt werden.

Ernährungsanamnese

- Soziales Umfeld.
- Gewichtsverlauf.
- Appetit.
- Essgewohnheiten:
  - Ort der Mahlzeitenaufnahme (zu Hause, auswärts).
  - Wieviele Mahlzeiten am Tag?
  - Wer bereitet das Essen zu?
  - Wird alles gegessen, wieviel bleibt auf dem Teller zurück?
  - Welche Speisen werden gemieden?
- Schluckprobleme.
- Symptome vonseiten des Magens (Dyspepsie): Aufstoßen, Brennen, Schmerzen.
- Krankheiten des Magen-Darm-Traktes: Ulzera, Gastritis, Ösophagitis, Malignome.
- Spezialdiäten: Diabetes mellitus, andere Diäten (z. B. vegetarisch), Reduktionsdiäten.
- Alkoholkonsum.
- Medikamenteneinnahme.
- *Beachte:* Die Anamnese beinhaltet immer auch die Fremdanamnese.

Anthropometrische Daten

- **Körpergewicht (kg):** Wichtigster Parameter zur Beurteilung des Ernährungszustandes mit Erfassung der Gewichtsanamnese und des aktuellen Verlaufs des Körpergewichts.
  - *Gewichtsabnahme* bedeutet katabole Stoffwechselsituation:
    - Primär wird Muskulatur, später auch Fettgewebe abgebaut. Bei einem Kaloriendefizit (negative Energiebilanz) von 1000 kcal pro Tag gegenüber dem totalen Energieverbrauch werden täglich ca. 250 g Muskulatur zur Energiegewinnung herangezogen, d. h. abgebaut. (Zum Abbau von 250 g Fettmasse ist ein Kaloriendefizit von 2250 kcal notwendig, dies wird erst nach Tagen erreicht.)
    - Ein Gewichtsverlust von 10 kg innerhalb von 6 Monaten ist pathologisch (siehe Tab. 21).

11.7 Nutritives Assessment

- Die *reale Gewichtszunahme* liegt höchstens bei 100 bis 200 g/Tag, selbst bei einer Mehraufnahme (positive Energiebilanz) von 400 bis 1000 kcal über dem totalen täglichen Energieverbrauch.
- *Rasche Gewichtsschwankungen* deuten auf Wasserretention oder Ödemausschwemmung hin.

▶ **Körpergröße (cm):** Wichtig zur Interpretation des Körpergewichts und zur Berechnung des Body-Mass-Index (Tab. 21). Die Größe nimmt nach dem 50. Lebensjahr um 0,28 cm/Jahr ab.

▶ **Body-Mass-Index (kg/m^2):** Langzeitparameter zur Beurteilung des Ernährungszustandes im Verhältnis zur Körpergröße (Tab. 21). Bestimmung: Körpergewicht (kg) dividiert durch das Quadrat der Körpergröße (m^2).

▶ **Trizepsfalte (mm):** Langzeitparameter zur Bestimmung der Körperfettmasse (Tab. 21). Mit Hilfe eines Kalipers wird in der Mitte zwischen Akromion und Olekranon am entspannten Arm die Hautfaltendicke gemessen. Obwohl die Messung an dieser Stelle nicht in jedem Fall für den Gesamtkörperfettgehalt repräsentativ ist, gibt es klinisch brauchbare Referenzwerte (s. Tab. 21).

▶ **Mitte-Oberarm-Zirkumferenz (cm):** Langzeitparameter zur Bestimmung der fettfreien Muskelproteinmasse (lean body mass), da etwa die Hälfte des Gesamtproteinanteils des Organismus an den Skelettmuskeln lokalisiert ist. Mit Hilfe eines Maßbandes wird der Oberarmumfang an der gleichen Stelle des entspannten, ausgestreckten Armes gemessen, an der auch die Trizepsfaltenmessung erfolgt.

Tabelle 21 Kategorien des nutritiven Assessments

Gewichtsabnahme		Gewichtsabnahme in % (beispielhaft in kg bezogen auf 70 kg KG) des Ausgangsgewichtes		
		signifikant		schwer
innerhalb:	1 Woche	1–2 (1,4)		> 2 (1,4)
	1 Monat	5 (3,5)		> 5 (3,5)
	3 Monate	7,5 (5,2)		> 7,5 (5,2)
	unbestimmte Zeit	10–20 (7–14)		> 20 (14)
Malnutritions-Grad		norm	mild	mäßig	schwer
Lymphozytenzahl/mm^3		5000–1800	1800–1500	1500–900	< 900
Trizepshautfalte (mm)					
(Männer)		12,0–9,5	9,5–7,0	7,0–3,5	< 3,5
(Frauen)		23,0–18,5	18,5–11,5	11,5–7,0	< 4,5
Mitte-Oberarm-Zirkumferenz (cm)					
(Männer)		> 26	26–25	24–18	< 17
(Frauen)		> 20	20–19	18–14	< 13
Ernährungszustand in Bezug auf die Körpergröße		Normalgewicht	Untergewicht	extremes Untergewicht	
Body-Mass-Index (kg/m^2)		20,0–25,0	17,5–20,0	< 17,5	

Serumproteine

▶ **Vorbemerkung:** Die laborchemisch bestimmten Serumproteine erfassen die viszerale Proteinmasse. Wegen unterschiedlicher Halbwertzeiten, Produkti-

11.7 Nutritives Assessment

onsorte und Funktionen ist bei Multimorbidität die simultane Bestimmung mehrerer Proteine notwendig.

- **Albumin** (Tab. 22):
  - In der Leber synthetisiertes, gut wasserlösliches globuläres Protein mit einem hohen Gehalt an schwefelhaltigen Aminosäuren, die als Serumalbumin ca. 52–62 % des Gesamteiweißes im Blutplasma ausmachen. Richtig interpretiert handelt es sich um den wichtigsten Serum-Ernährungsparameter. Bei Krankheit und Malnutrition sinken die Albuminwerte wegen einer langen Halbwertzeit von 21 Tagen erst nach 14–20 Tagen signifikant ab. Bei Gesunden in beabsichtigtem Hungerzustand und mit Proteinkarenz bleiben Albuminwerte lange normal. Unter Zinkmangel ist die Albuminsynthese vermindert.
  - Krankheiten, die durch Zytokinfreisetzung die Albuminsynthese drosseln: Leberkrankheiten, Sepsis, chronische Infektionen, Tumorleiden, Stress, Herzinsuffizienz, Kreislaufschock, akute Verbrennung.
- **Transferrin** (Tab. 22):
  - Größtenteils, aber nicht ausschließlich in der Leber synthetisiertes β-Gobulin; Transportprotein für Eisen. Die Halbwertzeit von 8 Tagen ermöglicht eine frühzeitige Erfassung der Malnutrition und des Erfolgs der Ernährungstherapie.
  - Ursachen für Normabweichungen: Erhöhte Werte bei Eisenmangel und Hypoxie. Verminderte Werte bei chronischer Infektion, Steroidtherapie (wirkt katabol):
- **Präalbumin** (Tab. 22):
  - Im Serum Transportprotein für Thyroxin. Die Halbwertzeit von 2 Tagen erlaubt die Erfassung kurzfristiger Schwankungen des Proteinmetabolismus (bereits nach 3-tägigem Fasten signifikanter Präalbuminabfall). Als initialer Parameter eignet sich Präalbumin wegen Fehlens gesicherter Normwerte weniger.
  - Ursachen für Normabweichungen: Tiefe Werte bei Hyperthyreose. Erhöhte Werte bei Niereninsuffizienz.

Tabelle 22 Quantifizierung der Malnutrition aufgrund von Serumproteinen

	norm	mild	mäßig	schwer	HWZ*	Serumpool
Albumin g/l	45–35	35–32	32–28	< 28	21 d	5 g/kg KG
Transferrin g/l	3,0–2,5	2,5–1,8	1,8–1,5	< 1,5	8 d	5 g
Präalbumin mg/l	300–150	150–120	120–100	< 100	2 d	< 1 g

* HWZ = Halbwertzeit

Vitamine

- **Vorbemerkung:** Allgemeine Vitaminmangelzustände sind bei geriatrischen Patienten häufig. Die Symptomatik ist unspezifisch bzw. minimal. Nur bei den seltenen schweren Mangelzuständen ist die Klinik deutlicher. Bei Verdachtsmomenten aus Anamnese und Klinik erfolgt die laborchemische Vitaminbestimmung. Die häufigsten Mangelzustände finden sich bei den Vitaminen B_{12}, Folsäure, B_1, B_2, B_6, D, C und Niacin.

11.7 Nutritives Assessment

- **Vitamin B$_{12}$:** Wegen langer Halbwertzeit und beachtlicher Speicherreserven in der Leber tritt ein Mangel nach unzureichender Aufnahme erst nach 6–12 Jahren auf. Ein Vitamin B$_{12}$-Mangel tritt mit zunehmendem Alter häufiger auf.
  - *Hauptursache für Vitamin B$_{12}$-Mangel:* Intrinsic-Factor-Mangel und Achlorhydrie (in 40%), selten rein alimentär.
  - *Klinische Symptome des Vitamin B$_{12}$-Mangels* (selten): Anämie; periphere Neuropathie.
  - *Wegweisend ist die Anamnese:* Wenig Fleischverzehr; Zustand nach Magenoperation.
  - *Diagnosesicherung:* Bestimmung von Vitamin B$_{12}$ im Serum.
- **Folsäure:** Ein Mangel ist hauptsächlich alimentär bedingt (Anamnese: Alkoholismus, kein Gemüse). Charakterisitisch ist der Befund einer makrozytären Anämie.
- **Vitamin-B-Komplex:** Mangel bei Alkoholismus. Bei entsprechender Anamnese und unter Umständen nur diskreten klinischen Hinweisen (funikuläre Myelose, Polyneuropathie) ist eine Vitaminbestimmung notwendig.
- **Vitamin-D:** Bei Verdacht auf Mangel (Osteomalazie) ist wenig Aufenthalt im Freien anamnestisch wegweisend.

Elektrolyte und Spurenelemente

- **Vorbemerkung:** Elektrolyte (Mineralstoffe im Grammbereich) und Spurenelemente (Mineralstoffe im Milligramm- bis Mikrogrammbereich) sind für den Menschen essenziell und an die Zufuhr kalorienhaltiger Kost gekoppelt. Bei normaler Ernährung ist die Zufuhr gewährleistet. Dies gilt nicht immer für Eisen, Jod und Fluor. Sinkt die tägliche Kalorienaufnahme unter 1000 kcal, tritt ein Mangel auf. Bei Verdacht auf einen Mangel muss die Messung des Mineralstoffes im Serum erfolgen, da klinische Symptome für eine eindeutige Diagnose zu gering und unspezifisch sind. Eisen und Zink sind die wichtigsten Spurenelemente.
- **Eisen:** Der gesamte Eisenbestand des Körpers beträgt bei der Frau ca. 45 mmol, beim Mann ca. 60 mmol (1 mmol = 55,8 mg). Davon sind 60–70 % an Hämoglobin gebunden, 10–12 % sind sog. Funktionseisen (Myoglobin, Eisen-haltige Enzyme) und 16–29 % so genanntes Speichereisen (Ferritin, Hämosiderin). Die Eisenabsorption ist an den Bedarf angepasst und kann bei Eisenmangel bis über 25 % der aufgenommenen Menge betragen. Eisenmangel repräsentiert den häufigsten nutritiven Mangel in der Geriatrie.
  - *Ursachen für Eisenmangel:* Multimorbidität, chronische Infektion, chronischer Blutverlust bei Magen-Darm-Krankheiten, Antirheumatikatherapie, Tumorleiden, fleischlose Ernährung.
  - *Klinische Symptome des Eisenmangels:* Müdigkeit, Apathie, anguläre Stomatitis, Glossitis mit Zungenbrennen, blasses Integument.
  - *Charakteristischer Befund:* Mikrozytäre Anämie.
- **Zink:** Zink ist ein essenzielles Spurenelement, das für die RNA- und DNA-Synthese sowie für die Funktion von 200 Zink-Metalloenzymen unentbehrlich ist. Die Zinkaufnahme ist bei normaler gemischter Kost und bei Gesunden kalorienabhängig: Eine genügende Zufuhr ist nur bei einer Kalorienmenge von 1500–2000 kcal pro Tag gewährleistet. Bei hypokalorischer Ernährung (Abmagerungsdiäten, parenterale Ernährung) muss primär Zink substituiert werden. Herrscht Zinkmangel, leidet die gesamte Proteinsynthese. Studien an älteren Menschen zeigen eine hohe Inzidenz an ungenügender alimentärer Zinkaufnahme und an tiefen Plasma-Zink-Werten.

11.7 Nutritives Assessment

- *Ursachen des Zinkmangels:* Im Allgemeinen alimentärer Natur. Nur Fleisch, Muscheln und Cerealien enthalten hohe Zinkkonzentrationen. Zerealien vermindern aber die intestinale Absorption von Zink. Tiefe Werte sind auch durch Umverteilung im Körper bei Stress und anderen Zuständen möglich. Typische Ursachen eines Zinkmangels bei älteren Menschen: Malnutrition (am häufigsten), hypokalorische Ernährung, Leberkrankheiten, Alkoholabusus, renaler Zinkverlust bei Diabetes mellitus, Malabsorption (selten), parenterale Ernährung, Hypothyreose.
- *Symptomatik des Zinkmangels:*
    - Bei mäßigem Mangel: Geruchs- und Geschmacksstörungen mit Appetitmangel, Lethargie, Alopezie, Immunschwäche (z. B. wegen gesteigerter Adhaesinsynthese) und Verschlechterung der Wundheilung.
    - Deutlich erkennbare klinische Symptome nur bei sehr tiefen Serumspiegeln < 6 µmol/l (Normbereich 11–22 µmol): z. B. Hautveränderungen im Sinne der Acrodermatitis enteropathica.
- Da die Symptome unspezifisch sind, ist die Bestimmung im Serum indiziert: Die Serumwerte müssen im Zusammenhang mit der Klinik und anderen Zeichen der Malnutrition interpretiert werden.

Andere Ernährungsparameter

➤ **Cholesterin, Triglyzeride, Ferritin, Carnitin und absolute Lymphozytenzahl** sind bei längerer Unterernährung erniedrigt. Die laborchemische Quantifizierung dieser Parameter ist dann hilfreich, wenn bei der Interpretation anderer Ernährungsmarker wie Zink, Albumin und Transferrin Zweifel bestehen, ob tiefe Werte durch Unterernährung oder Krankheit bedingt sind.

➤ **CRP:** Bei schwerer Malnutrition und besonders bei schwerem Zinkmangel kann die Synthese von C-reaktivem Protein in der Leber vermindert sein, so dass bei Infektionen der erwartete CRP-Anstieg ausbleibt.

➤ **Immunologische Hauttests:** Malnutritionsbedingte Lymphopenie kann zu Anergie bei Hauttests führen.

Stufenkonzept im Nutritiven Assessment

➤ Bestandteil der routinemäßigen initialen medizinischen Untersuchung sollte ein den individuellen Erfordernissen entsprechendes, stufenweises Vorgehen zur Malnutritionsdiagnostik sein.

➤ Folgende diagnostische Stufung hat sich bewährt:
- *Stufe 1 – Anamnese; körperliche Untersuchung; Anthropometrische Daten* (s. S. 97).
- *Stufe 2 – Basis-Labordiagnostik:* Albumin, Transferrin, C-reaktives Protein, Na, K, Ca, Eisen, Zink.
- *Stufe 3 – erweiterte Basis-Labordiagnostik:* Vitamin B_{12}, Folsäure, Vitamin D, Lymphozytenzahl, immunologische Hauttests.
- *Stufe 4 – erweiterte Labordiagnostik:* Triglyzeride, Cholesterin gesamt, Carnitin, Ferritin.
- *Stufe 5 – detaillierte Vitamindiagnostik:* Vitamin B_1, B_2, B_6, C, Niacin, A, E, K.
- *Stufe 6 – detaillierte Spurenelementdiagnostik:* Magnesium, Phosphor, Selen, Kupfer.

➤ Bei schwerer Malnutrition (deutlich sichtbare Kachexie; Anamnese) müssen mehrere diagnostische Stufen simultan (z. B. Stufen 1, 2, 3 und 5) durchgeführt werden.

11.8 Hör- und Sehfähigkeit in der Geriatrie

Grundlagen

- Gutes Sehen und Hören sind wesentliche Faktoren für eine gute Lebensqualität und gerade im fortgeschrittenen Alter Voraussetzung für ein unabhängiges und selbstgestaltetes Leben.
- Mit zunehmendem Alter nehmen Seh- und Hörfähigkeit in interindividuell unterschiedlicher Weise ab. Einbußen in den sensorischen Leistungen werden dabei in unterschiedlicher Weise interpretiert und thematisiert:
  - Sie werden nur indirekt über Klagen bezüglich Unfähigkeiten zur Bewältigung von Alltagshandlungen geäußert.
  - Sie werden vom Betroffenen wie auch von seinen Angehörigen oder Betreuern nicht bemerkt oder
  - sie werden als Teil des normalen Alterungsprozesses akzeptiert.
- Verminderte Hör-/Sehfähigkeit führt zur Verminderung des Wohlbefindens, zur Verschlechterung der physischen und kognitiven Fähigkeiten, der emotionalen Stabilität und des Verhaltens. Vor allem die Kommunikationsfähigkeit wird beeinträchtigt.
- Dies führt nicht selten – und häufig als Erstsymptom – zu emotionaler und sozialer Isolation bis hin zu krankhaftem Misstrauen mit Wahnvorstellungen.

Ärztlicher Umgang mit Störungen der Seh- und Hörfähigkeit

- Der geriatrisch tätige Arzt muss die Beziehung zwischen beeinträchtigter Kompetenz in den Alltagshandlungen und verminderter Seh- und Hörfähigkeit kennen und erkennen. Jeder geriatrisch Tätige sollte einmal verminderte Sehfähigkeit erleben. Möglichkeiten hierfür bieten sich durch die Teilnahme an Simulationen, organisiert von Sehbehinderten-/Blindenorganisationen; Instant Aging, d. h. Simulation von Behinderung durch entsprechende Geräte.
  - Die Beurteilung der Hör- und Sehfähigkeit sollte Bestandteil jeder geriatrischen Befunderhebung sein, in regelmäßigen Zeitabständen wiederholt werden und ggf. den Ausgangspunkt weiterer fachärztlicher Abklärung und Behandlung bilden.
- Eine Behandlung der Schwerhörigkeit/Sehbehinderung kann das Nachlassen der Kommunikationsfähigkeit/-freudigkeit mit allen negativen Folgen verhindern. Deswegen ist es wichtig, Hör-/Sehfähigkeitsverluste frühzeitig zu erkennen und abzuklären.

Akzeptanz einer Hörhilfe

- Die Akzeptanz einer Hörhilfe ist schlecht voraussagbar. Bisher ist kein Vortest verfügbar:
  - *Günstige Voraussetzungen für Hörmittelakzeptanz:* Motivation, guter mentaler Status und gute Feinmotorik.
  - *Hauptgründe für die Ablehnung einer Hörhilfe:* Finanzierung und Stigmatisierung (in der Schweiz werden Hörgeräte nur teilweise durch die Sozialversicherung finanziert).
- Die Aufklärungsarbeit sollte im Interesse einer Entstigmatisierung folgende Botschaft vermitteln: Die Hörhilfe signalisiert, dass der Träger Willen zur Kommunikation und Interesse an der Umgebung hat! In diesem Zusammenhang kann eine Beratung durch Selbsthilfegruppen (Schwerhörigen- oder Hörbehindertenvereinigungen) hilfreich sein. (Siehe hierzu: *www.deutsche-gesellschaft.de*; *www.schwerhoerigkeit.de*).

11.9 Assessment der Hörfähigkeit

Befragung

- **Testfrage:** „Haben Sie das Gefühl, dass Sie innerhalb der zurückliegenden 3 Monate schlechter hören als früher?"
- **Testbewertung:** Die Frage ist, wird sie nur dem Betroffenen gestellt, wenig sensitiv. Je langsamer die Progredienz eines Hörverlustes, desto schlechter wird er vom Betroffenen bemerkt. Partner/Angehörige bemerken Hörverluste früher: Sie müssen lauter reden, Sachverhalte mehrmals erklären oder bei Gesprächen in lauter Umgebung vermitteln. Deshalb ist die Frage stets auch Angehörigen bzw. Helfern zu stellen.

Strukturierte Selbstbeurteilung (Hör-Handicap-Fragebogen)

- **Screening-Verfahren für ältere Menschen** – Version nach Ventry und Weinstein 1983 (s. Tab. 23)
- **Vorgehen:** Die Untersuchungsperson kreuzt die zutreffende Antwort innerhalb von 3–5 Minuten auf dem Fragebogen an.

Tabelle 23 Hör-Handicap-Fragebogen

Antwort	ja	manchmal	nein
1. Verunsichert Sie Ihr Hörproblem, wenn Sie mit anderen Leuten zusammentreffen?	☐	☐	☐
2. Sind Sie wegen Ihres Hörproblems manchmal frustriert, wenn Sie mit Familienangehörigen sprechen?	☐	☐	☐
3. Haben Sie Schwierigkeiten, jemanden zu verstehen, der nur flüstert?	☐	☐	☐
4. Fühlen Sie sich durch Hörprobleme behindert?	☐	☐	☐
5. Macht Ihnen Ihr Hörproblem beim Besuch von Freunden, Verwandten oder Nachbarn Schwierigkeiten?	☐	☐	☐
6. Gehen Sie wegen Ihres Hörproblems seltener zur Kirche als Sie es möchten?	☐	☐	☐
7. Führt Ihr Hörproblem zu Auseinandersetzungen mit Familienmitgliedern?	☐	☐	☐
8. Macht Ihnen Ihr Hörproblem beim Fernsehen oder Radiohören Schwierigkeiten?	☐	☐	☐
9. Haben Sie das Gefühl, dass Ihr Hörproblem Ihr persönliches oder soziales Leben einschränkt oder beeinträchtigt?	☐	☐	☐
10. Macht Ihnen Ihr Hörproblem bei einem Restaurantbesuch mit Angehörigen oder Freunden Schwierigkeiten?	☐	☐	☐
	.... × 4	.... × 2	.... × 0
Summe	.... (max. 40 Punkte)		

- **Testwert-Interpretation:**
  - *0–8 Punkte:* Kein selbsterkanntes Handicap.
  - *10–22 Punkte:* Leichtes bis mäßiges Handicap.
  - *24–40 Punkte:* Hinweis auf ein ernsthaftes Hörfähigkeits-Handicap.
- **Testbewertung:** Gute Sensitivität und Spezifität.

11.9 Assessment der Hörfähigkeit

Untersuchung der Flüstersprache (Whisper-Test)

- **Vorgehen:** Der Untersucher flüstert (nach dem Ausatmen) folgende Zahlen aus 50 cm Entfernung in das bezeichnete Ohr, während das andere zugehalten wird: „6/1/9" linkes Ohr; „2/7/3" rechtes Ohr. Der Patient benennt das Verstandene.
- **Testwert-Interpretation:** Wird mehr als eine Zahl falsch genannt, sind weitere Abklärungen indiziert.
- **Testbewertung:** Für die Allgemeinbevölkerung gute Sensitivität und Spezifität. Bei geriatrischen Patienten nicht sicher validiert.

Reintonaudiogramm

- **Vorgehen:** Audiometrie mittels Audiometer oder Audioskop (portables Screening-Audiometer in der Größe eines Otoskops).
- **Beurteilungs-Kriterien** für Schwerhörigkeit: Nichthören des 40-dB-Tones von 1000 oder 2000 Hz mit beiden Ohren oder Nichthören eines 40-dB-Tones von 1000 und 2000 Hz mit einem Ohr.
- **Testbewertung:** Goldstandard der Hörfähigkeitsabklärung. Die Untersuchung ist einfach, mit Audioskop wenig zeitaufwendig (2–3 Minuten) und bei den Patienten beliebt.

11.10 Assessment der Sehfähigkeit

Grundlagen

▶ Gute Sehfähigkeit ist ein Resultat des Zusammenspiels verschiedener Funktionen des optischen Systems:
  – Sehschärfe und Adaptationsfähigkeit.
  – Gesichtsfeld.
  – Kontrastdiskriminierung.
  – Hell-/Dunkeladaptationsfähigkeit (Blendungsempfindlichkeit).
  – Raumsehen (Stereopsis).
  – Bewegungssehen.
  – Farbsehen.
  – Zentrale Integration dieser Sehfunktionen.
▶ Eine umfassende Untersuchung der genannten Funktionen ist Aufgabe der Fachärzte der Ophthalmologie.
▶ In der Geriatrie kann nur eine *Screening*-Untersuchung von Sehschärfe, Gesichtsfeld und Alltagshandlungen durchgeführt werden.
◉ *Cave:* Bei der Medikamentenanamnese ist immer auch nach Augentropfen zu fragen!

Sehschärfenprüfung

▶ **Methoden:** Auf Sehprobentafeln mit Zahlen und Buchstaben (Jaeger-Tafel) oder mit Haken-Abbildungen für Patienten, die unsere Zahlen und Buchstaben nicht lesen können (Snellen-Tafel), sind die Zeilen mit der Entfernung angegeben, in der ein Normalsichtiger mit Sehschärfe 1,0 sie lesen kann, z.B die unterste Zeile in 4 Metern Abstand.
▶ **Testwert-Ermittlung:** Die Sehschärfe wird durch einen Bruch ausgedrückt, bei dem der Prüfabstand im Zähler und die Soll-Entfernung der gelesenen Zahlengröße im Nenner angegeben ist (s. letzte Kolonne in Jaeger-Tafel).
▶ **Beurteilung:** Schwellenwert: Leseunfähigkeit für Zeichen größer als 20/40 auf der Jaeger-Tafel.
▶ **Testbewertung:** Die Sehprobe mit der Jaegertafel bildet den Goldstandard für die geriatrische Sehschärfenprüfung.

Orientierende Gesichtsfeldprüfungen

▶ **Klinische Hinweise** auf das Vorliegen z. B. einer Hemianopsie liefern folgende Begebenheiten: Patienten stoßen häufiger gegen Gegenstände (Türpfosten, Stühle usw.), streifen mit der einen Seite des Wagens Hindernisse oder geben dem Gesprächspartner während der Visite nicht die Hand, wenn er sie ihnen von der Seite des Gesichtsfeldausfalls reicht.
▶ **Orientierende Untersuchung:**
  – Der Patient fixiert den vor ihm stehenden Arzt, der beide Hände seitlich so ausgestreckt hält, dass sie sich in einer Ebene in der Mitte zwischen ihm und dem Patienten befinden.
  – Der Untersucher bewegt abwechselnd rechts und links, im oberen oder unteren Quadranten seine Finger. Langsam nähern sich die Hände des Arztes der Mittellinie. Der Patient soll angeben, auf welcher Seite der Bewegungsreiz gesetzt wurde.
  – *Aussagewert der Untersuchung:* In Bezug auf das Gesichtsfeld des Arztes, das die Kontrolle darstellt, lässt sich das Ausmaß eines massiven Gesichtsfeldausfalls bestimmen.

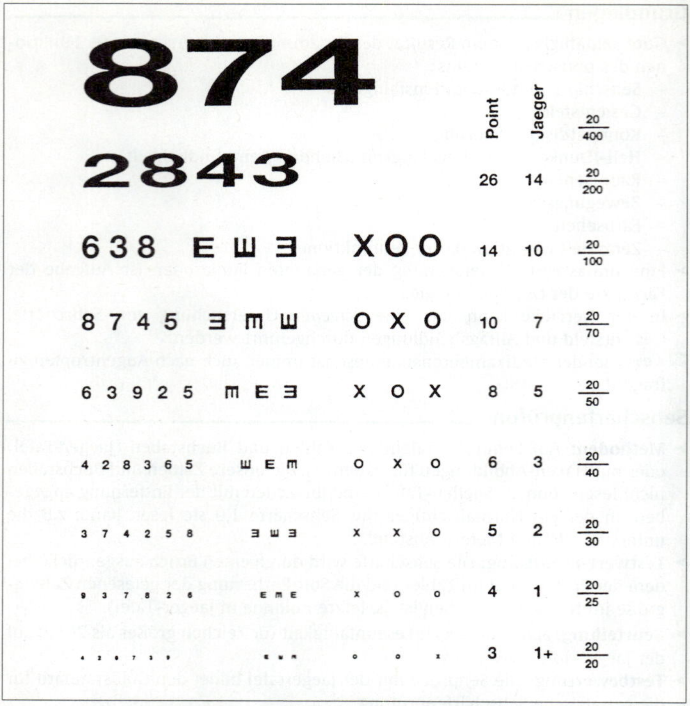

11.10 Assessment der Sehfähigkeit

			Point	Jaeger	
874					$\frac{20}{400}$
2843			26	14	$\frac{20}{200}$
638	E ш Ǝ	X O O	14	10	$\frac{20}{100}$
8745	Ǝ m ш	O X O	10	7	$\frac{20}{70}$
63925	m E Ǝ	X O X	8	5	$\frac{20}{50}$
428365	ш E m	O X O	6	3	$\frac{20}{40}$
374258	Ǝ ш Ǝ	x x o	5	2	$\frac{20}{30}$
937826	E m E	x o o	4	1	$\frac{20}{25}$
			3	1+	$\frac{20}{20}$

Abb. 12 Jaeger-Tafel: Bei guten Lichtverhältnissen 35 cm vom Auge entfernt halten. Sehkraft für jedes Auge einzeln, mit und ohne Brille prüfen. Patienten mit Presbyopie sollten durch das bifokale Brillensegment lesen. Myope Patienten nur mit Brille prüfen (Point = internationale Bezeichnung für Schriftgröße; Jaeger = Schriftgrößenskala nach Jaeger)

➤ **Indirekte orientierende Untersuchung:** Der Patient wird aufgefordert, auf einem Papierbogen etwas zu schreiben oder zu zeichnen. Hemianoptische Patienten benutzen hierbei oft nur diejenige Hälfte eines Papierbogens, die auf der Seite des gesunden Gesichtsfeldes liegt.

Funktionsstörungen als Hinweis auf Sehfunktionsstörungen

➤ **Mobilitätsstörung:** Sehschärfe, Gesichtsfeld, Kontrastdiskriminierung, Raumsehen.
➤ **Danebengreifen:** Sehschärfe, Gesichtsfeld, Raumsehen, Bewegungssehen.
➤ **Probleme mit dem Erkennen von Gesichtern/Objekten:** Sehschärfe, Kontrastsehen, Farbsehen, zentrales Sehen.
➤ **Unsicherheit im Dunkeln** besonders beim Nachtautofahren: Sehschärfe, Kontrastsehen, Hell-/Dunkeladaptation.
➤ **Probleme mit Treppen:** Sehschärfe, Kontrastsehen, Raumsehen, Farbsehen.

11.11 Erfassen des mutmaßlichen Willens

Grundlagen

- **Juristische Aspekte:**
  - Die ärztliche und pflegerische Betreuung stehen zum Patienten in einem so genannten Auftragsverhältnis: Der Patient ist der Auftraggeber, Ärzte und Pflegepersonen sind Auftragsausführende.
  - Der Wille, nicht das Wohl des Patienten ist maßgebend, auch wenn objektiv feststeht, was für die Gesundheit oder gar die Lebenserhaltung notwendig wäre.
  - Kann der Wille des Patienten nicht erfragt werden (z. B. bei Stupor) oder ist er nicht mehr urteilsfähig (z. B. wegen Delir oder Demenz), ist der mutmaßliche Wille des Patienten maßgebend (s. u.), nicht der Wille der Angehörigen.
- **Spezielle geriatrische Aspekte:**
  - Viele behandlungsbedürftige Krankheiten Betagter beeinträchtigen ihre Urteilsfähigkeit massiv. Demnach ist in der Geriatrie oft der mutmaßliche Wille des Patienten entscheidend.
  - Auch in der geriatrischen Langzeitbetreuung ist der mutmaßliche Wille maßgebend: Niemand darf aus „medizinischen Gründen" in seinen bestehenden Lebensgewohnheiten (Essen, Trinken, Rauchen) eingeschränkt werden, außer zum Schutze Dritter.
- *Cave:* Ärztliche Eingriffe, ärztliche Behandlungen ebenso wie pflegerische Handlungen gegen den ausdrücklichen Willen von urteilsfähigen Patienten oder gegen den dokumentierten mutmaßlichen Willen des Patienten erfüllen den Tatbestand der Körperverletzung und sind strafbar.

Mutmaßlicher Wille

- **Definition:** Als mutmaßlicher Wille wird diejenige Entscheidung bezeichnet, die der Patient in der derzeitigen Situation vermutlich treffen würde, wenn er noch ein kompetentes Urteil fällen könnte.
- **Einflussfaktoren auf den Willen** gegenüber medizinischen Interventionen, insbesondere gegenüber lebensverlängernden Maßnahmen:
  1. Lebensphilosophie: Die folgenden Lebensphilosophien können den Willen von Patienten, lebensverlängernden Maßnahmen zuzustimmen oder aber sie abzulehnen, beeinflussen:
     - *Vitalismus*: Betonung des uneingeschränkten und einmaligen Wertes des Lebens an sich.
     - *Hedonismus:* Akzentuierung einer Erhöhung bzw. einer langfristigen Garantie des Wohlbefindens.
     - *Beziehungsdominanz:* Lebenssinn entsteht in emotionalen Beziehungen.
     - *Autonomiedominanz:* Leben ist sinnvoll, solange die Selbstbestimmbarkeit des Individuums nicht dauernd beeinträchtigt ist.
     - *Utilitarismus:* Leben ist sinnvoll, wenn es dem Kollektiv nützt. Entscheidend ist das Gemeinwohl.
  2. Lebensgeschichte.
  3. Prognose der vorhandenen Grundkrankheiten.
  4. Konsequenzen der akuten Situation.
  5. Folgen der vorgesehenen Intervention und mögliche Alternativen.
- Der Arzt muss den individuellen Gehalt aller fünf Faktoren kennen, um den mutmaßlichen Willen eines Patienten erahnen zu können.
- *Achtung:* Beim Erfassen des mutmaßlichen Willens des Patienten darf nicht die lebensphilosophische Haltung des Arztes, sondern es muss diejenige des Patienten ausschlaggebend sein. Der Arzt muss deshalb beide kennen.

11.11 Erfassen des mutmaßlichen Willens

Methodik der Willenserfassung

- **Erfragen der Lebensphilosophie:** Die Frage „Was denken Sie über lebensverlängernde Maßnahmen jetzt und für den Fall, dass Sie unheilbar erkrankt sind?", gehört beispielsweise bereits zum Aufnahmegespräch mit einem geriatrischen Patienten.
  - Dokumentation in der Krankengeschichte:
    - Spontan geäußerte Sterbewünsche.
    - Beschreibung des Gemütszustands zum Zeitpunkt der Äußerung.
    - Einschätzung der Urteilsfähigkeit.
  - Wenn der Zustand des Patienten die direkte Befragung nicht (mehr) ermöglicht, kann oft aufgrund der *Lebensgeschichte* und *der früher geäußerten Meinung* auf die Lebensphilosophie zurückgeschlossen werden.
- **Patientenverfügung** (Schriftstück, das den Willen der unterzeichnenden Person gegenüber lebensverlängernden Maßnahmen dokumentiert) ist wertvoller Hinweis sowohl auf die allgemeine Lebensphilosophie als auch auf den mutmaßlichen Willen. Zu berücksichtigen ist hierbei:
  - Patientenverfügungen regeln meist nicht exakt die aktuelle Entscheidungssituation, so dass immer eine ärztliche Entscheidung notwendig ist, um festzustellen, ob eine in der Verfügung umschriebene Situation tatsächlich vorliegt.
  - Der Wille des Patienten hätte sich ändern können (dazu sind konkrete Belege notwendig).
  - Gegebenenfalls ist mit den Bevollmächtigten Kontakt aufzunehmen.
- **Beispiel für eine Patientenverfügung:** Tab. 24.

Tabelle 24 Beispiel für eine Patientenverfügung

Der/Die Unterzeichnende .... verfügt als seinen letzten Willen:

Für den Fall, dass ich als urteilsunfähiger Patient nicht in der Läge wäre, meinen Willen zu äußern, bestimme ich was folgt:
1. Im Falle einer tödlichen Erkrankung ist auf jede künstliche Lebensverlängerung zu verzichten.
2. Sollte ich an einer unheilbaren Krankheit leiden, bei der ich dauernd bettlägerig, auf fremde Hilfe angewiesen bin und nicht mehr ansprechbar wäre, so soll jede lebenserhaltende Therapie eingestellt werden.
3. Bei Krankheiten mit dem oben beschriebenen Verlauf ist auf jede lebensverlängernde Maßnahme zu verzichten, insbesondere auf künstliche Beatmung, Sauerstoffzufuhr, Bluttransfusion und künstliche Ernährung.
4. Wenn die behandelnden Ärzte nicht wie vorstehend handeln wollen, so muss mein Arzt/meine Ärztin, Herr/Frau Dr. med. ...., der/die mein volles Vertrauen genießt, zu einem solchen Entscheid hinzugezogen werden.

Für die oben genannten Fälle bevollmächtige ich folgende Person meines Vertrauens für alle medizinischen Entscheidungen: ....

........................., den .... Unterschrift ....

- Diese Verfügung (Original) sollte bei den persönlichen Schriften (Familienausweis, Testament usw.) aufbewahrt werden.
- Darüber hinaus empfiehlt es sich, je eine Kopie beim Hausarzt und ggf. beim behandelnden Arzt und den nächsten Angehörigen zu hinterlegen.

11.11 Erfassen des mutmaßlichen Willens

Die Rolle der Angehörigen

- Die Befragung der Angehörigen dient in erster Linie der Erfassung der Komponenten des mutmaßlichen Willens.
- In der Schweiz ist die Angehörigenbefragung in den Richtlinien der Medizinischen Akademie vorgeschrieben, in Deutschland wird sie empfohlen.
- Der Wille der Angehörigen ist nur dann entscheidend, wenn sie formell gesetzliche Vertreter des Patienten im Sinne einer Pflegschaft (Deutschland) sind bzw. Beistandschaft oder Vormundschaft (Schweiz) oder von diesem ausdrücklich (schriftlich) dazu ermächtigt sind.
- *Cave:* Besteht ein deutlicher Unterschied zwischen dem Willen, den die Angehörigen und dem, den der Arzt als den mutmaßlichen Willen des Patienten angeben, muss der Arzt noch einmal kritisch diesen Widerspruch hinterfragen. Folgende Umstände rechtfertigen ein Beharren auf dem ärztlich erhobenen, mutmaßlichen Patientenwillen:
  - Der Angehörigenwille verfolgt deutlich eigene Interessen gegenüber dem anders lautenden Willen des Patienten.
  - Der Patient hat, als er noch urteilsfähig war, konkret die aktuelle Situation besprochen, und dies ist in der Krankengeschichte auch so dokumentiert.

Praktisches Vorgehen bei Urteilsunfähigkeit

- Kann ein Betagter wegen krankheitsbedingter Urteilsunfähigkeit die Konsequenzen seines geäußerten Willens nicht klar beurteilen, müssen der Arzt und die zuständige Pflegeperson, notfalls nach entsprechender juristischer Absicherung (mindestens Rücksprache mit Angehörigen und ausführliche Dokumentation in der Krankengeschichte), auch gegen den eindeutig geäußerten Willen entscheiden. Bedingungen:
  - Der geäußerte Wille würde zu eindeutigem Leiden des Betreffenden führen. *Beispiel:* Aufstehen trotz Gehunfähigkeit mit wahrscheinlicher Sturzgefahr.
  - Der geäußerte Wille würde zu einer menschenunwürdigen Situation führen, die der Patient mutmaßlich ohne die gegenwärtige Urteilsunfähigkeit vermeiden würde. *Beispiele:* Umherirren bei örtlicher Desorientierung, Nacktgehen, Verweigerung von Körperpflege.
  - Der geäußerte Wille widerspricht eindeutig dem früher, zur Zeit vor der eingetretenen Urteilsunfähigkeit geäußerten Willen und es finden sich keine Hinweise, die eine Änderung des mutmaßlichen Willens belegen.
  - Der geäußerte Wille würde zu einer unzumutbaren Belästigung oder Gefahr für Mitmenschen führen. *Beispiele:* Rauchen im Bett, Alkoholexzesse mit Ruhestörung, Autofahren bei Demenz.
- *Achtung:*
  - Die Betreuung von urteilsunfähigen Betagten ist keine Legitimation für ein generell bevormundendes Verhalten ihnen gegenüber.
  - Es ist vielmehr ethische Pflicht, die Lebensgeschichte und -philosophie gerade von urteilsunfähigen Patienten sorgfältig zu erfassen und die Betreuung entsprechend den dabei gewonnenen Erkenntnissen – und nicht der eigenen Auffassung entsprechend – zu gestalten.
  - Auch dies muss mit liebevoller Großzügigkeit geschehen, die Veränderungen akzeptieren kann, mit dem Ziel, die Würde auch des urteilsunfähigen Menschen in möglichst allen Situationen zu wahren.

11.12 Assessment der Fahrtauglichkeit

Verkehrsmedizinische Grundlagen

- **Unterschiede zwischen haus- und verkehrsmedizinischer Tätigkeit:**
  - *Hausarzt:* Vertritt die Interessen seines Patienten. Er berät den Patienten auch bezüglich seiner weiteren Fahrtauglichkeit.
  - *Vertrauensarzt:* Wird von der Straßenverkehrsbehörde ernannt. Er vertritt die Interessen der öffentlichen Sicherheit, nötigenfalls gegen die individuellen Interessen. Er beurteilt die Fahrtauglichkeit als neutraler Gutachter und beantragt bei Bedarf eine bedingte Fahrtauglichkeit mit Auflagen oder stellt einen Antrag an die Behörde auf Ablehnung der Fahrtauglichkeit.
  - *Problematik:* Der Hausarzt befindet sich bei gleichzeitiger Gutachter-Funktion in einer menschlich kaum zumutbaren Konfliktsituation.
- Die Nomenklatur unterscheidet:
  - „Empfehlung" (Situation des behandelnden Arztes; nicht verpflichtend).
  - „Auflage" (vertrauensärztliche Situation; verpflichtend).
- **Gesetzliche Grundlagen:**
  - *Deutschland:* Aufgrund der Straßenverkehrszulassungsverordnung (StVZO) erfolgt keine routinemäßige vertrauensärztliche Kontrolle Betagter ab einem bestimmten Lebensalter, sondern eine anlassbezogene verkehrsmedizinische Eignungsuntersuchung nach einem Verkehrsverstoß oder einem Verkehrsunfall.
    - Es gibt kein gesetzlich verbrieftes ärztliches Melderecht.
    - Die ärztliche Meldung führeruntauglicher Kraftfahrzeugführer an die Straßenverkehrsbehörden ist gerechtfertigt, da die Gefährdung Dritter höher gewichtet wird als das Recht auf Führen eines Kraftfahrzeugs (Gerichtspraxis).
  - *Schweiz:* Verordnung über die Zulassung von Personen und Fahrzeugen zum Straßenverkehr (VZV): Einer vertrauensärztlichen Kontrolluntersuchung unterliegen Ausweisinhaber von mehr als 70 Jahren alle zwei Jahre.
    - Die kantonale Behörde kann diese Kontrolluntersuchungen den behandelnden Ärzten übertragen und auf Antrag des Arztes oder der mit Spezialuntersuchungen betrauten Stelle die Fristen zwischen den einzelnen Untersuchungen verkürzen.
    - In den meisten Kantonen erfolgen diese Untersuchungen bei Hausärzten, im Kanton Graubünden bei den Bezirksärzten.
    - Gemäß Bundesgesetz über den Straßenverkehr (SVG) kann in der Schweiz jeder Arzt Personen, die wegen körperlicher und geistiger Krankheiten oder wegen einer Sucht zur sicheren Führung eines Motorfahrzeugs nicht fähig sind, der Aufsichtsbehörde für Ärzte und der für Entzug des Führerausweises zuständigen Behörde melden.
  - *Österreich:*
    - Aufgrund des Kraftfahrgesetzes (KFG) sowie der Kraftfahrgesetzdurchführungsverordnung (KVK) erfolgt keine routinemäßige vertrauensärztliche Kontrolle Betagter, sondern eine anlassbezogene Kontrolle nach einem Verkehrsverstoß oder einem Verkehrsunfall.
    - Es besteht ein Offenbarungsrecht des Arztes, körperlich oder geistig untaugliche Lenker der Behörde zu melden, sofern sie sich nicht an eine Mahnung des behandelnden Arztes halten, kein Fahrzeug zu führen.

11.12 Assessment der Fahrtauglichkeit

Fahrtauglichkeit bei Katarakt

- **Problematik:** Abnahme von Tagessehschärfe und Dämmerungssehen, verbunden mit erhöhter Blendempfindlichkeit, bis hin zur Gefährdung anderer Verkehrsteilnehmer.
- **Empfehlungen:**
    - Periodische augenärztliche Kontrollen.
    - Vermeidung von Nachtfahrten.
- **Auflagen:**
    - Periodische augenärztliche Kontrollen. Die zeitlichen Abstände werden vom behandelnden Ophthalmologen festgelegt.
    - Bei auch korrigiert oder nicht mehr korrigierbaren eben noch genügenden Tagesvisus-Werten Nachtfahrverbot.
    - Allenfalls (bei relativ rasch progressiver Sehstörung) Verkürzung des Kontrolluntersuchungsintervalles unter zwei Jahre.
    - Bei Unterschreitung der gesetzlich geforderten Mindestsehschärfe Antrag auf Entzug der Fahrerlaubnis.

Fahrtauglichkeit bei Altersschwerhörigkeit

- **Problematik:** Bei Altersschwerhörigkeit handelt es sich um einen gut kompensierbaren Sinnesdefekt. Besteht der Verdacht auf zusätzliche Mängel, ist die Durchführung medizinisch-psychologischer Kontrolluntersuchungen, eventuell unter Einschluss einer praktischen Fahrprobe, indiziert.
- **Empfehlungen bei Begleiterkrankungen** (entsprechend der Bedeutung/dem Einfluss der Begleiterkrankungen neben der Schwerhörigkeit):
    - Bei auch korrigiert lediglich knapp erreichtem Sehvermögen und Altersschwerhörigkeit Verzicht auf ein weiteres Fahrzeugführen.
    - Geht der Patient auf diesen Rat nicht ein, Meldung an die Straßenverkehrsbehörden machen.
- **Auflagen bei Begleiterkrankungen:**
    - Bei erheblicher Beeinflussung des sicheren Fahrzeugführens durch vermindertes Sehvermögen und/oder durch Krankheiten Antrag auf Entzug der Fahrerlaubnis.
    - Im Zweifelsfall praktische Fahrprobe.

Fahrtauglichkeit bei Herz- und Kreislauferkrankungen

- **Problematik:** Nur Herzkranke mit Symptomen während des Fahrens sind als drittgefährdend zu beurteilen. In Verbindung mit pektanginösen Anfällen gilt:
    - In ca. 85% der Fälle besteht keine Gefährdung Dritter, da Angst und Schmerzen den Fahrer zum Anhalten des Fahrzeuges zwingen.
    - In weiteren 15% der Fälle besteht hochgradige Fremdgefährdung, da aus rasenden Schmerzen und Atemnot überfallsartige Panik und sofortige Fahruntüchtigkeit resultieren.
- **Empfehlungen:**
    - Führen eines Kraftfahrzeugs nur bei Wohlbefinden.
    - Strikte Befolgung der medikamentösen Vorschriften.
    - Regelmäßige hausärztliche Kontrolle/Behandlung.
    - Wahrung einer angemessenen Fahrkarenz nach Implantation eines Schrittmachers; sorgfältige Instruktion des Patienten über mögliche Gefahren (u.a. elektromagnetische Felder, Meiden extremer Belastungen, d.h. auch stundenlangen Fahrzeuglenkens).

11.12 Assessment der Fahrtauglichkeit

- **Auflagen:**
  - Bei Verdacht auf das Vorliegen von Rhythmusstörungen: Durchführung eines 24-Stunden-EKG auch während der Dauer einer schwierigen Probefahrt.
  - In Grenzfällen bei Schrittmacherpatienten: Praktische Fahrprobe in der Realsituation zur Überprüfung der Belastbarkeit des Patienten.
  - Im Zweifelsfall bei ungenügend beherrschter Angina-pectoris-Neigung: „Stress-Test" sowie Fahrprobe.

Fahrtauglichkeit bei zerebrovaskulären Krankheiten

- **Problematik:** Aus zerebrovaskulären Krankheiten können Behinderungen resultieren. Diese sind meist durch eine entsprechende technische Fahrzeugadaptation kompensierbar. Problematisch sind:
  - Transiente ischämische Attacken (TIA).
  - Rezidivneigung.
  - Psychoorganische Veränderungen (u. a. Multiinfarktsyndrom).
  - Sehstörungen.
  - Neglect.
  - Wahrnehmungs- und Organisationsstörungen im Raum.
- **Empfehlungen:**
  - In Abhängigkeit von der Manifestationsform regelmäßige ärztliche Kontrolle und Behandlung von Risikofaktoren bis hin zum Nahelegen eines gänzlichen Verzichtes auf das Führen eines Kraftfahrzeugs.
  - Bei Bestehen einer postapoplektischen Behinderung bei ansonsten intakten psychophysischen Leistungen einschließlich Sehvermögen begründeter Rat, sich für eine Funktionsprobe zur speziellen Fahrzeugadaptation bei der zuständigen Straßenverkehrsbehörde anzumelden.
- **Auflagen:**
  - Weiterhin regelmäßige Kontrolle und Behandlung. Vertrauensärztliche Kontrolluntersuchung nach Ablauf von 6 Monaten bis einem Jahr.
  - Bei Rezidiv sofortige vertrauensärztliche Kontrolluntersuchung (wird durch Melderecht des behandelnden Arztes limitiert).
  - In Zweifelsfällen Antrag einer praktischen Fahrprobe in Begleitung eines Arztes/Psychologen und eines Prüfungssachverständigen.

Fahrtauglichkeit bei Lungenerkrankungen

- **Problematik:** Die maximale Ventilation Betagter ist bis 50 % reduziert. Daraus ergibt sich eine erhöhte Anfälligkeit für Schwächezustände bei einer akuten Störung. Kompensatorisch ist die bereits unter Ruhebedingungen gesteigerte Atemfrequenz erhöht. Fortgeschrittene kardiopulmonale Erkrankungen sind im Hinblick auf die Gefahr von Bewusstseinsveränderungen von großer verkehrsmedizinischer Relevanz. Symptome, aus denen Fahruntauglichkeit resultiert:
  - Dyspnoe beim Gehen auf ebener Strecke von 30 m.
  - Husten mit hämodynamischen Auswirkungen als Unfallursache – beispielsweise Schwarzwerden vor den Augen.
  - *Cave:* Allergisches Asthma bronchiale ist bei Anfallshäufung bedeutsam. Ermüdenden Einfluss von Antihistaminika nicht unterschätzen!
- **Empfehlungen:**
  - Kontrollen und Behandlung nach Vorschrift des Hausarztes.

11.12 Assessment der Fahrtauglichkeit

- Bei schwerer Atemnot vorübergehender Verzicht auf das Führen eines Kraftfahrzeugs.
- In Grenzfällen Meldung mit dem Antrag einer praktischen Fahrprobe.

▶ **Auflagen:**
- Striktes Einhalten der ärztlichen Weisungen.
- Keine lange dauernden, anstrengenden Fahrten.
- Unterlassen des Fahrzeugführens bei schwerer Atemnot.
- In Grenzfällen praktische Fahrprobe.
- Aus periodischen Bewusstseinsstörungen nach Anstrengungen oder in Ruhe resultiert Fahruntauglichkeit.

Fahrtauglichkeit bei Epilepsie

▶ **Problematik:** Aus rezidivierenden Bewusstseinsstörungen resultiert Fahruntauglichkeit. Für die Prognose ist wesentlich, ob eine primäre oder sekundäre Epilepsie vorliegt.

▶ **Empfehlungen:**
- Bei manifester Epilepsie Fahrkarenz von mindestens einem Jahr.
- Bei alkoholinduzierter Epilepsie und gesicherter Alkohol-Abstinenz kann bereits nach 6 Monaten unter weiterer strikter Überwachung der Abstinenz die Erlaubnis zum Führen eines Kraftfahrzeugs befürwortet werden.

▶ **Auflagen:**
- Fahrkarenz bis zur Wiedererteilung der Fahrerlaubnis: In der Regel mindestens ein Jahr seit dem letzten epileptischen Anfall.
- *Alkoholinduzierte Epilepsie:* Fahrkarenz bis zur Wiedererteilung der Fahrerlaubnis 6 Monate bis 1 Jahr bei überwachter und erwiesener Alkohol-Totalabstinenz.
- Einreichen eines epileptologischen Zeugnisses vor Zulassung, danach erneut nach 6 Monaten bis einem Jahr.
- Bedingungen, unter denen eine Verlängerung der Einjahres-Frist zur Wiedererteilung der Fahrerlaubnis notwendig ist:
  - Alkohol-, Medikamenten- oder Drogenabusus.
  - Fehlende Compliance bzw. Glaubwürdigkeit.
  - Anfälle bei einer progressiven ZNS-Läsion.
  - Metabolische, unzureichend kontrollierbare Stoffwechselstörung.
- *Therapieresistente Epilepsie:* Fahruntauglichkeit.

Fahrtauglichkeit bei Morbus Parkinson

▶ **Problematik:** Trias aus Rigor, Ruhetremor und Akinese; Parkinsondemenz (spricht nicht auf die medikamentöse Therapie an).

▶ **Empfehlungen:**
- Fortsetzung der Behandlung. Eine Dosisreduktion ist indiziert, sofern deutliche psychotische Symptome bestehen.
- *Tremor:*
  - Bei leichtem Händetremor: Keine Maßnahmen.
  - Bei schwerem Tremor: Antrag zur Durchführung einer praktischen Fahrprobe.
  - Bei deutlichem Tremor aller vier Extremitäten, insbesondere bei unvollständiger Unterdrückung durch gezielte Bewegungen: Patienten zur Aufgabe des Fahrzeugführens motivieren.
- *Akinese:* Patienten mit akinetischen Krisen sind fahruntauglich.

11.12 Assessment der Fahrtauglichkeit

▶ **Auflagen:**
- Regelmäßige Kontrolle und Behandlung.
- In Zweifelsfällen praktische Fahrprobe, ggf. verbunden mit Funktionsprobe zur technischen Fahrzeugadaptation.
- Kontrolluntersuchung oder hausärztliches Zeugnis nach Ablauf eines Jahres.

Fahrtauglichkeit bei Demenz

▶ **Problematik:**
- Verminderung der psychophysischen Leistungen Wahrnehmung, Auffassung, Aufmerksamkeit, räumliche Suchtechnik, Raumempfinden, Reaktionssicherheit und -schnelligkeit.
- Meist sind nicht alle Leistungssegmente gleichermaßen beeinträchtigt. Bei leichten Demenzen ohne frontale Störungen und ohne Raumwahrnehmungsstörungen sind Patienten in sehr vertrauter Umgebung fahrtauglich. Bei größeren Fahrten hat sich die Mitnahme eines Mitfahrers als Lotse bewährt.
- Die Patienten neigen oft zur Selbstüberschätzung.
- *Achtung:* Raumwahrnehmungsstörungen existieren auch ohne örtliche Desorientierung. Es resultiert Fahruntauglichkeit.
- Bei ausgeprägten Frontalhirnsymptomen ist die Urteilsfähigkeit massiv beeinträchtigt. Es resultiert Fahruntauglichkeit (s. S. 110).

▶ **Empfehlungen:**
- Fahrkarenz und engmaschige Beobachtung des Krankheitsverlaufs.
- Gegebenenfalls Antrag einer praktischen Fahrprobe in Begleitung eines Arztes/Psychologen sowie eines Prüfungssachverständigen. (Leistungstests sind bei Betagten weniger aussagefähig als die reale Situation.)

▶ **Auflagen:**
- Regelmäßige Kontrolle einschließlich Kontrolle des Sehvermögens.
- In Zweifelsfällen praktische Fahrprobe.
- Gegebenfalls Initiierung engmaschigerer Kontrolluntersuchungen in einem Zeitabstand von 6–12 Monaten.

▶ Antrag der Fahruntauglichkeit bereits aufgrund der Untersuchung bei Feststellung einer deutlichen Abbausymptomatik mit Desorientierung.

Fahrtauglichkeit bei Hypersomnien

▶ **Problemstellung:** Tagesmüdigkeit und Einschlafneigung.
▶ **Empfehlungen:** Engmaschige Beobachtung und Behandlung.
- Gewichtsreduktion bei obstruktivem Schlafapnoe-Syndrom und bei Pickwick-Syndrom.
- Einhaltung möglichst regelmäßiger Schlafzeiten.
- Meidung verstärkender Faktoren wie Alkohol oder sedierende Medikamente.
- Bei Uneinsichtigkeit: Meldung an Behörde.

▶ **Voraussetzung für Begutachtung:** Kenntnis des genauen Krankheitsverlaufs sowie der genauen Fahrpraxisbelastung.
▶ **Auflagen:**
- Engmaschige hausärztliche Kontrollen und Behandlung.
- Lenken eines Kraftfahrzeugs nur bei Wohlbefinden.

11.12 Assessment der Fahrtauglichkeit

- Bei plötzlichem Schlafbedürfnis sofortiges Unterbrechen einer bereits angebrochenen Fahrt bzw. vorübergehender Verzicht auf das Fahrzeugführen.
- Im Zweifelsfall Antrag einer Fahrprobe mit zahlreichen monotonen Streckenabschnitten, längerem Tunnel und belastendem Stadtverkehr.
- Gegebenenfalls temporäre Fahruntauglichkeit.
- Einreichen eines Verlaufszeugnisses des behandelnden Arztes nach 6–12 Monaten.

Fahrtauglichkeit bei Medikamenteneinnahme

- **Allgemeine pharmakologische Bemerkungen** (s. S. 17):
  - Problematik: Polymedikation ist Ausdruck von Polymorbidität. Neben veränderten Verteilungsparametern bei einer Verminderung des Gesamtkörperwassers finden sich krankheitsbedingte Funktionseinschränkungen der Ziel- und/oder Eliminationsorgane.
  - Die Verträglichkeit von Medikamenten und Alkohol ist verringert.
  - Das Risiko unerwünschter Nebenwirkungen durch mögliche Interaktionen zwischen Medikamenten sowie zwischen Medikamenten und Alkohol ist erhöht.

- **Faustregeln:**
  - Bei mehr als 3 verschiedenen Medikamenten Fahrtauglichkeit immer überprüfen. Anamnestisch zu eruieren sind:
    - Tagesmüdigkeit.
    - Schwindel im Sitzen.
    - Episoden verminderter Aufmerksamkeit.
  - Bei mehr als 5 verschiedenen Medikamenten (inkl. Alkohol) ist primär von Fahruntauglichkeit auszugehen. Fahrtauglichkeit nur bestätigen, falls Anamnese *und* Fremdanamnese keine Hinweise auf Nebenwirkungen mit Beeinträchtigung der Fahrtauglichkeit ergeben.

- **Antidepressiva:**
  - Bei Neuverordnung oder Dosiserhöhung: Fahrkarenz empfehlen bis klar ist, dass keine Nebenwirkungen mit Tagesmüdigkeit, Verlangsamung, Sehstörung, Bradykinesie oder Hypotonie (Schwindel bis Bewusstseinstrübung) auftreten.
  - Im Steady state: Erhöhte ärztliche Aufmerksamkeit wegen der Gefahr, dass der Patient in hypomanische oder manische Zustände gerät, in denen dann auch gefährliche Nebenwirkungen nicht zuverlässig gemeldet werden.
  - Solange subdepressiv oder depressiv: Aggravationstendenz der Nebenwirkungen berücksichtigen, d. h. im Zweifelsfall Fahrtauglichkeit bejahen!

- **Neuroleptika:**
  - Generell beeinträchtigen Nebenwirkungen von Neuroleptika die Fahrtauglichkeit weniger als die durch sie zu behandelnden Erkrankungen (z. B. Agitation, Aggression, Wahn).
  - Sind als Nebenwirkungen Müdigkeit, Parkinsonismus, Hypertonie mit Schwindel im Sitzen oder Sehstörungen zu erwarten oder bereits aufgetreten, so ist die Fahrtauglichkeit beeinträchtigt. Daher Empfehlung einer Fahrkarenz, solange störende Nebenwirkungen vorhanden sind.

- **Benzodiazepine:**
  - Neuverordnung oder Dosiserhöhung: Während der Wirkungsdauer (ca. Halbwertszeit) nicht mit Fahrtauglichkeit vereinbar.

11.12 Assessment der Fahrtauglichkeit

- Im Steady state: Fahrtauglichkeit ist während der Wirkungsdauer nur gegeben, wenn keine Müdigkeit, Benommenheit oder Symptome eines medikamentösen Überhangs auftreten, d. h. nach der Gewöhnungsphase.
- *Achtung:* Bei Hypnotika mit sehr kurzer Halbwertzeit (z. B. Midazolam oder Triazolam) besteht die Gefahr von anterograder Amnesie und Verwirrtheitszuständen mit hohem Fremdgefährdungspotential im Verkehr! → Eine Verordnung an Fahrzeuglenker sollte nur dann erfolgen, wenn Angehörige den Patienten bei eventuellem Auftreten solcher Episoden am Autofahren hindern können.
- *Achtung:* Benzodiazepine können bei disponierten Patienten zu Abhängigkeit führen. Bei Hinweis auf eine beginnende Abhängigkeit (Dosissteigerung) ist die Fahrtauglichkeit nicht mehr gegeben.

▶ **Antiepileptika:** Faktoren, die die Fahrtauglichkeit nach Ablauf der Karenzfrist (in der Regel mind. 1 Jahr anfallsfrei) beeinflussen:
- Compliance: Als Kontrollinstrument eignet sich die Serumspiegel-Kontrolle.
- Therapieform: Bei einer Polytherapie ist eine längere Karenzfrist einzuhalten.
- Alkoholabstinenz: Ohne Abstinenz keine Fahrtauglichkeit.
- Nebenwirkungen: Fahruntauglichkeit bei Tagesmüdigkeit bzw. Verlangsamung, unabhängig von Art und Dosierung des Antiepileptikums.

▶ **Antiparkinsonmittel:** Eine beeinträchtigte Fahrtauglichkeit besteht beim Auftreten folgender Nebenwirkungen:
- Choreoathetotische Hyperkinesien.
- Psychische Veränderung.
- Hypotonie mit Bewusstseinseinschränkung bei längerem Sitzen.
- On-off-Probleme nach vieljähriger Antiparkinsontherapie.

▶ **Antihypertensiva:** Limitierende Faktoren der Fahrtauglichkeit:
- Individuell auftretende unterschiedliche Reaktionen, vor allem bei Behandlungsbeginn und bei Präparatewechsel.
- Interaktion mit Alkohol: Die fahrverhaltensrelevante Beeinträchtigung ist besonders ausgeprägt bei Antihypertensiva mit ZNS-Wirkung wie Betablocker und α-Methyl-Dopa.

▶ **Antiarrhythmika:**
- Digitalis beeinträchtigt die Fahrtauglichkeit lediglich in toxischen Dosen (Blutspiegel!), Betablocker vor allem bei initialer Sedierung als Nebenwirkung.
- Die Fahrtauglichkeit wird nicht durch die antiarrhythmische Medikation, sondern durch die Arrhythmie selber beeinträchtigt.

▶ **Vasodilatierende Kardiaka:** Faktoren, die die Fahrtauglichkeit beeinträchtigen:
- Hypotonie als Nebenwirkung bei Therapiebeginn.
- Anfallsbehandlung bei Angina pectoris.

▶ **Antidiabetika:** Faktoren, die die Fahrtauglichkeit beeinträchtigen und ggf. aufheben:
- Anfangsphase einer Therapie des Diabetes mellitus.
- Umstellung auf ein anderes Insulinpräparat.
- Unregelmäßige Insulin-Anwendung oder/und unregelmäßige Nahrungsaufnahme.
- Blutzucker-Schwankungen einschließlich Hypoglykämien.

12.1 Demenz – Grundlagen

Definition, geriatrische Bedeutung

➤ **Definition:** Der Begriff Demenz bezeichnet ein klinisches Syndrom und wird demzufolge auch klinisch diagnostiziert. Die genaue Definition der diagnostischen Kriterien für Demenz ist im DSM-IV-R (Diagnostic and Statistical Manual of Mental Disorders 1994) festgehalten (s. Tab. 25).

Tabelle 25 Kriterien für die Diagnose Demenz (nach DSM-IV-R)

Zur Diagnose eines demenziellen Syndroms müssen die folgenden fünf Kriterien erfüllt sein; fakultativ sind assoziierte Probleme (Punkt 6)

1. Gedächtnisstörungen:

– Störung des Kurzzeitgedächtnisses: Eingeschränkte Fähigkeit, neue Information zu speichern, z. B. Unfähigkeit, sich nach 5 Minuten an drei Objekte zu erinnern – und
– Störung des Langzeitgedächtnisses: Eingeschränkte Fähigkeit, sich an etwas zu erinnern, das man in der Vergangenheit gewusst hat, z. B. Unfähigkeit, sich an Ereignisse vom Vortag zu erinnern

2. Mindestens eines der folgenden Merkmale:

– Störung im abstrakten Denken (z. B. Wortdefinitionen, Finden von Synonymen oder Gegensätzen, Sinn von Sprichwörtern, Verständnis von abstrakten Begriffen)
– eingeschränkte Urteilsfähigkeit
– Orientierungsstörungen
– Störung einer anderen höheren kognitiven Funktion, z. B.
  • Aphasie (Sprachstörung)
  • Apraxie (Handlungsstörungen)
  • Agnosie (Erkennstörung)
  • Akalkulie (Rechenstörung)
– Veränderung der Persönlichkeit

3. Alltagsrelevante Konsequenzen

– die oben unter 1 und 2 erwähnten Störungen interferieren mit Alltagsaktivitäten (z. B. sozialer Kontakt, tägliche Verrichtungen)

4. Ausschluss einer rein deliranten Symptomatik

– Störungen sind nicht allein auf ein Delirium zurückzuführen (d. h. Konstanz der Symptome und keine Trübung des Bewusstseins)

5. Hinweis auf organische Ätiologie

– entweder Hinweis für spezifische organische Ätiologie der Störung aufgrund Anamnese, Status oder Laboruntersuchung oder
– bei fehlendem Hinweis Ausschluss einer nicht-organischen Ursache (z. B. Depression, Schizophrenie) für die Störung

6. Assoziierte psychiatrische Problematik:

– Delirium
– Depression
– psychotische Symptome (Wahn, Halluzinationen)
– Verhaltensstörung

12.1 Demenz – Grundlagen

Tabelle 25 Fortsetzung von Seite 117

Kriterien für den Schweregrad der Demenz:

- *mild:* einschränkend bei Haushaltsverrichtungen oder sozialen Aktivitäten, aber selbstständige persönliche Hygienemaßnahmen und Urteilsfähigkeit
- *mittelschwer:* selbstständiges Leben ist gefährlich und intermittierende Überwachung erforderlich
- *schwer:* schwere Beeinträchtigung der Selbstständigkeit mit Notwendigkeit der dauernden Betreuung und Überwachung

▶ Sowohl die amerikanische DSM als auch die ICD (International Classification of Diseases) der WHO halten fest, dass nur eine mehrdimensionale Beschreibung die komplexen Störungen Dementer erfassen kann.

Epidemiologie

▶ Alle epidemiologischen Studien zeigen eine exponentielle Abhängigkeit der Demenzprävalenz und -inzidenz vom Alter (s. Tab. 26).

Tabelle 26 Demenzprävalenz und -inzidenz in Abhängigkeit vom Alter

Altersgruppe (in Lebensjahren)	60–64	65–69	70–74	75–79	80–84	85–90	> 90
Demenzprävalenz [%]	0,7	1,4	2,8	5,6	10	20	40
Demenzinzidenz [‰]		0,2	0,75			2,2	

▶ **Häufigkeit der verschiedenen Demenzformen:** 85–90 % aller Demenzen werden durch Morbus Alzheimer (s. S. 126), Multiinfarkt-Demenz, Lewykörper-Demenz (s. S. 129) oder eine Mischform der drei Krankheiten verursacht. Die genauen Anteile schwanken je nach der untersuchten Population:
  - 50–60 % Morbus Alzheimer.
  - 1–10 % reine Multiinfarkt-Demenz (MID).
  - 20–35 % gemischte Demenz, am häufigsten die Kombinationen:
    - Morbus Alzheimer mit Lewykörper-Demenz (bis 18 %).
    - Morbus Alzheimer mit Lewykörper-Demenz und zusätzlichen vaskulären Läsionen (7 %).
    - Morbus Alzheimer und vaskuläre Demenz (5–10 %).
▶ Die übrigen 10–15 % der Demenzerkrankungen verteilen sich auf über 140 verschiedene, meist seltene Krankheiten (s. S. 119) und behandelbare Demenzen (s. S. 119). In psychiatrischen Untersuchungen sind fronto-temporale Demenzen (s. S. 127) häufig (bis 25 %).
▶ 22 % aller Betagten sind im Alltag auf Hilfe angewiesen:
  - 11 % benötigen Hilfe lediglich im Bereich der instrumentellen Aktivitäten des täglichen Lebens (IATL, s. S. 76), d. h. sie brauchen Unterstützung im Haushalt,
  - 11 % benötigen Hilfe im Bereich der Aktivitäten des täglichen Lebens (ATL, s. S. 74), d. h. sie sind pflegebedürftig im engeren Sinne.

12.1 Demenz – Grundlagen

- 80 % der Betagten, die auf Hilfe angewiesen sind, sind an verschiedenen Arten von Hirnleistungsschwäche erkrankt (z. B. neben Demenz auch fokale Hirndefekte, kognitive Störung bei Psychosen oder Suchtkrankheiten).

Ätiologische Differenzialdiagnose der Demenz

- **Primär degenerative Demenz:**
  - Präsenile und senile Demenz vom Alzheimer-Typ (SDAT) = Morbus Alzheimer.
  - Lewykörper-Demenz.
  - Morbus Pick.
  - Chorea Huntington.
  - Demenz bei Morbus Parkinson.
  - Frontotemporale Demenz.
  - Progressive supranukleäre Parese.
  - Olivopontozerebelläre Atrophie.
- **Vaskuläre Demenz** (mit fokalen neurologischen Symptomen oder relevanten zerebrovaskulären Läsionen):
  - Multiinfarktdemenz (MID).
  - Mischform MID/SDAT.
  - Status lacunaris.
  - Morbus Binswanger (Markdestruktion infolge arteriosklerotisch bedingter Ischämien).
  - Vaskulitis im Gehirn.
- **Infektiöse Demenz:**
  - AIDS-Enzephalopathie.
  - Creutzfeldt-Jakob-Krankheit (Prion-Erkrankung).
  - Neurosyphilis.
  - Virale Enzephalopathie (akut = Delir, Residualzustand = Demenz).
  - Postinfektiöse Enzephalitis.
  - Chronische Meningitis (z. B. Tuberkulose, Borreliose).
- **Metabolische und toxische Demenz** (akut imponierend als Delirien, erst im chronischen Stadium z. T. irreversible Demenz):
  - Endokrinopathie (z. B. Hypo- oder Hyperthyreose, Hypo- oder Hyperparathyreoidismus).
  - Mangelsyndrom (z. B. Vitamin B_{12}, B_6, Folsäure).
  - Angeborene Stoffwechselstörungen (z. B. Phenylketonurie).
  - Alkohol-assoziiert.
  - Medikamentöse Intoxikation (z. B. Psychopharmaka, Antikonvulsiva, Antihypertonika, Antihistaminika, Digoxin, β-Blocker).
  - Schwermetall-Exposition (Quecksilber, Blei).
  - Morbus Wilson.
  - Mangelnde Durchblutung und Sauerstoffzufuhr, endogen bei chronisch obstruktiven Lungenerkrankungen, chronischer Herzinsuffizienz und Herzrhythmusstörungen.
  - Exsikkose, Hyperthermie.
  - Elektrolytstörungen (z. B. Hypo- oder Hypernatriämie).
- **Verschiedene Formen:**
  - Hydrocephalus normotensivus malresorptivus.
  - Posttraumatisch (z. B. Dementia pugilistica nach rez. Schädelprellungen).
  - Postanoxisch.

12.1 Demenz – Grundlagen

- Dialyseenzephalopathie durch Aluminium.
- Neoplastisch (Hirntumor, primär oder metastatisch).
- Chronisches Subduralhämatom.
- Demyelinisierende Erkrankungen.
- Demenz bei Epilepsie.
- Pseudodemenz bei Depression.

Klinik

- **Klinische Symptomatik:** s. Kriterien für die Diagnose Demenz nach dem DSM IV-R (s.Tab. 25).
- Zur Symptomatik der gesondert erörterten Demenzformen s. S. 126.
- **Demenz-begleitende Erkrankungen:** Es gilt die „Regel der Hälften":
  - Bei der Hälfte (50%) aller Demenzen findet sich eine Krankheit, welche deren Auswirkungen verstärkt.
  - Bei davon der Hälfte (25%) bringt die Behandlung dieser Krankheit eine Besserung der Demenzsymptome wenigstens während eines Monats.
  - Bei davon der Hälfte (12,5%) bringt die Behandlung eine Besserung, die länger als ein Jahr anhält.
- **Die häufigsten behandelbaren Krankheiten:**
  - Depression (2–14%).
  - Alkoholabusus (2–7%).
  - Medikamentenintoxikation (2–6%).
  - Hydrozephalus (0–4%).
  - Schilddrüsenerkrankung (1–2%).
  - Andere neurologische Erkrankungen (0–5%).
  - Subjektive Demenzangst ohne Demenz (körperlich gesund, nicht depressiv) (0–6%).

12.2 Demenz – Diagnostik

Grundlagen

- **Vorbemerkungen:** Die Diagnose und Differenzialdiagnose der Demenz erfordert eine stufenweise Abklärung meist über mehrere Wochen.
  - Zu Beginn genießen das Erkennen und die Klärung des Problems „Kognitive Einschränkung" („Hirnleistungsschwäche") Vorrang.
  - Vor Abschluss der Abklärung darf der Begriff „Demenz" nicht verwendet werden, da eine Fehldiagnose schwerwiegende psychosoziale Folgen hätte.
  - Eine systematische Diagnostik erfordert ein Vorgehen in 5 Stufen (nähere Beschreibung s. unten):
    - Screening auf kognitive Einschränkung (s. S. 123).
    - Quantifizierung der kognitiven Einschränkung (s. S. 124).
    - Suche nach reversiblen Ursachen (s. S. 124).
    - Entscheidung, ob Demenz gemäß DSM-IV-R vorliegt (s. S. 124).
    - Ätiologische Differenzialdiagnose der Demenz (s. S. 125).
- Zur Erfassung der sozialen Bedeutung der Demenz dienen die Subskalen „Verhaltensstörungen" und „Soziales Umfeld" der NOSGER sowie das soziale Assessment (S. 78, 87).
- Zur Beschreibung des Demenzschweregrades eignet sich neben den groben DSM-IV-Kriterien vor allem die Untersuchung der kognitiven Leistung mit dem Mini Mental Status (s. S. 84) oder die NOSGER (s. S. 87).

Allgemeine Diagnostik

- **Anamnese:** Die persönliche Anamnese ist auch bei schwerer Demenz wichtig, um verbleibende Fähigkeiten und die Perspektive des Patienten zu beurteilen. Hier ist auch zu eruieren, worunter der Patient am meisten leidet. Die Fremdanamnese dient der besseren Einschätzung der Funktion bzw. Selbstständigkeit. Hier dient zur Normierung und Skalierung die NOSGER (s. S. 87). Im Einzelnen sind zu eruieren:
  - Symptome der kognitiven Beeinträchtigung: Vergesslichkeit, Verhaltensveränderung, Selbstständigkeit, soziale Kontakte etc.
  - *Achtung:* Demente Patienten tendieren dazu, ihre Fähigkeiten zu überschätzen.
  - Dauer der Symptome.
  - Trauma in Anamnese: Zeitlicher Zusammenhang mit Symptomen.
  - Tumoranamnese.
  - Anamnese zerebrovaskulärer Insulte, Anfallsleiden.
  - Kopfschmerzen.
  - Urin/Stuhlkontinenz.
  - Soziale Faktoren (formelle/informelle Hilfen, Partner).
- **Geriatrischer Minimalstatus** (s. S. 15): Wichtig, da die Schilderung von Symptomen bei Demenz oft fehlt oder unpräzise ausfällt.
- **Neurologische Untersuchung:**
  - Suchen fokaler Zeichen (Motorik, Sensorik, Reflexe, Gesichtsfeld).
  - Prüfung pathologischer Reflexe:
    - Palmomentalreflex: Rasches und kräftiges Bestreichen des Hypothenars vom Handgelenk nach distal, positiv/pathologisch, wenn Kontrahieren der homolateralen Kinnmuskulatur.
    - Greifreflex: Kräftiges Bestreichen der Handinnenfläche; pathologisch: Hand des Patienten greift und lässt beim Versuch die Hand wegzuziehen, nicht los.

12.2 Demenz – Diagnostik

- Saugreflex: Bestreichen der Mundfalte oder Näherbringen eines Gegenstands zum Mund, pathologisch: Vorstülpen Lippen/Mundöffnung.
- Fundoskopie/Inspektion der Papilla n. optici beidseits: Hirndruckzeichen?
- Visusprüfung.
- Gehörprüfung (Flüsterzahlentest) (s. S. 104).
- Gangprüfung (neurologische Beurteilung und Gang/Gleichgewichtstest nach Tinetti, s. S. 94).
- Kurzer Apraxie-Test: Der Untersucher zeigt dem Patienten die folgenden drei Gesten (s. Abb. 13) ohne Kommentierung ihrer Bedeutung und bittet den Patienten jeweils, die Geste zu imitieren: 1) Finger aneinanderlegen („Beten"); 2) Mit Daumen und Kleinfinger Ringe bilden und diese ineinander verhängen („Kette"); 3) Handteller (Palma manus) zum eigenen Gesicht wenden und Daumenüberkreuzen („Schmetterling").

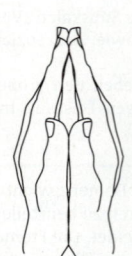 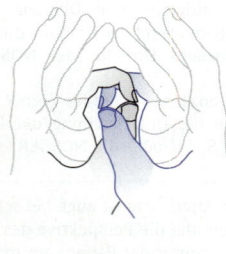 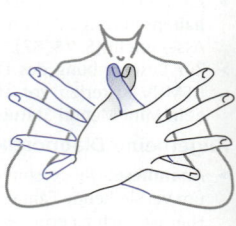

Finger aneinanderlegen („beten") | Mit Daumen und Kleinfinger Ringe bilden und diese ineinander verhängen („Kette") | Handteller (Palma manus) zum eigenen Gesicht wenden und Daumen überkreuzen („Schmetterling")

Abb. 13 Apraxie-Test

▶ **Labor:**
  - *Hämatologie:* Hämoglobin, Leukozyten, differenziert (Hinweis auf Anämie, Vitamin B_{12}-Mangel, Eisenmangel, Infekt, Mangelernährung).
  - *Chemie:* Na^+, K^+, Ca^{2+}, Glukose, Nieren-/Leberparameter (H. a. metabolische Störung, Medikamenten-Nebenwirkung, Niereninsuffizienz, Leberschaden).
  - *Vitamin B_{12}, Folsäure:* Ausschluss Vit.-B_{12}- u./o. Folsäure-Mangel. Alternativ: Homocystein (erfasst Vit.-B_{12}-, Folsäure- und Vit.-B_6-Mangel).
▶ **Computertomographie:** Dietch-Kriterien für eine CT- oder MRT-Untersuchung des Gehirns zur Differenzialdiagnose einer Demenz (Tab. 27).
  - Die Computertomographie dient der Suche nach potenziell behandelbaren zerebralen Prozessen (ischämische/hämorrhagische Infarkte, Tumoren, Hydrocephalus internus malresorptivus, chronisches Subduralhämatom).
◉ *Cave:* Der radiologische Befund „Hirnatrophie" hat eine schlechte Sensitivität und Spezifität für die Diagnose einer Demenz. Diese wird immer *klinisch* gestellt.

12.2 Demenz – Diagnostik

Tabelle 27 Dietch-Kriterien für eine computertomographische oder MRT-Untersuchung des Gehirns zur Differenzialdiagnose der Demenz

1. Dauer der Demenz < 1 Monat
2. Zusammenhang Schädeltrauma/Veränderung kognitive Funktion
3. Rasche Veränderung der kognitiven Funktion in 48 Stunden
4. Anamnestisch maligner Tumor
5. Anamnestisch zerebrovaskulärer Insult
6. Anamnestisch Anfallsleiden
7. Urininkontinenz
8. fokale neurologische Ausfälle
9. Papillenödem
10. Gesichtsfeldstörung
11. Gangataxie oder -apraxie
12. anamnestisch neu starke Kopfschmerzen

Interpretation:

– ≥ 1 Kriterium erfüllt: Erhöhte Wahrscheinlichkeit, dass die Computertomographie einen potenziell behandelbaren Prozess zeigt → *Indikation* für CT oder MRT
– = kein Kriterium erfüllt: Sehr geringe Wahrscheinlichkeit, dass die Computertomographie einen potenziell behandelbaren Prozess zeigt → keine Indikation für CT oder MRT

- **EEG:** Bei Verdacht auf gehäufte epileptische Äquivalente, Creutzfeld-Jakob-Krankheit.
- **Polysomnographie:** Bei Verdacht auf Schlafapnoe (Schnarchen, Übergewicht, Apnoephasen, Tagesmüdigkeit).
- **24-h-EKG:** Bei Verdacht auf symptomatische Arrhythmie-Episoden.
- **Liquoruntersuchung:** Bei Verdacht auf zentrale Infektion (Syphilis, HIV, Borreliose) oder Normaldruck-Hydrocephalus.
- **MRT:** Bei Demenzverdacht trotz grenzwertiger neuropsychologischer Befunde.
- **Spezielle Laboruntersuchungen:**
  - Bei Hinweisen auf Morbus Cushing (aufgeriebenes, rötliches Gesicht): als Nebennierenfunktionstest Cortisolspiegel im Nüchternzustand.
  - Bei Verdacht auf Morbus Wilson (kognitive Minderleistung schon in jungen Jahren mit zerebellärer Ataxie und Leberzirrhose, evtl. grünlicher Kayser-Fleischer-Kornealring): Serum Kupfer und Coeruloplasmin.

Stufe 1: Screening auf kognitive Einschränkung

- **Vorbemerkung:** Anamnese und körperliche Untersuchung sind zur Aufdeckung kognitiver Einschränkungen ungenügend. Ohne eine gezielte Untersuchung der kognitiven Funktion wird sonst in ca. 50 % der Fälle das Vorliegen einer eingeschränkten kognitiven Funktion übersehen.
- Eine gezielte Abklärung, die evtl. neuropsychologische Untersuchungen einschließt, ist bei anamnestischen Angaben wie z. B. auffälliges oder verändertes Verhalten, Verlust der Selbstständigkeit oder subjektive Gedächtnisprobleme (Merkfähigkeit, Orientierung) zur Feststellung einer kognitiven Einschränkung erforderlich.
- **Mini-Mental-Status** (s. S. 84) als Screening-Test hilfreich.

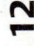

12.2 Demenz – Diagnostik

Stufe 2: Quantifizierung der kognitiven Einschränkung

- Quantifizierung des Schweregrades der kognitiven Einschränkung anhand von Anamnese, Fremdanamnese (NOSGER), körperlicher Untersuchung und des Ergebnisses der kognitiven Prüfung (z. B. Mini-Mental-Status).
- Positive hirndegenerative Reflexe (Greifreflex, Palmomentalreflex, Saugreflex) sind Hinweise für höheren Schweregrad.

Stufe 3: Suche nach reversiblen Ursachen

- Das *Bild* einer Demenz ergibt sich, wenn Faktoren, die bei akutem Auftreten ein Delir (s. S. 159) verursachen, persistieren. Dieses Bild ist reversibel, solange es nicht zu Hirnzellnekrosen gekommen ist. Ursachen reversibler Demenzen, nach denen zu fahnden ist:
  - Nebenwirkungen folgender Arzneimittel (s. S. 13):
    - Medikamente mit anticholinergen Nebenwirkungen.
    - Benzodiazepine.
    - Neuroleptika.
    - Herzglykoside.
    - Diuretika.
    - Antihypertensiva.
    - Fluoroquinolon-Antibiotika etc.
  - Depression (Grenzbereich Demenz/Depression).
  - Delirium (s. S. 159).
  - Metabolische/endokrine Störungen:
    - Vitamin B_{12}.
    - Folsäure.
    - Thiamin.
    - Hypo/Hyperthyreose.
    - Kalziumstoffwechselstörung.
    - Hepatopathie.
    - Nephropathie.
    - Hypo/Hyperglykämie.
    - Herzinsuffizienz.
    - Hyperkapnie/Hypoxämie etc.
  - Sensorische Störungen (Gehör, Visus).
  - Hydrocephalus normotensivus malresorptivus (in der Regel nur reversibel, wenn der Mini-Mental-Status mindestens 18 Punkte ergibt. Hinweis: Die Symptom-Trias Gedächtnisproblem, Inkontinenz, Gangstörung tritt gleichzeitig auf).
  - Tumoren und Traumen (z. B. chronisches Subduralhämatom).
  - Infektionen: z. B. Meningitis, Pneumonie.

Stufe 4: Entscheidung, ob Demenz gemäß DSM-IV-R vorliegt

- Oft ist zunächst ein Therapieversuch (vor allem bei der Differenzialdiagnose Depression) oder ein Absetzen der Medikamente erforderlich, um zu beurteilen, ob die kognitive Einschränkung ganz oder teilweise reversibel ist.
- Da als Demenzkriterium eine Konstanz der Symptome zum Ausschluss eines Deliriums erforderlich ist, kann die Diagnose erst nach einer längeren Verlaufsbeobachtung gestellt werden. Zur Differenzialdiagnose Demenz vs. Delirium s. Tab. 28.

12.2 Demenz – Diagnostik

Tabelle 28 Differenzialdiagnose Demenz vs. Delirium

Beobachtung	Demenz	Delirium
Anamnese	langsame Progredienz, Dauer: Monate/Jahre	rascher Beginn, Dauer: Stunden/Tage
Motorik	außer in Endstadien nicht beeinträchtigt	Tremor, Myoklonus, Asterixis
Sprechen	normal	verwaschen
Aufmerksamkeit	normal, bei schwerer Demenz ablenkbar	fluktuierende Wachheit, reduzierte Aufmerksamkeit
Wahrnehmung	Halluzinationen nicht im Vordergrund	Halluzinationen manchmal prominent
Status	oft keine anderen akuten Erkrankungen	systemische Erkrankung/Hinweis auf Noxe

◘ *Cave:* Begriffe wie „Senilität", „psychoorganisches Syndrom (POS)", „Zerebralsklerose", „Arteriosclerosis cerebri", „organisches Psychosyndrom (OPS)" usw. sind obsolet!

Stufe 5: Ätiologische Differenzialdiagnose der Demenz

➤ Wenn die Diagnose Demenz gestellt wird, sollte die Ätiologie klassifiziert werden (s. S. 119).
➤ Zur Differenzialdiagnose vaskuläre vs. degenerative Demenz ist der Hachinski-Ischämie-Score (s. Tab. 29) hilfreich.

Tabelle 29 Hachinski-Ischämie-Score zur Differenzialdiagnose vaskuläre vs. degenerative Demenz

		Punkte
1.	plötzlicher Beginn der intellektuellen Störung	2
2.	schrittweise Verschlechterung (nicht kontinuierlich)	1
3.	fluktuierender Verlauf	2
4.	nächtliche Verwirrtheitszustände	1
5.	emotionale Labilität	1
6.	Arterielle Hypertonie	1
7.	Schlaganfälle in Anamnese	2
8.	Hinweise auf begleitende Atherosklerose	1
9.	neurologische Herdsymptome	2
10.	sonstige neurologische Ausfälle	2

Interpretation:
≤ 4 Punkte: Verdacht auf primär degenerative Demenz
≥ 8 Punkte: Verdacht auf vaskuläre Demenz
Achtung: Unsicherheit bleibt, Gültigkeit begrenzt

12.3 Demenz-Typen

Demenz vom Alzheimer-Typ (DAT)

- **Synonyme:** Morbus Alzheimer, Alzheimer-Krankheit.
- **Pathologisches Substrat:**
  - Die typischen Veränderungen bei der Demenz vom Alzheimer-Typ bilden senile Plaques (kompakte β-Amyloidablagerung), neurofibrilläre Tangles (intrazelluläre Fibrillenverklumpung, die vorwiegend aus dem Protein Tau bestehen), diffuse β-Amyloidablagerungen und eine Amyloid-Angiopathie. Diese sind alle auch bei Gesunden — mit exponentiellem Anstieg des Vorkommens mit zunehmendem Alter — nachweisbar. Die Ausbreitungstendenz in immer mehr Hirnareale nimmt typischerweise folgenden Verlauf: Parahippokampus → Hippokampus → Assoziationskortex. Praktisch nicht betroffen sind die primären motorischen und sensorischen Kortizes, das Zerebellum und der Hirnstamm.
  - Noch ist unklar, wie die beiden neuropathologischen Hauptbefunde von Morbus Alzheimer — die Plaques und Tangles — pathogenetisch zu bewerten sind. Offen ist, ob es sich um Epiphänomene oder pathogenetisch wichtige Faktoren handelt.
  - Außer kortikalen Neuronen sind bei Morbus Alzheimer früh auch die aszendierenden cholinergen Systeme (Nucleus basalis Meynert) und das noradrenerge System (Locus coeruleus) sowie das serotonerge System (Nucleus Raphe) betroffen. Dies bildet das organische Substrat für die cholinerge Pharmakotherapie (s. S. 130) und antidepressive Therapie bei depressiver Verstimmung bei Demenz vor allem mit (reversiblen) MAO-Hemmern und Serotonin-Reuptakehemmern (s. S. 144).
- **Ätiologie:** Weder die Ätiologie noch die Pathogenese der meisten Erkrankungen vom Alzheimer-Typ sind endgültig geklärt. – Hereditäre Faktoren spielen sicher eine Rolle:
  - Es gibt Großfamilien mit *familiärem Morbus Alzheimer* mit dominanter Vererbung und großer Penetranz.
  - Die verantwortlichen Gene finden sich je nach Familie auf verschiedenen Chromosomen (z. B. Chromosom 21, 17, 19).
  - Personen mit Verwandten 1. Grades mit Alzheimer-Demenz haben eine doppelt so hohe Wahrscheinlichkeit, an Morbus Alzheimer zu erkranken wie andere gleichaltrige Personen.
  - Die Häufigkeit von *sporadischem Morbus Alzheimer* korreliert mit verschiedenen Allelen des Apolipoproteins E (Apo-E4): Heterozygote Apo-E4-Allelträger haben ein doppeltes Demenzrisiko, Homozygote gar ein vierfaches.
  - *Achtung:* Sogar Personen, die homozygot für Apo-E4 sind, erkranken bis zum Alter von 90 Jahren nur mit einer Wahrscheinlichkeit von 0,5 an einer Demenz. Das heißt Homozygotie für Apo-E4 ist ein Risikofaktor, aber allein nicht ausreichend, um eine Alzheimer-Demenz zu verursachen.
  - In einzelnen Varianten der familiären Formen von Morbus Alzheimer führen Mutationen des Gens des Amyloid-Präkursor-Proteins dazu, dass dessen pathologisches Spaltprodukt als Amyloid in Plaques abgelagert wird.
  - Auch bei den anderen familiären Morbus Alzheimer-Formen, bei denen Gendefekte auf den Chromosomen 17 und 19 lokalisiert sind, scheint eine Modifikation des Abbaus des Amyloid-Präkursor-Proteins an der Amyloidogenese mitbeteiligt zu sein.

12.3 Demenz-Typen

– Je geringer die zerebrale Reserve, desto häufiger bzw. früher wird eine Demenz vom Alzheimertyp manifest. Beispiele:
  - Minderintelligenz.
  - Status nach Hirnverletzung.
  - Geringe Bildung.
  - Niedriger sozio-ökonomischer Status.
  - geringe Hirnmasse.

▶ **Klinik:**
  – Demenzsymptome (Tab. 25), wobei die Gedächtnisstörungen und die parietalen Ausfälle (räumliche Leistungen) meist ausgeprägter sind als frontotemporale Störungen.
  – Fehlen von fokalen und in frühen Stadien auch von extrapyramidalen neurologischen Ausfällen und von spezifischen Laborbefunden.

▶ **Diagnostik:**
  – s. Diagnostisches Stufenschema S. 121.
  – *Diagnosekriterien:*
    - Demenz-Syndrom (s. Tab. 25, S. 117).
    - Allmählicher Beginn mit sich im Allgemeinen progressiv verschlechterndem Verlauf.
    - Ausschluss spezifischer Ursachen einer Demenz durch Anamnese, Untersuchungen und Laborbefunde oder durch Diagnosekriterien für andere Demenzformen wie Lewykörper- oder frontotemporale Demenzen.
    - Fehlen eines plötzlichen apoplektischen Beginns oder neurologischer Herdzeichen.
    - In frühen Stadien typisches neuropsychologisches Ausfallprofil mit medial betonten temporalen (Gedächtnisstörungen > sprachliche Ausfälle) und parietalen (räumlich-figurale Leistungen) Defiziten und variabel ausgeprägten frontalen Störungen.

▶ **Therapie:**
  – *Milieutherapie* (s. S. 132, 139).
  – *Pharmakotherapie.*
    - Cholinesterasehemmer (s. S. 130).
    - Ginkgo-Extrakte (s. S. 131).

▶ **Prognose:** Mit oder ohne Therapie führt die Krankheit meist innerhalb von 8–10 Jahren zum Tode (S. 135).

Frontotemporale Demenz

▶ **Synonyme:** Pick-Komplex, Morbus Pick, umschriebene oder lobäre zerebrale Atrophie, progressive subkortikale Gliose, kortiko-dento-nigrale Degeneration, Frontallappen-Demenz, primäre progressive Atrophie, kortiko-basale Degeneration, Demenz ohne typische Histopathologie, semantische Demenz, Demenz mit Motoneuronenerkrankung, primär progressive Apraxie, unspezifische familiäre Demenz, atypische präsenile Demenz, lang dauernde spongiforme Enzephalopathie, hereditäre dysphasische Demenz, Disinhibition-Demenz-Parkinsonismus-Amyotrophie.

▶ **Definition:** Progressiv-degenerative Demenzerkrankung, die vornehmlich im *Präsenium* beginnt und in 50% der Fälle familiär gehäuft auftritt. Es findet sich eine überwiegend frontale und temporal betonte Atrophie mit entsprechenden neuropsychologischen Ausfällen bei initial recht gut erhaltener Gedächtnisleistung und intakter Parietallappenfunktion. Die Krankheit ist

12.3 Demenz-Typen

manchmal mit Motoneuronen-Erkrankung oder extrapyramidalen motorischen Ausfällen assoziiert.
- **Neuropathologie:** Unspezifische Atrophie mit Gliose und in einzelnen Fällen Pick-Körpern (argyrophile rundliche neuronale Einschlusskörper).
- **Pathogenese:** Bei 12 Familien gelang der Nachweis eines genetischen Übertragungsmechanismus. Es fanden sich Gendefekte in den Regionen der Chromosomen 17q, 21–22, die das mikrotubuläre Protein Tau kodieren. Bei einer weiteren Familie war das Chromosom 3 pathologisch verändert.
- **Typische Klinik:**
  - Sozial unangepasstes Verhalten mit fehlender Einsicht.
  - Persönliche Verwahrlosung und Unsauberkeit.
  - Enthemmung, Impulsivität und Persistenz.
  - Trägheit, fehlende Spontaneität.
  - Geistige Rigidität und Inflexibilität.
  - Motorische und verbale Perseveration.
  - Stereotypien und Rituale.
  - Hyperoralität.
  - Zwang zum Gebrauch von unter Umständen auch fremden Gegenständen.
- **Diagnostik** gemäß den Demenzkriterien (s. S. 117) mit initial nur leicht gestörten Gedächtnisfunktionen und erhaltenen Parietallappenfunktionen (intakter Raumsinn, vorhandene räumliche Orientierung, sicheres Gesichtererkennen). Eventuell Amyotrophie oder Parkinsonismus oder zerebelläre motorische Störungen.
- **Therapie:**
  - *Nicht-medikamentös:*
    - Angehörigen-Schulung *und* -Entlastung sowie
    - Milieutherapie (s. S. 132) und
  - *Symptomatische Pharmakotherapie der Verhaltensstörungen* (s. S. 130):
    - Atypische Neuroleptika: In der symptomatischen Pharmakotherapie sind nur die *atypischen* Neuroleptika zu verwenden. Mit ihrer Hilfe können schwerwiegende extrapyramidale Nebenwirkungen vermieden werden, zumal im Krankheitsverlauf oft eine Mitbeteiligung der Basalganglien („kortiko-basale Degeneration") vorliegt.
    - Serotonin-Reuptakehemmer: Bei Disinhibition (Enthemmung) und Zwangssymptomen sind Serotonin-Reuptakehemmer (s. S. 144) oft wirksam, nicht jedoch bei Apathie.
    - Cholinesterasehemmer sind wirkungslos, da kein cholinerges Defizit vorhanden ist.
- **Prognose:** Sehr protrahierte Verläufe sind nicht selten (bis zu 20 Jahre zwischen ersten Auffälligkeiten [retrospektiv interpretiert] und dem Tod).
- **Sonderformen:**
  - *Progressive, nichtflüssige Aphasie:*
    - Klinik: Beginn als nicht-flüssige, agrammatisch stotternde Sprachstörung mit gestörtem Nachsprechen, gestörter Wortfindung, gehäuften phonetischen Paraphasien, Paralexie. Schreiben im Telegrammstil bei relativ gut erhaltenem Sprachverständnis. Gelegentlich rechtsseitiger Rigor oder Tremor.
    - Wegweisende diagnostische Befunde: Normales EEG; CCT: Linkshemisphärische Atrophie bei bildgebender Untersuchung, diese zeigt im Verlauf eine Ausbreitungstendenz auch auf die rechte Hemisphäre mit klinischer Manifestation in Form einer frontotemporalen Demenz.

– *Semantische Demenz:*
  - Klinik: Beginn mit flüssiger Aphasie (Wernicke-Typ) und visueller Agnosie (auch für Gestik und emotionale Ausdrücke). Die Sprache ist charakterisiert durch Geschwätzigkeit, Reduktion in Substantive und schwere Dysnomie. Intakt sind Syntax und Sprachmelodie sowie die Repetition von Gesprochenem, Gelesenem und Schriftlichem. Stark gestört ist das Sprach- und Leseverständnis. Gehäuft semantische Paraphasien bis hin zu stereotypem Wortgebrauch oder Echolalie.
  - Wegweisender diagnostischer Befund: Symmetrische temporallappenbetonte Atrophie in der CT, später Ausbreitung auch in die Frontallappen mit der klinischen Manifestation einer frontotemporalen Demenz.

Lewykörper-Demenz

▶ **Definition:** Demenz, die neuropathologisch charakterisiert ist durch neokortikale Lewykörper. Hierbei handelt es sich um eosinophile, ubiquitin-reiche neuronale Einschlusskörper. Neuropsychologisch zeigt diese Demenz ein anderes Ausfallmuster als die Demenz vom Alzheimer-Typ.
▶ **Neuropathologie:** Neben den in einer Eosin- oder Ubiquitin-Färbung nachweisbaren Lewykörpern Veränderungen wie bei der Demenz vom Alzheimer-Typ (S. 126); nicht selten zusätzlich mehrere kleine Infarktbezirke.
▶ **Klinik:**
  – Neuropsychologisch fronto-basales Ausfallmuster mit initial wenig ausgeprägter Gedächtnis- und Raum-Sinn-Störung.
  – Halluzinationen aller Sinne (optisch, akustisch, taktil, olfaktorisch, gustatorisch).
  – Paranoider Wahn.
  – Synkopen oder Bewusstlosigkeit, eventuell mit Stürzen.
  – Parkinsonsyndrom.
  - *Cave:* Schwere Komplikationen bei Neuroleptikatherapie (außer *Clozapin* [Leponex] oder *Quetiapine* [Seroquel]), wie z.B. Dysphagie mit Aspiration, akinetische Krise, akute Dystonie.
▶ **Diagnose:** Eine Lewykörper-Demenz ist wahrscheinlich, wenn eine Demenz (Kriterien s. S. 117) von mindestens zwei der drei folgenden Symptome begleitet ist:
  – Parkinsonsyndrom (vor allem Bradykinese, Rigor, Haltungsstörung).
  – Visuelle Halluzinationen.
  – Fluktuierender Verlauf der Hirnleistung.
▶ **Therapie:**
  – „Kausal": Die Therapie mit Cholinesterasehemmern ist hier besonders erfolgversprechend, da die neokortikale cholinerge Innervation bei dieser Krankheit deutlich stärker reduziert ist als bei Morbus Alzheimer:
    - Donezepil (Aricept) 5–10 mg/Tag oder
    - Rivastigmin (Exelon) 6–12 mg (s. S. 130).
  – Symptomatisch:
    - Störende Halluzinationen und Wahnvorstellungen sind bei absoluter Kontraindikation für die klassischen Neuroleptika mit *Clozapin* (*Leponex*) zu behandeln. Initial 12,5 mg/d, später eventuell steigern bis 75 mg/d.
    - Bei Parkinsonismus, der die Lebensqualität beeinträchtigt, ist eine Behandlung mit L-Dopa-Präparaten indiziert: Madopar DR 1–2 × täglich 62,5–125 mg.
  - *Cave:* Polypharmakotherapie vermeiden!

12.4 Pharmakotherapie bei Demenz

Vorbemerkung

- Es gibt noch keine kurative Pharmakotherapie der kognitiven Defizite der Demenz.
- Bei kritischer Analyse aller Fakten ist eine Pharmakotherapie der kognitiven Defizite (s. S. 117) bei leichtem bis mittelschwerem Morbus Alzheimer mit Cholinesterasehemmern und evtl. Ginkgoextrakten indiziert. Eine Verschreibung anderer Medikamente zur Behandlung der kognitiven Ausfälle (z. B. Nootropika) läßt sich zur Zeit nicht genügend rechtfertigen.
- Da die Therapie mit Cholinesterasehemmern und Ginkgoextrakten selbst bei den Respondern nur eine mäßige Verbesserung der kognitiven Leistungen bringt, dürfen sich die ärztlichen Leistungen bei Demenz nie auf Diagnostik und Pharmakotherapie beschränken, sondern müssen immer von sozialmedizinischen Maßnahmen begleitet werden.
- Entscheidend ist nicht die kognitive Veränderung, die relativ leicht zu messen ist, sondern die Veränderung in Aktivitäten des täglichen Lebens und der Burden of Care (Belastung) der Angehörigen.

Cholinesterasehemmer

- **Indikation:** Die Therapie der kognitiven Defizite mit Cholinesterasehemmern und evtl. Ginkgoextrakten ist bei leichtem und mittelschwerem Morbus Alzheimer indiziert.
- **Zugelassene Präparate und Dosierungen:**
  - Zur Zeit (Ende 2000) sind drei Cholinesterasehemmer zugelassen:
    - *Donezepil (Aricept):* 5–10 mg/d als Einmaldosis. Wenn 5 mg gut toleriert werden, nach 6 Wochen Steigerung auf 10 mg.
    - *Rivastigmin (Exelon):* 4–12 mg/d in zwei täglichen Dosen. Bei guter Toleranz Dosissteigerung alle 2 Wochen um 2×2 mg, wenn möglich bis 2 × 6 mg.
    - *Galantamin (Reminyl):* 8–24 mg/d in zwei täglichen Dosen; initial 8 mg/d, nach 4 Wochen steigern auf 16 mg/d. Bei sehr guter Verträglichkeit nach 9 Wochen steigern auf 24 mg/d.
    - *Tacrin (Cognex):* Historisch erstes Präparat, soll wegen Lebertoxizität nicht mehr neu verordnet werden.
- **Unerwünschte Wirkungen:** Cholinerge gastrointestinale Stimulation, die mit Übelkeit, Erbrechen und/oder Diarrhoe einhergeht. Bei Dosisreduktion verschwinden der Symptomatik oder Toleranzentwicklung der Patienten. Außerdem gelegentlich:
  - *Donezepil:* Muskelkrämpfe, Müdigkeit, Schlaflosigkeit, Kopfschmerz, Schwindel, leichte Erhöhung der Muskel-CK im Blut.
  - *Rivastigmin:* Anorexie, Asthenie, Schwindel, Somnolenz, Bauchschmerzen, akzidentielle Verletzungen, Agitiertheit, Verwirrtheit, Depression, Kopfschmerz, Schlaflosigkeit.
  - *Galantamin:* Müdigkeit, Schwindel, Kopfschmerzen, Anorexie, Gewichtsabnahme, Verletzungen.
- **Kontraindikationen für alle Cholinesterasehemmer:** Überempfindlichkeit gegenüber anderen Piperidinderivaten, Magengeschwür, Behandlung mit NSAR, Krampfanfälle, Sick-Sinus-Syndrom, supraventrikuläre Störungen der Erregungsleitung, Asthma/chronisch obstruktive Lungenerkrankung, Blasenobstruktion, absehbare Vollnarkose.

12.4 Pharmakotherapie bei Demenz

- ▶ **Ergebnisse regelmäßiger Verlaufskontrollen:**
    - In ca. 10 % der Fälle finden sich verbesserte kognitive Leistungen und Verminderung der Belastung der Betreuer. Beide Effekte sind dosisabhängig.
    - Bei der Mehrheit der Patienten ist die Verlangsamung der weiteren Progression der Ausfälle im Alltag relevant.
    - Die durchschnittliche Verzögerung eines Heimeintrittes liegt bei ½ Jahr, wenn gleichzeitig gute psychosoziale Betreuung angeboten wird.
    - Eine Überlegenheit eines der Präparate ist nicht gesichert.
- ▶ **Therapeutisches Prozedere in Grenzfällen:**
    - Wenn familiäre Betreuer und ärztliches Urteil Zweifel am anhaltenden Nutzen der Behandlung äußern, Absetzversuch unternehmen. Tritt dabei eine relevante Verschlechterung auf, ist die Behandlung umgehend in der vorherigen Dosierung fortzusetzen.
    - Bei Mini-Mental-Status-Werten unter 10 Punkten oder nach Pflegeheim-Eintritt ist die Wirkung nicht nachgewiesen. Daher ist ein Absetzversuch angezeigt.
    - Vereinzelt führt die Verbesserung der Kognition durch Cholinesterasehemmer zum Wiederauftreten von Verhaltensstörungen, die durch das Fortschreiten der Krankheit überwunden waren. Sind sie im Alltag störender als der positive Einfluss der besseren Hirnleistung, gegebenenfalls die Therapie nach Rücksprache mit den Angehörigen absetzen.

Ginkgo-Extrakte

- ▶ **Indikation:** Die Wirkung ist bei gemischt vaskulärer und Alzheimer-Demenz ebenso gut wie bei reinem Morbus Alzheimer.
- ▶ **Dosierungen und Präparate:** Ginkgo-Extrakte (z. B. Teboril oder Rökan) können bei gemischten Demenzen in Ergänzung zu Salizylaten (100 mg/d) eingesetzt werden. In zwei Multicenter-Studien konnte ein knapp signifikanter Effekt bei einer Dosis von 2 × 60 mg/d Ginkgoextrakt nachgewiesen werden. Dosierung: 3 × 40–80 mg/d oder 2 × 120 mg/d.
- ▶ **Unerwünschte Wirkungen:** Sehr selten: Allergische Hautreaktionen, Kopfschmerzen, Magen-Darm-Beschwerden. Nach Literatur: Subdurales Hämatom (Einzelfall) nach 2-jähriger Einnahme von 120 mg eines undefinierten Ginkgo-Präparates. In Einzelfällen ist das Auftreten von Blutungen bei Langzeitanwendung von Ginkgo-Präparaten mit teilweise unbekannter Qualität beobachtet worden; in speziellen klinischen Untersuchungen konnte jedoch kein Einfluss des in Ginkgodilat enthaltenen Extraktes auf die Blutgerinnung festgestellt werden. Wirkungsverlängerung von TAH möglich.
- ▶ **Kontraindikationen:** Keine.
- ◘ *Beachte:* Die frühzeitige Kontrolle der kardiovaskulären Risikofaktoren (vor allem Hypertonie und Hypercholesterinämie) verzögert den Eintritt oder die Verschlechterung von kognitiven Einbußen.

12.5 Milieutherapie bei Demenz

Grundlagen und Konzept der Milieutherapie

- **Definition:** Bei der Milieutherapie handelt es sich um ein Verfahren, mit dem durch eine ansprechende Gestaltung der Umgebung der Verlauf und die Prognose einer Erkrankung verbessert werden soll.
- Der Grundgedanke der Milieutherapie entstammt der Systemtherapie: Ein Patient ist immer Teil seines Milieus (Umfeldes) und steht in dauernder Interaktion mit diesem. Schwierigkeiten sind deshalb nicht isoliert zu betrachten, sondern vor dem Hintergrund des individuellen Milieus.
- Bei Demenzpatienten entstehen Probleme dann, wenn das Milieu nicht patientengerecht ist oder wenn sich das Milieu den demenzbedingten Veränderungen nicht genügend anpasst. In solchen Fällen hilft eine Situationsanalyse, konfliktauslösende Faktoren zu erkennen. Das Milieu des Patienten wird entsprechend verändert. Dies führt zur Entspannung der Problematik. Der fortschreitende Abbau dementer Patienten erfordert allerdings eine dauernde Neuanpassung.
- **Indikation:** Milieutherapie ist bei allen Demenzkranken notwendig. Wichtigste Ergänzungen der Milieutherapie sind die Pharmakotherapie der kognitiven und nicht kognitiven Störungen der Demenz (s. S. 117) und die Vermeidung von Malnutrition (s. S. 136).
- **Praktisches Vorgehen:** Die Milieutherapie ist das Ziel eines insgesamt fünfschrittigen Prozesses (nähere Beschreibung s. unten):
  1. Situationsanalyse.
  2. Information und Planung.
  3. Kompensation der Defizite.
  4. Aktivierung vorhandener Ressourcen.
  5. Anpassen der Umwelt.

Schritt 1 – Situationsanalyse

- Differenzialdiagnostische Abklärung (s. S. 125 ff.).
- Kognitives Assessment (s. S. 84).
- Funktionelles Assessment (s. S. 72 ff.).
- Soziales Assessment (s. S. 78 ff.).
- Emotionales Assessment (prämorbid und aktuell) (s. S. 91 ff.).
- Erfassen der aktuellen Konflikte (Fremdanamnese verschiedener Personen) und der Belastung der Betreuer.

Schritt 2 – Information und Planung

- Eine detaillierte Information der Angehörigen (und des Pflegepersonals) über die Krankheit und ihren Verlauf schafft Verständnis für das veränderte Verhalten des Patienten und ist Voraussetzung für weitere Schritte.
- In individuell angepasster Form sollte auch der Patient informiert werden. Dies ist besonders wichtig in frühen Demenzstadien (S. 118).
- Gemeinsame Planung der nächsten Schritte, d. h. Einberufung einer Familienkonferenz (S. 48) respektive Pflegeplansitzung.

Schritt 3 – Kompensation der Defizite

- Gemäß den Strategien von Selektion und Kompensation (S. 28) werden verzichtbare Funktionen (z. B. Kochen, Autofahren) und diejenigen Funktionen benannt, die durch andere übernommen werden müssen, weil sie nicht mehr selbstständig gemeistert werden, dem Dementen aber wichtig sind.

12.5 Milieutherapie bei Demenz

- Wochenplanung zur Verteilung der Pflegelast. Dazu ist u. U. eine Familienkonferenz nötig (S. 48).
- Eine Überforderung der Hauptbetreuenden lässt sich durch Einbeziehung systematischer Entlastungsangebote vermeiden, z. B.:
  - Verschiedene Familienangehörige übernehmen einzelne Aufgaben zu bestimmten Zeiten.
  - Bezahlte oder unbezahlte Hilfen.
  - Ambulantes Pflegepersonal.
  - Teilstationäre Betreuung (Tagesheim, Tagesspital, Entlastungsferienwochen).
- *Cave:*
  - Gefühlsmäßig wird die Selbstständigkeit unterschätzt und der Pflegebedarf überschätzt bei Patienten im Rollstuhl, mit Sprechstörungen oder mit starken Sinnesbehinderungen (z. B. bei Blinden und Tauben).
  - Dagegen wird gefühlsmäßig die Selbstständigkeit überschätzt und der Pflegebedarf unterschätzt bei Patienten mit erhaltener guter Gehfähigkeit, mit erhaltener Sprechfähigkeit trotz Sprachverständnisstörungen oder mit Apraxie oder Agnosie.
- Zu viel oder zu wenig Kompensation der Defizite führen zu sekundären Verhaltensstörungen.

Schritt 4 – Aktivierung vorhandener Ressourcen

- Das systematische Aktivieren noch vorhandener Ressourcen leistet einen Beitrag zur Tagesstrukturierung und zur Vermeidung von Fremdplatzierungen. Beispiele zu bewältigender Aktivitäten:
  - Übertragen von bewältigbaren Haushaltarbeiten.
  - Spaziergänge.
  - Andere gewohnte Aktivitäten (Fernsehen, Zeitschriften anschauen, usw.).
- Gemäß dem Prinzip der Selektion und Optimierung ist systematisches Üben im Grenzbereich zwischen „Defizit" und „Ressourcen" erforderlich. Beispiele:
  - Toilettentraining.
  - Gedächtnistraining.
  - Realitätstraining.
  - Haushaltraining.

  Achtung: Überforderung bewirkt Aggression oder Depression.

Schritt 5 – Anpassen der Umwelt

- Gemäß der Strategie von Selektion, Kompensation und Optimierung muss die Umwelt dem jeweiligen Krankheitsstadium angepasst werden.
  - *Detailanpassungen* für bestimmte Defizite, z. B.:
    - Schuhe mit Klettverschluss statt Bindeschuhe bei Apraxie.
    - Abstellen des Gaskochherdes bei Unzuverlässigkeit in der Benutzung.
    - Licht brennen lassen und Türe offen halten bei nächtlichem Umherirren auf der Suche nach der Toilette.
    - Adressangabe mit Telefonnummer auf Kleider nähen bei Weglaufgefahr.
  - *Milieuänderung* zur Sicherung einer angemessenen Betreuung:
    - Heimplatzierung alleinstehender Dementer, wenn das Alleinsein Ängste auslöst (ab 10–16 Punkten im Mini Mental Status meist notwendig).
    - Unterbringung von gut mobilen Desorientierten mit Bewegungsdrang auf einer weiträumig geschlossenen Abteilung, denn Sedierung, Fixie-

12.5 Milieutherapie bei Demenz

rung oder Eingeschlossensein ohne Bewegungsmöglichkeit wirken sich subjektiv meist negativ aus.
- Engagement von Hilfen für notwendige Dienstleistungen, bzw. regelmäßige Kontrollbesuche.
- Ein Milieuwechsel mit Verbesserung der Betreuungssituation und in Absprache mit dem darauf vorbereiteten Patienten vermindert die Morbidität und weist eine sehr geringe Mortalität auf.

◉ *Cave:* Ein Milieuwechsel *ohne* Verbesserung der Betreuungssituation führt zur Verschlechterung der Krankheit mit erheblichem Mortalitätsrisiko (z. B. bei Platzierung eines Dementen in ein dafür nicht geeignetes Alterswohnheim oder Akutkrankenhaus).

12.6 Umgang mit terminalen Komplikationen

Vermeiden von körperlichem Leid

- Die wichtigsten Ziele sind:
  - Verhindern von Dekubiti (S. 485).
  - Verhindern von chronischen Harnwegsinfekten, vor allem durch Vermeiden von Dauerkathetern bei Inkontinenz (S. 388, 405).
  - Optimale Analgesie unter Verwendung von Opiaten, deren Suchtproblematik hier nicht relevant ist.

Vermeiden von psychischem Leid

- Die wichtigsten Ziele und angewandten Mittel zur Realisierung:
  - Vermeidung paranoider Ängste durch gezielte niedrig dosierte Neuroleptikagabe, solange eindeutig paranoide Inhalte vorhanden sind.
  - Vermeidung des Anbindens von Patienten zur Einschränkung der Bewegungsfreiheit.
  - Vermeidung lebensverlängernder Maßnahmen (Infusionen, Sonden), die nur mit Anbinden der Hände durchgesetzt werden können.
  - Verhinderung der Weglaufgefahr durch Aufenthalt in geschlossener Abteilung, nicht durch Anbinden.
  - Risikominimierung bei Sturzgefahr des Patienten wegen Überkletterns des Bettgitters durch die Auswahl eines niedrigen Bettes ohne Gitter, das längs einer Wand platziert wird. Eventuell sollte eine weiche Matte als Sturzpolster vor das Bett auf den Boden gelegt werden. Eventuell Tragen von Hüftprotektoren.
  - Verhinderung von Angst des Patienten infolge Überforderung bzw. Nichtverstehens durch Reduktion der Anzahl verschiedener Sinneseindrücke (Fernsehen und Radio nur auf Wunsch).
  - Berücksichtigung häufiger Sinnesbehinderungen und/oder kognitiver Einbußen während der Körperpflege:
    - Reduzierte Sehkraft.
    - Schwerhörigkeit.
    - Sprachverständnisstörung bei vorhandener Sprechfähigkeit (typisch für Morbus Alzheimer).
- Je schlechter die verbale Kommunikation, desto wichtiger ist die nonverbale, taktile und nutritive Zuwendung (orales Eingeben statt Sondenernährung).

Vermeiden von sozialer Isolation

- Unterbringung im Mehrbettzimmer und nicht im Einzelzimmer.
- Mindestens einmal täglich Mobilisation aus dem Bett (notfalls in einen Liegerollstuhl).
- Spazierenführen im Rollstuhl durch Angehörige, selbst wenn die Kranken die Umwelt dabei nur bedingt wahrnehmen.
- Mindestens einmal täglich Wechsel vom Schlafbereich in den Tagesaufenthaltsbereich.
- Berücksichtigung des Bedürfnisses nach menschlicher körperlicher Zuwendung, z. B. durch bewusstes Einsetzen von Fußmassage oder Einreiben von Hautpflegemitteln für positiv-emotionelle taktile Körperkontakte.
- Liebevolles Eingeben der Nahrung, nach Möglichkeit durch Angehörige. Dies bildet die wichtigste averbale Kommunikationsform im Endstadium. Dazu sollte man auch das Umstellen des Tagesablaufs in Kauf nehmen. Zugleich erhöht sich die Besucherfrequenz, denn Angehörige vermeiden bei fehlender

12.6 Umgang mit terminalen Komplikationen

verbaler Kommunikation Besuche, sobald sie nichts zu tun wissen (Horror vacui).

Schluckstörung

- ➤ **Grundlagen:** Schluckstörungen können unterschiedliche Pathomechanismen zugrunde liegen. Dazu zählen Kaustörung, Aspiration von Getränken und hyperaktiver Saugreflex. Entsprechend der Differenzialdiagnose bzw. -symptomatik sind unterschiedliche Maßnahmen indiziert.
- ◘ *Cave:* Die Unfähigkeit zu kauen und Aspiration können Hauptsymptome einer sonst wenig auffälligen Akinese eines Parkinson-Syndroms sein; deshalb zuerst:
  – Neuroleptika absetzen und
  – Therapieversuch mit Anti-Parkinson-Medikamenten (S. 345).
- ➤ **Kaustörung:**
  - *Definition:* Unvermögen, die Nahrung normal zu kauen und vom Mund in den Schlund zu befördern.
  - *Maßnahmen:*
    - Pürierte Kost; wenn dies alleine nicht genügt:
    - Eingeben der pürierten Kost und Platzierung von schluckbereiten Portionen mit dem Löffel direkt in den hinteren Mundbereich; das löst den Schluckreflex aus.
- ➤ **Aspiration von Getränken:**
  - *Definition:* Flüssigkeit wird zum Teil aspiriert, während feste und halbfeste Nahrung geschluckt werden kann. Typisches Symptom extrapyramidaler Störungen bei subkortikaler Demenz, oft auch in der terminalen Phase bei Morbus Alzheimer.
  - *Maßnahmen:*
    - Optimale Körperhaltung bei der Nahrungsaufnahme: senkrechter Oberkörper auf dem Stuhl, nicht im Bett. Wenn dies nicht genügt:
    - Eindicken der Flüssigkeiten durch Geliermittel oder Ersatz von Getränken, z. B. Joghurt statt Milch, Pudding statt Creme, geriebener Apfel statt Apfelsaft.
- ➤ **Hyperaktiver Saugreflex:**
  - *Definition:* Die Aufnahme von Nahrung wird durch Auslösen eines Saugreflexes behindert, sobald Nahrung die Lippen berührt.
  - *Maßnahmen:*
    - Verbale oder imitatorische Aufforderung, den Mund zu öffnen und Platzierung der Nahrung direkt in den Mund, ohne Berührung der Lippen.
    - Wenn dies nicht gelingt: Umstellen der Ernährung auf halbflüssige Nahrung und Darreichen in Schnabeltasse oder mit Plastiksaugrohr.

Nahrungsverweigerung

- ➤ **Grundlagen:** Wegen des unterschiedlichen Vorgehens ist eine *Nahrungsverweigerung aus therapierbaren Gründen* von einer *Nahrungsverweigerung als verbindlicher Willensäußerung* (im Sinne eines Sterbewunsches) zu unterscheiden (nähere Beschreibung s. unten).
- ➤ Isolierte Verweigerung von Essen *oder* Trinken kann gut durch vollständiges Umstellen auf flüssige Vollwertdiät bzw. Eindickung der Getränke kompensiert werden.

12.6 Umgang mit terminalen Komplikationen

- **Nahrungsverweigerung aus therapierbaren Gründen** – mögliche Ursachen:
  - *Schmerzen in der Mundhöhle*:
    - Druckulkus einer Zahnprothese.
    - Herpes- oder Soorinfekt.
    - Karzinom.
    - Zahnabszess oder anderer Infekt.
  - *Übelkeit:*
    - Medikamenteneinfluss: Digoxin, Opiate etc.
    - Präileus durch Stuhlimpaktation evtl. mit paradoxem Durchfall.
    - Mechanischer Darmverschluss.
    - Akutes Abdomen.
  - *Depression.*
  - *Vergiftungswahn.*
  - *Protesthaltung:*
    - Gegen eine bestimmte Pflegeperson.
    - Gegen bestimmte Umstände der Nahrungsdarreichung oder -zusammenstellung.
    - Gegen Abwesenheit oder Anwesenheit von bestimmten Angehörigen.
- **Nahrungsverweigerung als verbindliche Willensäußerung:**
  - Erst wenn therapierbare Ursachen ausgeschlossen sind, darf eine Ess- und Trinkverweigerung als verbindliche Willensäußerung im Sinne eines Sterbewunsches akzeptiert werden.
  - Unter diesen Umständen ist eine solche Willensäußerung selbst bei einem Schwerstdementen als juristisch verpflichtend zu akzeptieren. Zwangsernährung oder Zwangshydration entsprächen einer Verletzung der Persönlichkeitsrechte.
  - *Hinweis:* Die Respektierung des durch Ess- und Trinkverweigerung geäußerten Willens eines Demenzkranken führt nicht zu verstärktem Leiden, denn fastenbedingte Ketose oder Dehydration sind im Alter nicht mit subjektivem Leiden verbunden, sondern gewähren gute Palliation und wirken ähnlich wie die Gabe von Opiaten.
  - Pflegerische Ethik verlangt nicht Zwangsernährung und Zwangshydration, sondern Weiterführen der menschlichen Zuwendung, inkl. regelmäßiger Körperkontakte (Hautpflege) und optimaler Mundpflege durch regelmäßiges Befeuchten der Lippen und evtl. Luftbefeuchtung bei Mundatmung (s. S. 361).
  - *Achtung:* Saugen am Waschlappen oder Wattebausch bei der Mundpflege ist ein Zeichen von subjektivem Trinkbedürfnis, d. h. es signalisiert ein Wiederauftreten des Lebenswillens. Wenn unter diesen Umständen normales Trinken mit Schnabeltasse oder Saugrohr nicht gelingt: Versuch mit der Anschlusskonstruktion eines Infusionsschlauchs vorne an ein Mundpflegestäbchen mit hohlem Plastikstiel und hinten an eine Flasche mit dem Lieblingsgetränk des Patienten.

Pneumonie

- Mit Recht wird die Pneumonie als „Freund der Betagten" bezeichnet. An dieser kurzen akuten schmerzfreien Krankheit zu sterben erspart Betagten die „kalte Entwürdigung des Zerfalls", die sie und ihre Freunde so belasten (W. Osler, 1898).

12.6 Umgang mit terminalen Komplikationen

- **Bedeutung als Todesursache:** Die Pneumonie bildet mit Abstand die häufigste Todesursache Dementer, sei es als primäre Bronchopneumonie, als bakterielle Superinfektion nach viralem Infekt, als Aspirationspneumonie oder als Infarktpneumonie nach Lungenembolien. Diese Formen bilden zusammen 60 % aller Todesursachen Dementer.
  - 75 % aller Ärzte, Gerontologen und Familienangehörigen von Demenzkranken fordern einen Verzicht auf lebensverlängernde Maßnahmen, inkl. Verzicht auf medikamentöse Behandlung von Pneumonien.
  - 60–70 % dieser Personengruppen fordern auch den Verzicht auf parenterale Flüssigkeitszufuhr bei Endstadien von Demenz mit kompletter Hilfsbedürftigkeit (Unfähigkeit, Angehörige zu erkennen, Sprechunfähigkeit und Unmöglichkeit, früher befriedigende Beschäftigungen auszuführen).
- **Vorgehen** (ethische Grundhaltungen dazu s. S. 8):
  - *Kausale Therapie mit Antibiotika und parenteraler Füssigkeitszufur:* Entscheidend für die Indikationsstellung ist der mutmaßliche Wille des Patienten (S. 107).

  Merke: Die Behandlung einer Pneumonie mittels Antibiotika und Infusion gegen den mutmaßlichen Willen eines Patienten, der eindeutige Sterbewünsche geäußert hat (vor Zeugen, dokumentiert in der Krankengeschichte), ohne dass dies durch neuere Zeichen von Lebenswillen widerrufen worden wäre, ist eine mögliche strafbare Körperverletzung.

  - *Palliative Therapie:*
    - Die pneumoniebedingte Eintrübung des Bewusstseins, insbesondere durch die dabei erwünschte Dehydration, verhindert meist subjektives Leiden im Sinne einer optimalen Palliation.
    - Tritt dennoch subjektive Atemnot auf, ist Morphiumgabe und Sauerstofftherapie zur optimalen Palliation notwendig.
    - Die Sicherung von lebensverlängernden Maßnahmen wie Infusionen oder Sonden durch Festbinden der Hände bei einer nicht behandelbaren Demenz als Ursache von Urteilsunfähigkeit verstößt gegen die Menschenwürde und ist deshalb kaum zu rechtfertigen, selbst wenn das Leben des Dementen dadurch gefährdet ist.

13.1 Depression – Allgemeines

Grundlagen

- **Definition:** Depression ist eine Krankheit des Körpers und des Geistes; psychiatrisch stehen Störungen des Affektes, des Denkens und des Antriebes im Vordergrund.
- **Epidemiologie:**
  - Für die Bevölkerungsgruppe der über 65-Jährigen gilt:
    - Ca. 15 % der in Privathaushalten lebenden und 40–55 % der institutionalisierten Patienten sind mässig depressiv, wobei viele dieser Patienten erfolgreich behandelt werden können.
    - 2–3 % der in Privathaushalten lebenden und 6–12 % der institutionalisierten Patienten sind schwer depressiv.
  - Eine Depression kann erstmals im höheren Lebensalter auftreten oder sich als rezidivierende Phase einer längerdauernden Krankengeschichte manifestieren.
  - 1 % der Bevölkerung leidet an manisch-depressiver Krankheit.
- Depressive Patienten haben ein erhöhtes Risiko für andere Erkrankungen, und der Heilungsprozess somatischer Erkrankungen wird durch depressive Komorbidität verzögert.

Multifaktorielle Ätiopathogenese

- Genetische Prädisposition.
- Psychosoziale Faktoren wie Trauer, Verlust, Isolation.
- Anderweitige Erkrankungen, z. B.:
  - ZNS-Erkrankungen: Frühstadium einer Demenz, Morbus Parkinson, zerebrovaskuläre Erkrankungen.
  - *Hinweis:* Depressive Syndrome mit ausgeprägten kognitiven Störungen und Depression als Folge von demenziellen Syndromen sind besonders schwierig auseinanderzuhalten.
  - Alkoholabusus und -abhängigkeit.
  - Kardiovaskuläre Erkrankungen.
  - Chronische Schmerzen.
  - Malignome.
  - Endokrine Erkrankungen: z. B. Hypothyreose, Diabetes mellitus.
  - Qualitative und quantitative Unterernährung.
  - Elektrolytstörungen.
  - Anämien.
  - Chronisch obstruktive Lungenerkrankungen.
  - Niereninsuffizienz.
  - Chronische Infektionen.
- Nebenwirkungspotenzial bestimmter Medikamente, z. B.: Digitalis(überdosierung), Clonidin, Reserpin (Achtung: enthalten in Antihypertensiva-Kombinationen), Neuroleptika, Steroide, Zytostatika, Immunsuppressiva.
- Psychophysische Risikokonstellation für die Erkrankung an einer Depression (vgl. Abb. 14):
  - Weibliches Geschlecht.
  - Alleinstehend.
  - Belastende Lebensereignisse.
  - Fehlendes soziales Netzwerk.
  - Fehlende Tagesstruktur.

13.1 Depression – Allgemeines

- Akute oder chronische körperliche Krankheit.
- Frühere depressive Phasen.

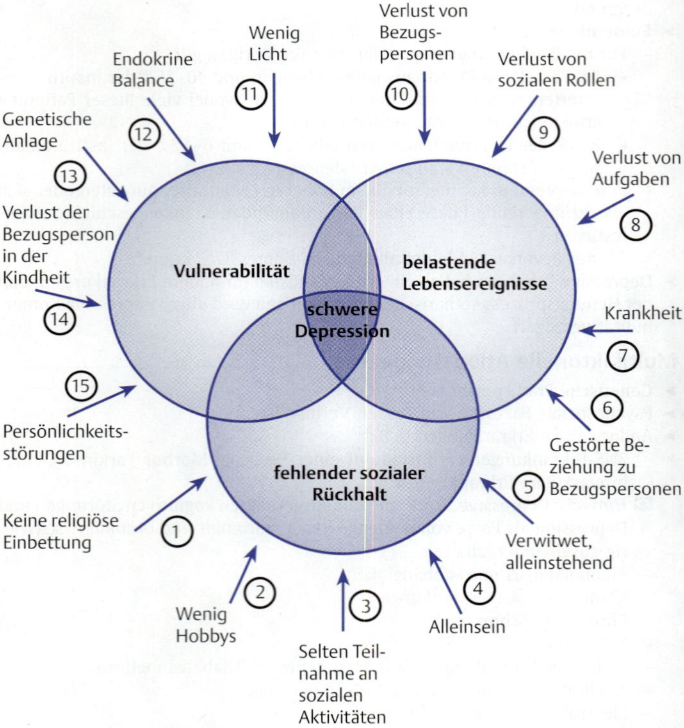

Abb. 14 Einflüsse auf die Entstehung einer Depression

Klinik

- Die klassischen Symptome der Depression benennt das DSM IV bzw. die ICD-10:
  - Traurige/gedrückte Stimmung, Freudlosigkeit, Verlust des Interesses an der Umgebung.
  - Verminderte Konzentrationsfähigkeit und Aufmerksamkeit.
  - Gedächtnisstörung.
  - Vermindertes Selbstwertgefühl und Selbstvertrauen.
  - Schuldgefühle und Gefühl von Wertlosigkeit.
  - Verlust der Lebensfreude.

13.1 Depression – Allgemeines

- Gewichtsverlust oder Gewichtszunahme.
- Insomnie oder Hypersomnie.
- Psychomotorische Hemmung oder Agitation.
- Verlust der Energie.
- Suizidalität.
- Gelegentlich, vor allem im höheren Lebensalter: Wahnbildung (Versündigungs-, Schuld-, Verarmungswahn).

◌ *Cave:* Geriatrische Patienten haben häufig nicht das Vollbild einer Depression; im Vordergrund stehen nicht selten Gereiztheit, Resignation, Misstrauen oder hypochondrische Symptome.

Depressionsverstärkende Verhaltensmuster von Bezugspersonen

- Entmündigende Schonhaltung durch Bagatellisieren der psychischen Beschwerden.
- Passivierung durch Verstärken der depressiven Inaktivität.
- Tabuisierung der depressiven Todeswünsche und Sexualstörungen. Dadurch werden noch weniger sinngebende Erlebnisse möglich.
- Rückzugstendenz durch Zurückhaltung bei depressiver Hemmung des Patienten.
- Unrealistisches Überangebot bei Interesselosigkeit des Depressiven.
- Frustriertes Mitgefühl bei depressiver Hilflosigkeit. Dies führt zu zunehmender Isolation und verstärkt die depressive Rückzugstendenz.
- Ärgerliche Ungeduld durch Drängen bei depressiver Verlangsamung.
- Appelle an den Willen von klagsamen Depressiven.
- Präsentation unrealistischer Lösungsangebote bei depressiver Entscheidungsunfähigkeit. Depressive können auf gutgemeinte Ratschläge nicht eingehen: „Ratschläge sind Schläge", die die depressive Enttäuschung verstärken.

Diagnostik

- **Eigenanamnese:** *Einstiegsfragen* empfehlen sich, da viele Patienten Mühe haben, sich ein depressives Leiden einzugestehen. Sie fühlen sich „psychiatrisiert". Beispielfragen:
  - Können Sie sich freuen?
  - Wann haben Sie zum letzten Mal gut gegessen, einen Spaziergang gemacht, mit den Enkeln gespielt?
  - Fällt es Ihnen schwer, Entscheidungen zu treffen?
  - Neigen Sie zum Grübeln?
  - Haben Sie Ihre Energie verloren?
  - Haben Sie Schlafstörungen?
  - Haben Sie körperliche Beschwerden/Schmerzen?
- **Formelles Assessment** (s. Geriatric Depression Scale S. 91).
- **Fremdanamnese.**
- **Internistische Abklärung** analog zur Differenzialdiagnose bei Demenz (s. S. 124).
- Zu den **diagnostischen Symptomen nach DSM IV/ICD-10:** s. S 140.

13.1 Depression – Allgemeines

Differenzialdiagnosen

- Häufig entwickelt sich eine Depression langsam und wird deshalb übersehen.
- „Depression" ist ebensowenig eine Diagnose wie „Anämie". Vor einer medikamentösen, milieutherapeutischen und/oder psychotherapeutischen Behandlung muss eine sorgfältige differenzialdiagnostische Abklärung erfolgen. Denn für anhaltende Behandlungserfolge sind möglichst viele Risikofaktoren zu behandeln bzw. zu kompensieren.
- Die klinische Betreuung ist für die Diagnose entscheidend; deshalb sollte bei unsicherer Diagnose ein geriatrisches oder psychiatrisches Konsil veranlasst werden.

13.2 Antidepressive Therapiemöglichkeiten

Grundlegende Prinzipien der Therapie depressiver Betagter

- Depressionen sind potenziell lebensbedrohliche Erkrankungen, die aggressiv behandelt werden müssen.
- *Achtung:* Kein therapeutischer Nihilismus! Es besteht die Gefahr der Verwechslung mit tolerierbaren Altersbeschwerden.
- **Milieutherapie:** s. u. und s. S. 132.
- **Pharmakotherapie**: s. S. 144.
- Die Belastung der Angehörigen verdient (wie bei Demenz, s. S. 132) gesonderte Beachtung. Unter einer Depression leidet nicht nur der Patient, sondern auch die Angehörigen oder Pflegepersonen: Die Last der Betreuung ist ähnlich wie bei der Betreuung dementer Patienten. Hilfreich ist oft die Einberufung einer **Familienkonferenz** bei Depression. Möglicher Ablauf:
  1. Begrüßung mit Zielvorgabe: Wecken des latenten Selbsthilfepotenzials der Familie als Gruppe.
  2. Kurze Vorstellungsrunde inkl. individuelle Beziehungsanamnese zum Depressiven.
  3. Allgemeine Information über Depression (s. Abb. 14, S. 140).
  4. Information über zehn antidepressive Verhaltensmuster (s. u.).
  5. Entwickeln einer passenden Milieutherapie (s. u.).
- Wichtig ist außerdem die **Befolgung zehn antidepressiver Verhaltensmuster** seitens der Betreuer:
  - Eine klare, verlässliche Haltung einnehmen.
  - Akzeptieren einer Führungsrolle der Betreuer.
  - Hilfe durch antidepressive Medikamente akzeptieren.
  - Den Depressiven von Entscheidungen soweit nötig entlasten.
  - Den Depressiven von überfordernden Aufgaben entlasten.
  - Dem Depressiven einfache Fragen stellen und Zeit für deren Beantwortung lassen.
  - Depression erklären. Eingehen auf Körperbeschwerden, Hoffnungslosigkeit und Suizidgedanken.
  - Dem Erkrankten realistische Hoffnung machen durch Hinweise auf bereits erzielte objektive Fortschritte.
  - Den Erkrankten mittels angepasster konkreter Aufgaben schrittweise aktivieren.
  - Geordnete Zielstrukturen mit realistischer Zielvorgabe realisieren.

Milieutherapie

- Die Milieutherapie berücksichtigt folgende Faktoren, die optimierend verändert werden (s. auch S. 132):
  - Vereinsamung, psychosoziale Belastung: Organisation eines Besuchsprogramms, evtl. Unterstützung durch ein Haustier.
  - Soziale Isolation: Integration in eine Gruppe.
  - Verlust der Tagesstruktur, Fehlernährung: evtl. Aufenthalt in einer Tagesklinik resp. in einem Tagesheim.
  - Physische Inaktivität: Turnen, Sport, evtl. Physiotherapie.
  - Übermedikation und/oder Non-Compliance: Stützende Gespräche.

13.2 Antidepressive Therapiemöglichkeiten

Psychotherapie
- Adäquate Psychotherapie durch ärztliche oder psychologische Fachpersonen (S. 184).
- Stützende hausärztliche Gespräche (evtl. kognitive Verhaltenstherapie).

Pharmakotherapie
- Prinzipien bei der Verordnung von Antidepressiva:
  - Vorab Medikamentenanamnese erheben.
  - Vermeiden von Polypharmakotherapie.
  - Gelegentlich längere Latenz bis zum Wirkungseintritt eines Präparates berücksichtigen: Die Behandlungsdauer sollte mindestens sechs Wochen betragen.
  - Die Medikamentendosis teilweise niedriger als bei jüngeren Menschen (s. einzelne Präparate) wählen.
  - Pharmakokinetische und pharmakodynamische Interaktionen (z. B. P-450-System) mit anderen Medikamenten beachten.
  - Antidepressiva nicht miteinander kombinieren.
  - Trizyklische Antidepressiva gemäß ihrer Indikation nur bei sonst therapieresistenten Patienten verordnen. Die anticholinergen Effekte können ein Delir auslösen, Gedächtnisstörungen verstärken und potenziell letale Herzrhythmusstörungen auslösen.
  - Angehörige zur Förderung der Compliance gut informieren.
  - Behandlungsdauer:
    - *Chronische Depression:* Antidepressiva genügend lange (3–12 Monate) in adäquater Dosierung.
    - *Rezidivierende Depression:* Antidepressive Dauertherapie ohne Dosisreduktion erwägen.
  - **Cave:** Es gibt kaum klinische Studien über die Wirksamkeit und unerwünschte Wirkungen bei somatisch kranken Menschen > 65 Jahre.
- **Empfehlenswerte Antidepressiva (Auswahl):** Siehe Tab. 30.

Tabelle 30 Antidepressiva

Wirkstoff	Handelsname	Dosierung	Bemerkungen
Serotonin-Wiederaufnahmehemmer			
Wichtigste NW: Nausea, Schwindel, Kopfschmerzen, Asthenie, Schlaflosigkeit, Tremor, Agitation, Gewichtsabnahme, gelegentlich auch Gewichtszunahme			
Citalopram	Seropram	10–20 mg/d	im Alter langsamer metabolisiert, kaum pharmakokinetische Interaktionen; auch flüssige Darreichungsform vorhanden
Fluoxetin	Fluctin	5–20 mg/d	langsame Elimination, deshalb niedrigere Dosierung im höheren Lebensalter, Insulinanpassung bei Diabetikern, pharmakokinetische Interaktionen möglich (hemmt P450 II D6, das viele Pharmaka abbaut)
Sertralin	Zoloft	50 mg/d	relativ wenig pharmakokinetische Interaktionen

13.2 Antidepressive Therapiemöglichkeiten

Tabelle 30 Fortsetzung von Seite 144

Wirkstoff	Handelsname	Dosierung	Bemerkungen

Monoaminooxidase-B-Hemmer (MAO-H)
Wichtigste NW: Nervosität, Schlafstörungen, Schwindel, Unruhe, Angst

Moclobemid	Aurorix	300–600 mg/d	keine Diätrestriktion wie bei klassischen MAO-Hemmern nötig. Vorsicht bei Kombination mit anderen Antidepressiva

heterozyklische Antidepressiva
NW: Mundtrockenheit, Obstipation, Sedation, selten Leukopenie und Thrombopenie

Mianserin	Tolvin	30–60 mg/d	
Trazodon	Trittico Thombran	50–200 mg/d	sedative Eigenschaften; nur einsetzen, wenn diese erwünscht sind

NW: Müdigkeit, verschwommenes Sehen, Sedation, Orthostase, Schwindel, selten Priapismus.

Serotonin- und Noradrenalinwiederaufnahmehemmer

Nefazodon	Nefadar	initial 2 × 50 mg, evtl. später bis 2 × 150 mg	Ähnlich wie Trazodone, aber keine orthostatische Hypertonie und weniger anticholinerge Effekte

- **Phytopharmaka** (Hypericum perforatum = Johanniskraut): Diese Präparate haben bei milden bis mittelschweren Depressionen einen in klinischen Studien dokumentierten Effekt.
  - Dosierung: 2 × 250 mg/d, z. B. Hyperiplant, Hyperval, Jarsin 300, Remotiv.
  - Unerwünschte Wirkungen: Photosensibilisierung insbesondere bei hellhäutigen Personen möglich. Selten: Allergische Hautreaktion, Müdigkeit, Unruhe, gastrointestinale Beschwerden.
  - Kontraindikationen: Bekannte Lichtüberempfindlichkeit der Haut.

Alternativen zur Pharmakotherapie mit Antidepressiva

- **Elektrokrampftherapie (EKT):** Bei schweren und therapieresistenten, insbesondere wahnhaften Depressionen ist die Elektrokrampftherapie wirksamer und weniger belastend als die Therapie mit Antidepressiva.
- **Methylphenidat** (Ritalin), 10–40 mg/d, über 2–3 Wochen wirksam zur Antriebssteigerung. Unerwünschte Wirkungen: Anorexie, Angst, Hypertension, Tachykardie, Psychosen. Es liegen keine kontrollierten Studien vor.
- **Helles künstliches Licht:** Bei Herbstdepressionen (seasonal affective disorders) kann die Behandlung mit einer speziellen Lichtquelle indiziert sein.
- **Schlafentzug:** Einzelne Patienten sprechen gut auf totalen oder partiellen Schlafentzug an. Dieser kann – intaktes soziales Netz vorausgesetzt – ambulant durchgeführt werden.

13.2 Antidepressive Therapiemöglichkeiten

Therapie manisch-depressiver Erkrankungen im Alter

- **Dauertherapie mit Lithium:** Die wirksamen Plasmaspiegel sind wesentlich niedriger als bei jüngeren Patienten (0,3–0,6 mval/l Serum). Folgende Grundregeln sind bei der Behandlung mit Lithium zu beachten:
  - Einschleichende Dosierung gemäß Firmenempfehlung.
  - Häufig (am Anfang mindestens wöchentlich) die Lithiumkonzentration im Serum bestimmen.
  - Auf regelmäßige und kontinuierliche Wasser- und Kochsalzzufuhr achten.
- **Cave:**
  - Schmale therapeutische Breite.
  - Ausgeprägte interindividuelle Schwankungen in der Elimination.
  - Erniedrigte renale Clearance im Alter.
  - Erhöhte Empfindlichkeit auf unerwünschte Effekte im Alter.
  - Lithiumintoxikation bei Störungen des Wasser- und Elektrolythaushaltes.
- **Zeichen der Überdosierung von Lithium im Alter:** Bei Symptomen eines zu hohen Lithiumspiegels besteht die Gefahr der Verwechslung mit Altersbeschwerden.
  - *Milde Symptomatik:* Konzentrationsstörungen, Lethargie, Reizbarkeit, Muskelschwäche, Tremor, verwaschene Sprache, Nausea, Erbrechen.
  - *Schwere Symptomatik:* Grobschlägiger Tremor, schwere Ataxie, Dysarthrie, Desorientierung, Delir, Koma, Krämpfe mit tödlichem Ausgang.
- **Therapie der Lithiumintoxikation:** Giftentfernung.
  - Bei chronischer Überdosierung Unterbrechung der Lithiumzufuhr.
  - Bei akuter Intoxikation u. U. Magenspülung. Das wirksamste Mittel zur Entfernung bereits resorbierten Lithiums ist die Hämodialyse (ab 4-5 mval, bei entsprechendem klinischem Bild auch schon ab 2 mval/l Serum). Wegen der langsamen Lithium-Elimination aus dem Gewebe Wiederholung in kurzen Abständen. Sonst osmotische Diurese. Dazu: Genaue intensivmedizinische Überwachung und entsprechende Behandlung.
- **Cave:** Diuretika, da sie die Lithiumausscheidung hemmen. Natriumarme Kost: Gefahr der Kumulation bei geringer therapeutischer Breite.
- Als therapeutische Alternative kann Carbamazepin in Erwägung gezogen werden.

13.3 Suizid

Epidemiologie

- Im höheren Alter werden weniger Suizidversuche, aber mehr erfolgreiche Suizide registriert (Abb. 15).
- Im Vergleich zur Gesamtmortalität der Population der über 65-Jährigen scheint die Anzahl der durch Suizid aus dem Leben geschiedenen Menschen relativ gering gegenüber den anderen Todesursachen. Es besteht aber gleichzeitig eine Dunkelziffer, da nicht jeder Suizid als solcher erkannt wird.

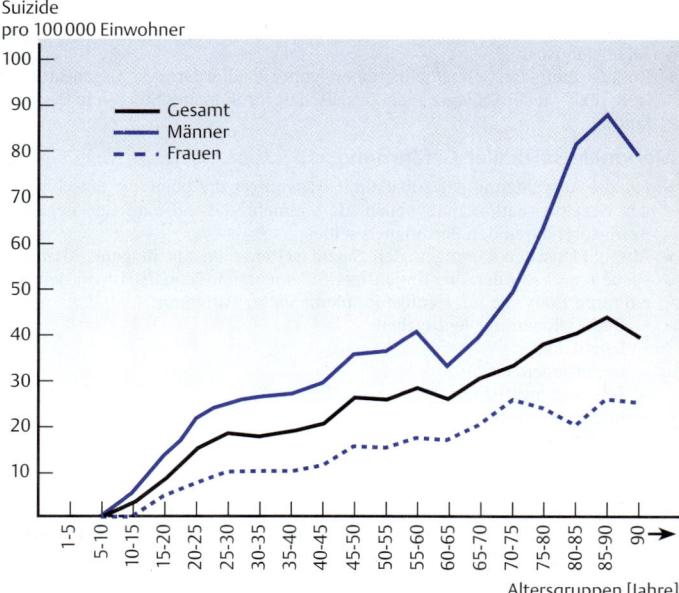

Abb. 15 Suizidrate in Abhängigkeit vom Lebensalter

- Besondere Formen des chronischen Suizides im höheren Alter:
  - Absichtliche Verwahrlosung (DD Diogenessyndrom s. S. 182).
  - Absichtliche qualitative und quantitative Unterernährung (s. S. 372).

Beweggründe

- Der Alterssuizid ist meist eine Reaktion auf (alters-)spezifische Situationen mit mehrfachen Belastungen, die als wenig oder nicht beeinflussbar eingeschätzt werden.
- Der suizidale Akt wird bei älteren Menschen oft länger und konsequenter geplant. Dadurch entsteht der Eindruck eines Bilanzsuizids, d.h. die Entscheidung zum Suizid ist Ausdruck eines Abwägens und Entscheidens, nicht eines Affektes.

13.3 Suizid

- Zuweilen ist er auch als Akt der Befreiung der Umwelt von Last und ungern getragener Verantwortung geplant oder aus Unfähigkeit, Hilfe anzunehmen.

Risikofaktoren

- Psychiatrische Erkrankungen: Depression, Angst, Panikattacken, Prädemenz.
- Chronische, somatische Erkrankungen.
- Männliches Geschlecht.
- Soziale Isolation und Verlusterlebnisse (Partner).
- Verlust der sozialen Rolle (Pensionierung etc.), daraus folgt eine erhöhte Empfindlichkeit auf Kränkungen.
- Leben in sozialer Unterschicht.
- Alkoholabusus.
- Äußere Einflüsse, wie Publikationen von suizidfördernden Organisationen (z. B. „Exit" in der Schweiz oder „Gesellschaft für humanes Sterben in Deutschland).

Merkmale suizidaler Gefährdung

- Für die Abschätzung der Suizidalität ist weniger die objektive Einschätzung der Gesamtsituation maßgeblich als vielmehr das Ausmaß der negativen Bewertung durch den Betroffenen selber.
- Ältere Menschen kündigen den Suizid seltener an als jüngere. Allerdings suchen rund 70% der über 65-jährigen Suizidenten in Monatsfrist vor dem Suizid ihren Hausarzt auf. Häufige Probleme dieser Patienten:
  - Depressionen mit Agitiertheit.
  - Reizbarkeit.
  - Unzufriedenheit.
  - Leistungsinsuffizienz.
  - Interesseverlust.
  - Schlafstörungen.
  - Vegetative und zuweilen sich bis zum Wahn steigernde hypochondrische Beschwerden.
- Gefährdete Ältere zeigen weniger tiefe, traurige Verstimmung.
- Besonders gefährdet scheinen sehr arbeitsame, leistungsorientierte und wenig flexible (rigide) Menschen.
- Verhalten Suizidgefährdeter, das oft Hinweise liefert:
  - Allgemeine Äußerungen über Tod und Sterben. Suizidalität wird häufig nicht spontan genannt.
  - Ordnen eigener Angelegenheiten.
  - Verschenken von Besitz.
  - Verfassen von Testamenten.
  - Aufsuchen des Arztes ohne klaren Grund.
  - Veränderung von Gewohnheiten (z. B. Essen, Schlafen).
  - Vernachlässigung.
  - Plötzliches Ruhigwerden, aber auch vermehrte Aktivität nach einer apathischen Phase.

13.3 Suizid

Prävention und therapeutische Interventionen

- **Allgemein:** Im ärztlichen Gespräch Risikofaktoren identifizieren.
  - Nach Suizidabsichten, -phantasien, -vorbereitungen fragen.
  - Gespräch über Kränkungen führen.
  - Psychiatrische und somatische Erkrankungen mit dem Ziel behandeln, die Lebensqualität zu fördern.
  - Soziotherapeutische Maßnahmen ergreifen wie Integration in eine Gruppe, regelmäßige kurze Kontakte mit dem Arzt.
  - Vermitteln einer lebenswerten Aufgabe und Verantwortung.
- **Vorgehen bei akuter Suizidalität:** Bei ungenügender sozialer Integration Hospitalisation in medizinischer oder psychiatrischer Klinik, gegebenenfalls gegen den Willen des Patienten. Begründung für die Zwangshospitalisation: Suizidimpulse fluktuieren über die Zeit und sind häufig vorübergehend. Das Risiko des erneuten Suizides ist relativ gering.

14.1 Sterbewunsch

Vorbemerkung

- Derzeit wird in den verschiedenen Ländern die Einführung der Straffreiheit für die Beihilfe zum Suizid und die aktive Sterbehilfe (Tötung eines leidenden Patienten auf dessen Verlangen durch Dritte) diskutiert.
- Die öffentliche Meinung neigt z. T. zu dem Argument, dass es ein Freiheitsrecht des Menschen sei, Zeitpunkt und Modalität seines Todes selber zu wählen.
- In der Schweiz und in Deutschland bestehen bereits heute allgemein anerkannte, aber zu wenig bekannte Richtlinien zur Sterbehilfe. Sie betreffen die passive und die palliative (indirekte) Sterbehilfe (s. S. 151).

Ergebnisse der soziologischen und psychiatrischen Suizidforschung

- Die soziologische Suizidforschung zeigt in Bezug auf den assistierten Suizid und die aktive Sterbehilfe (Tötung auf Verlangen) eine Abhängigkeit der Suizidhäufigkeit von politischen, wirtschaftlichen und kulturellen Bedingungen und von der Publizität auf:
    - Suizide weisen im zeitlichen Querschnitt in den europäischen Ländern extreme Häufigkeitsunterschiede auf, die sich nur als Folge von Unterschieden in der gesellschaftlichen Akzeptanz des Suizids verstehen lassen. Der Vergleich der Suizidraten von Einwanderern in die USA zeigt, dass es sich nicht um statistische Artefakte handelt.
    - Suizide werden nachgeahmt.
- Die psychiatrische Suizidforschung zeigt den engen Zusammenhang von Suizidversuchen und Suiziden mit psychischer Krankheit und psychischer Destabilisierung:
    - Die retrospektiven, so genannten „psychologischen Autopsien" von Suizidierten weisen bei 90 bis 95 Prozent der Suizidierten nach, dass sie vor ihrem Tod an einer psychischen Krankheit oder Störung (am häufigsten Depressionen und legale oder illegale Substanzabhängigkeit sowie Persönlichkeitsabweichungen und Schizophrenien) gelitten oder sich in einem krisenartigen Übergang ihres Lebens befunden haben (z. B. Verlust des Partners, Arbeitslosigkeit, Diagnose einer potenziell tödlichen Krankheit).
    - Der enge Zusammenhang mit Depression, Verwirrung sowie Vereinsamung, Konflikten und Enttäuschungen lässt sich im selben Ausmaß bei Schwerkranken und alten Personen feststellen, die um Suizidhilfe bitten oder aktive Sterbehilfe verlangen.
    - Der rationale Bilanzsuizid ist auch bei alten und schwerkranken Personen ein seltenes Ereignis.
    - 80–95 % der Personen, welche einen schweren Suizidversuch in der Klinik überlebt haben, verzichten in den folgenden Jahren und Jahrzehnten auf einen Suizidversuch oder Suizid. Weitere Suizidversuche oder Suizide finden sich, wenn überhaupt, vorwiegend in den ersten Wochen nach dem Klinikaufenthalt. Die meisten Befragten befinden sich bei der Katamnese in einem sehr viel besseren psychischen Zustand.
    - Dies spricht für die Gebundenheit des Suizidwunsches an eine bestimmte Lebenssituation sowie für dessen prinzipielle Labilität und Beeinflussbarkeit und bestätigt damit die Erkenntnisse der soziologischen Suizidforschung.

14.2 Sterbehilfe

Schweizer Richtlinien (1995)

- Grundlage der Richtlinien der Schweizerischen Akademie der medizinischen Wissenschaften (SAMW) ist das Recht des urteilsfähigen Patienten als Auftraggeber des Arztes, jede Form von Behandlung abzulehnen.
- Die passive und die palliative (oder indirekte) Sterbehilfe ist zulässig.
  - *Passive Sterbehilfe* ist der Verzicht auf lebenserhaltende Maßnahmen bei zerebral irreversibel Schwerstgeschädigten sowie bei Sterbenden, wenn deren Leiden einen unabwendbaren Verlauf zum Tode genommen hat. In diesen Fällen ist es gerechtfertigt, folgende Maßnahmen *nicht* einzuleiten oder abzubrechen: Künstliche Wasser-/Nahrungs-/Sauerstoffzufuhr, künstliche Beatmung, Medikation, Bluttransfusion und Dialyse.
  - *Palliative (indirekte aktive) Sterbehilfe* ist eine mögliche Nebenfolge palliativer Maßnahmen (Anwendung von Schmerz-, Beruhigungs- und Betäubungsmitteln zur rein symptomatischen Behandlung). Der Arzt „ist verpflichtet, Schmerz, Atemnot, Angst und Verwirrung entgegenzuwirken, insbesondere nach Abbruch von Maßnahmen der Lebensverlängerung. Er darf palliativ-medizinische Techniken anwenden, auch wenn sie in einzelnen Fällen mit dem Risiko einer Lebensverkürzung verbunden sein sollten".
  - *Aktive Sterbehilfe:* Aktive Sterbehilfe ist in den Strafgesetzbüchern von Österreich, Schweiz und Deutschland verboten.
  - *Beihilfe zum Suizid:* Verleitung und Beihilfe zum Suizid werden nach Art. 115 Schweizer StGB nur dann bestraft, wenn sie aus selbstsüchtigen Gründen geschehen. Dieser Artikel ist ein schweizerisches Unikat. Er betrifft jedermann, nicht nur Ärzte. Die Richtlinien der SAMW nennen Beihilfe zum Suizid „keinen Teil der ärztlichen Tätigkeit"; sie stellen an den Arzt in seiner Berufsausübung strengere Anforderungen als das Strafgesetzbuch.
  - In *Deutschland und Österreich* ist sowohl die aktive Sterbehilfe als auch die Beihilfe zum Suizid verboten. Für die passive und palliative Sterbehilfe gelten analoge Vorschriften wie in der Schweiz, die passive Sterbehilfe wird jedoch von der Ärzteschaft nur zurückhaltend angewandt, wofür viele Patienten und Angehörige wenig Verständnis aufbringen.

Ethische Positionen in Bezug auf Suizid und Sterbehilfe

- **Argument der menschlichen Autonomie:**
  - *Argument:* Das Argument der menschlichen Autonomie ist das wichtigste und am häufigsten gebrauchte Argument für Beihilfe zum Suizid und aktive Sterbehilfe. Autonomes Handeln wird als ein Handeln definiert, das dem Kern der Persönlichkeit eines Menschen entstammt und in seinem uneingeschränkten, langfristigen Willen und einer intakten Urteilskraft wurzelt. Autonomes Handeln liegt demnach dem so genannten „*Bilanzsuizid*" als endgültige Frucht ruhiger, rationaler Überlegung z. B. bei unheilbar Kranken zugrunde. Das Argument der menschlichen Autonomie dient als Rechtfertigung zur Verwirklichung des Sterbewillens durch einen Helfer.
  - *Gegenargument:* Die „evidence-based medicine" zieht aufgrund der Ergebnisse der soziologischen und psychiatrischen Suizidforschung den Schluss, dass in jedem konkreten Suizidfall mit Wahrscheinlichkeit davon auszugehen ist, der Suizident habe in *Verzweiflung* und nicht in rationaler Abwägung seiner realen Möglichkeiten gehandelt.

14.2 Sterbehilfe

- **Akute Notsituationen:**
  - *Argumentation:* Verschiedenenorts fordern unterschiedlich starke Kräfte, in bestimmten, umschriebenen, nicht auf andere Weise behebbaren akuten Notsituationen die Mitleidstötung auf Verlangen einer schwer leidenden Person von der Strafverfolgung auszunehmen.
  - *Gegenargumentation:* Ein Notstand schwerkranker und sterbender Patienten in unseren Krankenhäusern und Heimen, der die Straffreiheit einer aktiven Sterbehilfe zur humanen Aufgabe machen würde, liegt nicht vor. Die meisten medizinischen Experten sind daher der Meinung, dass die bestehenden Gesetze genügen.
- **Argument des ärztlichen Versagens:**
  - *Argumentation:* Das Argument ärztlichen Versagens basiert auf der Vorstellung, dass das Leiden todgeweihter Patienten von Ärzten, um das Versagen (nicht heilen zu können) zu verdrängen, durch „Therapieren um jeden Preis" verlängert werde, sodass der Ausweg in assistierten Suizid oder aktive Sterbehilfe offen stehen müsse.
  - *Gegenargument:* Das Argument entspricht nicht der Realität. Heute drohen angesichts der drohenden Plafonierung resp. Deckelung nicht zwecklose Therapien, sondern eine *Rationierung* auch sinnvoller und erwünschter medizinischer Leistungen zu Lasten der älteren und allgemeinversicherten Patienten.

Leitsätze für die geriatrische Praxis

- Der urteilsfähige Patient kann jede Form von ärztlicher Behandlung verweigern.
- Passive Sterbehilfe und palliative indirekte Sterbehilfe sind allgemein akzeptiert (s. S. 151) und gegebenenfalls anzuwenden.
- Eine Lockerung des Tötungsverbotes und eine stärkere gesellschaftliche Akzeptanz der Beihilfe zum Suizid erhöht möglicherweise einen gesellschaftlichen Druck auf alte, kranke und „schwierige" Personen und könnte eine Entsolidarisierung des Zusammenlebens mit sich bringen.
- Wegen der bekannten Modellwirkung des Suizids ist insbesondere vor einer Ermutigung der organisierten Suizidhilfe für chronisch Kranke und Pflegebedürftige zu warnen.

15.1 Paranoides Syndrom

Grundlagen

- **Definition:** Beim paranoiden Syndrom handelt es sich um eine psychische Störung, bei der wahnhafte, also krankhaft verfälschte, unkorrigierbare Vorstellungen und Gedanken, Selbstbezogenheit und Misstrauen zusammen mit einer Neigung zu bestimmten Formen von abnormem Verhalten wie Erregungszustände, sozialer Rückzug und ausgeprägte psychomotorische Beeinträchtigung auftreten.
- **Eigenschaften des paranoiden Wahns:**
  - Unmöglichkeit des Inhalts.
  - Unvergleichbare, unkorrigierbare, subjektive Gewissheit.
  - Unbeeinflussbarkeit durch Erfahrung und zwingende logische Schlüsse.
- **Epidemiologie:**
  - Schizophrene Psychosen werden bei 8,7–14,5/100 000 der über 65-Jährigen diagnostiziert.
  - Wahnideen sind bei alten depressiven Menschen häufiger als bei jüngeren Depressiven.
  - Frauen sind häufiger betroffen als Männer.
  - 10 % aller psychiatrischen Erstaufnahmen bei den über 65-Jährigen erfolgen aufgrund spät einsetzender wahnhafter Störungen.

Klassifikation paranoider Syndrome (ICD-10)

- **Paranoide Schizophrenie:** Die allgemeinen diagnostischen Kriterien für Schizophrenie müssen erfüllt sein. Zusätzlich müssen Halluzinationen und/oder wahnhaftes Erleben im Vordergrund stehen. Störungen des Affekts, des Antriebs und der Sprache sowie katatone Symptome bleiben eher im Hintergrund.
- **Wahnhafte Störung:** Sie ist charakterisiert durch die Entwicklung einer einzelnen Wahnidee oder mehrerer aufeinander bezogener Wahninhalte, die im Allgemeinen lange – mindestens aber 3 Monate — Aktualität genießen und manchmal lebenslang bestehen können.
- **Anhaltende wahnhafte Störung:** Ein Wahn oder Wahnsysteme werden von anhaltenden Stimmen oder von schizophrenen Symptomen begleitet, die aber nicht als Schizophrenie zu diagnostizieren sind.
- **Vorübergehende akute psychotische Störung:** Bei akuter Belastung als auslösendem Moment ist das Auftreten schnell wechselnder Halluzinationen verschiedener Sinne mit wahnhafter Verarbeitung und schizophrener Symptome innerhalb von zwei Wochen typisch.

Pathogenese

- Abnorme Persönlichkeitsstruktur (paranoid, schizoid s. S. 180).
- Organische Hirnschädigung mit kognitiven Defiziten (insbesondere Gedächtnisbeeinträchtigung).
- Körperliche Erkrankung.
- Medikamente (Antiparkinsonmedikamente, Anticholinergika, Stimulanzien, Opiate, Chinolone, Entzug von Sedativa oder Alkohol).
- Soziale Isolation.
- Risikofaktoren:
  - Sensorische Verluste.
  - Schwierige soziale Situation (Vereinsamung).
- Genetische Faktoren spielen im Alter nur eine geringe Rolle.

15.1 Paranoides Syndrom

Klinische Manifestation

- Wahnhaftes Erleben in verschiedenen Ausformungen: Verfolgungswahn, Beziehungswahn, Bestehlungswahn, Abstammungswahn, Sendungswahn, Eifersuchtswahn.
- Wahrnehmung von Stimmen, die den Betroffenen bedrohen oder ihm Befehle geben.
- Nonverbale akustische Halluzinationen wie Brummen, Pfeifen, Lachen oder Klopfen.
- Geruchs- und/oder Geschmackshalluzinationen.
- Sexuelle oder andere Körperhalluzinationen.
- Inadäquates Verhalten wie Reizbarkeit, plötzliche Wutausbrüche, Furchtsamkeit und Misstrauen, evtl. mit ausgeprägter psychomotorischer Unruhe und Bewegungsdrang.
- Negative Symptome wie Affektverflachung oder Antriebsstörung mit Rückzug.

Diagnostik

- Die Untersuchung sollte möglichst am Wohnort stattfinden, da die Psychopathologie oft mit der unmittelbaren Umgebung des Patienten verbunden ist. Die Patienten kommen meist erst durch Intervention von Nachbarn, Angehörigen, Polizei oder anderen sozialen Institutionen mit medizinischen Angeboten in Kontakt. Die Erlaubnis, die Wohnung des Patienten zu betreten, stellt überdies oft den ersten therapeutischen Erfolg dar.
- **Diagnostische Schwerpunkte:**
  - Anamnese inklusive Familienanamnese und Fremdanamnese (welche Psychotherapie und seit wann?).
  - Körperliche Untersuchung und Laboruntersuchungen (Hinweise für auslösende Krankheit?).
  - Evtl. apparative Untersuchungen (Indikation für eine CT oder MRT s. S. 122).
  - Assessment der Aktivitäten des täglichen Lebens (s. S. 74), wenn möglich.
  - Soziales Assessment (s. S. 78).
  - Psychiatrische Untersuchung, ergänzt durch psychologische Testuntersuchung (S. 84 NOSGER, MMS, Depressionskala).

Differenzialdiagnose

- **Affektive Störungen:** Die Erkrankten können, ähnlich wie paranoide Betagte, unter Einsamkeit und Isolation leiden. Wahnideen sind bei alten depressiven Menschen häufiger als bei jüngeren Depressiven. Kriterien zur Abgrenzung einer affektiven Störung:
  - Der Wahn schließt gewöhnlich Ideen der Versündigung, der Verarmung oder einer bevorstehenden Katastrophe ein, für die sich die betreffende Person verantwortlich fühlen kann.
  - Manchmal auftretende akustische Halluzinationen bestehen gewöhnlich aus diffamierenden oder anklagenden Stimmen; die Geruchshalluzinationen beziehen sich meist auf Fäulnis oder verwesendes Fleisch.
  - Eine schwere psychomotorische Antriebsstörung kann sich bis zum Stupor steigern.
- **Organische Störungen** bei Nachweis einer zerebralen Erkrankung, Verletzung oder Funktionsstörung bzw. bei Vorliegen einer systemischen körperlichen Erkrankung, darunter vor allem Infektionen, metabolische, endokrine und neurologische Störungen.

15.1 Paranoides Syndrom

- *Organische Halluzinose:* Infolge einer zerebralen Erkrankung kommt es zu einer Störung von immer wieder auftretenden, meist optischen oder akustischen Halluzinationen bei klarer Bewusstseinslage. Eine wahnhafte Verarbeitung kann auftreten, die Einsichtsfähigkeit bleibt aber erhalten.
- *Organische wahnhafte Störung:* Eine Störung, bei der anhaltende oder immer wieder auftretende Wahnideen das Bild bestimmen. Gelegentlich treten auch Halluzinationen auf. Bewusstsein und Gedächtnis bleiben ungestört.
- *Demenz* (s. S. 117) mit zusätzlichen, vorwiegend wahnhaften Symptomen.
- *Demenz* (s. S. 117) mit zusätzlichen, vorwiegend halluzinatorischen Symptomen.

▶ **Schizoaffektive Störungen:** Es handelt sich um episodische Störungen, bei denen affektive und schizophrene Symptome gleichzeitig auftreten. Diese Form der Störung wird bei einer kleinen Gruppe alter Menschen festgestellt.

Nichtmedikamentöse Therapie

▶ Die psychosoziale Unterstützung stellt mit milieutherapeutischen Maßnahmen und stützender Psychotherapie den Schwerpunkt der Therapie dar. Aber auch die Pharmakotherapie spielt in der Behandlung eine wichtige Rolle.

▶ **Kausale Therapie:**
- Sensorische Verluste soweit möglich korrigieren.
- Organische Ursachen soweit möglich behandeln.

▶ **Milieutherapie:** Die frühzeitige Einleitung milieutherapeutischer Maßnahmen ist wichtig, um die psychosozial belastende Situation modifizieren zu können.
- Soziale Isolation beheben, z. B. durch ambulante Altenpflege oder Tagesheim.
- Tagesstruktur in den Institutionen etablieren, z. B. Aktivierungstherapie.

▶ **Psychotherapie:** Stützende Psychotherapie, evtl. Gruppentherapie, Unterstützung der Angehörigen und anderer Betreuer.

◐ *Achtung:* Die Information der Angehörigen und Betreuer über die Erkrankung ist sehr wichtig, um eine Überforderung zu vermeiden, um die Irrealität der Wahninhalte aufzeigen zu können und um den Rückzug zu verhindern oder rückgängig zu machen.

Medikamentöse Therapie – Neuroleptika

▶ In den meisten Fällen wird eine Therapie mit Neuroleptika notwendig, um das Leiden zu lindern und die notwendigen psychosozialen Maßnahmen einleiten zu können. In der *akuten Phase* erfolgt eine orale Medikation. In der *Langzeittherapie* muss bei fehlender Compliance unter Einbeziehung eines alterspsychiatrisch geschulten Facharztes die Indikation für Depotpräparate diskutiert werden.

▶ **Nebenwirkungsspektrum der Neuroleptika:**
- *Neurologisch:* Extrapyramidale Nebenwirkungen, Delirium.

  ◐ *Cave:* Extrapyramidale Nebenwirkungen sind besonders häufig bei den Butyrophenonderivaten und den Phenothiazinen mit aliphatischer Seitenkette anzutreffen: z. B. bei bis zu 80 % der Behandlungen mit Haloperidol und bei 15 % der Behandlungen mit Promazin. Bei Langzeitbehandlungen älterer Patienten entstehen meistens Akathisie und Spätdyskinesien (in 25 % der Fälle nach 1 Jahr, in 50 % der Fälle nach 2 Jahren und in 70 % der Fälle nach 3 Jahren Neuroleptikatherapie), die pharmakologisch kaum beeinflussbar sind.

- *Hämatologisch:* Agranulozytose.
- *Kardiovaskulär:* Orthostase.

15.1 Paranoides Syndrom

- *Metabolisch:* Leberschädigung.
- *Obstipation.*

▶ **Typische Neuroleptika** zeigen zwar in doppelblinden Vergleichsstudien keine wesentlichen Wirkungsunterschiede, im Einzelfall wirken sie jedoch nicht gleich. Die unterschiedlichen Nebenwirkungsprofile müssen bei der Auswahl besonders beachtet werden.
- *Hochpotente Neuroleptika* wirken stark antipsychotisch und haben starke extrapyramidale Nebenwirkungen, sedieren aber relativ gering.
- *Schwache Neuroleptika* wirken hingegen gering antipsychotisch und haben schwächere extrapyramidale Nebenwirkungen, sedieren aber stark.
  - **Cave:** Wegen der auch in niedrigen Dosen häufigen extrapyramidalen Nebenwirkungen sollen wegen deren Gefahren für Betagte (Sturz mit Fraktur, Aspiration) nur bei ungenügender Wirkung der atypischen Neuroleptika oder deren Alternativen bei Hochbetagten typische Neuroleptika eingesetzt werden, möglichst nur für kurze Zeit, nicht als Dauertherapie!

▶ **Atypische Neuroleptika** ermöglichen eine deutliche Verbesserung der Pharmakotherapie der paranoiden Symptome im Alter. Sie wirken gut antipsychotisch, haben kaum extrapyramidal-motorische Nebenwirkungen und sedieren deutlich.
- *Indikationen:* Vorbestehende, auch nur leichte extrapyramidale Symptome oder trotz Dosisreduktion persistierende extrapyramidale Nebenwirkungen mit Sturzgefahr, Morbus Parkinson, Lewykörper-Demenz, frontotemporaler Demenz.
- Besonders wirksam sind atypische Neuroleptika bei Minussymptomatik.

Cave: Risperdon, Olanzepin und Sulpirid können auch extrapyramidale Nebenwirkungen haben, vor allem in mittleren bis hohen Dosen.

Tabelle 31 Neuroleptika: Einteilung und Dosierung in der Geriatrie

Generic/Handelsname – Charakteristika		Dosierung in mg/Tag
typische Neuroleptika		
Phenothiazine		
Thioridazin (z. B. Melleril)	sedierend*	10–200
Butyrophenone		
Haloperidol (z. B. Haldol)**		0,5–10
Pipamperon (z. B. Dipiperon)	sedierend*	10–120
atypische Neuroleptika		
Clozapin (z. B. Leponex)	sedierend	12,5–100
Risperidon (z. B. Risperdal)		0,5–1,5 (evtl. bis 6)
Olanzapin (z. B. Zyprexa)		2,5–5
Sulpirid (z. B. Dogmatil)		25–100
Quetiapin (z. B. Seroquel)	sedierend	25–300

* niedrigpotentes Neuroleptikum
** hochpotentes Neuroleptikum

15.1 Paranoides Syndrom

- **Grundsätze der Dosierung in der Geriatrie:**
  - Erstmals im Alter auftretende wahnhafte Störung:
    - Dosisreduktion grundsätzlich auf 1/3-1/2 der üblichen Dosis bei jungen Erwachsenen.
    - Besonders initial sehr niedrig dosieren und, wenn nötig, jeweils erst nach Erreichen des Steady State (5–7 HWZ) die Dosis steigern.
    - Absetzversuche nach 6 Monaten bei stabiler psychosozialer Unterstützung möglich.
  - Patienten mit bekannter chronischer Psychose und Rezidiv im Alter: Bei diesen Patienten kann die Dosis wesentlich höher gewählt werden. Meistens ist eine Dauerbehandlung indiziert. Absetzversuche bei Stabilisierung sollten frühestens nach 2 Jahren erfolgen.
  - Charakterisierung einzelner Präparate, in absteigender Reihenfolge der Verordnungshäufigkeit benannt:
    - *Haloperidol (Haldol):* 0,5–5 mg/d initial, bis 10 mg/d in der akuten Phase, Erhaltungsdosis von 1–3 mg/d. Indikationen: Produktive Symptomatik mit ausgeprägten Wahnideen und Halluzinationen.
    - Nebenwirkungen (NW): Starke extrapyramidale NW mit Sturzgefahr, aber auch Orthostase. Delirante Symptome und das Maligne-Neuroleptika-Syndrom (maligne Hyperthermie) sind selten → Haloperidol sollte bei Betagten heute nur noch ausnahmsweise, z. B. beim Scheitern atypischer Medikamente, verordnet werden.
    - *Risperidon (Risperdal):* 0,2–1,0 mg/d initial, bis 6 mg/d in der akuten Phase, Erhaltungsdosis von 1 mg/d. Indikationen: Positive, aber auch negative psychotische Symptomatik; neuropsychiatrische Symptome und Verhaltensstörungen im Rahmen einer Demenz (max 1,0 mg/d). Wenig sedierend. NW: Bei älteren Patienten häufig Blutdruckabfall, ab 2 mg/d extrapyramidale NW, manchmal in Form eines „PISA-Syndroms" (schiefe Körperhaltung).
    - *Pipamperon (Dipiperon):* 10–80 mg/d initial, evtl. bis 120 mg/d steigern. Indikationen/nur beim Scheitern der Medikamente der ersten Wahl (atypische Neuroleptika): Unruhe und Aggression dementer Patienten (gute Wirksamkeit), akute wahnhafte Symptomatik (wenig wirksam). Wichtigste NW: Sedierung, Hypotonie, extrapyramidale Symptome.
    - *Clozapin (Leponex):* 6,25–50 mg/d initial, evtl. bis 100 mg/d steigern, Erhaltungsdosis 12,5–50 mg/d. Indikationen: Positive und insbesondere negative Symptomatik. Initial sedierend. NW: Gelegentlich delirantes Syndrom. Agranulozytosegefahr, daher sind Leukozytenkontrollen notwendig: in der 1.–18. Woche einmal wöchentlich, danach einmal monatlich, zusätzlich bei allen Infektionen. Keine extrapyramidalen NW.
    - **Cave:** Clozapin nicht gleichzeitig mit anderen granulozytopenisch wirkenden Mitteln (z. B. Zytostatika, Thyreostatika, Analgetika, Antiphlogistika, Antibiotika) verabreichen. Wegen verstärkter Sedierung nicht mit Benzodiazepinen kombinieren.
    - *Olanzapin (Zyprexa):* 2,5–5 mg/d initial, bis auf 10 mg/d steigern, Erhaltungsdosis 2,5–5 mg/d. Indikationen: Negative Symptomatik; Mischzustände, akute Psychosen (geringere Wirksamkeit). NW: Häufig auftretende deutliche Gewichtszunahme. Bei höheren Dosen extrapyramidale NW.

15.1 Paranoides Syndrom

- *Thioridazin (Melleril):* 10–50 mg/d initial, evtl. bis 200 mg/d steigern. Indikationen: Psychomotorische Unruhe (gute Sedierung). NW: Hypotonie möglich. Anticholinerge Effekte, daher bei dementen Patienten nicht indiziert.
- *Sulpirid (Dogmatil):* 25–50 mg/d initial, wirkt in kleinen Dosierungen eher antidepressiv, in höheren Dosen antipsychotisch.

Prognose

➤ Im Allgemeinen ist die Prognose günstig; erreichbar ist eine wesentliche Besserung. Gelegentlich kommt es zu chronischen Entwicklungen.
➤ Extrapyramidale Nebenwirkungen mit einer erhöhten Sturzgefahr treten infolge der Neuroleptika-Behandlung häufig auf, ebenso tardive Dyskinesien (auch nach Absetzen der Neuroleptika anhaltende, nicht therapierbare Dyskinesien von Gesicht, Rumpf oder Extremitäten).
➤ Eine Rezidivneigung besteht bei ungenügender Compliance, erneuter Überforderung der Betreuer, fehlender Nachbetreuung und ungünstigen Lebensbedingungen mit sozialer Isolation.
➤ Bei chronifizierten Verläufen finden sich häufig Residualsymptome mit Denk- und Antriebsstörungen.

15.2 Delir

Grundlagen

- **Synonyme:** Delirium; akuter Verwirrtheitszustand; akuter exogener Reaktionstypus.
- **Definition:** Beim Delir handelt es sich um ein akutes, Stunden bis Tage dauerndes psychiatrisches Syndrom mit Desorientiertheit, Wahrnehmungstäuschungen und Unruhe oder Sedation.
- **Ätiologie und Pathogenese:**
  - Ein Delir ist oft das präsentierende Symptom verschiedener geriatrischer Erkrankungen bei gleichzeitigem Fehlen der sonst typischen Krankheitssymptome wie lokalisierte Schmerzen oder spezifische Funktionsstörungen.
  - Zu Delirien können alle akuten oder subakuten Krankheiten oder Zustände führen, die direkt oder indirekt die Funktion des Gehirns beeinträchtigen können. - Beispiele:
    - Demenz und hohes Alter: Wichtigste Risikofaktoren zur Entwicklung eines Delirs (durch verminderte Organreserven). (DD Delir – Demenz s. S. 125.)
    - Metabolische Störungen: Geriatrisch besonders wichtig sind Dehydratation, Hyponatriämie und andere Elektrolytstörungen, diabetische Entgleisung und Schilddrüsenerkrankungen.
    - Chronische Intoxikation mit Alkohol.
    - Nebenwirkung vieler Medikamente (bereits in Normaldosis möglich).
    - Alkohol-/Medikamentenentzug.
    - Akute Infektion jedes Organs durch jeden Erreger.
    - Akutes Trauma mit oder ohne Fraktur oder Fettembolie.
    - Akute Kreislaufstörung: z. B. akuter, sonst asymptomatischer Myokardinfarkt.
    - Hypoxie: Exogen oder bei Lungenkrankheit.
    - Akute neurologische Störung (spezielle zerebrovaskuläre Syndrome s. S. 324).
    - Akute chirurgische Erkrankungen.
  - *Achtung:* Delirien nach Narkose verlaufen mit oder ohne zusätzliche metabolische Störung im Alter oft prolongiert. Besonders häufig sind Elektrolytstörungen (s. S. 385).

Klinik

- **Bewusstseinsstörungen,** meist fluktuierend zwischen Agitation und Somnolenz.
- **Aufmerksamkeitsstörungen** und entsprechend reduzierte Wahrnehmung und Gedächtnisleistung:
  - Halluzinationen: Alle Modalitäten sind möglich, am häufigsten sind visuelle Halluzinationen.
  - Anterograde Amnesie.
- **Formale und inhaltliche Denkstörung:** Inkohärentes Denken bis ausgeprägter Wahn.
- Verwaschene Sprache.
- Oft gestörte Motorik wie Zitterigkeit, anhaltender Tremor, Myoklonie, Asterixis.
- Störungen des Schlaf-Wachrhythmus.

15.2 Delir

- Meist Assoziation mit spezifischen Symptomen und Befunden internistischer, chirurgischer oder neurologischer Störungen.

Diagnostik

- Die Diagnostik stützt sich auf die Eigenananmnese (soweit eruierbar), psychopathologische und körperliche Befunde (soweit eruierbar) sowie Fremdanamnese und Pflegeberichte.
- **Konfusion-Assessment-Methode nach Inouye (1990):** Ein Delir gilt als wahrscheinlich, wenn mindestens 3 der folgenden 4 Symptome vorliegen:
    - *Akuter Beginn und fluktuierender Verlauf:* Fremdanamnese, Pflegeberichte als Informationsquelle.
    - *Störung der Aufmerksamkeit:* Mühe sich zu konzentrieren, leichte Ablenkbarkeit.
    - *Denkstörung:* Inkohärentes, paralogisches oder sprunghaftes Denken.
    - *Quantitative Bewusstseinsstörung:* Von hyperalert bis schläfrig, stuporös, komatös.

Therapie

- **Primär kausale Therapie!** Mehrere Ursachen bedingen mehrere Therapien. *Beispiel:* Im Rahmen einer Infektion mit begleitendem Delir kommt es zur Dehydratation, infolgedessen zu einer Orthostaseproblematik mit Sturzereignis und Oberschenkelhalsfraktur. Therapiert wird folglich mittels Antibiotika, Flüssigkeitssubstitution bei Diuretikakarenz und Frakturbehandlung.
- Eine isolierte symptomatische Therapie ist sehr gefährlich, weil sie den Verlauf der Grundkrankheit maskieren kann. Sie setzt deshalb erst nach einer angemessenen kausalen Therapie der delirauslösenden Krankheit ein (z. B. mit Antibiotika, Hydratation oder Elektrolyttherapie).

15.3 Agitiertheit

Grundlagen

- **Definition:** Agitiertheit bezeichnet eine die Umgebung störende Aktivität, die mit Aufregung und psychomotorischer Unruhe einhergeht.
- Sie ist ein bedeutendes Problem für Betagte und ihre Betreuer, das die Lebensqualität reduziert und häufig zur Aufnahme in eine Institution führt, oder mit der nötigen Behandlung interferiert.
- **Epidemiologie:**
  - In Langzeitinstitutionen zeigen bis 2/3 der Bewohner zeitweise Agitiertheit.
  - Bei etwa der Hälfte der Betagten treten mehrere psychopathologische Symptome gleichzeitig auf.
  - Agitiertheit wird bei 90 % der Patienten mit schwerer oder mittelschwerer Demenz beobachtet.
  - Bei dementen Patienten verstärken psychotische Symptome Agitiertheit.
- **Pathogenese:** Die Ursachen für Agitiertheit können in vier Kategorien zusammengefasst werden und sind oft miteinander vermischt (s. Tab. 32).

Tabelle 32 Kategorien der Agitiertheit und ihre jeweiligen Ursachen

Kategorie	spezielle Ursachen
1. Gefühlsstörungen	– Einsamkeit – Anregungsmangel (sensorische Deprivation), Langeweile – narzisstische Kränkung wegen Kontrollverlust – Verkennung der Situation – Verlust von Selbstständigkeit – affektive Störung – Angst
2. Widrige äußere Verhältnisse	– Unverständliches Verhalten anderer gegenüber dem Betroffenen – für den Betroffenen unverständliche Aufforderungen der Betreuer (z. B. Aufstehen, sich waschen oder Baden, Essen) – Beeinträchtigung eigener Freiräume – Mangel an Struktur in der jetzigen Lebenssituation – Mondphasen – plötzlicher Heimeintritt, Krankenhauseinweisung – Tod in der Familie
3. Körperliche oder geistige Behinderungen	– zerebrale Erkrankung: Die Agitation bildet häufig eine Begleiterscheinung des demenziellen Syndroms in Verbindung mit der abnehmenden Fähigkeit des Patienten sich zu orientieren, sich zu erinnern, logisch zu denken und sich verbal auszudrücken – raumfordernde Prozesse – Delir – Wahnhafte Störungen, chronische Schizophrenie – Schwerhörigkeit – Visusverlust – Infektion – Schmerz – Nebenwirkungen verordneter Medikamente
4. Probleme der Vergangenheit	– gestörte Persönlichkeitsstruktur – unverarbeitete Konflikte, die in der aktuellen Situation neu belebt werden, insbesondere wenn die Konflikte die pflegenden Angehörigen betreffen

15.3 Agitiertheit

Klinik

▶ Zu unterscheiden sind bei Agitiertheit aggressive und nicht aggressive Verhaltensweisen. (Aggressive Verhaltensweisen sind gekennzeichnet durch die Absicht, ein Individuum oder Objekt direkt oder indirekt zu schädigen.) Verhalten bei Agitiertheit äußert sich verbal oder nonverbal.
  - *Motorische Unruhe:* Zielloses Herumlaufen, nächtliches Herumwandern.
  - *Handgreiflichkeiten*: Horten oder Werfen von Gegenständen, beißen, spucken, kratzen, treten, schlagen, kicken, Angriffe gegenüber Gegenständen, gegenüber anderen oder eigener Person.
  - *Verbale Aktionen:* Rufen, schreien, schimpfen, drohen, beschuldigen oder ungewöhnliche Geräusche produzieren, klagen, jammern.
  - *Versteckte Aggressivität:* Verzögerung, Vermeidung oder Ablehnung von Hilfe.

Krankheitsbilder mit Manifestation von Agitiertheit

▶ **Organische Krankheitsbilder:** Zugrunde liegt der Agitiertheit eine zerebrale Erkrankung, Verletzung oder Funktionsstörung bzw. eine systemische körperliche Erkrankung (vor allem Infektionen, metabolische und endokrine Störungen), die folgende psychopathologische Verlaufsformen aufweisen können:
  - *Demenzielle Syndrome:* Mit der Abnahme des Gedächtnisses, der Orientierung und des logischen Denkens treten paranoide Denkinhalte auf. Häufig werden Reizbarkeit und Wutausbrüche beobachtet. Treten die Symptome Angst und motorische Unruhe hauptsächlich am Abend oder in der Nacht auf, werden sie unter dem Begriff „sundown syndrome" zusammengefasst.
  - *Organisches amnestisches Syndrom:* Es finden sich Beeinträchtigungen des Kurzzeitgedächtnisses, Störungen des Zeitgitters, Konfabulationen und emotionale Veränderungen.
  - *Delir:* Das Syndrom ist charakterisiert durch plötzliches Auftreten von gleichzeitig bestehenden Störungen des Bewusstseins, der Aufmerksamkeit, der Wahrnehmung, des Denkens, der Psychomotorik, der Affekte, des Gedächtnisses und des Schlaf-Wach-Rhythmus (s. S. 159).
▶ **Affektive Krankheitsbilder:**
  - Angststörungen treten bei alten Menschen in Form von Panikstörungen, Angst vor Erkrankung, Hilflosigkeit und Abhängigkeit auf. Angst kann im Rahmen einer wahnhaften oder affektiven Störung, aber auch bei demenziellen Syndromen beobachtet werden und agitiertes Verhalten auslösen.
  - Agitiertheit drückt sich in Hin- und Herlaufen, Hände ringen, an den Haaren und Kleidern ziehen, Klagen und Jammern aus.
  - Diese Patienten können unter Einsamkeit und Isolation leiden, was die Agitiertheit verstärkt.
▶ **Schizophrenie und wahnhafte Krankheitsbilder** (s. S. 153): Die Patienten leiden unter formalen Denkstörungen, meist paranoiden Wahnideen, manchmal mit Ausbildung eines Wahnsystems, Halluzinationen und haben häufig den Realitätsbezug verloren.
  - Die chronische paranoide Schizophrenie und die wahnhafte Störung kommen am häufigsten vor.
  - Psychotische Denkinhalte können zur Unterbrechung der sozialen Kontakte und zu Verwahrlosung führen, was die Agitiertheit verstärkt.

15.3 Agitiertheit

Diagnostik

- **Grundsatz:** Der Nachweis *eines* pathogenetischen Faktors genügt nicht. Oft sind gleichzeitig mehrere Faktoren (z. B. Demenz und Delir, Infektion und Schmerz) vorhanden und erfordern eine entsprechende Berücksichtigung bzw. Therapie.
- **Diagnostische Schritte:**
  - Anamnese, Fremdanamnese, insbesondere Medikamentenanamnese.
  - Internistische Untersuchung inkl. Untersuchung des Bewegungsapparates.
  - Neurologische Untersuchung.
  - Psychiatrische Untersuchung.
  - Funktionelles Assessment (s. S. 72).
  - Verhaltensanalyse (NOSGER, s. S. 87).
- **Gezielte Zusatzuntersuchungen** erfolgen auf der Basis der erhobenen Befunde, z. B. Blutbild, Elektrolyte, bei Frakturverdacht gezieltes Skelettröntgen und bei Verdacht auf fokale zerebrale Läsion CT oder MRT (bei ätiologisch unklaren Läsionen ist MRT primär indiziert, bei bekannten ischämischen Läsionen genügt meist CT).

Therapie

- **Behandlungsstrategie:**
  - *Die ursächlichen Faktoren behandeln, soweit möglich.*
  - *Stützende Einzel- oder Gruppenpsychotherapie.*
  - *Unterstützung der Betreuer* (Angehörige oder Personal) durch Weiterbildung, Teamberatung, Supervision und Angehörigengruppen (S. 44).
  - *Milieutherapie.*
  - *Medikamentöse symptomatische Behandlung:* Die Wahl der Präparate muss sich an der Zielsymptomatik orientieren. Durch die Anwendung von Psychopharmaka werden andere psychiatrische Behandlungen nicht ersetzt, allerdings ist der Zugang zum Patienten und der Einsatz anderer Behandlungen erleichtert (s. Grundsätze S. 157).
- **Symptomatische Behandlung mit Neuroleptika** (s. S. 155): Bei Agitiertheit im Rahmen einer wahnhaften Störung sind Neuroleptika Mittel erster Wahl. Für die Verordnung gelten folgende Prinzipien:
  - Niedrige Anfangsdosis – ca. 1/4 bis 1/3 der Erwachsenendosis.
  - Dosissteigerung erst nach Erreichen des Steady-State (in der Regel nach fünf Halbwertzeiten).
  - Keine Dauerbehandlung mit Neuroleptika durchführen – eine Ausnahme bildet die chronisch paranoide Schizophrenie.
  - Die Dosis rechtzeitig reduzieren und ausschleichend beenden.
  - Sonderfall: *Motorische Unruhe und verbale Agitiertheit bei Demenz* sind oft pharmakotherapieresistent. In diesem Fall ist tagsüber Risperidon (Risperdal) 0,5–1,0 mg/d als Ergänzung zur Milieutherapie Mittel erster Wahl; abends und nachts (Sundowning) Trazodon (Trittico) 50–150 mg.
  - Zu Nebenwirkungen s. S. 155.
- **Cave:** Bei Zunahme der Agitiertheit muss an ein Delir oder Akathisie (Drang zur repetitiven Bewegung als extrapyramidale Nebenwirkung von Neuroleptika) gedacht werden.

15.3 Agitiertheit

> **Andere psychopharmakologische Behandlungsformen:**
> - *Lithium* (s. auch S. 146)
>   - Indikationen: Affektive Störungen bzw. Anamnese mit Zyklothymie.
>   - Es kann die motorische Unruhe beeinflussen.
>   - Nebenwirkungen: Extrapayramidale Nebenwirkungen, Ataxie, Desorientierung, Senkung der Krampfschwelle.
>   - Einschleichende Dosierung gemäß Herstellerempfehlungen.
> - *Carbamazepin* reduziert Agitiertheit, Aggressivität und Reizbarkeit.
>   - Nebenwirkungen: Leukopenie, Sedation, Schwindel, Ataxie.
>   - Aufgrund der Leukopeniegefahr sind Blutbildkontrollen erforderlich: zu Beginn monatlich, später vierteljährlich.
>   - Dosis initial 100 mg/d, bis auf max. 2 × 200 mg/d steigern, wenn sich keine Sedierung, Ataxie oder Schwindel entwickelt.
>   - Erhaltungsdosis klinisch titrieren zwischen Wirkung und dosisabhängigen Nebenwirkungen.
> - *Valproat* (Depakine)
>   - Indikation: Wut, Reizbarkeit und Stimmungsschwankungen.
>   - Nebenwirkungen: Veränderung der Leberfunktion, selten Haarausfall.
>   - Vor Therapiebeginn und im Therapieverlauf Leberfunktion prüfen.
>   - Dosis initial 150 mg/d, langsam steigern bis auf 2 × 300 mg/d.
> - *Buspiron* (Buspar 5–30 mg/d). Indikation: Ängstliche Unruhe.
> - *Trazodon* (Trittico 50–200 mg/d): Mittel erster Wahl bei abendlicher Agitation oder Insomnie bei Demenz („Sundowning"). Als Antidepressivum hat es keine extrapyramidalen Nebenwirkungen. Keine Gewöhnung, ebenso kein Reboundeffekt beim Absetzen.
> - *Serotonin-Wiederaufnahmehemmer* wie Sertralin (Zoloft, Gladem 50–100 mg/d) oder Citalopram (Seropram 10–20 mg/d): Speziell indiziert bei gleichzeitig auftretenden Schlafstörungen, Interesse- und Appetitlosigkeit oder bei gedrückter Stimmung (s. S. 144).
> - *Benzodiazepine*.
>   - Indikationen: Angst und Schlafstörungen.
>   - **Cave:** Nebenwirkungen: Starke Sedierung, Ataxie, paradoxe Reaktionen, mnestische Beeinträchtigungen.
>   - Verwendung von Präparaten mit Halbwertszeiten von ca. 6 Stunden ohne aktive Metabolite: Oxazepam (Seresta 7,5–45 mg/d), Lorazepam (Temesta 0,5–4 mg/d).
> - *Auch andere Pharmaka, wie β-Blocker*, werden eingesetzt, wenn gleichzeitig eine somatische Indikation (Tremor oder Hypertonie) dafür besteht, z. B. Inderal (10–120 mg/d).

Achtung: Zu berücksichtigen ist folgender gerontopharmakotherapeutischer Grundsatz: Nicht jedes neu auftretende Symptom ist mit einem zusätzlichen Pharmakon zu behandeln. Zunächst sollte ein verordnetes Medikament, welches das neue Symptom als Nebenwirkung verursachen könnte, abgesetzt werden oder ein Medikament durch ein anderes ersetzt werden, welches möglicherweise im Nebeneffekt das neue Symptom behandelt.

15.3 Agitiertheit

Prognose

- Wenn es gelingt, die Ursachen der Agitiertheit zu finden und zu behandeln, ist die Prognose positiv.
- Bei einer notwendigen medikamentösen, symptomatischen Behandlung ist bei 50 % der Patienten eine zufriedenstellende Wirkung zu erwarten.
- Die Erfolge einer Behandlung können durch strukturelle Veränderungen in den Institutionen der Langzeitpflege erhöht werden. Dazu zählt die Einführung bzw. Wahrung folgender Prinzipien: Tagesstruktur, Wochenpläne für die Bewohner, Bezugspersonensystem, Orientierung am Normalitätsprinzip, Weiterbildung und Teamunterstützung der Betreuer und Realisierung baulicher Voraussetzungen, die eine Betreuung in kleinen übersichtlichen Gruppen ermöglichen.

15.4 Schlafstörungen

Grundlagen

- **Definition:** Schlafstörungen bezeichnen einen Mangel an Schlafquantität und/oder -qualität mit Leistungsminderung und Befindlichkeitsstörung.
- **Epidemiologie:** Klagen über Schlafstörungen nehmen im Alter zu.
  - 40–60% der über 65-jährigen Patienten in Allgemeinpraxen klagen über Schlafstörungen.
  - Frauen sind stärker betroffen als Männer.
- **Physiologische Schlafstadien:** Der Schlaf wird anhand von polysomnographischen Kriterien in den REM-Schlaf (rapid eye movement, sog. Traumschlaf) und den Non-REM-Schlaf eingeteilt. Der Non-REM-Schlaf durchläuft 4 Stadien: Stadium 1 und 2: Oberflächlicher und leichter Schlaf; Stadium 3 und 4: Tiefschlaf.
- **Altersbedingte Veränderungen des Schlafes** lassen sich durch polysomnographische Untersuchungen aufzeigen:
  - Non-REM-Schlaf:
    - *Stadium 1:* Die Dauer der Phasen mit leichtem Schlaf nimmt zu.
    - *Stadium 2* bleibt unverändert.
    - *Stadium 3 und 4* (Tiefschlaf): Diese Stadien gehen zwischen dem 40. und 70. Lebensjahr stufenweise verloren.
  - Die Dauer der REM-Schlafphasen nimmt ab.
  - Reduzierter Schlaf-Effizienz-Index (Quotient aus Schlaf/Dauer der Bettruhe).
  - Zunahme der Zahl nächtlicher Wachperioden.
  - *Beachte:* Für alle diese Veränderungen bestehen große individuelle Unterschiede.

Klassifikation der Schlafstörungen

- **Vorbemerkung:** 1990 wurde von der American Sleep Disorders Association in Zusammenarbeit mit internationalen Fachgesellschaften die „International Classification of Sleep Disorder" (ICISD) veröffentlicht. Die Klassifikation ordnet Schlafstörungen in 4 Hauptkategorien, denen die einzelnen Schlafstörungen in Untergruppen zugeordnet sind.
1. **Dyssomnie:** Primäre Störung und/oder Beeinträchtigung des Schlafes hinsichtlich seiner Dauer, Quantität oder des Zeitpunktes. Der Kategorie der Dyssomnie zugeordnet werden:
   - *Intrinsische Dyssomnie* – wichtige Beispiele:
     - *Insomnie:* Störung mit ungenügender Schlafquantität oder -qualität, die über einen beträchtlichen Zeitraum bestehen bleibt.
     - *Schlafapnoe-Syndrom:* Im Alter häufiger auftretend, oft assoziiert mit Übergewicht. Eine Schlaflabordiagnostik ist indiziert. Typische Symptome: Explosionsartiges Schnarchen, unruhiger Schlaf, nächtliche Atemstillstände (Bettpartner befragen), Beeinträchtigung der intellektuellen Leistungsfähigkeit, Wesensänderung, Tagesmüdigkeit, morgendlicher Kopfschmerz.
     - *Restless-legs-Syndrom:* In Ruhe auftretende beinbetonte Missempfindungen der Extremitäten mit quälendem, nicht unterdrückbarem, einschlafbehinderndem Bewegungsdrang. Häufig kombiniert mit nächtlichem Myokolonus (periodische Beinbewegungen im Schlaf mit Muskelkontraktionen vorwiegend der Unterschenkel von 0,5–5 Sekunden im Inter-

15.4 Schlafstörungen

vall von 4–90 Sekunden). Ätiologie uneinheitlich: Familiär; symptomatisch bei Diabetes mellitus, Niereninsuffizienz und Schlafapnoe-Syndrom. Im Alter zunehmend.
- *Narkolepsie:* Störung, die gekennzeichnet ist durch Schlaf-Wach-Anfälle, Kataplexie, Einschlafstörungen und hypnagoge Halluzinationen.
- *Hypersomnien:* Exzessive Schläfrigkeit und Schlafanfälle während des Tages, die nicht durch eine ungenügende Schlafdauer erklärbar sind.
- Extrinsische Dyssomnien – Beispiele:
- Falsche Schlafhygiene.
- Umgebungsbedingte Schlafstörungen.
- Schlafstörung bei Einnahme von Stimulanzien und anderen Schlafstörungen durch Medikamente (S. 17).
- *Störungen des zirkadianen Schlafrhythmus:* Mangelhafte Synchronisation zwischen dem individuellen und dem erwünschten Schlaf-Wach-Rhythmus. Dies führt zu Klagen über Schlaflosigkeit und Hypersomnie.
2. **Parasomnie:** Abnorme Episoden, wie Schlafwandeln, Pavor nocturnus und Alpträume (im Alter selten), die während des Schlafes auftreten.
3. **Schlafstörungen bei psychiatrischen, neurologischen und internistischen Erkrankungen.**

◉ *Hinweis:* Die individuelle Schlafdauer (Kurzschläfern genügen 4h Schlaf/24h, Langschläfer brauchen 10–12 h/24 h) bleibt auch im Alter erhalten. Da jedoch im Alter Tagesschläfchen häufiger werden, verkürzt sich der Nachtschlafbedarf. In dieser Situation zu späterem Zubettgehen raten, auf keinen Fall pharmakologisch die Schlafdauer erhöhen!

Pathogenese

▶ **Physische Ursachen** (ca. 80% der Schlafstörungen):
- *Internistische Ursachen:* Schmerzen, Fieber, Pruritus, Neoplasien, Infektionen, kardiovaskuläre Erkrankungen, Magen-Darm-Erkrankungen, endokrine oder metabolische Störungen, rheumatische Erkrankungen (Fibromyalgie), Erkrankungen mit Hypoxie (Asthma bronchiale, chronisch-obstruktive Bronchitis).
- *Neurologische Ursachen:* Zerebrale Krampfanfälle, intrakranielle Raumforderung (mit primärer Somnolenz), Morbus Parkinson, Narkolepsie (Schlaf-Wachanfälle, Kataplexie, Einschlafstörungen, hypnagoge Halluzinationen). Demenzielle Syndrome (typischerweise Schlaf-Wach-Rhythmusstörung; in der extremen Form: Tag-Nacht-Umkehr), nächtliche Verwirrtheitszustände (Sundown-Syndrom), Tagesschläfrigkeit.
▶ **Physiologische Ursachen:** alterstypische Lebensrhythmus-Veränderungen, z.B. Krankenhausaufenthalt, Altersheimeintritt.
▶ **Psychische Ursachen:**
- Lebensereignisse, z.B. Todesfall in der Familie, Eheprobleme, Familienkonflikt.
- Schwere Krankheit mit Todesfurcht.
- Depressionen (Schlafstörungen bilden ein Hauptsymptom).
- Angsterkrankungen.
- Psychosen mit paranoiden Ängsten oder Agitation.

15.4 Schlafstörungen

- **Pharmakologische Ursachen:** Einfluss von Alkohol, Koffein, Nikotin, psychotropen Substanzen („Beruhigungsmittel", Schlafmittel; ggf. Polytoxikomanie), Nootropika (Pirazetam, Normabrain), durchblutungsfördernden Mitteln (Buflomedil, Dihydroergotoxin), Antibiotika (Gyrasehemmer), Zytostatika, Migränemitteln (Methysergid), Antihypertensiva (Betablocker, Clonidin, Diuretika), Antiasthmatika (Theophyllin), Hormonpräparaten (Glukokortikoide, Thyroxin, Kontrazeptiva), Antiparkinsonmitteln (L-DOPA, MAO-Hemmer), Antikonvulsiva (Phenytoin).

Klinische Manifestation

- **Vorbemerkung:** Schlafstörungen können sich in unterschiedlicher Weise manifestieren. Die nachfolgend genannten Schlafstörungen können einzeln, aber auch in verschiedenen Konstellationen auftreten.
- Einschlafstörungen.
- Durchschlafstörungen.
- Schlechter, unzureichender Schlaf.
- Schlafrhythmusstörungen mit Einschlafen am Tag.
- Tagesbefindlichkeitsstörungen:
  - Morgendliche Müdigkeit.
  - Depressiv-ängstliche Verstimmungszustände.
  - Reizbarkeit.
  - Kognitiv-psychomotorische Störungen.
  - Verminderte Leistungsfähigkeit und Somnolenz.

Diagnostik

- **Anamnese.**
- **Obligate Untersuchungen:**
  - Körperliche Ganzuntersuchung einschließlich Lymphknotenpalpation.
  - RR, Puls, Größe, Gewicht.
  - Laborgrundstatus: BSG, Leukozyten, Erythrozyten, Hämatokrit, Blutzucker, Harnsäure, Kreatinin, Cholesterin, Triglyzeride, Gamma-GT, OT, Harnstatus.
  - Technische Untersuchungen: EKG, Röntgen-Thorax-Übersicht.
  - Neurologische und psychiatrische Exploration auf das Vorliegen von Depression, Angst, Paranoid oder Demenz.
- **Zusätzliche Untersuchungen:**
  - Partner- oder Betreuerbefragung.
  - *Bei Herzrhythmusstörung oder Synkopenanamnese:* Evtl. Langzeit-EKG.
  - *Bei Vorhofflimmern oder Tachy- oder Bradykardie, bei Verlangsamung oder Verdacht auf Endokrinopathie:* Endokrinologischer Status (TSH und Elektrolyte).
  - *Bei Hinweis auf Erkrankung des rheumatischen Formenkreises:* Rheumafaktorbestimmung.
  - *Bei fraglichen epileptischen Anfällen:* EEG.
  - *Bei Bewusstseinstrübung und klinischen Hinweisen auf das Vorliegen einer Raumforderung:* CT.
- **Schlaflabordiagnostik** bei Verdacht auf das Vorliegen folgender Störungen:
  - Schlafapnoe-Syndrom.
  - Restless-legs-Syndrom.
  - Nächtlicher Myoklonus.
  - Narkolepsie.
  - Nächtliche epileptische Anfälle.

15.4 Schlafstörungen

- Parasomnie.
- Ungeklärte Beeinträchtigung des Schlafes mit Krankheitswert, die länger als ein Jahr besteht.

Allgemeine Therapie

▶ **Grundsätze:**
  - Erst nach Ausschöpfen aller anderen Möglichkeiten Pharmakotherapie einleiten. Soweit möglich kausal therapieren, z. B. antidepressive Therapie bei Altersdepression mit Schlafstörungen.
  - Das ärztliche Gespräch sollte eine Aufklärung und Beratung über die Schlafphysiologie, die Art der Schlafstörung und über die Vor- und Nachteile einer Hypnotikabehandlung beinhalten.

▶ **Basismaßnahmen:**
  - *Beseitigung bekannter Störfaktoren*, z. B.:
    - Entbehrliche Medikamente.
    - Entbehrliche psychotrope Substanzen (Alkohol).
    - Lärmquellen.
    - Isolation (Kompensation durch Einrichten von Alarmsystemen).
  - *Optimierung der Schlafhygiene:*
    - Regelmäßiger Schlaf-Wach-Rhythmus.
    - Schlafen in kühlem, gut gelüftetem und verdunkeltem Raum.
    - Kein Radio oder Fernsehen im Schlafzimmer.
    - Bett mit freiem Weg zur Toilette (ggf. Nachtstuhl neben Bett).
    - Einnahme einer ausreichenden, aber nicht schweren abendlichen Mahlzeit.
    - Koffein- und Nikotinkarenz.
    - Meidung stimulierender Getränke (Alkohol fördert zwar Einschlafen, bei Absinken des Spiegels nach einigen Stunden jedoch fördert er Aufwachen und hemmt erneutes Einschlafen).
    - Vermeidung von Medikamenten, die den Schlaf stören.
    - Entspannende Abendgestaltung.
    - Evtl. baden, saunen oder ein Dampfbad vor dem Schlafengehen.
    - Durchführung entspannender Einschlafrituale.
    - Sorgfältige Beachtung der Therapiemaßnahmen bei Begleiterkrankungen, die den ruhigen Schlaf stören können.
    - Regelmäßiges körperliches Training, aber nicht kurz vor dem Schlafengehen.
  - *Bearbeiten sozialer Konflikte und sozialer Veränderungen*, z. B. Aufenthalt im Altersheim.
  - *Einsatz entspannungs- und verhaltenstherapeutischer Verfahren.*

Medikamentöse Therapie

▶ **Im Alter eventuell indizierte Hypnotika:**
  - *Benzodiazepine:*
  - ◐ *Beachte:* Bei allen Benzodiazepinen besteht die Gefahr der Toleranzentwicklung und Abhängigkeit. Daher: Klare Indikation, kleinste Dosis, kürzeste Behandlungszeit. Nie abruptes Absetzen! Besonders bei hirnorganisch kranken Patienten können paradoxe Reaktionen mit schweren Unruhe- und Erregungszuständen auftreten.

15.4 Schlafstörungen

> **Beachte:** Relative Kontraindikationen für Benzodiazepine:
> 1. Demenzielle Syndrome mit nächtlicher Verwirrtheit. Mittel erster Wahl ist Trazodon (Trittico 50–150 mg/d), bei zu schnell abklingender Wirkung ergänzen mit slow release Chloralhydrat (Chloraldurat blau 500–1000 mg).
> 2. Schlafapnoe-Syndrom. Alternative: Koffein, Antidepressiva ohne sedative Wirkung, nasale CPAP-Therapie (continuous positive airway pressure).
> 3. Bronchopulmonale Insuffizienz unterschiedlicher Genese.
> 4. Alkohol- und Medikamentenmissbrauch.

- *Benzodiazepinrezeptoragonisten*, z. B. Zolpidem, Zopiclon.
- *Schlafanstoßende Antidepressiva*, z. B. Trazodon (Trittico) 25–50 mg, Mianserin (Tolvon) 30–60 mg oder evtl. Trimipramin (Surmontil) 25–50 mg. Beachte: Anticholinerge Nebenwirkungen (gering bei Trazodon).
- *Niederpotente Neuroleptika*, z. B. Pipamperon (Dipiperon) 20–80 mg. Beachte: Extrapyramidale Nebenwirkungen.
- *Chloralhydrat* (Chloraldurat) 500–1000 mg.

▶ **Differenzierter Einsatz:**
  - Für die meisten Schlafstörungen geeignet – mittellang wirksame Präparate (Beispiele):
    - Oxazepam (Seresta) 10–50 mg.
    - Temazepam 10–30 mg.
    - Zopiclon (Ximovan, Imovane) 3,75–7,5 mg.
    - Zolpidem (Stilnox) 10 mg.
  - Bei Einschlafstörungen und kurzer Nachtschlafzeit – kurz wirksame Präparate, z. B. Triazolam (Halicon) 0,125–0,25 mg.

  > **Beachte:** Unerwünschte Nebenwirkungen wie Rebound-Schlaflosigkeit, Rebound-Ängste, Amnesien.

  - Nur bei schweren Schlafstörungen mit gleichzeitig notwendiger Tagesanxiolyse – Präparate mit langer Halbwertzeit (Beispiele):
    - Flurazepam (Dalmadorm) 15–30 mg,
    - Nitrazepam (Mogadon) 2,5–5,0 mg.

    > **Beachte:** Unerwünschte Nebenwirkungen: Muskelrelaxation (Sturzgefahr), Übersedierung (Hang-over), Amnesien. Deshalb sind diese Präparate in der Geriatrie in der Regel kontraindiziert.

16.1 Sucht im Alter

Grundlagen

- **Definition** (gekürzt nach ICD 10): Der Begriff Abhängigkeitssyndrom bezeichnet eine Gruppe körperlicher, kognitiver und sich im Verhalten ausdrückender Phänomene, bei denen der Konsum einer Substanz gegenüber anderen und früher bevorzugten Verhaltensweisen Vorrang hat. Ein entscheidendes Charakteristikum der Abhängigkeit bildet der starke Substanzhunger (craving).
- **Bewertung der Abhängigkeit:**
  - *Abhängigkeit impliziert ein unerwünschtes Verhalten;* dessen Unerwünschtheit lässt allerdings einen breiten individuellen und kulturellen Spielraum offen.
  - *Abhängigkeit hat Krankheitswert.* Ihre Behandlung wird von den Krankenversicherungen übernommen. Eine Leistungspflicht der Invalidenversicherung hingegen begründen nur Krankheitszustände, die einer Sucht zugrunde liegen oder infolge einer Sucht aufgetreten sind.
- **Epidemiologie:** Auch im Alter stellt Alkoholismus die wichtigste Abhängigkeitsform dar.
  - Je nach Stichprobe gelten 2–10 % der über 60-Jährigen und 2–5 % der über 75-Jährigen als Alkoholiker.
    - Rund zwei Drittel davon waren seit Jahrzehnten Alkoholiker, rund ein Drittel entwickelte einen Alkoholismus erst im Alter, meist unter Stressbedingungen (z. B. Partnerverlust).
    - Bei institutionalisierten Patienten ist der Anteil an Alkoholikern deutlich höher.
  - Die Prävalenz für regelmäßigen Alkoholkonsum sinkt jenseits des 60. Lebensjahres auf rund die Hälfte. Hauptgründe:
    - Verstärkte Wirkung des aufgenommenen Alkohols.
    - Krankheitsbedingte Unverträglichkeit.
    - Reduzierte Lebenserwartung der chronischen Alkoholiker.
    - Geringerer Einfluss sozialer Trinkzwänge.
  - Der Konsum von Hypnotika und Analgetika nimmt jenseits des 60. Lebensjahres zu. Dies gilt sowohl für ärztlich verschriebene Medikation als auch für Selbstmedikation. Hauptgrund für die erhöhte Konsumneigung ist die zunehmende Morbidität und Multimorbidität in den späteren Lebensjahren.
  - Das so genannte Herauswachsen aus einer Abhängigkeitsentwicklung betrifft eher das vierte und fünfte Lebensjahrzehnt. Aber auch in einer späteren Lebensphase kann eine innere Beruhigung, bessere soziale Anpassung oder auf andere Art eine entschärfte Lebenssituation auftreten, welche den Gebrauch von Abhängigkeit erzeugenden Substanzen entbehrlicher macht.

Pathogenese

- **Risikofaktoren:** Für das Neuauftreten abhängigen Verhaltens in späteren Lebensjahren kommen folgende Faktoren alleine oder in Kombination in Betracht:
  - *Vorwiegend somatische Faktoren:*
    - Schmerzsyndrome.
    - Andere das Wohlbefinden störende Krankheiten.
    - Schlafstörungen verschiedenster Genese.
    - Vergesslichkeit (vergessen, wieviele Drinks, schon etwas getrunken, wieviele Tabletten, schon getrunken).

16.1 Sucht im Alter

- *Vorwiegend psychosoziale Faktoren:*
  - Funktions-/Aktivitätsverlust.
  - Kontaktverlust.
  - Verlust an Autonomie.
  - Verlust an Perspektive.
  - Verlust an Lusterlebnissen.
  - Erhöhte Verstimmbarkeit, Depression etc.
- ▶ Das Risiko einer Abhängigkeitsentwicklung ist umso größer, je mehr derartige Faktoren zusammentreffen und je einfacher die Beschaffung der Abhängigkeit erzeugenden Substanz ist. Abhängigkeit von Substanzkonsum in der Anamnese und im Umfeld erhöhen das Risiko ebenfalls.
- ▶ Mögliche negative Auswirkungen vor allem chronischer Substanzeinnahme im letzten Lebensdrittel:
  - Erhöhter Wirkspiegel im Körper bei reduzierter Alkoholdehydrogenaseaktivität im Magen und Abnahme der extrazellulären Körperflüssigkeit.
  - Verlangsamter und verminderter Metabolismus:
    - Reduzierte Leberdurchblutung bei gleichzeitig erhöhter metabolischer Beanspruchung.
    - Verlangsamter Abbau in der Leber.
  - Erhöhte Sensitivität vor allem des Zentralnervensystems.
  - Auftreten paradoxer Wirkungen.
  - Interaktionen mit Medikamenten: Chronischer Alkoholismus vermindert den Metabolismus einiger Medikamente und erhöht gleichzeitig deren Toxizität. Von den am häufigsten verschriebenen Medikamenten interagieren die meisten mit Alkohol. Bei gleicher Konsummenge steigt im Alter der Blutalkoholspiegel aufgrund der verminderten Alkoholdehydrogenaseaktivität, was die Interaktionen noch verstärkt.
    - Alkohol und Salizylsäure: Können die Blutungszeit deutlich verlängern.
    - Alkohol und Sedativa, insbesondere Narkotika: Sedationseffekt und atemdepressorische Wirkung potenzieren sich.
    - Alkohol und Nitrate: Erhöhtes Hypotonie-Risiko.
    - Alkohol und trizyklische Antidepressiva: Erhöhtes Hypothermie-Risiko.

Klinik

- ▶ **Somatische Probleme:**
  - Veränderte/s Physiognomie/Erscheinungsbild: Aufgedunsenes Gesicht, Leberhautzeichen, Gangunsicherheit (s. Klinische Untersuchung).
  - Substanzspezifische Organschäden, z. B. Hepatitis, Leberzirrhose, Ulcus ventriculi/duodeni, Gastritis, Kardiomyopathie, Pankreatitis, Hirnatrophie, Wernicke-Korsakow-Syndrom.
  - Malnutrition.
  - Resistenzverminderung.
  - Sturzereignisse bei Unfallgefährdung.
  - Krampfanfälle.
- ▶ **Psychische Probleme:** Delirien, Affektlabilität, Enthemmung, Suizidalität, paranoide Entwicklung, Demenz.
- ▶ **Soziale Probleme:** Riskantes Fahrverhalten, Verwahrlosung, Foetor alcoholicus, Belastung der Angehörigen/Betreuungspersonen, Nachbarschaftskonflikte.

16.1 Sucht im Alter

Diagnostik

- **Vorbemerkung:** Häufig wird die Diagnose nicht oder nur zufällig gestellt. Angesichts der klinischen Problematik ist eine systematische Abklärung wichtig (Abb. 16). Informationsquellen:
  - Anamnese (Selbst- und Fremdanamnese).
  - Typische körperliche und/oder psychopathologische Befunde.
  - Auskünfte bei der direkten Befragung des Patienten und der Bezugspersonen zur aktuellen Substanzeinnahme.
- Jeder Hinweis aus einer der drei Informationsquellen ist durch gezieltes Suchen nach weiteren Hinweisen aus den anderen Quellen zu ergänzen oder zu entkräften.

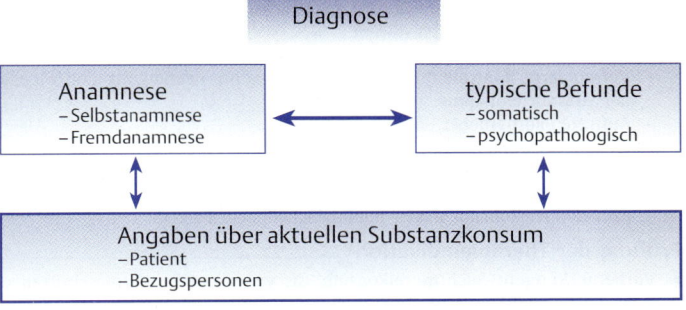

Abb. 16 Abklärung eines Suchtmittelmissbrauchs

- **Diagnostische Stufen bei Verdacht auf das Vorliegen von Alkoholabhängigkeit:**
  - *Gezielte Anamnese:* Fragen nach häufigen Bagatellunfällen, morgendlicher Übelkeit, postprandialen Bauchschmerzen, Pruritus. Alleinstehenden einen Besuch mit Blick in Küche und Schränke abstatten. – Sensitiv und spezifisch sind auch im Alter die folgenden 4 Fragen des CAGE (**c**ut down, **a**nnoyed, **g**uilty, **e**ye-opener):
    - Hatten Sie schon das Gefühl, dass Sie Ihren Alkoholkonsum reduzieren sollten?
    - Haben Sie sich schon geärgert, wenn andere Leute Ihren Alkoholkonsum kritisierten?
    - Hatten Sie schon ein schlechtes Gewissen wegen Ihres Alkoholkonsums?
    - Haben Sie schon am Morgen Alkohol getrunken um Ihre Nerven zu beruhigen oder um Ihren Kater loszuwerden?
  - *Fremdanamnese:* Sie ist wegen der Verleugnungstendenz der Patienten oft entscheidend. Zutreffen der Kriterien des Abhängigkeitssyndroms nach ICD-10 eruieren (s. u.).
  - *Klinische Untersuchung* unter besonderer Berücksichtigung typischer Befunde bei Alkoholabhängigkeit:
    - Foetor alcoholicus.

16.1 Sucht im Alter

- Aufgedunsenes Gesicht.
- Palmarerythem.
- Leberhautzeichen: Ikterus, Lacklippen/-zunge, Teleangiektasien, Spider naevi, Palmarerythem, Dupuytren-Kontraktur.
- Gangunsicherheit (als Symptom einer peripheren Polyneuropathie).
- Hypertonie, die schlecht auf Antihypertensiva anspricht.

Laboruntersuchungen:
- Labortest erster Wahl: Vormittägliche Alkoholbestimmung im Plasma oder in der Atemluft.
- MCV: Makrozytose?
- Erhöhte γGT, evtl. ALT (SGPT) oder AST (SGOT): Hinweis auf Leberschädigung.

▶ **Diagnosekriterien (nach ICD 10):** Die Diagnose Abhängigkeit soll nur gestellt werden, wenn irgendwann während des letzten Jahres drei oder mehr der folgenden Kriterien vorhanden waren:
  - Starker Wunsch nach der Substanzeinnahme (craving).
  - Verminderte Kontrollfähigkeit bezüglich Beginn, Beendigung und Menge der Substanzeinnahme.
  - Auftreten körperlicher Entzugssymptome.
  - Substanzgebrauch zur Milderung von Entzugssymptomen.
  - Auftreten einer Toleranz.
  - Fortschreitende Vernachlässigung anderer Vergnügen oder Interessen.
  - Anhaltender Konsum trotz eindeutig schädlicher Folgen.

Prüfung der Therapieindikation

▶ **Vorbemerkungen:** Suchtmittelkonsum ist, vor allem im fortgeschrittenen Lebensalter, kein Selbstzweck. Er dient häufig dem Ziel, Schmerz, Krankheit, missliche Lebenslage, Verlusterlebnisse etc. erträglicher zu machen. Oft verhelfen Suchtmittel zu seltener gewordenen Lusterlebnissen.
  - Nutzen und Schaden einer festgestellten Suchtentwicklung sind deshalb ebenso sorgfältig abzuwägen wie möglicher Nutzen und Schaden einer therapeutischen Maßnahme. *Schadensminderung* ist das oberste therapeutische Ziel.
  - Insbesondere ist die Verhältnismäßigkeit einer therapeutischen Intervention zu prüfen. Bei jahrzehntelangem Suchtverlauf ist die Chance einer grundlegenden Änderung anders einzuschätzen als bei einer erlebnisbedingten, erst im Alter entstandenen Sucht. Persönlichkeitsbedingte Suchtgewohnheiten sind schwieriger zu beeinflussen als situationsbedingte.

▶ **Leitfragen:**
  - *Liegt überhaupt eine therapiebedürftige Sucht vor?* Wichtige soziale Folgen einer Suchtentwicklung entfallen im Alter (z. B. Erwerbseinbuße, Vernachlässigung beruflicher und privater Aufgaben etc.). Die Diagnose ist deshalb schwieriger zu stellen als bei Erwachsenen im aktiven Alter.
  - *Wird die Lebensqualität beim Betroffenen durch die Suchtgewohnheiten beeinträchtigt oder gesteigert?* Die subjektive Lebensqualität des Betroffenen entscheidet in der Regel über die Therapiebedürftigkeit. Therapeutische Interventionen dürfen nicht zu einer Verminderung der Lebensqualität führen. Dabei ist die Rolle gravierender Auswirkungen auf das Umfeld sowie das Vorhandensein anderer schwerwiegender Risiken (z. B. Unfallgefahr) angemessen zu berücksichtigen.

16.1 Sucht im Alter

– *Welche Risikofaktoren unterhalten die Sucht? Sind sie beeinflussbar?* Vor allem bei symptomatischer Suchtentwicklung ist nach alternativen Möglichkeiten der Symptombekämpfung zu forschen. Beispiele sind Schlafförderung, Schmerzlinderung, Depressionsbehandlung, Aktivierung, Kontaktförderung mit anderen als suchtgefährdenden Mitteln und Maßnahmen.

Therapieformen

▶ **Entzug:**
  – *Indikation für einen freiwilligen Entzug:* Suchterkrankung eines Patienten mit Krankheitseinsicht und Therapiewilligkeit.
  – *Indikationen für einen unfreiwilligen Entzug:*
    • Dauerintoxikation.
    • Reduzierte Urteilsfähigkeit.
    • Deutliche Beeinträchtigung/Gefährdung.
  – *Symptome, die sich im Laufe des Entzuges bessern oder verschwinden:*
    • Suchtbedingte Bewusstseinsstörungen.
    • Motilitätsstörungen.
    • Ausnahmezustände.
    • Wesensveränderungen etc.
  ◘ *Hinweis:* Entzug allein bedeutet noch keine Heilung vom Suchtverhalten.

▶ **Länger dauernde Abstinenzbehandlung:**
  – *Mögliche Indikationen:*
    • Abstinenzwille eines Abhängigen.
    • Abhängigkeit kürzerer Dauer.
    • Drohende massive Verschlechterung der Lebensqualität.
  – *Vorgehen:* Eine Abstinenzbehandlung ist immer gemeinsam mit Betroffenem, Angehörigen und anderen Schlüsselpersonen vorzubereiten und durchzuführen. Dies gilt sowohl für eine stationäre wie für eine ambulante Behandlung.
  – *Pharmakologische Unterstützung* der Abstinenz bei Alkoholismus:
    • *Acamprosate (Campral)* 1200–1800 mg/d, erhöht die Abstinenzrate erheblich. Nebenwirkungen: Am Anfang der Behandlung gelegentlich Diarrhö oder Übelkeit.
    • *Bei depressiver Grundstimmung:* Serotonin-Reuptakehemmer (s. S. 144).
    • *Zwingend bei Ataxie, Polyneuropathie oder Amnesie:* Thiamin 100 mg/d für 1 Jahr.
  – Auch wenn keine Abstinenz erreicht werden kann und wenn die Sucht weiter besteht, ist eine Schadensminderung durch folgende Maßnahmen möglich:
    • Verbesserte Ernährungsgewohnheiten.
    • Ersatz besonders schädlicher durch weniger schädliche Mittel oder Konsumformen.
    • Vermeidung zusätzlicher schädigender Interaktionen.
    • Unfallprophylaxe.
    • Verhinderung von Verwahrlosung.

▶ **Psychotherapie – Indikationen:**
  – Zustände, welche die Suchtgewohnheiten unterstützen, z. B. Ressentiments, unbewältigte Verlusterlebnisse etc.
  – Automatisierte Suchtbehandlungen → verhaltenstherapeutische Methoden.
  – Ungünstige Gesamtsituation und sekundärer Stress → Ehepaar- oder familientherapeutische Interventionen.

16.1 Sucht im Alter

➤ **Betreuung** (Suchterkrankungen verlangen in der Regel eine länger dauernde Betreuung):
  - Ziele:
    - Dauernde Unterstützung des Selbsthilfewillens.
    - Auffangen von Rückfällen.
    - Verarbeitung von Alltagsärger und belastendem Stress.
    - Herstellung eines vertrauensvollen Kontakts zur Besprechung auch intimer, scham- und schuldbesetzter Gefühle.
  - Bei der Wahl des Betreuers/der Betreuerin spielen persönliche Sympathie, länger dauernde Verfügbarkeit und persönliche Eignung die Hauptrolle. Laienhelfer ohne systematische Unterstützung durch einen engagierten Arzt, Sozialarbeiter oder eine Institution der Suchtbehandlung sind meist schnell überfordert. Dies führt oft zum Betreuungsabbruch mit möglicher sekundärer Suchtverstärkung.

17.1 Neurosen

Grundlagen

- **Definition:** Eine Neurose ist eine lebensgeschichtlich ableitbare, früh entstandene Störung aufgrund eines psychischen Konfliktes.
- **Verwandte Begriffe:** Psychische Reaktion, psychoreaktive Störung. Laut ICD-10: Neurotische Belastungs- und somatoforme Störungen. Der Begriff Psychosomatische Erkrankungen überschneidet sich manchmal mit dem Begriff Neurose.
- **Epidemiologie:** Über 10 % der über 65-Jährigen leiden unter klinisch relevanten neurotischen Störungen. Verlaufsformen der Manifestation:
  - Manifestation ununterbrochen seit der Jugend bis ins hohe Alter mit oder ohne Schwankungen der Symptome.
  - Einige Manifestationen im Wechsel mit störungsfreien Perioden.
  - Erstmanifestation nach dem 60. Lebensjahr.

Hypochondrie

- **Epidemiologische Bedeutung:** Zusammen mit der Depression die häufigste Erscheinungsform unter den Belastungsstörungen des Alters (ca. 5 %).
- **Symptomatik:** Der/die Betroffene beschäftigt sich übermäßig mit der Angst bzw. Überzeugung, eine schwere Krankheit zu haben. Die Fehlinterpretation körperlicher Zeichen oder Empfindung wird als Beweis für körperliche Krankheit angeführt. Am häufigsten beklagte Symptome:
  - Herzklopfen.
  - Schwitzen.
  - Darmperistaltik und Stuhlgang.
  - Husten.
  - Kombination verschiedener Symptome.
- Die körperliche Untersuchung stützt den Verdacht einer körperlichen Störung nicht.

Depression (siehe auch S. 139)

- Der Begriff bezeichnet ein Syndrom, das durch verschiedene Faktoren (vgl. S. 139) bedingt ist. Der Begriff der „neurotischen Depression" sowie der „endogenen Depression" ist zu vermeiden, da diese Begriffe empirisch nicht begründet sind.
- Der wichtigste Risikofaktor einer Depression kann ein neurotischer Konflikt sein.

Ängste, Panikattacken und Phobien

- **Frei flottierende Angst:** Unbestimmte, schwer definierbare Befürchtungen und Erwartung unangenehmer Ereignisse, oft verbunden mit unangenehmen körperlichen Empfindungen, z. B. Schwitzen, kalte Hände, Übelkeit, unangenehme Empfindungen im Abdomen, schnelle Atmung, Gefahr der Hyperventilation, erhöhte muskuläre Spannung, Unruhe. Manchmal Auftreten von Panikattacken.
- **Panikattacken:** Plötzliches Auftreten intensiver Angst mit mehreren Begleitsymptomen, die sich innerhalb weniger Minuten maximal ausbilden und innerhalb von 15–30 Minuten abklingen, aber länger anhaltende Angstgefühle hinterlassen:
  - Tachykardie mit Herzklopfen und evtl. Brustschmerz.
  - Tachypnoe mit Atemnot und Erstickungsgefühl.

17.1 Neurosen

- Schwindel, evtl. mit Depersonalisation oder Derealisation.
- Hitze- oder Kältewallung mit Schweißausbrüchen.
- Übelkeit, evtl. mit Unterleibsschmerzen.
- Angst vor Herzinfarkt, Tod oder Verrücktwerden.
- **Cave:** Erstmaliges Auftreten von Panikattacken ist bei Betagten selten, eine kardiopulmonale oder pulmonale Ursache der Symptome muss in diesem Fall zwingend ausgeschlossen werden (s. S. 228 ff.).

➤ **Phobien:** Periodisch auftretende oder ständig präsente Angst vor einem umschriebenen Stimulus, repräsentiert durch ein Objekt oder eine Situation. Die häufigsten Phobien:
- *Angst vor der Nacht:* Besonders verbreitet bei Herzkranken.
- *Agoraphobie:* Angst, sich an Orten (Straßen, große Plätze, Brücken) oder in Situationen zu befinden, aus denen eine Flucht schwer möglich ist.
- *Klaustrophobie:* Angst vor geschlossenen Räumen.
- *Angst vor Tieren* (v. a. Hunde betreffend).
- *Angst vor gewissen Verkehrsmitteln.*

Zwangssyndrom

➤ **Zwangsgedanken:** Wiederholte, länger andauernde Ideen, Gedanken, Impulse oder Vorstellungen, die als irrational und lästig empfunden werden, die der Betroffene aber nicht loswerden kann. Beispiele:
- Ein religiöser Mensch hat blasphemische Gedanken.
- Ein gutmütiger Mensch hat Impulse, seine Familienmitglieder oder Freunde zusammenzuschlagen.

➤ **Zwangshandlungen**: Wiederholte, zweckmäßige und beabsichtigte Verhaltensweisen. Sie werden nach bestimmten Regeln oder in einer stereotypen Form ausgeführt. Die Person sieht ein, dass ihr Verhalten übertrieben oder unvernünftig ist. Beispiele: Häufiges Händewaschen. Zählen. Wiederholtes Kontrollieren (z. B. Gas, Kochherd, Türe).

Konversionsneurose

➤ **Definition:** Bei der Konversionsneurose handelt es sich um die Umwandlung (Konversion) eines psychischen Konfliktes in eine körperliche Funktionsstörung mit körperlicher Symptombildung. Konversiv-hysterische Symptome können praktisch bei jeder Funktion bzw. bei jedem Organ zutage treten. (Der Ausdruck „hysterisch" ist hier nicht abwertend zu verstehen.)
➤ Eine somatische Grundlage der Symptome kann nicht nachgewiesen werden.
➤ **Symptomatik:** Häufig sind Kopfschmerzen, Herzstechen, Druck in der Brustgegend, Schmerzen in den Gliedern, Potenzstörungen, Magen-Darmkrämpfe, Lähmungen, Gangstörungen usw. Sie können periodisch auftreten, lang anhaltend sein, sich kombinieren oder ihre Lokalisation wechseln. Die Symptome werden nicht (wie bei der Simulation) mit Absicht hervorgerufen. Der Verlust oder die Veränderung einer körperlichen Funktion legt die Vermutung einer körperlichen Erkrankung nahe.

Diagnostik der Neurosen

➤ Die Diagnose einer Neurose ist besonders zurückhaltend zu stellen, wenn das Beschwerdebild im Alter erstmals auftritt.

17.1 Neurosen

- Eine gründliche klinische und Laboruntersuchung ist bei im Alter neu bzw. erneut aufgetretenen neuroseverdächtigen Symptomen zwingend nötig. Die Untersuchungen sind identisch mit denen bei Depression (S. 141).
- Das Vorliegen eines lange dauernden psychischen Konfliktes genügt nicht, um bestehende Symptome als neurotisch zu klassieren, somatische Ursachen sind auszuschließen.
- Im hohen Alter mit seiner Multimorbidität sind rein neurotische Störungen selten, meist spielen sowohl somatische als auch neurotische Ursachen eine Rolle.

Therapie der Neurosen

- **Kombinationstherapie:** Psychopharmaka (Antidepressiva s. S. 144, milde Neuroleptika s. S. 155, Hypnotika s. S. 169) und Psychotherapie.
- **Hilfestellungen** sind oft indiziert, eine Regression soll jedoch nicht induziert werden. Selbstständigkeit ist soweit wie möglich aufrechtzuerhalten.
- **Psychotherapie** (s. S. 184) ist besonders dann wichtig, wenn die psychischen Störungen im Alter aufgetreten sind oder noch nie psychotherapeutisch behandelt wurden. Psychotherapie im Alter ist nicht weniger erfolgreich als bei Jüngeren.

17.2 Persönlichkeitsstörungen

Allgemeines

- **Definition:** Bei Persönlichkeitsstörungen handelt es sich um dauerhafte, tief verwurzelte abnorme Verhaltens- und Erlebnisweisen, die mit subjektivem Leidensdruck und/oder einer Beeinträchtigung der sozialen Leistungsfähigkeit einhergehen.
- **Epidemiologie:** Die Anzahl der Patienten ist erheblich höher als die Zahl der von Psychiatern untersuchten Fälle, welche selten sind.
- **Symptomatik:** Betagte mit Persönlichkeitsstörungen zeigen charakteristische Verhaltensweisen oder Charakterzüge, die sich durch Unflexibilität und Unangepasstheit auszeichnen. Die Kontakte zur Umwelt sind beeinträchtigt, subjektive Beschwerden können ausgeprägt sein. Von der Umgebung werden die Personen oft als „Originale", „Schwierige" und als exzentrisch oder kompliziert bezeichnet.
- **Diagnostik:**
  - Eine organische Ursache ist immer durch gründliche klinische und Laboruntersuchung auszuschließen (s. Depression S. 139).
  - Wenn die Symptome nicht schon das ganze Erwachsenenalter andauern, besonders gründlich nach neuropsychiatrischen oder neuroendokrinen Störungen suchen, die initial ähnliche Bilder zeigen können.
  - Im Zweifelsfall zerebrales CT durchführen, da sehr langsam wachsende Hirntumoren in neurologisch „stummen" Kortexarealen (frontal, rechts parieto-temporal) kaum bemerkbare Persönlichkeitsveränderungen hervorrufen können.
- **Therapie:** Eine Kombination von Psychotherapie, Psychopharmakotherapie, Milieutherapie und Hilfestellungen kann zeitweise zu einer Besserung führen. Die Behandlung der Persönlichkeitsstörungen ist insgesamt aber nicht sehr vielversprechend. Beim senilen Rückzug (s. S. 182) ist die Prognose meistens schlecht.
- **Verlauf:** Persönlichkeitsstörungen zeigen sich oft schon in der Kindheit oder Adoleszenz. Die Verhaltensmuster sind individuell spezifisch und bleiben oft lebenslang unverändert. Bei einzelnen Menschen bessern sich diese Störungen im Alter, bei anderen werden sie mit der Zeit noch ausgeprägter. Die Lebensumstände spielen bei der Manifestation im Alter eine wesentliche Rolle.

Paranoide Persönlichkeit

- Der Betroffene fühlt sich ohne triftigen Grund von Anderen ausgenützt oder benachteiligt.
- Er zweifelt an der Loyalität von Freunden und Angehörigen.
- Harmlose Vorkommnisse werden als gegen ihn gerichtet interpretiert.
- Er ist nachtragend.
- Er fühlt sich schnell missachtet und reagiert zornig.
- Er bezweifelt ohne Grund die Treue des Partners.

Schizoide Persönlichkeit

- Der Betroffene vermeidet enge Beziehungen zur Umwelt, er hat kaum Freunde.
- Er macht einen unnahbaren Eindruck und bevorzugt es, allein zu sein.
- Er empfindet keine starken Emotionen, weder Zorn noch Freude, und ist gleichmütig gegenüber Lob und Kritik.

17.2 Persönlichkeitsstörungen

Zwanghafte Persönlichkeit
- Zwanghafte Persönlichkeitsstörungen sind ziemlich häufig.
- Die Betroffenen weisen folgende Wesensmerkmale auf:
  - Rigidität.
  - Hemmungen.
  - Perfektionismus.
  - Hang zum Grübeln.
  - Sturheit.
  - Hohe Anspruchshaltung an sich.

Antisoziale Persönlichkeit
- **Synonyme:** Psychopathie, Soziopathie, dissoziale Persönlichkeit.
- Der Betroffene kann sich nicht an rechtliche Normen anpassen.
- Er begeht antisoziale Handlungen, nutzt andere Menschen aus, lügt und betrügt.
- Er ist impulsiv, verbal und tätlich reizbar und aggressiv.
- Er erfüllt seine persönlichen Verpflichtungen nicht.

Borderline-Persönlichkeit
- Der Betroffene hat meist instabile, aber intensive zwischenmenschliche Beziehungen, die im Wechsel mal idealisiert und mal abgewertet werden.
- Er zeichnet sich häufig durch Impulsivität aus in Bezug auf Geld ausgeben, sexuelles Verhalten, Alkohol-/Medikamentenkonsum und Fahrstil.
- Ausgeprägte Stimmungsänderungen reichen von maniformen bis zu depressiven Zuständen, Reizbarkeit und Angst. Oft besteht eine Unfähigkeit, Wut zu kontrollieren.
- Es kommt zu wiederholten Suiziddrohungen oder -versuchen.
- Eine ausgeprägte Identitätsstörung betrifft das Selbstbild und langfristige Ziele.
- Chronisch besteht ein Gefühl der Leere oder Langeweile.

Narzisstische Persönlichkeit
- Die Person ist überempfindlich gegenüber Kritik und reagiert mit Wut, Scham oder Demütigung.
- Sie ist Anderen gegenüber egoistisch und zeigt oft einen Mangel an Einfühlungsvermögen.
- Ein übertriebenes Selbstwertgefühl führt zu der Erwartung, als „etwas Besonderes" mit Aufmerksamkeit und Bewunderung behandelt zu werden.
- Phantasien handeln von großem Erfolg, Macht, Glanz und Attraktivität.

Selbstunsichere Persönlichkeit
- Der Betroffene ist leicht verletzbar.
- Er neigt dazu, gesellschaftliche Verpflichtungen abzusagen, weil er glaubt, ihnen nicht gewachsen zu sein.
- Er ist in Gesellschaft zurückhaltend.
- Der Freundeskreis ist klein und besteht meist aus Verwandten.
- Es besteht Angst, etwas Unpassendes oder Dummes zu sagen oder eine Frage nicht beantworten zu können.
- Potenzielle Probleme, körperliche Gefahren oder Risiken werden übertrieben.

17.2 Persönlichkeitsstörungen

Seniler Rückzug

- **Synonyme:** Senile Verwahrlosung, Diogenes-Syndrom.
- Diese Störung tritt – im Gegensatz zu anderen Persönlichkeitsstörungen – nur im Alter auf.
- **Kennzeichen** (massive Verwahrlosung der Person und der häuslichen Umgebung):
  - Beim Eintritt in die Wohnung kommt dem Besucher starker Gestank entgegen. Die Wohnung ist voller Schmutz, es liegen zum Beispiel verdorbene Lebensmittel herum oder alte Zeitungen stapeln sich. Evtl. riecht es nach Urin; manchmal sind die Wände mit Fäzes verschmiert.
  - Die Person ist selber hygienisch stark verwahrlost; die Kleider sind schmutzig (kann auch fehlen).
  - Evtl. steht das Sammeln von meist nicht sinnvoll zu gebrauchenden Gegenständen, Zeitschriften, Lebensmitteln oder Verpackungen ganz im Vordergrund: Ohne dass eigentliche Verschmutzung existiert, reichen Stapel bis zur Decke, sind alle Ablageflächen verstellt sowie die Bewegungsfreiheit in der Wohnung eingeschränkt.
  - Typisch ist die Ablehnung aller Hilfsangebote (deshalb Diogenes-Syndrom) seitens der Betroffenen. Der Zutritt zur Wohnung wird allen verboten. Meist tritt das Ausmaß der Verwahrlosung erst durch Zufall oder bei unzumutbarer Geruchsbelästigung der Nachbarn zutage.
- Als Interpretationshypothesen kommen in Frage:
  - Persönliche Reaktion auf Stress und Vereinsamung im Alter.
  - Endstadium von Persönlichkeitsstörungen.
- **Diagnostik:**
  - Schwere Verwahrlosung der Wohnung findet sich als Folge einer schweren psychischen Erkrankung wie Schizophrenie, Depression oder Abhängigkeit.
  - Eine genaue psychiatrische Exploration zum Ausschluss der obigen Diagnosen ist zwingend nötig, bevor die Diagnose einer idiopathischen senilen Verwahrlosung gestellt werden darf.
  - Hilfreich hat sich bei Hausbesuchen die Ratingskala der Lebensbedingungen im Wohnbereich erwiesen: Tab. 33.
  - *Diagnosekriterien senile Verwahrlosung:* Mindestens 3 der folgenden Kriterien:
    1. Schmutz, Unsauberkeit im Wohnbereich.
    2. Persönliche Vernachlässigung.
    3. Alleinlebend.
    4. Hinweise auf Horten, Sammeln.
    5. Fehlende Besorgnis betreffend Umgebung (Wohnung).
- **Therapie/Vorgehen:** Typisch ist das Ablehnen der Hilfe (Diogenes!) und große Scham, weswegen Zutritt zur Wohnung für Dritte sehr erschwert wird. Hilfe ist meist nur durch amtliche Intervention wegen Fremdgefährdung (Brandgefahr) oder unzumutbarer Belästigung Dritter möglich. Etwa die Hälfte der Verwahrlosten ist schließlich dankbar für die geleistete Hilfe, die andere Hälfte lehnt sie auch rückblickend ab, protestiert, dass das Weggeworfene noch hätte gebraucht werden können.

17.2 Persönlichkeitsstörungen

Tabelle 33 Ratingskala der Lebensbedingungen im Wohnbereich

	akzeptabel	leicht und an einzelnen Orten	deutlich	stark und überall
		abnorm		
	0	1	2	3

das Wohnungsinnere betreffend

Zugänge innerhalb der Wohnung
Geruch
Beleuchtung
Boden/Teppiche
Wände
Möbel
Küche
Esswaren
Bad/Toilette
Entsorgung der Ausscheidungen
Horten, Sammeln, Hamstern
Durcheinander, Wirrwarr
Ungeziefer

persönliche Hygiene und Selbstvernachlässigung

Haut
Haare
Fuß – Zehen – Nägel
Kleider

Außenseite Haus Wohung (Briefkasten u.ä.)

Garten
Geräte, Fahrzeuge

90 % mit seniler Verwahrlosung zeigen > 10 Punkte, median 18 Punkte, 10 % ≥ 26 Punkte

18.1 Geriatrische Psychotherapie

Grundlagen

- **Definition:** Bei der Psychotherapie handelt es sich um einen bewussten und geplanten Interaktionsprozess zwischen zwei oder mehr Personen. Er dient der Beeinflussung von Verhaltensstörungen und Leidenszuständen, die in einem Konsens zwischen Patient, Therapeut und Bezugsgruppe für behandlungsbedürftig gehalten werden. Im Hinblick auf ein definiertes Ziel, das eine Symptomminderung, die Erhaltung oder Förderung von Kompetenzen und Fähigkeiten und/oder eine Strukturänderung der Persönlichkeit beinhaltet, kommen verbale oder nonverbale psychologische Mittel zur Anwendung. Die Gruppenpsychotherapie wird häufig als weniger Angst erzeugend von älteren Menschen bevorzugt.
- **Ziele der Psychotherapie bei > 60-Jährigen:**
  - Förderung oder Wiedererlangung von Selbstständigkeit und Eigenverantwortung.
  - Verbesserung und Erweiterung psychosozialer Fähigkeiten und Fertigkeiten.
  - Bewältigung von vergangenen, gegenwärtigen und drohenden Kränkungen, Trennungen und Verlusten.
  - Förderung des Gegenwartsbezuges, Aussöhnung mit der Endgültigkeit und Begrenztheit des Lebens.
  - Förderung der Ich-Integrität.
  - Erreichen der Einsicht in das eigene Verhalten.
  - Erarbeitung praktischer Handlungsstrategien.
  - Veränderung der Persönlichkeitsstruktur.
  - Ermöglichen einer weiteren persönlichen Entwicklung.
- **Allgemeine Bewertung für die Geriatrie:**
  - Therapie bei alten Menschen hat keinen ausschließlich heilenden, sondern auch lindernden Anspruch.
  - Psychotherapie bei über 60-Jährigen ist möglich, sinnvoll, notwendig und langfristig wirksam, wie gemäß Katamnese bis zu 15 Jahren nachgewiesen werden konnte.
- **Voraussetzungen:**
  1. Die eingesetzten lehrbaren Verfahren und Methoden stützen sich auf die Basis wissenschaftlich begründeter und empirisch geprüfter Krankheits- und Behandlungstheorien.
  2. Durchführung der Psychotherapie durch professionell ausgebildete Psychotherapeuten.
  3. Einbeziehung qualitätssichernder Maßnahmen unter dem Aspekt der Wirtschaftlichkeit.
  4. Berücksichtigung ethischer Grundsätze und Normen.
  5. In der Regel ist eine tragfähige emotionale Beziehung notwendig.

Aufgaben des Geriaters im Kontext der Psychotherapie

- Eine behandlungsbedürftige psychische Störung diagnostizieren.
- Die Indikation für Psychotherapie stellen.
- Den Patienten zur Psychotherapie im engeren Sinne motivieren und ihn zum Spezialisten überweisen.
- Aktivierende, trainierende und/oder milieutherapeutische Ansätze wahrnehmen.

18.1 Geriatrische Psychotherapie

- Angehörige und andere Bezugspersonen beraten und unterstützen.
- Ärztliche Gesprächsführung praktizieren, um Verständnis zu vermitteln: Das ärztliche Gespräch ist in erster Linie ein verstehendes Gespräch, in dem der Patient ernst genommen und verstanden werden soll. Der Arzt hat keine systematische psychotherapeutische Fachausbildung.
  - *Im Vordergrund steht das „aktive Zuhören"* (s. S. 50). Dabei müssen folgende Aspekte berücksichtigt werden:
    - Was wird gesagt?
    - Wie wird es gesagt?
    - Wann wird es gesagt?
    - Was wird nicht gesagt?
  - Der Arzt sollte bestrebt sein, auf folgende Fragen eine Antwort zu erhalten:
    - Welches Anliegen hat der Kranke?
    - Wie trägt er es vor?
    - Warum trägt er es auf diese Weise vor?
    - Was trägt er vor, ohne es zu wissen?
    - Warum trägt er es gerade mir vor?
    - Ist es möglich, das Vorgebrachte somatisch zu diagnostizieren oder in psychologischer Beziehung zu deuten? Wenn dies nicht möglich ist, warum ist es nicht möglich?
    - Fällt es mir leicht, dem Kranken meine Diagnose oder meine Deutung mitzuteilen? Wenn nein, warum nicht?
    - Hat der Kranke meine Diagnose oder meine Deutung angenommen? Wenn nein, warum nicht?
    - Nimmt der Kranke meine Behandlungsvorschläge an? Wenn nein, warum nicht?
    - Was wird der Kranke nach Beendigung des Gespräches tun?
    - Wann werde ich ihn wieder sehen?
    - Sind meine und seine diesbezüglichen Erwartungen identisch? Wenn nein, warum nicht?

18.1 Geriatrische Psychotherapie

Indikationen und differenzierter Einsatz von Psychotherapieverfahren (s. Tab. 34)

Tabelle 34 Indikationen und differenzierter Einsatz von Psychotherapieverfahren

Indikationen	geeignete Psychotherapieverfahren
reaktive Störungen, insbesondere von pathologischen Trauerreaktionen	Es dominiert die analytisch orientierte Fokal- oder Kurzpsychotherapie.
neurotische Störungen	Bewährt hat sich die psychoanalytische Psychotherapie als Langzeittherapie.
depressive Störungen leichterer und mittlerer Ausprägung	kognitive Verhaltenstherapie und interpersonelle Therapie.
funktionelle Störungen	Entspannungsverfahren, insbesondere autogenes Training
funktionelle und depressive Störungen	kreative Techniken wie Musiktherapie und Kunstpsychotherapie
Verarbeitung von chronischen Krankheiten (z. B. Krebs, Demenz), aber auch von Partnerschafts- und Familienkonflikten	Paar- und Familientherapie

🔵 *Beachte:* Eine Kombination der Psychotherapie mit Psychopharmaka (v. a. Antidepressiva und Neuroleptika, s. S. 144 und S. 155) ist oft sinnvoll und notwendig!

19.1 Schmerz – Grundlagen

Allgemeines

- **Definition:** Schmerz ist eine unangenehme Sinnes- und Gefühlserfahrung nach aktueller oder potenzieller Gewebsschädigung (IASP-Definition; IASP = international association for the study of pain).
  - *Akutschmerz:* Neu entstanden, intensiv, dient als biologisches Warnsignal.
  - *Chronischer Schmerz:* Über die initiale Schädigung hinaus andauernde Schmerzwahrnehmung. Der chronische Schmerz hat meist keine Warnfunktion mehr, sondern ist Ausdruck einer biologischen Dysfunktion (Schmerzkrankheit). Er verselbständigt sich und geht oft mit affektiven Störungen – z. B. Depression und Angst – einher.
- **Epidemiologische Bedeutung:** 25–50 % der > 60-Jährigen leiden unter mäßigen bis starken Schmerzen.
- **Schmerzursachen in der Reihenfolge ihrer Häufigkeit:**
  1. Erkrankungen der Extremitäten.
  2. Erkrankungen der Wirbelsäule.
  3. Erkrankungen des Nervensystems.
  4. Tumorerkrankungen.

Klassifikation von Schmerzen

- **Nozizeptor-Schmerzen:** Schmerzen durch lokale Erregung freier Endigungen nozizeptiver Neurone, z. B. durch Entzündung, Verletzung oder Druck.
  - *Somatogen:*
    - Entstehungsort: Knochen, Weichteile (Haut, Muskeln, Gelenke, Bindegewebe).
    - Schmerzcharakter: Scharf, manchmal pulsierend, stechend.
    - Gute Lokalisierbarkeit.
  - *Viszeral:*
    - Entstehungsort: Magen-Darm-Trakt, Urogenitaltrakt, intrathorakale Organe.
    - Schmerzcharakter: Dumpf, diffus, oft kolikartig.
    - Schlechte Lokalisierbarkeit.
- **Neuropathische Schmerzen:**
  - *Schmerzursache:* Schädigung oder Durchtrennung peripherer Nerven, Nervenwurzeln oder zentraler Bahnsysteme. Zugrunde liegt eine veränderte und gestörte Verarbeitung afferenter Signale.
  - *Schmerzcharakter:* Brennend, stechend, elektrisierend.
  - *Lokalisation:* Ausstrahlung in das Innervationsgebiet (projizierter Schmerz, Neuralgie, Kausalgie).
  - *Beispiele:*
    - Engpass-Syndrome: Karpaltunnel-Syndrom, Bandscheibenvorfall, Tumorkompression.
    - Neurinomschmerzen während der Regeneration der verletzten Nerven.
    - Schmerzhafte Polyneuropathien.
    - Akute Herpes-zoster-Neuralgie.
- **Deafferenzierungsschmerzen** (Sonderform neuropathischer Schmerzen): Schmerzhafte Empfindung in einem amputierten oder denervierten Körperteil.
  - *Schmerzursache:* Spontane Impulsentstehung in zentralen Neuronen nach Ausfall peripherer Afferenzen und ungenügender zentraler Kontrolle.

19.1 Schmerz – Grundlagen

- *Schmerzcharakter:* Konstant, brennend, einschießend, begleitet von unangenehmen Dysästhesien, Allodynie (d.h. normale Reize werden als schmerzhaft empfunden).
- *Schmerzlokalisation:* Innervationsgebiet der betroffenen Nervenstruktur.
- *Beispiele:*
  - Schmerzen nach Wurzelausriss des Plexus brachialis.
  - Phantomschmerzen.
  - Zentrales Schmerzsyndrom.
  - Post-Zoster-Neuralgie.

▶ **Zentrale Schmerzen** (Sonderform neuropathischer Schmerzen):
- *Schmerzursache:* Läsion zentralnervöser schmerzverarbeitender Systeme (bei zugleich ausbleibender peripherer nozizeptiver Afferenz).
- *Schmerzcharakter:* Wenige Wochen bis 2 Jahre nach der Läsion beginnende brennende, klopfende, stechende, bohrende, einschießende, häufig als vernichtend beschriebene, unilaterale, weitgehend konstante Schmerzen, die häufig von einer schweren Depression begleitet werden. Es besteht keine Korrelation zwischen vorhandenen Schmerzen und der neurologischen Symptomatik.
- *Schmerzlokalisation:* Unilateral. Schmerzprovokation durch leichte Berührung, Bewegung der Extremität sowie emotionale Anstrengungen. Eine Rehabilitation wird dadurch zusätzlich erschwert.

▶ **Reaktive Schmerzen:** Schmerzhafte vegetative Reaktion auf akute, schmerzhafte Schädigung.
- *Schmerzursache:* Möglicherweise veränderte Funktion der sympathischen Nervenfasern in den betroffenen Körperregionen.
- *Schmerzcharakter:* Vorwiegend brennend, auch stechend, bohrend, auch Dysästhesien sowie Allodynie.
- *Lokalisation:* Im Versorgungsgebiet des Sympathikus.
- *Beispiel:* Sympathische Reflexdystrophie (SRD), auch als Morbus Sudeck bekannt – nach neuester Klassifikation CRPS I (chronic regional pain syndrome) nach Frakturen, peripherer Nervenläsion (CRPS II) oder Thalamusläsion.
- ◉ *Achtung:* Alle Schmerzarten können eine SRD auslösen!

▶ **Psychosomatische Schmerzen:**
- *Schmerzursache:* Emotionale Belastungen mit konsekutiv erhöhten Bradykinin- und Serotonin-Plasmaspiegeln verstärken primär organische Schmerzen.
- *Schmerzcharakter:* Variabel, oft diffus, dumpf von wechselnder Intensität, durch Bewegung verstärkt.
- *Schmerzlokalisation:* Überall möglich, besonders häufig ist Kopf-/Nackenschmerz.
- *Beispiel:* Psychische Faktoren führen zu Muskelspasmen und sekundär zu schmerzhaften organischen Störungen mit Myotendinosen (Entzündungsreaktion durch Überbeanspruchung).
- Der Auslöser kann auch ein geringfügiger organischer Schmerz sein, der eine psychische Reaktion auslöst mit sekundärer Verspannung und zu einem sich stetig verstärkenden Teufelskreis führt.

19.1 Schmerz – Grundlagen

Diagnostik

- **Schmerz-Anamnese:** Sie erfordert viel Sorgfalt und Geduld. Es besteht die Gefahr der Bagatellisierung oder Überbewertung der Schmerzen. Vergesslichkeit und schwierige zeitliche Einordnung erschweren die Erhebung. Häufig sind Angaben der Familienmitglieder erforderlich. Es empfiehlt sich eine Schmerzerfassung anhand folgender Leitfragen:
  - *Wo?* Wie ist die Lokalisation und ggf. Ausstrahlung der Schmerzen?
  - *Wann?* Wie viele Std. pro Tag, Nachtschmerzen, Belastungsabhängigkeit?
  - *Wie?* Qualitative (z. B. brennende Schmerzen) und quantitative (z. B. mäßige Schmerzen) Schmerzerfassung.
  - *Woduch?* Gibt es Faktoren, die den Schmerz modulieren oder auslösen?
  - *Warum?* Gibt es Kausalzusammenhänge?
  - *Begleitbeschwerden?* Bestehen z. B. Übelkeit, Obstipation oder Unruhe?
- **Soziale Anamnese:** Orientierung über Lebensverhältnisse und Versorgungsmöglichkeiten.
- **Untersuchung von Bewegungsapparat und Muskulatur:** Funktionelle Beurteilung, Suche nach Verhärtungen und Triggerpunkten.
- **Neurologische Untersuchung:** Beachtung von Hinweisen auf radikuläre Schädigungen, trophische Störungen und Engpass-Syndrome.
- **Psychologische Beurteilung:** Bestehen Angstzustände, Depressionen?
- **Subjektive Schmerzmessung:**
  - *Visuelle Analog-Skala* (VAS): Der Patient ordnet die Intensität seiner Schmerzen einem Skalenwert von 0–10 (0 = kein Schmerz, 10 = max. vorstellbarer Schmerz) zu.
    - Intensität: Leicht = VAS 1–3, mäßig = VAS 3–7, stark = VAS 7–10.
    - Realistisches Ziel bei Behandlung: 50 % Reduktion der VAS-Punkte und soziale Reintegration.
  - *Schmerztagebuch:* Täglich 1–5-malige VAS-Bestimmung mit Kommentar.
- **Objektive Schmerzmessung:** Bisher ist keine praxisgängige Messmethode bekannt. In spezialisierten Laboratorien: Reflexmessung, Messung evozierter Hirnpotenziale, Mikroneurographie u. ä.
- **Weitere diagnostische Hilfsmittel:** Röntgen, CT, MRI, Angiologie, evtl. Szintigraphie, Laboruntersuchungen, diagnostische Nervenblockaden.
- **Differenzierte Bewertung der Befunde:**
  - *Schmerzmodalität:* Akut oder chronisch.
  - *Schmerzqualität:* Brennend, einschießend, elektrisierend.
  - *Schmerzeinteilung:* Nozizeptorisch, neuropathisch, reaktiv, psychosomatisch.
  - *Schmerzätiologie:* Degenerativ (Nachtschmerz selten, Anlaufschmerzen morgens) oder entzündlich (Nacht- und Ruheschmerzen).
- *Hinweis:* Die Patientenaussage „Schmerz" ist in der Geriatrie oft vieldeutig. Sie kann für körperliche, psychische, soziale, ökonomische und emotionale Missempfindungen und Probleme stehen. Für Abklärung und Behandlung gilt dann: Spezialisierte geriatrische Arbeit (multidimensionales Assessment, Rehabilitation!) → Schmerzbehandlung.

Schmerz und Leiden

- Fast alle Betagten weisen körperliche Veränderungen auf, die nozizeptive Reize auslösen. Subjektive Schmerzempfindung entsteht erst, wenn periphere Schmerzreize nicht durch stark stimmungsabhängige zentrale Mechanismen gehemmt werden.

19.1 Schmerz – Grundlagen

- Verstimmung als Folge von seelischem Leid verschiedener Art blockiert Schmerzhemm-Mechanismen. Damit tragen Depression, Angst, Panik, Verzweiflung, Einsamkeit und/oder Langeweile dazu bei, dass aus einer leichten Missempfindung Schmerz wird. Gründe für die Verdrängung seelischen Leids:
  - Es wird gesellschaftlich, besonders unter Betagten, nicht akzeptiert.
  - Es wird vermutet, dass Ärzte bei Klagen über seelisches Leiden ein Unbehagen verspüren.
  - Es steht im Verdacht, ärztlich wenig erfolgreich behandelt werden zu können.
  - Es herrscht die Auffassung, dass seelisches Leiden vielschichtig und komplex ist und nur durch komplizierte Verfahren mit ungewissem Ausgang behandelt werden kann.
  - Es wird angenommen, dass seelisches Leiden nur mit Psychopharmaka behandelt werden könne. Diese lösen Misstrauen aus, weil sie oft kritisiert werden und in dem Ruf stehen, den Willen der Behandelten stark einzuschränken.
- Im Gegensatz zur negativ getönten Akzeptanz seelischen Leidens stehen die positiven Merkmale der Schmerzbehandlung:
  - Gesellschaftlich akzeptiert.
  - Eine von Ärzten geschätzte klassische Aufgabe.
  - Oft erfolgreich.
  - Meist einfach handhabbar (s. S. 191), es sei denn, Zusammenhänge zwischen Körper und Seele werden missachtet.
  - Meist ohne Autonomieverlust möglich: Der Patient entscheidet, ob und wie oft er die verordneten Medikamente einnehmen möchte.

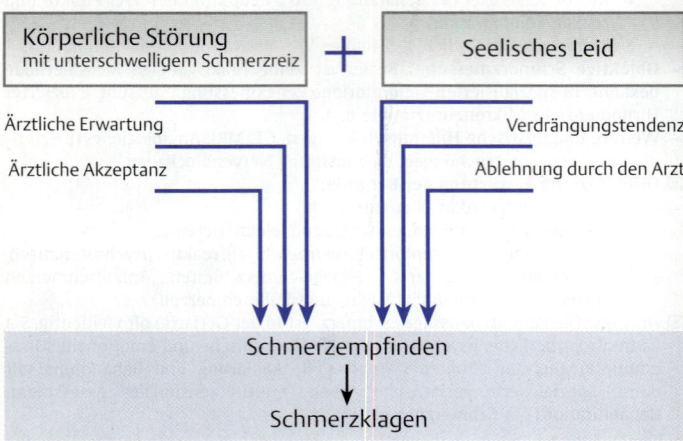

Abb. 17 Somatisierung von Leid

19.2 Schmerztherapie

Behandlungsstrategie

- Wer Schmerzen behandeln will, muss die zugrundeliegenden Mechanismen erkennen, ernstnehmen und in die Therapie einbeziehen.
- Daraus leiten sich folgende Grundsätze ab:
  - Der Arzt verhält sich auch seelischem Leiden gegenüber empathisch.
  - Er spricht seelisches Leiden, das sich hinter der Klage „Schmerzen" verbergen kann, an.
  - Behandlungsstrategien sollten nicht rein somatisch sein, ebenso wichtig ist oft die Behandlung des zugrundeliegenden seelischen Leidens.
  - Primär gilt es, mittels psychosozialer Intervention zu behandeln, sekundär mit Medikamenten wie Antidepressiva.

Behandlungsverfahren im Überblick

- **Systemische Pharmakotherapie:** Analgetika, Co-Analgetika.
- **Nervenblockaden mit diagnostischen und therapeutischen Lokalanästhetika:** Infiltration artikulärer, ligamentärer und muskulärer Triggerpunkte. Typische Indikationen: Kopfschmerzen, Okzipitalisblockaden, myofasziale Schmerzen.
- **Physiotherapie**: z. B. Wärme-/Kälteanwendungen, Krankengymnastik, isometrisches Muskeltraining, Haltungskorrekturtraining. Typische Indikationen: Skelettinstabilität, Arthrose.

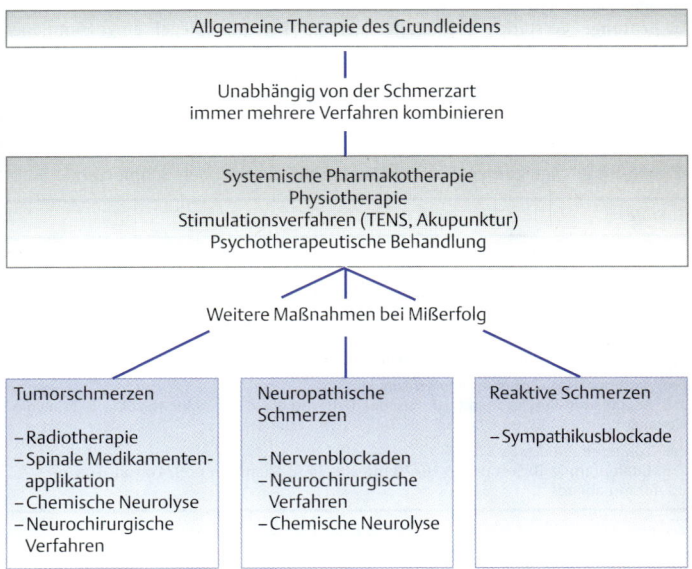

Abb. 18   Algorithmus: Behandlung chronischer Schmerzen

19.2 Schmerztherapie

- **Transkutane elektrische Nervenstimulation (TENS):** Elektrotherapie mit schmerzloser Reizung sensibler Nerven; infolge zentraler Fortleitung der Reize werden höhere schmerzhemmende Systeme aktiviert. Indikationen: Umschriebene neuropathische Schmerzen.
- **Neurochirurgische Verfahren.**
- **Radiotherapie:** Zerstörung schmerzhafter Tumoren durch ionisierende Strahlen. Indikation: Tumorschmerzen.
- **Psychotherapie:**
  - Gesprächstherapie, Verhaltenstherapie, Gruppen-/Familientherapie. Typische Indikationen: Schmerzbegleitendes psychopathologisches Verhalten mit sekundärer Schmerzverstärkung.
  - Autogenes Training, Entspannungstherapie nach Jacobson, Biofeedbackmethode. Typische Indikationen: Angst, Depression, Muskelspasmen und vorhersehbare Schmerzen, z. B. reaktive psychosomatische Beschwerden.
- **Akupunktur:** Aus der traditionellen chinesischen Medizin übernommene Behandlung mit feinen, an bestimmten Punkten gestochenen Nadeln mit oder ohne zusätzliche Reize wie elektrische Stimulation.

Prinzipien der Analgetikatherapie

- Die Prinzipien der Analgetikatherapie in der Geriatrie sind weitgehend identisch mit denen der allgemeingültigen Schmerztherapie. Medikamentöse Nebenwirkungen und Interaktionen sind bei Betagten allerdings generell häufiger (s. S. 17)!
- *Achtung:* Verstärkte Kumulationsgefahr! Die Blutspiegel eingenommener Analgetika sind bei Betagten wegen des veränderten Verteilungsvolumens sowie der verminderten hepatischen und renalen Elimination erhöht.
- Bei chronischen Schmerzen empfiehlt sich auch in der Geriatrie die Orientierung am WHO-Stufenplan (s. Tab. 35).

Tabelle 35 Medikamentöser Stufenplan bei chronischen Schmerzen

1. Stufe

nichtsteroidale Antiphlogistika:
nicht selektive COX-Inhibitoren
Paracetamol (z. B. benuron) 500–1000 mg alle 8 h; Ibuprofen (z. B. Brufen) 400 mg alle 8 h; Acetylsalicylsäure (z. B. Aspirin) 500 mg alle 8 h

oder selektive COX-2-Inhibitoren
z. B. Rofecoxib (z. B. Vioxx) 12,5–25 mg oder Celecoxib (z. B. Celebrex) 100–200 mg 1 × tägl.

oder spasmolytisch wirksames Analgetikum
z. B. Scopolamin-Butylbromid (z. B. Buscopan) 10 mg alle 4–6 h; Metamizol (z. B. Minalgin, Novalgin) 500—1000 mg 3 × tägl. als Tabl., Supp. oder Tropfen

evtl. zusätzlich Antidepressivum
z. B. Citalopram (z. B. Seropram) 10–20 mg alle 24 h; Mianserin (z. B. Tolvon, Tolvin) 30–60 mg abends

19.2 Schmerztherapie

Tabelle 35 Fortsetzung von Seite 192

2. Stufe

nichtsteroidale Antiphlogistika

evtl. plus zentral wirksames Analgetikum (Hemmung der Schmerzwahrnehmung) – nicht Btm-pflichtig –, schwach wirksam
z. B. Tramadol (z. B. Tramal) 50 mg alle 4–6 h; Tilidin (z. B. Valoron) 50 mg alle 6 h

evtl. plus Antidepressivum (s. o.)

evtl. plus H_2- oder Protonenpumpenblocker,
z. B. Ranitidin (z. B. Zantic) 300 mg abends oder Omeprazol (z. B. Antra) 20 mg morgens

evtl. zusätzlich Gabapentin (z. B. Neurontin) bis 300 mg alle 8 h

3. Stufe

nichtsteroidales Antiphlogistikum plus Opioid (stark wirksam, Betäubungsmittelrezept)
z. B. Morphinsulfat (MST) 10 (–100) mg alle 8 h; Levomethadon HCl (z. B. Polamidon) 5 mg alle 6 h

evtl. plus Neuroleptikum,
z. B. Haloperidol (z. B. Haldol) 1 mg alle 8 h

evtl. plus Antidepressivum (s. o.)

evtl. plus H_2- oder Protonenpumpenblocker (s. o.)

evtl. plus Lactulose (z. B. Bifiteral) 15 (–40) ml alle 24 h

evtl. zusätzlich Gabapentin (z. B. Neurontin) bis 300 mg alle 8 h

evtl. zusätzlich Calcitonin (z. B. Miacalcic) 100 (–200) IE s. c. alle 24 h

evtl. zusätzlich Kortikosteroid (z. B. Dexamethason) 2–6 mg 6–8-stdl.

Nichtsteroidale Antiphlogistika

- **Wirkmechanismus:** Nichtsteroidale Antiphlogistika hemmen die Prostaglandinsynthese durch Hemmung der Cyclooxygenase (COX; Schlüsselenzym der Prostaglandinsynthese), von der bisher zwei Isoenzyme (COX-1 und COX-2) nachgewiesen wurden. Pharmakologisch lassen sich nicht-selektive COX-Inhibitoren von selektiven COX-2-Inhibitoren unterscheiden. Die Enzymhemmung wirkt im entzündeten Gewebe und im ZNS, aber auch in allen Organsystemen, wo ebenso die unerwünschten Wirkungen induziert werden können.
- **Indikationen:** Schwache bis mäßige akute und chronische nozizeptive Schmerzen. Auch zusammen mit Opioiden z. B. bei Tumorschmerzen. Weder Toleranzentwicklung noch Abhängigkeitsgefahr bekannt.
- **Ansprechen/Dosierungsprinzipien:** Stark individuelles Ansprechen. Weder minimal wirksame noch Maximal-Dosen sind genau definiert.
  - Niedrige Initialdosis wählen, danach graduelle Dosissteigerung bis zum erwünschten Effekt.
  - Falls nach einer Woche kein therapeutisches Ansprechen erreicht ist, ein anderes Medikament der gleichen Gruppe versuchen.
  - *Achtung:* Im Alter ist die Elimination z. T. verzögert. Zur Abschätzung der Nierenfunktion daher die Kreatinin-Clearance bestimmen.

19.2 Schmerztherapie

> **Dosierungsvorschläge:**
> - *Nicht-selektive COX-Inhibitoren:*
>   - Paracetamol (Dafalgan, Benuron): 500–1000 mg 8-stdl. (= erste Wahl!)
>   - Acetylsalicylsäure (Aspirin) 500 mg 4–6-stdl.
>   - Metamizol (Novalgin, Minalgin): 500–1000 mg 8-stdl.
>   - Diclofenac (Voltaren): 50 mg 4–6-stdl.
>   - Diflunisal (Unisal): Initial 1000 mg, danach 500 mg 4–6-stdl.
>   - Ibuprofen (Brufen): 200–400 mg 4–6-stdl.
>   - Naproxen (Proxen): 500 mg initial, danach 250 mg 6–8-stdl.
>   - Sulindac (Clinoril): 150 mg 12-stdl.
> - *Selektive COX-2-Inhibitoren:*
>   - Rofecoxib (Vioxx): 12,5–25 mg/d.
>   - Celecoxib (Celebrex): 100–200 mg/d.
> **Unerwünschte Wirkungen:**
> - *Häufig:* Thrombozyten-Aggregationshemmung mit erhöhter Blutungsneigung: Inzidenz 100% (Ausnahme: Paracetamol); gastrointestinale Störungen (Schleimhautläsionen, Ösophagitis) bei 10% der Verordnungen.
> - *Selten:* Pseudo-allergische Reaktionen (Asthma, Hautausschläge) bei 5% der Verordnungen; Nierenschädigung (interstitielle Nephritis, Azotämie).
> - *Sehr selten:* Leber- und Knochenmarkschädigung.
> - ✪ *Achtung:*
>   - Intoxikationszeichen werden wegen Multimorbidität häufig nicht oder zu spät erkannt. Beispiel: Salizylatintoxikation ohne Tinnitus bei Innenohrschwerhörigkeit.
>   - Bei der Anwendung selektiver COX-2-Inhibitoren sind weniger Nebenwirkungen bei gleichem antientzündlichen Effekt zu erwarten.
> **Absolute Kontraindikationen:** Floride Magen-Darm-Ulzerationen, höhergradige Nierenschädigung (z.B. Niereninsuffizienz), starke Leberschädigung (z.B. Leberzirrhose), Koagulopathien (auch Verdacht auf intrazerebrale Blutung; traumatisch bedingte Schmerzen).
> **Relative Kontraindikationen:** Ulkusanamnese, allgemeine Allergieanamnese.
> **Wichtigste pharmakodynamische Interaktionen:**
> - Synergie mit Antikoagulanzien und Antithrombotika (v.a. ASS, Naproxen).
> - Abgeschwächte Wirkung von Furosemid und Spironolacton.

Opioide

> **Wirkmechanismus:** Opioide binden an die spezifischen zentralen (spinalen und supraspinalen) und peripheren Opioidrezeptoren. Sie hemmen nozizeptive Afferenzen und aktivieren absteigende inhibitorische Bahnen.
> **Indikationen:** Mittelstarke bis starke, akute und chronische, somatogene und viszerale Nozizeptorschmerzen. Selten indiziert bei neurogenen und reaktiven Schmerzen.
> **Applikationsformen:**
> - *Oral:* Sicherste, einfachste und kostengünstigste Form.
> - *Rektal:* Einfach, kostengünstig, auch agonal möglich.
> - *Transdermal:* Einfach. Kontinuierliche Abgabe, daher geringe Nebenwirkungen. Hohe Patientenakzeptanz, allerdings nicht kostengünstig.
> - *Intravenös oder kontinuierlich subkutan:* Bei sehr starken Schmerzen (auch als patientenkontrollierte Analgesie = PCA).
> - *Rückenmarksnahe Applikation mit intrathekalem/epiduralem Katheter:* Zur Katheterimplantation und Dosisbestimmung ist ein Klinikaufenthalt nötig.

19.2 Schmerztherapie

- **Ansprechen/Dosierungsprinzipien:** Interindividuell große Unterschiede.
  - Nach der Wahl eines Präparates die Dosis langsam bis zur effektiven Schmerzlinderung steigern. Beabsichtigt wird eine VAS-Reduktion (vgl. S. 189) um 50%.
  - Im Falle eines Präparatwechsels – bei Zunahme der Nebenwirkung lohnt sich die Opioidrotation (= Opioidwechsel) – zunächst Reduktion der äquipotenten Dosis um 30–50%, danach erneute Titration bis Schmerzlinderung.

Tabelle 36 Opioidumrechnungstabelle (Angaben in mg). Zugehörigen Wert zum bisher eingesetzten Medikament in der gleichen Spalte des anderen Medikamentes nachlesen (nach Schüttler et al.)

Tramadol (oral, rektal)	150	300	450	600						
Tramadol (s.c., i.m., i.v.)	100	200	300	400	500					
Tilidin/Naloxon (oral)	150	300	450	600						
Dihydrocodein (oral)	120	240	360							
Morphin (oral, rektal)	30	60	90	120	150	180	210	300	600	900
Morphin (s.c., i.m., i.v.)	10	20	30	40	50	60	70	100	200	300
Morphin (peridural)	2,5	5	7,5	10	12,5	15	17,5	25	50	75
Morphin (intraspinal)	0,25	0,5	0,75	1,0	1,25	1,5	1,75	2,5	5	7,5
Oxycodon (oral)	15	30	45	60	75	90	105	150		
Hydromorphin (oral)	4	8	12	16	20	24	28	40	80	120
Buprenorphin (s.l.)	0,6	1,2	1,8	2,4	3,0	3,6	4,2			
Buprenorphin (s.c., i.m., i.v.)	0,3	0,6	0,9	1,2	1,5	1,8	2,1			
Fentanyl TTS – mg/24 h		0,6	–	1,2	–	1,8	2–4	3,0	6,0	9,0
- µg/h		25	–	50	–	75	100	125	250	375
Fentanyl Pflastergröße (cm^2)		10	–	20	–	30	40	50	100	150

Beispiel: Wechsel von 3 × 200 mg Tilidin/Naloxon auf Morphin:
1. 600 mg Tilidin/Naloxon entspricht 120 mg Morphin oral
2. Dosisreduktion auf 90 mg Morphin: Verordnung von 3 × 30 mg retardiertem Morphin
3. Bedarfsmedikation: z. B. nichtretardiertes Morphin 10 mg

- **Dosierungsvorschläge:**
  - Codein: 30–60 mg 4–8-stdl. (Tropfen/Tbl.).
  - Tramadol (Tramal): 50–75 mg 4-stdl. (20 Tropfen = 50 mg).
  - Morphin (Sevredol): 20–30 mg 4–6-stdl. (10 Tropfen 2% = 10 mg).
  - MST cont. ret. Tabl.: 30 mg 8–12-stdl.
  - Fentanyl transkutan (Durogesic TTS); Pflasterform: Kontinuierliche Abgabe von 25, 50, 75 oder 100 µg/Std. Wechsel alle 72 Std. Sehr effektvoll, geringe Nebenwirkungen. Für die Behandlung akuter Schmerzen allerdings nicht geeignet.

19.2 Schmerztherapie

🔹 *Hinweis:* Beim Umstellen von oder auf andere Opioide Umrechnungstabelle (s. S. 195) benutzen. Wirkungsbeginn und Wirkdauer unbedingt beachten!

➤ **Gemeinsame Nebenwirkungen und Therapieoptionen:**
  - *Übelkeit/Erbrechen* (auch unter Dauertherapie meist nur vorübergehend): Ggf. kurzfristig Metoclopramid (Paspertin 10 mg/2 ml Amp.) 10 mg i. v.
  - *Obstipation* (häufigste unerwünschte Wirkung, bereits vor Erreichen analgetisch wirksamer Dosen): Laktulose (z. B. Duphalac, Bifiteral) 1–3 × 20–40 ml. Natriumpicosulfat (z. B. Laxoberal) 1–3 × 20 Tr., ggf. Bisacodyl, Mikro-Klistier.
  - *Harnverhalt:* Carbachol (Doryl), alternativ Prazosin (Minipress) oder Terazosin (Hytrin).
  - *Atemdepression:* Ggf. Naloxon (CH: Narcan, D: Narcanti; s. u.). Cave bei Buprenorphin sind sehr hohen Dosen erforderlich – kardiovaskuläre Reaktionen!
  - *Andere:* Miosis, Bronchospasmus, zerebrale Krampfanfälle (höhere Dosen), Suchtauslösung bei fehlerhafter Verordnung/Prädisposition (z. B. falsche Indikation, nicht-retardierte Präparate), Sedierung (Fahrtüchtigkeit in Einstellungsphase ggf. nicht gegeben), Gallenwegsspasmen (seltener bei Pentazocin, Pethidin, Buprenorphin).
➤ **Antidot:** Naloxon (CH: Narcan; D: Narcanti) 0,4–2 mg langsam i. v., ggf. Wiederholung bei Wiederauftreten der Atemdepression (Naloxon hat nur kurze Wirkdauer von 15–60 min).

🔹 *Cave:* Bei zerebral vorgeschädigten Patienten können Opioide evtl. die Demenz verstärken bzw. zum Delir führen.

Co-Analgetika (Adjuvanzien)

➤ **Vorbemerkung:** Co-Analgetika sind Substanzen, die bei definierten Schmerzarten in Abhängigkeit von der jeweiligen Pathophysiologie gelegentlich als Monosubstanz, meist aber in Ergänzung der Analgetika effektiv sind. Sie modulieren die Schmerzleitung, Schmerzwahrnehmung oder interferieren mit den absteigenden antinozizeptiven Bahnen. Häufig besteht keine Zulassung für die Indikation Schmerz; dann liegt ihre Anwendung im Rahmen der therapeutischen Freiheit in der Verantwortung des verordnenden Arztes.

➤ **Calcitonin** (z. B. Miacalcic):
  - *Wirkmechanismus:* Identische Bindungsstellen wie für Substanz-P, spezifische Bindungsstellen im Knochensystem (hemmt Knochenabbau) und im ZNS.
  - *Indikationen:* Knochenschmerzen bei Osteoporose oder Tumorinfiltrationen, Deafferenzierungsschmerzen, reaktive Schmerzen.
  - *Applikationsformen:* Intranasal, intravenös, intramuskulär, subkutan.
  - *Unerwünschte Wirkungen:* Übelkeit; Erbrechen, das häufig den Einsatz von Antiemetika erfordert.
  - *Dosierungsvorschläge:*
    - Intranasal bis 400 IU/d.
    - Intravenös 200 IU/d.
    - Intramuskulär und subkutan 100–200 IU/d.
    - Bei Osteoporose 3 × /Wo 50–100 IU während 3 Monaten, danach 1 × pro Wo, max. Behandlungsdauer 12 Monate.

🔹 *Wichtig:* Langzeittherapie nur nach pos. i. v.-Calcitonin-Test, d. h. wenn ein Behandlungsversuch i. v. deutliche Schmerzlinderung ermöglicht.

19.2 Schmerztherapie

- **Kortikosteroide:**
  - *Wirkmechanismus:* Kortikosteroide induzieren die vermehrte Synthese eines Hemmproteins der Phospholipase 2 mit konsekutiv inhibierter Prostaglandinsynthese. Kortikosteroide haben daher einen starken antiinflammatorischen Effekt.
  - *Indikationen:* Ödembedingte Kompression von Nerven und Weichteilen, Knochenschmerzen.
  - *Präparate:* vgl. Tab. 37.

Tabelle 37 Glukokortikoide

Freiname	Handelsname	Cushing-Schwelle (mg)
Prednison	D: Decortin 1|5|20|50 mg/Tbl.	ca. 7,5
Prednisolon	Decortin H 1|5|20|50 mg/Tbl.	ca. 7,5
Methylprednisolon	Urbason 4|8|16|40 mg/Tbl., Trockensubstanz *Urbason solubile* 16|32, -solubile forte 250/1000 mg	ca. 6
Dexamethason	Fortecortin Mono Ampullen 4 mg/1 ml, 8 mg/2 ml; Tabletten 0,5|1,5|4 mg/Tbl.	ca. 0,75

  - *Unerwünschte Wirkungen:* Bei einer Langzeittherapie mit Dosierungen oberhalb der Cushing-Schwellendosis (vgl. Tab. 37) kann ein Cushing-Syndrom auftreten. Merkmale:
    - Vollmondgesicht.
    - Stammfettsucht.
    - Diabetogene Stoffwechsellage.
    - Arterielle Hypertonie.
    - Ödeme.
    - Osteoporose.
    - Hauterscheinungen: Striae rubrae, Akne.
    - Katarakt.
    - Glaukom.
    - Gastrointestinale Ulzera.
    - Thromboembolische Komplikationen.
  - *Dosierungsvorschlag:* Dexamethason 2–6 mg 6–8-stdl. i. m./oral.
  - *Kontraindikationen:* Glaukom, aktive Tuberkulose, akute Infektion (v. a. HSV, VZV, HBsAg-positive chronisch aktive Hepatitis, Parasitenbefall), (schwerer) Diabetes mellitus.
- **Antidepressiva** (vgl. S. 144):
  - *Wirkmechanismus:* Antidepressiva hemmen die präsynaptische Neurotransmitter-Wiederaufnahme und gleichen das monoaminerge Defizit aus.
  - *Wirkung:* Analgetische Wirkung, die im Gegensatz zum antidepressiven Effekt bereits nach 4–5 Tagen und bei niedrigeren Tagesdosen eintritt.
  - *Indikationen:* Neuropathische Schmerzen, Depression, Angst und Spannungszustände.
  - *Unerwünschte Wirkungen:* s. S. 144.
  - *Kontraindikationen:* s. S. 144.
  - *Dosierungsvorschläge:* s. S. 144, vorsichtige Dosierung bei Kombination mit Opioiden.

19.2 Schmerztherapie

- **Antikonvulsiva:**
  - *Wirkmechanismus:* Antikonvulsiva stabilisieren Nervenzellmembranen.
  - *Indikationen:* Neurogene Schmerzen vom Deafferenzierungstyp mit paroxysmalen, einschießenden und elektrisierenden Schmerzattacken.
  - *Unerwünschte Wirkungen:* Müdigkeitserscheinungen, Mundtrockenheit, Schwindel.
  - *Dosierungsvorschläge:*
    - Clonazepam (Rivotril) (Tropfenlösung, 1 Tropfen = 0,1 mg): Anfänglich 0,5–0,8 mg/d, langsame Dosissteigerung auf max. 3 mg/d.
    - Gabapentin (Neurontin): Initial 3 × 100 mg/d, einschleichend bis max. 1200 mg/d.

19.3 Schmerzsyndrome

Tumorschmerzen

- **Definition:** Tumorschmerzen sind akute und chronische Schmerzen, die durch einen Tumor und/oder Tumor-Metastasen verursacht werden und mit Entzündung, Infiltration oder Kompression der benachbarten Strukturen einhergehen. Häufig werden Tumorschmerzen von Angst oder Depression begleitet und verstärkt.
- **Schmerzdifferenzierung:**
  - *In Abhängigkeit von betroffenen Körperstrukturen:*
    - Knochen, Periost, Wirbelsäule: Konstanter, dumpfer Ruhe- und Nachtschmerz. Wenn plötzlich: Pathologische Fraktur? (Somatogene Nozizeptor-Schmerzen, s. S. 187)
    - Nervenstrukturen: Konstanter, brennender Schmerz mit Dysästhesien, aber auch neuralgiforme Attacken. (Neuropathische Schmerzen, s. S. 187)
    - Infiltration der Hohlorgane: Schlecht lokalisierbare, dumpfe Schmerzen. Bei Obstruktion kolikartig. (Viszerale Nozizeptor-Schmerzen, s. S. 187)
  - *Therapiebedingte Schmerzen:*
    - Nach Chemotherapie: Periphere Neuropathie, septische Knochennekrosen, Post-Zoster-Neuralgie.
    - Nach Strahlentherapie: Fibrose.
- **Therapieansätze:**
  - *Tumorreduktion* durch Operation, Bestrahlung oder Chemotherapie.
  - *Pharmakotherapie:*
    - WHO-Stufenplan (s. S. 192). Der Einsatz von Co-Analgetika (Calcitonin, Kortikosteroide, Antidepressiva, Antikonvulsiva) ist auf jeder Therapiestufe möglich.
    - Wahrung eines festen Zeitschemas der Applikation, da in der Regel niedrigere Gesamtdosen erforderlich sind und die Patienten weniger belastet werden als bei einer Bedarfsapplikation.
  - *Symptomatische Therapie therapiebedingter Nebenwirkungen* z. B. Obstipation, Übelkeit, gastrointestinale Mukosaläsionen (s. S. 196).
  - *Besondere Therapieformen* nach Ausschöpfen der oralen Pharmakotherapie:
    - Rückenmarksnahe Medikamentenapplikation: Epidurale oder intrathekale Katheter.
    - Chemische Neurolysen (Rückenmark, Plexus coeliacus, periphere Nerven).
    - Sympathikusblockaden; neurochirurgische Behandlungsverfahren.
    - Dehydratation: Dehydratation soll analgetisch wirken und ist daher bei multiplen Metastasen im Terminalstadium Teil der Palliation.

Herpes zoster, Post-Zoster-Neuralgie (PZN)

- **Definition:** Bei der PZN handelt es sich um chronische, radikuläre Schmerzen infolge einer Reaktivierung des Varizella-Zoster-Virus in den Spinalganglien.
- **Epidemiologische Bedeutung:** Eine PZN ereignet sich bei bis zu 70 % aller Herpes-zoster-Erkrankungen in der Geriatrie.
- **Schmerzcharakter:** Konstante, brennende, einschießende Schmerzen, begleitet von unangenehmen Dysästhesien. Häufig Allodynie (normale Reize werden als schmerzhaft empfunden) infolge einer veränderten Nervenimpulsleitung auf der spinalen und supraspinalen Ebene (neuropathische Schmerzen s. S. 187).

19.3 Schmerzsyndrome

➤ **Therapie:**
- *Akutphase mit Zoster-Exanthem:*
  - Antivirale Therapie: z. B. Aciclovir (Zovirax) 4–5 × 800 mg tgl.
  - Schmerzbekämpfung entsprechend der Schmerzintensität nach WHO-Stufenplan (S. 192).
- *Post-Zoster-Neuralgie:*
  - Retardierte Opioide (z. B. Tramadol ret. 1–3 × 100 mg).
  - Sympathikusblockaden so früh wie möglich (innerhalb der ersten 6 Wochen) mit Lokalanästhesie und Opioidzusatz.
  - TENS, Akupunktur.
  - Antidepressiva: z. B. Seropram 10–20 mg/d.
  - Antikonvulsiva: z. B. Clonazepam in einschleichender Dosierung 0,5 mg–1,5–2 mg/d, bei einschießenden Schmerzattacken als erstes Medikament einsetzen.
  - Lokale Substanzen, z. B. topische Capsaicin-Creme 0,025–0,75 %ige Lösung 4–5 × täglich (Dolenon Liniment) für 1–3 Wochen.
- *Bei Misserfolg:* Versuch mit Anti-Varizella-Zoster-Hyperimmunglobulin.

Postamputationsschmerzen

➤ **Phantomschmerz:** Neuropathische Schmerzen vom Deafferenzierungstyp (s. S. 187) nach Amputation. Fast immer von Phantombildern begleitet:
- *Schmerzcharakter:* Brennend, stechend, elektrisierend, häufig ähnlich wie vor der Amputation.
  - Schmerzauslösung durch einfache physische oder emotionale Reize (Wasserlassen, Husten, Wetterabhängigkeit).
  - Beginn wenige Tage bis einige Monate nach Amputation. Schmerzabnahme in den ersten 3 Jahren, dann häufig unveränderter Dauerschmerz.
  - *Cave:* Bei Wiederzunahme nach schmerzverstärkenden Zusatzfaktoren suchen, z. B. Wurzelkompression, Metastasen, Herpes zoster.
- *Prophylaxe:* Kontinuierliche Leitungsanästhesien, z. B. bereits präoperativ Epidural- oder Plexusanästhesien.
- *Therapie:*
  - Calcitonin (in der Frühphase i. v.-Injektionen). Dosierung s. S. 193.
  - Antikonvulsiva, z. B. Gabapentin (Neurontin) 400–900 mg/d.
  - Antidepressiva (s. S. 144).
  - Sympathikusblockaden bei brennendem Schmerzcharakter und Allodynie.
  - TENS (initial gute Erfolge), Akupunktur, Physiotherapie.
  - Neurochirurgie: OP nach Neshold zur Druckentlastung des Stumpfneurinoms.

➤ **Chronischer Stumpfschmerz:**
- Scharfe, stechende, aber auch brennende und elektrisierende Schmerzen vom nozizeptiven und neuropathischen Typ im Stumpfbereich als Folge von Wundheilungsstörung und Nervenschädigung.
- *Therapiemöglichkeiten:* Stumpf-Prothesenkorrektur, Umspritzen der schmerzhaften Stelle mit Lokalanästhetika, TENS, Sympathikusblockaden.

19.3 Schmerzsyndrome

Zentrale Schmerzen nach zerebrovaskulärem Insult

- **Definition:** Bei zentralen Schmerzen nach zerebrovaskulärem Insult handelt es sich um ein schwer zugängliches Schmerzsyndrom nach Perfusionsausfall oder Blutung in Thalamus, Medulla, Pons oder Kortexbereich mit kontralateralem sensomotorischem Hemisyndrom.
- **Therapie:**
    - *Medikamentös:* Antikonvulsiva wie Gabapentin (Neurontin) und Clonazepam; Antidepressiva. Bei schwersten Fällen Krankenhauseinweisung und i. v.-Therapie (gleiche Dosierungen und Substanzen wie p. o. (S. 192).
    - *Sympathikusblockaden* bei Zeichen einer Sympathikusüberaktivität.
    - *Physiotherapie.*
    - *Neurochirurgische* (intrazerebrale) Stimulationsverfahren bei Therapieresistenz.

20.1 Schwindel – Grundlagen

Schwindelformen

- **Vestibulärer Schwindel** (Synonyme: Drehschwindel, Vertigo, Schwindel im engeren Sinne): Illusion einer Bewegung, meist Drehbewegung, seltener Liftgefühl oder Lateropulsion.
- **Schwankschwindel** (Synonyme: Unspezifische Gleichgewichtsstörung, Dysequilibrium): Empfindung von Standunsicherheit, die nach dem Hinsetzen oder -legen verschwindet.
- **Präsynkopale Leere im Kopf** (Synonyme: Schwächeanfall, Präsynkope s. S. 215): Gefühl einer bevorstehenden Ohnmacht mit Schwarzwerden vor den Augen, Schwächegefühl und/oder Gleichgewichtsstörungen im Gehen oder Stehen.
- **Okulärer Schwindel** (Synonyme: Schwindel bei sensorischen Defiziten, Unsicherheit bei sich widersprechenden Sinnesempfindungen): Empfindung von „Schwimmen", „Fließen" oder Verschwommen- oder Doppeltsehen.

Epidemiologie

- **Prävalenz:** Schwindel ist die häufigste Hauptbeschwerde Betagter bei ambulanten Arztkonsultationen. Schwindel beklagen:
  - 9–25 % der über 65-Jährigen, die zu Hause leben.
  - Bis zu 70 % der über 80-jährigen Pflegeheimpatienten.
- **Häufigste Schwindelformen:**
  - Episodischer Schwindel: 60 %.
  - Dauerschwindel: 40 %. Episoden rezidivieren immer wieder bzw. Dauerschwindel hält oft für lange Zeit an: 16 % bis 2 Monate; 32 % 2–12 Monate; 40 % 1–5 Jahre; 12 % mehr als 5 Jahre.
- Patienten mit chronischem Schwindel sind bei ca. 20 % rezidivierende Episoden von gutartigem Lageänderungsschwindel, ca. 15 % Labyrinthläsionen, ca. 20 % zerebrovaskulär bedingt und zu ca. 3 % zerebellär bedingt und zeigen zu 40 % eine Schwindel-Mischform aus mehreren Kategorien: Vestibulärer Schwindel: 40 %; Schwankschwindel: 55 %; Präsynkope: 14 %; okulärer Schwindel: 30 %.

Ätiologie und entscheidende Diagnostik

Tabelle 38 Schwindel-Ursachen und entscheidende Diagnostik

Ursachen	entscheidende Diagnostik
vestibulärer Schwindel	
Labyrinth	
gutartiger paroxysmaler Lageänderungsschwindel	Hallpike-Manöver
Morbus Menière	Audiometrie
Innenohrentzündung	Kalorimetrie
posttraumatische Schädigung	Anamnese
ototoxische Medikamente	Medikamentenanamnese (Aminoglykoside, Salizylate)
Vestibularisnerv oder -kerne	
Tumor	Audiometrie, wenn pathologisch: MRI
zerebrovaskulär	Anamnese

20.1 Schwindel – Grundlagen

Tabelle 38 Fortsetzung von Seite 202

Ursachen	entscheidende Diagnostik
posttraumatisch	Anamnese
Herpes zoster oticus	Lumbalpunktion, Serumtiter
Schwankschwindel	
ZNS-Störung	
zerebrovaskulär	neurologische Untersuchung: Neurologische Ausfälle; Duplex-Sonographie der hirnversorgenden Gefäße
zerebellär	zerebelläre Ataxie, Alkoholanamnese
partieller epileptischer Anfall	EEG
Parkinsonsyndrom	körperliche Untersuchung: Typisch sind Rigor, Akinese und Haltungsstörung
Hirndruck	Computertomographie
medikamentöse Intoxikation	Anamnese, Absetzversuch
Sedativa	
Antidepressiva	
nichtsteroidale Antiphlogistika	
psychogen	
Phobien, Angst	spezifische Anamnese (s. S. 177)
Post-fall-Syndrom	spezifische Anamnese (s. S. 213)
Depression	Psychostatus (s. S. 139)
präsynkopaler Schwindel	
endokrin	
Hypoglykämie	BZ-Bestimmung (s. S. 418)
Hypothyreose	TSH (s. S. 425)
respiratorische Alkalose bei Hyperventilation	Anamnese
Blutdruckdysregulation	
arterielle Hypertonie (unbehandelt)	Blutdruckmessung
antihypertensive Medikation	Medikamentenanamnese
arterielle Hypotonie	Blutdruckmessung
orthostatische Dysregulation	Blutdruckmessung vor und nach dem Aufstehen
vasovagal	Anamnese
hämatologisch	
Anämie	Hb-Bestimmung
Polyglobulie	Bestimmung der Erythrozytenzahl
Hyperviskositätssyndrom	Bestimmung der Blutviskosität
kardial	
Arrhythmie	(Langzeit-)EKG
Vitien	Auskultation, Herzkatheter
Herzinsuffizienz	Anamnese und körperliche Untersuchung

20.1 Schwindel – Grundlagen

Tabelle 38 Fortsetzung von Seite 203

Ursachen	entscheidende Diagnostik
okulärer Schwindel	
verschiedene Ursachen	
Sehstörungen	Visusprüfung
Bulbusmotilitätsstörungen	Untersuchung der Bulbusmotilität
periphere Polyneuropathie	Reflex- und Sensibilitätsprüfung

Diagnostik

- **Basisdiagnostik:**
  - *Anamnese:*
    - Vor-/Grunderkrankungen.
    - Schwindelcharakter: Zeitlicher Verlauf, Art (s. Schwindelformen S. 202), auslösende Faktoren (Lagewechsel, körperliche Belastung, Kopfwendung, Armarbeit), Begleitsymptomatik (Kopfschmerzen, Übelkeit, Tinnitus).
    - Medikamentenanamnese.
  - *Allgemeine körperliche Untersuchung.*
    - *Herz-Kreislauf-Diagnostik:* Blutdruckmessung, (ggf. Langzeit-)EKG.
    - *Hallpike-Manöver:* Praktisches Vorgehen s. S. 205.
  - *Orientierende neurologische Untersuchung:* Andere fokale neurologische Syndrome.
    - Allgemeine Prüfung auf Ataxie: Knie-Hacke-Versuch; Finger-Nase-Versuch; Romberg-Versuch: Der Patient steht mit sich berührenden Füßen, ausgestreckten Armen und supinierten Händen bei geschlossenen Augen. Nimmt das Schwanken bis zur Fallneigung zu, so ist das Romberg-Zeichen als Ausdruck einer Ataxie positiv.
    - Strichgang.
  - *Laboruntersuchungen:* Ggf. Blut-Glukosespiegel, TSH, Hämoglobin, Lumbalpunktion.
- **Fakultative Untersuchungen in Abhängigkeit von den Ergebnissen der Basisdiagnostik:**
  - *Psychiatrische Untersuchung:* Angst oder Depression.
  - *Kalorimetrie:* Instillation kalten Wassers in den äußeren Gehörgang (hier also kein Nystagmus klinisch oder im Elektro-Nystagmogramm).
  - *Herzkatheteruntersuchung.*

◘ *Beachte:* Bei 35 % der Patienten findet sich kein pathologischer Befund (inkl. Elektro-Nystagmogramm).

20.2 Vestibuläre Schwindelformen

Gutartiger Lageänderungsschwindel

- **Definition:** Lageänderungsschwindel, ausgelöst durch pathologische Kanalolithiasis des hinteren Bogengangs mit flottierenden Partikeln in der Endolymphe der Bogengänge, die die Sinneszellen irritieren.
- **Typische Klinik:** Episodischer Drehschwindel, dessen Dauer kürzer als eine Minute ist und der durch schnelle Lageänderung wie z. B. Drehen im Bett oder Bücken provoziert wird. Durch wiederholtes Provozieren kommt es schnell zur Adaptation.

  ◘ *Beachte:* Eine Vermeidehaltung ist kontraindiziert; sie verlängert die symptomprovozierende Zeitperiode.
- **Wegweisende Diagnostik:** Hallpike-Manöver (s. Abb. 19). Dabei sitzt der Patient zunächst auf der Untersuchungsliege und legt sich dann schnell hin, sodass der Kopf maximal über das Ende der Liege dorsalflektiert ist.
  - *Hinterer* Bogengang: Patient sitzt → rasch auf die Seite des betroffenen Ohres ablegen + gleichzeitig Kopf um 45° zur Gegenseite drehen.
  - *Horizontaler* Bogengang: Im Liegen Kopfdrehung zur betroffenen Seite.
  - *Befund:*
    - Typischerweise nach einer Latenz von ca. 5 sek für < 1 min Drehschwindel + rotierenden Nystagmus (crescendo-decrescendoartiger Charakter) zum unten liegenden Ohr. Nach Wiederaufrichten kann Nystagmus in die Gegenrichtung auftreten.
    - Nach mehreren Lagerungen nimmt die Intensität ab (Adaptation).

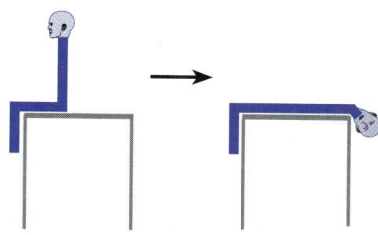

Abb. 19 Hallpike-Manöver

- **Therapie:** Konservativ mittels folgender, alternativ einsetzbarer Lagerungsmanöver.
  - *Befreiungsmanöver nach Sémont:* Nach Drehung des Kopfes um 45° zur Gegenseite des erkrankten Bogengangs wird der Oberkörper aus der sitzenden Position heraus in Richtung des erkrankten Ohres mit kräftigem Schwung in die Horizontale gelegt. Anschließend erfolgt unter Beibehaltung der Kopfhaltung eine ebenfalls schnelle Umlagerung um 195° auf die Gegenseite („großer Wurf") für hinteren Bogengang. Der Behandlungserfolg nach einmaliger Lagerung liegt bei etwa 70%.
  - *Übungsprogramm nach Brandt-Daroff:* Der Patient sitzt aufrecht am Bettrand. Zunächst lässt er sich schnell auf die Seite des betroffenen Ohres in die Horizontale fallen und wartet 30 sek ab. Dann setzt er sich wieder schnell auf, um sich direkt anschließend zur gesunden Seite in die Horizontale fallen zu lassen. 30 sec Abwarten in dieser Position. Anschließend setzt er sich wieder aufrecht hin. Diese Übung soll mehrmals täglich hintereinander wiederholt werden, bis der Schwindel merklich ermüdet.

20.2 Vestibuläre Schwindelformen

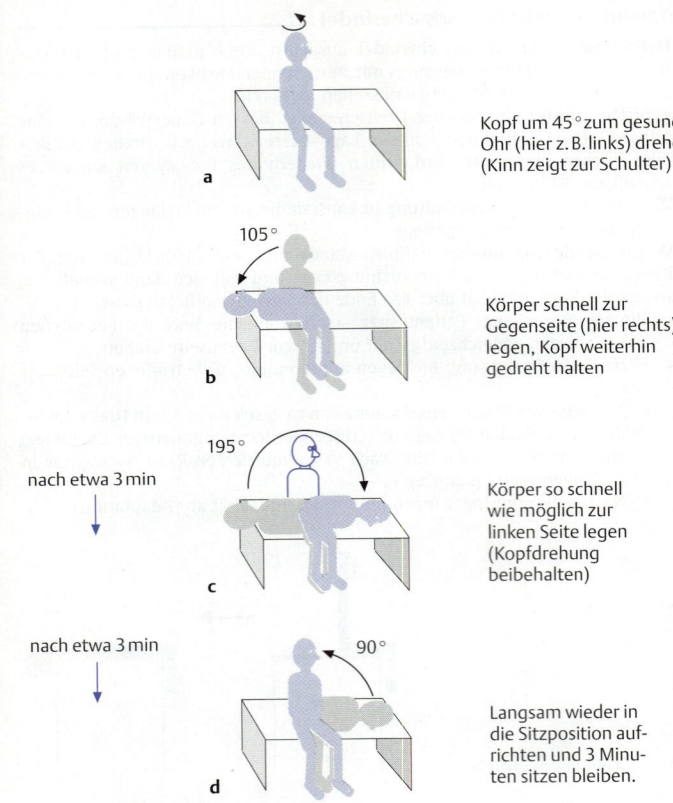

a Kopf um 45° zum gesunden Ohr (hier z. B. links) drehen (Kinn zeigt zur Schulter)

b 105° Körper schnell zur Gegenseite (hier rechts) legen, Kopf weiterhin gedreht halten

nach etwa 3 min

c 195° Körper so schnell wie möglich zur linken Seite legen (Kopfdrehung beibehalten)

nach etwa 3 min

d 90° Langsam wieder in die Sitzposition aufrichten und 3 Minuten sitzen bleiben.

Abb. 20 Befreiungsmanöver nach Sémont (nach einer Vorlage von Brandt)

Andere vestibuläre Schwindelformen

➤ **Morbus Menière:** Plötzlich schwerer Minuten bis Stunden dauernder Schwindel. Fluktuierende Hörstörung. Rauschender, meist tieffrequenter Tinnitus. Druckgefühl im betroffen Ohr (Aura). Steh- und Gehunfähigkeit sowie Übelkeit, Erbrechen, Angst, Schweißausbruch; ggf. zuvor Aura (Ohrdruck, Tinnitus). Im Anfall heftiger horizontaler Nystagmus zur nicht betroffenen Seite. → Fachärztliche otologische Behandlung.

➤ **Labyrinthläsionen:** Post- oder parainfektiöse Entzündungsreaktion in den Flüssigkeitsräumen und Membranen der Hörschnecke und des Gleichgewichtsorgans mit plötzlichem anhaltendem Schwindel. Nystagmus. Verminderte oder fehlende kalorische Reizbarkeit bei der Kalorimetrie.

20.2 Vestibuläre Schwindelformen

- **Aminoglykosid-Toxizität:** Aminoglykoside haben ototoxische Nebenwirkungen. Ein plötzlicher Beginn des Schwindels ist möglich. → Unbedingt sofort andere Antibiotika einsetzen!
- **Unklare Vestibulopathie**.

Symptomatische Therapie des Schwindels

- **Therapie 1. Wahl im Alter – nichtmedikamentöse Verfahren:** Bewegungstraining zur Förderung der zerebralen Kompensation. Inhalte der Übungsprogramme:
  - Willkürliche Augenbewegungen und Fixationen.
  - Aktive Kopfbewegungen.
  - Balance-, Zielbewegungs- und Gehübungen.
- **Therapie 2. Wahl – Antivertiginosa:** Die medikamentöse Behandlung ist bei Betagten allerdings besonders häufig mit Nebenwirkungen (NW) verbunden. Deshalb sollten Antivertiginosa nur sehr zurückhaltend, nur kurzfristig und nur bei starker Übelkeit eingesetzt werden.
  - *Antihistaminika:* z. B. Dimenhydrinat (Vomex D, Dramamine CH) 20–50 mg, Betahistin (Vasomotal D, Betaserc CH) 16–48 mg. Schwach wirksam. Selten zentrale anticholinerge NW (Delir).
  - *Zentrale Anticholinergika:* z. B. Meclozin (Postafen D, Durmesan CH) 6–12 mg, Scopolamin TTS. Diese bergen alle die Gefahr anticholinerger Nebenwirkungen: Mundtrockenheit, Erhöhung des Augeninnendruckes, Miktionsstörungen bei großer Prostata, Vergesslichkeit, Delir, Obstipation, Tachykardie.
  - *Neuroleptika:* z. B. Sulpirid (Dogmatil) 25–50 mg, Thiethylperazine (Torecan) 3–6 mg mit Gefahr extrapyramidaler NW und akuten sowie tardiven Dyskinesien. Sie sind kontraindiziert bei Morbus Parkinson und Verdacht auf Lewy-Körper Demenz (s. S. 129).
  - *Kalziumantagonisten Typ IV:* z. B. Cinnarizine (Stugeron [CH]) 25–75 mg, Flunarizine (Sibelium) 2,5–5 mg. Gefahr extrapyramidaler NW und selten tardiver Dyskinesien. Daher sind die Kalziumantagonisten kontraindiziert bei Morbus Parkinson und einer Anamnese extrapyramidaler Störungen und sollten in der Geriatrie möglichst nicht eingesetzt werden.

20.3 Nicht-vestibuläre Schwindelformen

ZNS-Erkrankungen mit assoziiertem Schwindel

- **Hirnstamm- oder Kleinhirninfarkt:** Plötzlicher Beginn von persistierenden Gleichgewichtsstörungen und evtl. anderen neurologischen Störungen.
- **Hirnstamm-TIA** (Synonyme: Vertebrobasiläre transiente ischämische Attacken) episodischer Drehschwindel: Minuten bis Stunden dauernd. Oft assoziiert mit anderen Kleinhirn-, Hirnstamm-, mnestischen oder zerebrovisuellen Symptomen. Therapie:
  - *Akut:* Antivertiginosa (s. S. 207).
  - *Chronisch:* Bewegungstraining wie bei vestibulären Störungen (s. S. 205).
  - *Prophylaxe:* Thrombozyten-Aggregationshemmer (S. 322).
- **Zerebelläre Atrophie**: Oft nach langjährigem Alkoholabusus und Malnutrition Schwindel und periphere Neuropathie.
- **ZNS-wirksame medikamentöse Toxizität:** Folge hoher Dosen Antiepileptika; Nebenwirkung von Benzodiazepinen mit langer Halbwertzeit.

Post-Fall-Syndrom

- S. S. 213.

Schwindel bei Präsynkope

- S. S. 215 Synkope.

Okulärer Schwindel

- Siehe Augenerkrankungen S. 350.
- Betagte empfinden oft unklares Sehen, besonders des Bodens, als Schwindel. Eine leicht behebbare Ursache kann das Tragen einer Lesebrille bzw. bifokaler Brillengläser sein. (Empfehlenswerter Selbstversuch für geriatrisch Tätige: Treppensteigen mit aufgesetzter Lesebrille von ≥ 2 dpt.)

20.4 Gangstörungen

Grundlagen

- **Definition:** Bei Gangstörungen handelt es sich um Veränderungen der Gehfähigkeit durch Funktionsstörungen des Nervensystems, der Muskeln, des Skeletts, des Kreislaufsystems, der Haut oder einer Kombination solcher Störungen.
- Merkmale häufiger Beschwerden Betagter (> 70 Jahre) mit Gangstörungen:
  - Subjektive Problematik:
    - 50 % klagen über Angst vor Stürzen, sind ängstlich beim Gehen.
    - 33 % klagen über Schwindel.
  - Monate- bis jahrelange Anamnese.
  - 50 % mit Zeichen peripherer Neuropathie (fehlende ASR, reduzierte Sensibilität in den Füßen), was auch ohne Gangstörung häufig ist (s. S. 212).
- 80 % sind kognitiv unauffällig, nur 20 % dement (%-Angaben beziehen sich auf Patienten, die in der Arztpraxis auf Gangstörungen untersucht werden).

Pathogenese (vgl. Tab. 39)

- Erkrankungen oder Störungen, die einer Gangstörung zugrunde liegen und ohne Schwierigkeiten zu diagnostizieren sind:
  - Z. n. Hirninfarkt/en mit Halbseitenlähmung/en (S. 324).
  - Schwerer Morbus Parkinson mit typischem Rigor, Tremor, Akinese und Haltungsstörung (S. 342).
  - Orthopädische Behinderung: Cox-/Gonarthrose, chronische Arthritis, Z. n. Fraktur (S. 429).
  - Amputation mit Bewegungseinschränkung, Versteifung oder Kontraktur.
  - Kachexie mit allgemeiner unspezifischer Schwäche.
  - Orthostatische Hypotension (s. auch S. 264).
  - Bewegungsmangel (evtl. mit Beugekontraktur in Beinen).
  - Periphere Ödeme mit zunehmender Versteifung der Sprunggelenke.
  - Schmerzen im Bewegungsapparat (und Wirbelsäule).
  - Starke Sehstörung (z. B. bei Makuladegeneration).
- Sechs etwa gleich häufige Ursachengruppen geriatrischer Gangstörungen ergeben sich aus der neurogeriatrischen Anamnese und Befunderhebung, wenn die zugrunde liegende Störung nicht offensichtlich ist:
  - Zervikale Myelopathie.
  - Multiple zerebrale Infarkte.
  - Multiple sensorische Defizite.
  - Extrapyramidale Störungen.
  - Post-fall-Syndrom.
  - Seltene Gangstörungen.

20.4 Gangstörungen

Tabelle 39 Pathogenese der Gangstörungen von zentral bis peripher

normale Altersfolgen	anatomische Struktur	Leitsymptom chronischer Defizite über physiologische Altersfolgen hinaus	Leitsymptom der akuten Störung	wichtigste geriatrische Krankheitsbilder mit Gangstörung
langsames Lernen	limbischer Kortex	Angst Gedächtnisstörung	Panik	Postfall-Syndrom
Primitivreflexe	präfrontale Großhirnrinde	Gangapraxie Wesensänderung	akinetischer Mutismus	Endstadium Morbus Alzheimer Frontallappen-Demenz
Atrophie Neuronenverlust	zentrale und parietale Großhirnrinde	Hemisyndrom Hemineglect, Demenz	TIA, epileptischer Anfall, Bewusstlosigkeit	(multiple) Gehirninfarkt(e) Hirntumor (Metastasen) Subduralhämatom
Periventrikuläre Demyelinisierung (Leukoaraiose)	weiße Substanz	unspezifische Gangunsicherheit	unspezifischer Schwindel	Normaldruck-Hydrozephalus Morbus Binswanger
bis 50 % Neuronenverlust	Basalganglien	Parkinson-Syndrom Hyperkinesien	off-Phänomen akute Dyskinesie	Morbus Parkinson progressive supranukleäre Paralyse (= PSP)
Atrophie, Neuronenverlust	Zerebellum	Ataxie Rumpf, Extremitäten	„Trunkenheit"	olivo-ponto-zerebellare Atrophie, alkoholische zerebellare Atrophie
Peripherie oft weitgehend degeneriert	Vestibularis-Kerne	Lagerungsschwindel (s. S. 205)	Drehschwindel, Nausea u. Erbrechen Kataplexie	vertebro-basiläre Insuffizienz Hirnstamminfarkt(e) (z. B. Wallenberg-Syndrom)
träge Stell- und Positionsreflexe	Hirnstamm	Dysarthrie Doppelbilder Dysphagie	hoch: bewusstlos tief: „Drop"-Attacke evtl. mit Schwindel und Doppelbildern	idem
Pyramiden-Zellverlust	Rückenmark	Paraspastik mit definiertem Ausfallniveau	„Drop"-Attacke	zervikale Myelopathie bei engem Spinalkanal, Amyotrophe Lateralsklerose (ALS)
Nervenfaserverlust fehlender ASR	Nerven	Mal perforans sockenförmige Sensibilitätsstörung Areflexie	Lähmung mit typischem Muster	diabetische, alkoholische, malnutritive Neuropathie Peronäus-Drucklähmung(en)
Altersatrophie Altersschwäche	Muskeln	Schwäche der Muskulatur Atrophie	„weiche Knie" „schwabbelig"	Myositis Myasthenia gravis Benzodiazepinwirkung, Hypothyreose

20.4 Gangstörungen

Tabelle 39 Fortsetzung von Seite 210

normale Altersfolgen	anatomische Struktur	Leitsymptom chronischer Defizite über physiologische Altersfolgen hinaus	Leitsymptom der akuten Störung	wichtigste geriatrische Krankheitsbilder mit Gangstörung
Altersosteoporose	Knochen und Gelenke	Gibbus Arthrose Zustand nach Gelenkprothes.-Op	Fraktur Arthritis	Schenkelhalsfrakturen, Beckenfrakturen, Wirbelkompressionsfrakturen, Fußdeformität Hallux valgus
Altersatrophie der Haut	Haut	Fußschmerz	Dekubitus	Clavus (Hühnerauge) Onychogryposis (Klauennägel)

- Seltene Ursachen von Gangstörungen:
  - *Zerebelläre Atrophie* (vor allem des zerebellären Vermis): Meist sekundär bei langjährigem Alkoholabusus mit Malnutrition. Befund: Rumpfataxie, auch im Sitzen.
  - *Muskelschwäche:* Sekundär bei folgenden Ursachen:
    - Einnahme von Benzodiazepinen vor allem mit langer Halbwertzeit.
    - Myasthenia gravis.
    - Myositis.
    - Schwere Herzinsuffizienz (NYHA 3–4).
    - Schwere Anämie.
  - *Enzephalopathie:* Hypoxisch, metabolisch oder toxisch-medikamentös bedingt.
  - *Gehunfähigkeit bei Depression:* Sie ist Folge der depressionsbedingten Adynamie und verschwindet gleichzeitig mit der Depression unter adäquater Behandlung.

Zervikale Myelopathie

- **Definition:** Einengung des sagittalen Durchmessers des zervikalen Spinalkanals mit Kompression des Rückenmarks.
- **Gangbild/klinische Befunde:**
  - Kleine schlurfende Schritte mit steifen Kniegelenken bei spastisch erhöhtem Tonus der Beine und gestörter Tiefensensibilität.
  - Positive Pyramidenbahnzeichen.
  - Lebhafte Patellarsehnenreflexe beidseits.
  - Gestörte Tiefensensibilität in beiden Füßen.
  - Häufiger Harndrang (evtl. Urge-Inkontinenz) bei Blasen- und Mastdarmstörung.
  - Positiver Romberg-Versuch.
- **Diagnostik:**
  - Konventionelle Röntgenuntersuchung der HWS.
  - Spinales MRT: Myelokompression zervikal, selten im kranio-zervikalen Übergang oder hoch-thorakal.

20.4 Gangstörungen

- **Differenzialdiagnose:** Zervikale Raumforderungen bei entzündlichen, tumorösen und degenerativen Erkrankungen, in Einzelfällen Neuropathien, Motoneuronerkrankungen.
- **Therapie:**
  - Zuerst konservativer Behandlungsversuch mit Schanz-Kragen.
  - Falls trotz konservativer Therapie die Beschwerden zunehmen, ist eine dekomprimierende Laminektomie zu erwägen.

Multiple zerebrale Infarkte (vgl. S. 324)

- **Gangbild/klinische Befunde:** Typische Anamnese mit plötzlicher Verschlechterung; häufige Befunde:
  - Nur diskrete Halbseitenspastik.
  - Nur angedeutete Paresen: Pronation und leichtes Absinken beim Armvorhalteversuch oder verlangsamte Feinmotorik der Finger.
  - Begleitdepression oder emotionale Labilität.
- **Diagnostik:** CT oder MRT: Multiple Infarkte im Kortex und/oder in den Stammganglien und/oder im Hirnstamm.
- *Achtung:* Eine reine Leukoaraiose (Dichteminderung im CT oder Hyperintensität im MRT) periventrikulär und in der Corona radiata ist meist *nicht* infarktbedingt und wahrscheinlich ohne wesentliche klinische Bedeutung.
- **Therapie:**
  - *Thrombozyten-Aggregationshemmer* zur Rezidivprophylaxe (Acetylsalicylsäure 100 mg/d oder Clopidogrel 75 mg/d bei Salizylatunverträglichkeit).
  - *Intensive Physiotherapie* (Gangschulung) ist meist sehr erfolgreich; falls nicht, besteht der Verdacht auf erneute Insulte oder andere Ursachen.
  - *Intensive Behandlung der Begleitdepression:* Serotonin-Reuptakehemmer (s. S. 144) und Milieutherapie (s. S. 143).
  - *Optimale Behandlung der begleitenden kardiovaskulären Störung.*
- *Achtung:* Eine Überbehandlung der Herzinsuffizienz, Hypertonie, Angina pectoris oder auch Depression führt oft zu einer sekundären orthostatischen Hypotonie (s. S. 264).

Multiple sensorische Defizite

- **Klinische Befunde:** Zeichen der peripheren Polyneuropathie (herabgesetztes Reflexniveau, fehlende Achillessehnenreflexe, handschuh-/sockenförmige Oberflächen-Sensibilitätsstörung, reduzierte Tiefensensibilität) *und* eines der folgenden Symptome:
  - Starke Visuseinschränkung.
  - Starke Gesichtsfeldeinschränkung.
  - Vestibuläre Störung (Nystagmus und/oder fehlende kalorische Stimulierbarkeit einseitig oder beidseits).
- **Diagnostik:**
  - Ophthalmologische oder otologische Untersuchung (s. S. 103–105).
  - Laboruntersuchungen zur Differenzialdiagnose der Polyneuropathie: Nüchtern-Blutzucker, Vitamin B_{12}, BSG, Leberenzyme, Kreatinin und Harnstoff etc.
- **Therapie:**
  - *Kausale Behandlung, wenn möglich:* Vitaminsubstitution, Kataraktoperation, Insulintherapie.
  - *Tertiärprophylaxe:* z. B. Glaukom.
  - *Intensive Übungstherapie:* s. S. 205.

20.4 Gangstörungen

Extrapyramidale Störungen (vgl. S. 342)

- **Formen:**
  - *Parkinson-Syndrom;* klinische Befunde (häufig asymmetrisch):
    - Klassische Trias mit (z. T. diskretem) Rigor, (z. T. diskretem) Tremor und (z. T. diskreter) Akinesie.
    - (z. T. diskrete) Haltungsstörung mit Tendenz zur Nacken-, Hüft- und Knieflexion sowie zur thorakalen Hyperkyphose.
    - Kleinschrittiger zögernder Gang mit Anlaufschwierigkeiten, „am Boden klebende Füße".
    - Verminderter, oft fehlender Armschwung beim Gehen.
  - *Normaldruck-Hydrozephalus:* Charakteristisch ist die Symptom-Trias aus Gangstörung, Inkontinenz und Demenz, die sich gleichzeitig entwickeln.
  - *Progressive supranukleäre Paralyse (PSP);* Leitsymptome:
    - Verminderte Augenmotilität, vor allem vertikal, mit vertikaler Blickparese nach unten, seltener initial nach oben.
    - Sekundäre Tendenz zur Retropulsion.
    - Typische Parkinson-Symptome.
    - Evtl. pyramidale und zerebelläre Ausfälle und Demenz.
- **Diagnostik:**
  - *Anamnese und körperliche Untersuchung.*
  - *CCT:*
    - Bei Morbus Parkinson und progressiver supranukleärer Paralyse: Normalbefund (evtl. unspezifische Atrophie).
    - Hypodense Areale im Bereich der Basalganglien als Infarktkorrelat bei vaskulär bedingtem Parkinsonsyndrom bei Arteriosklerose.
    - Bei Normaldruck-Hydrozephalus: Massiver Hydrozephalus ohne Dilatation der Sulci. Zur Bestätigung eines Normaldruck-Hydrozephalus wiederholte Liquorpunktionen mit markanter klinischer Besserung oder Liquorzirkulationsstudie.
  - *Kraniales MRT:* Evtl. Atrophie der Mittelhirnschenkel („Mickey-Mouse"-Zeichen) bei der progressiven supranukleären Paralyse.
- **Therapie:**
  - *Absetzen von Neuroleptika* und ggf. der Antivertiginosa und Nootropika Flunarizin und Cinnarizin.
  - *Behandlungsversuch mit L-Dopa-Präparat* (Madopar, Sinemet). Die Therapie sollte abgebrochen werden, wenn bei einer Dosis bis 3 × 125 mg keine Besserung eintritt. Für langfristige Behandlung s. S. 345.
  - *Physiotherapie* mit Gangschulung.
  - ◘ *Achtung:* Auf Nebenwirkungen der Anti-Parkinsonmittel mit Dosisreduktion reagieren, eventuell auch ein zweites Anti-Parkinsonmittel einsetzen (S. 345), nicht jedoch Neuroleptika (Circulus vitiosus).

Post-fall-Syndrom

- **Synonyme:** Idiopathische senile Gangstörung; psychogener Schwindel.
- **Pathogenese:** Infolge vermeintlicher oder tatsächlich bestehender Sturzgefahr entwickelt sich eine zunehmende Angst. Es handelt sich um eine psychosomatische Störung.

20.4 Gangstörungen

- **Klinik:** Die Patienten klagen häufig über Schwankschwindel und unspezifische Gleichgewichtsstörung beim Gehversuch oder Stehen.
- **Gangbild/klinische Befunde:**
  - Kurzschrittiger breitbeiniger Gang.
  - Die Patienten haben die Tendenz, sich festzuhalten (am Untersucher, an einer Wand oder 4-Punkt-Gehhilfe).
  - Ausgeprägte Sturzangst und Ängstlichkeit bei freiem Gang.
  - Keine Spastik, normaler Tonus, keine Ataxie.
  - Romberg-Test negativ (wenn durchführbar).
  - Als Folge einer langen Benutzung von 3- oder 4-Punkt-Gehhilfen kommt es zur fixierten Anteroflexion des Rumpfes beim Gehen und Stehen. Das Sitzen und Liegen ist normal.
- **Diagnostik:** Anamnese und körperliche Untersuchung. Zusatzuntersuchungen fallen negativ aus; im CT/MRT höchstens Leukoaraiose.
- **Therapie:** Aktive Gangschulung zusammen mit anxiolytisch-antidepressiver Therapie mit Serotonin-Reuptakehemmern (z.B. Citaprolam [Seropram] 10–20 mg/d; vgl. S. 144). Dies ist oft auch bei Hochbetagten erfolgreich.

20.5 Synkope

Definition

- **Synkope**: Nicht-epileptischer Bewusstseinsverlust, der Sekunden bis wenige Minuten andauert.
- *Hinweis zur Differenzialdiagnose:* Von der Synkope zu unterscheiden ist der Schwächeanfall (= Präsynkope), der durch Kraftlosigkeit und das Gefühl einer bevorstehenden Bewusstlosigkeit gekennzeichnet ist.

Klinik

- **Ablauf der Synkope:** Unwohlsein → Schwindelgefühl, Leere im Kopf, mit dem Gefühl, dass sich der Boden bewege oder schwanke → Verwirrtheit (Orientierungsverlust) → Gähnen, vermindertes Sehen bis Schwärze vor den Augen und Klingeln in den Ohren („Ohrensausen") → evtl. Übelkeit, selten Erbrechen → Blässe und kalter Schweiß → Bewusstlosigkeit. Der zeitliche Ablauf der Synkope ist variabel: von langsam (was das Hinlegen des Betroffenen ermöglicht und einen Sturz vermeidet) bis plötzlich mit Sturzereignis.
- **Bewusstseinsverlust:**
  - Variable Dauer: Von Sekunden bis zu wenigen Minuten.
  - Variable Tiefe: Von noch erhaltener teilweiser Wahrnehmungsfähigkeit bis zu tiefer Bewusstlosigkeit mit vollständigem Verlust der Wahrnehmungs- und Reaktionsfähigkeit.
- **Motorik:** Die Patienten sind meist bewegungslos und schlaff. Nicht selten beobachtet man kurz nach dem Beginn der Bewusstlosigkeit Zuckungen im Gesicht und an Gliedern, evtl. einen kurzen tonisch-klonischen Krampfanfall (meist ohne Miktion oder Defäkation).

Ursachen und Diagnostik

Tabelle 40 Synkope: Ursachen und entscheidende Diagnostik

Ursachen	entscheidende Diagnostik
Kreislaufdysregulation (Mangeldurchblutung des Gehirns)	
Versagen der Vasokonstriktion	
vasovagale (vasodepressive) Form	Anamnese (Stress, Angst)
orthostatische Hypotonie	Blutdruckmessung im Liegen und Stehen, Medikamentenanamnese (Antihypertensiva etc.?)
autonome Insuffizienz	EKG: Fehlende RR-Variation
Sympathikus-Blockade (z. B. α-Methyldopa, Hydralazin)	Anamnese
Hypovolämie	
Blutverlust (GI-Blutung!)	Anamnese und Stuhluntersuchung, Medikamentenanamnese (NSAR?)
Dehydratation	Hämatokrit, Serum-Natrium
mechanische Verminderung des venösen Rückflusses	
Valsalva-Manöver	Anamnese, evtl. Provokation
Husten	Anamnese, evtl. Provokation
Blasenentleerung im Stehen	Anamnese, evtl. Provokation

20.5 Synkope

Tabelle 40 Fortsetzung von Seite 215

Ursachen	entscheidende Diagnostik
Vorhofmyxom	Echokardiographie
Reduktion des Herzminutenvolumens	
Aortenstenose	Auskultation, Echokardiographie
Obstruktion der Pulmonalarterie durch Klappenstenose	EKG: P pulmonale als Hinweis auf Rechtsherzhypertrophie; Echokardiographie
pulmonale Hypertonie	Herzkatheteruntersuchung
Lungenembolie(n)	Anamnese, Lungenszintigramm
Herzschwäche bei akutem Herzinfarkt	EKG, Serum-CK
Herztamponade	Röntgen-Thorax, Echokardiographie
Herzrhythmusstörungen	
bradykarde Rhythmusstörung	24-Std.-EKG, Medikamentenanamnese (z. B. Digitalispräparat, β-Blocker)
tachykarde Rhythmusstörung	24-Std.-EKG (Medikamentenanamnese (z. B. Theophyllin)
zerebrale Ursachen	
gestörte Versorgung des Gehirns	
externe Hypoxie	Anamnese, Aspekt: (Akute) Zyanose?
Anämie	Hämoglobinbestimmung
Hyperventilation mit Hypokapnie	Anamnese, Provokation
Hypoglykämie	Blutzucker-Bestimmung, Medikamentenanamnese (z. B. Antidiabetika?)
zerebrovaskuläre Störung	neurologische Untersuchung, Duplex-Sonographie der hirnzuführenden Gefäße
Intoxikation (z. B. Alkohol, Benzodiazepin)	Anamnese, Serumspiegel der Substanzen

Therapie

- **Grundsatz:** Nur eine gezielte Therapie ist erfolgreich. Daher gilt es, die Ursache zu beheben bzw. den Einfluss pathogenetischer Faktoren zu mindern.
- *Merke:* Eine unspezifische palliative Therapie der Synkope gibt es nicht!
  - Bei unklarer Ursache sollte man abwägen, ob eine Therapie ex juvantibus oder Abwarten ohne Therapie das größere Risiko darstellt.
  - Bei älteren Patienten beseitigt häufig das Absetzen von Medikamenten z. B. von Antihypertensiva, Anticholinergika, nicht-steroidalen Antiphlogistika (bei gastrointestinaler Blutung), von Digoxin (bei Bradykardie) und Antidiabetika die Ursache.
- **Geriatrische Möglichkeit der Prophylaxe:** Zur Vermeidung von allgemeiner muskulärer Hypotonie mit Sturz und Synkope sollten kurzwirksame Benzodiazepine erst unmittelbar vor dem Zubettgehen eingenommen werden.

20.6 Sturz

Epidemiologie

- Jährlich stürzen 30 % der > 65-Jährigen bzw. 40 % der > 80-Jährigen. 10 % der Stürze gehen mit Verletzungen einher, 5 % mit einer Fraktur.
- Ca. 15 % der notfallmäßigen Krankenhausaufnahmen Betagter erfolgen wegen eines Sturzereignisses.
- Patienten mit Sturzereignissen weisen eine höhere Mortalität, mehr Rehospitalisationen und mehr Pflegeheimeinweisungen auf als Patienten ohne Stürze.
- In Langzeitinstitutionen beträgt die Sturzinzidenz durchschnittlich ca. 3 Stürze/Patient/Jahr.
    - Stürze treten häufig nach Abteilungswechsel oder internen Verlegungen auf.

Ursachen

- **Allgemeines:** Meist sind Stürze bei Betagten multifaktoriell bedingt und nicht dem Versagen eines einzigen Organsystems zuzuordnen. Kognitive Defizite (Demenz) und Verwirrtheitszustände (Delir) sind häufige Ursachen. Stürze sind aber häufig auch Alarmsymptom einer zugrunde liegenden Krankheit und daher sorgfältig abzuklären. Sturzpräventive Maßnahmen sind unerlässlich.
- **Altersphysiologische intrinsische Sturzursachen**; meist irreversible, jedoch teilweise korrigierbare Veränderungen:
    - *Sensorische Einschränkungen:*
        - Visusabnahme: Glaukom, Katarakt, senile Makuladegeneration.
        - Abnahme des Gehörs (s. S. 356).
        - Beeinträchtigung des Gleichgewichtssinns (s. S. 202).
    - *Verminderte Propriozeption:* Polyneuropathie (s. S. 212).
    - *Eingeschränkte Muskelkraft.*
    - *Verlängerte Reaktionszeit.*
- **Krankheitsbedingte intrinsische Sturzursachen**; teilweise reversible Veränderungen:
    - *Herz-Kreislaufsystem:* Herzinsuffizienz, Herzrhythmusstörungen, Aortenstenose, Synkopen, orthostatische Dysregulation, vasovagale Reaktion, neuro-kardiogene Synkope, Anämie.
    - *Neurologisch:* Morbus Parkinson, zerebrovaskulärer Insult, transiente ischämische Attacke, Demenz (s. S. 117), Delir (s. S. 159), Neuropathien, zerebrale Krampfanfälle.
    - *Bewegungsapparat:* Arthrosen der unteren Extremitäten (s. S. 429), Myopathien.
    - *Füße:* Hammerzehen, lange Zehennägel, Hallux valgus.
    - *Medikamentös:* Diuretika (s. S. 240), Sedativa (speziell Benzodiazepine mit Halbwertzeit > 12 Std., s. S. 169), Neuroleptika (s. S. 155), Antihypertensiva (s. S. 258).
- **Extrinsische Sturzursachen:**
    - Ungenügende Beleuchtung.
    - Fehlende Handgriffe (z. B. im Badezimmer/in der Toilette).
    - Lose Teppiche, elektrische Kabel und andere Hindernisse, rutschiger Boden.
    - Zu niedriger Toilettensitz, zu hohes Bett.
    - Ungeeignetes Schuhwerk.
    - Fehlende Brille.
    - Falscher Gebrauch von Gehhilfen.

20.6 Sturz

Diagnostik bei Sturzereignissen und Sturzgefährdung

- *Hinweis:* Stürze sind häufig Alarmsymptom einer zugrunde liegenden Krankheit und daher sorgfältig abzuklären.
- **Anamnese:**
  - *Aktueller Sturz:* Bei welcher Gelegenheit, Tageszeit, Zusammenhang mit Miktion oder Husten?
  - *Prodromalsymptome:* Gleichgewichtsstörungen, Schwindel, Drehschwindel, Schwächegefühl in den Beinen, Palpitationen?
  - *Bewusstseinsverlust?* Meist nur durch Fremdanamnese eruierbar, die Angaben der Patienten sind häufig ungenau (häufig Amnesie bei Commotio cerebri).
  - *Liegedauer nach Sturz?* Fähigkeit, selber aufzustehen?
  - *Medikamentenanamnese.*
  - *Aktivitäten und Funktion:* Aktivitäten des täglichen Lebens (ATL, vgl. S. 74), instrumentelle Aktivitäten (IATL, vgl. S. 76) des täglichen Lebens vor dem Sturz.
- **Untersuchung intrinsischer Faktoren:**
  - *Allgemein:*
    - Untersuchung bezüglich der direkten Folgen des Sturztraumas bzw. Liegetraumas: Frakturen, Kontusionen, Hämatome, Dekubitalulzera. Verschiedenfarbige Hämatome geben Hinweise auf rezidivierende Stürze.
    - Körperliche Untersuchung mit folgenden Schwerpunkten: Neurologischer Status, Herz-Kreislaufsystem, orthopädische Probleme, Sinnesorgane.
    - Schellong-Test (s. S. 265).
    - EKG.
    - Thoraxröntgenbild: Rippenfrakturen, pulmonaler Infekt?
    - Labor: Rotes und weißes Blutbild, C-reaktives Protein, Elektrolyte, BZ, Kreatinin, CPK (Rhabdomyolyse?).
    - Medikamentenserumspiegel bestimmen (bei Therapie mit Antiepileptika oder Digoxin).
  - *Speziell:*
    - CCT bei Verdacht auf Subduralhämatom, Insult, Tumor oder Hydrocephalus malresorptivus.
    - 24-Stunden EKG bei Verdacht auf Herzrhythmusstörungen.
    - Echokardiographie bei Verdacht auf Aortenstenose oder linksventrikuläre Funktionsstörung.
- **Untersuchung extrinsischer Faktoren:** Bei wiederholten Stürzen zu Hause Hausbesuch, ergänzt durch professionelle Dienste (Ergotherapie, Physiotherapie).

Funktionelle Untersuchung zur Rezidivabschätzung

- **Grundlagen:** Die multifaktorielle Genese von Sturzereignissen bei Kombination mehrerer intrinsischer Faktoren mit zusätzlichen extrinsischen Faktoren hat zur Folge, dass die genannten Untersuchungsmethoden häufig diagnostisch nicht eindeutig sind. Funktionelle Tests helfen, sich einen groben Überblick über Gang und Gleichgewichtsstörungen zu verschaffen und das Sturzrisiko abzuschätzen bzw. präventive Strategien zu entwickeln.

20.6 Sturz

▶ **Einfache funktionelle Screeningtests** (jeweilige Testbeschreibungen s. S. 93):
  1. Mobilität:
  – Timed up & go-Test (S. 93).
  – Messung der Gehgeschwindigkeit.
  2. Balance:
  – Functional Reach-Test (S. 93).
  – Einbeinstand.
  – Tandemstand.
  – Berg-Balance-Skala.
  3. Kombinierte Mobilität-/Balance-Evaluation: Tinetti-Test (S. 93).

Therapie der Sturzfolgen und Maßnahmen zur Sturzprävention

▶ Die unmittelbare Therapie richtet sich nach den bestehenden Verletzungen. Daneben widmet sich die Therapie der/den behandelbaren zugrunde liegenden Krankheit/en (vgl. intrinsische Faktoren).
▶ **Maßnahmen zur Sturzprävention:**
  – *Physiotherapeutische Maßnahmen:* Lernziele sind besser stehen, gehen und selbst aufstehen können. Kraft- und Balancetraining.
  – *Korrektur der häuslichen, sturzprovozierenden Verhältnisse:* Evaluation vor Ort durch Physio- bzw. Ergotherapeuten.
  – *Prüfung und ggf. Anpassung geeigneten Schuhwerkes* oder von Socken mit gummierter Sohle, die auch nachts anbehalten werden können.
  – *Einrichten eines Notrufsystems* (z. B. Telealarm oder Ericare) bei sozialer Isolation und hoher Sturzrezidivgefahr.
  – *Psychosoziale Interventionen:* Stürze haben neben den direkten sturzbedingten Verletzungen häufig psychische und soziale Folgen wie Angstzustände und Vereinsamung. Eine wichtige Rolle spielt hierbei die Angst, aus dem Haus zu gehen (= Post-fall-Syndrom, s. S. 213).
▶ Das Pflegepersonal sollte anhand der Auseinandersetzung mit folgenden Fragen die aktuellen Verhältnisse optimieren:
  – Ist dem Pflegepersonal das Sturzrisiko bekannt?
  – Existiert eine Sturzstatistik?
  – Gibt es in Bezug auf das Sturzrisiko eine etablierte Form der Berichterstattung bei Schichtübergaben des Pflegedienstes?
  – Wurde das Sturzrisiko mit dem Patienten und seinen Angehörigen erörtert?
  – Wurde das Tragen von Hüftprotektoren (Polster oder Schutzschild aus Hartplastik über den Trochanteren platziert mittels spezieller Unterwäsche) bei sturzgefährdeten Patienten evaluiert?
  – Bestehen physiotherapeutische Angebote für Krafttraining oder Balancetraining?
  – Bestehen Richtlinien, die Hinweise bezüglich freiheitseinschränkenden Maßnahmen enthalten? (Beispiel: Freiheit und Sicherheit: Richtlinien zur Anwendung freiheitsbeschränkenden Maßnahmen bei Behandlung und Pflege betagter Personen, SGG 1999).

◉ *Merke:* Pflegeheimaufenthalte sind selten allein wegen rezidivierender Stürze indiziert. Davor sollte eine Therapie der zugrunde liegenden Störungen und des Post-fall-Syndroms, eine präventive Gang- und Stabilitätsverbesserung durch Physiotherapie und Training sowie evtl. die Prävention von proximalen Femurfrakturen durch Tragen von Hüftprotektoren versucht werden.

20.7 Immobilität

Grundlagen

- **Definition:** Immobilität bezeichnet die eingeschränkte eigenständige Fortbewegung.
- **Klassifikation:**
  - *Im ambulanten Bereich:*
    - Schwer: Unfähigkeit zum selbständigen Gehen in der Wohnung.
    - Mittel: Unfähigkeit zum selbständigen Verlassen des Hauses.
    - Leicht: Unfähigkeit, eine längere Strecke zu gehen.
  - *In der Institution:*
    - Schwer: Unfähigkeit zum selbständigen Lagewechsel von Liegen/Sitzen zum Stehen.
    - Mittel: Unfähigkeit zum selbständigen Gehen im Zimmer/auf der Station.
    - Leicht: Unfähigkeit, Treppen zu steigen.
- **Epidemiologie:** Die Prävalenz für Immobilität ist sehr hoch und nimmt mit jedem Lebensjahrzehnt zu (%-Angaben umfassen alle Grade der Immobilität):
  - \> 65-Jährige: 15%.
  - \> 70-Jährige in Akutkrankenhäusern und Geriatriekliniken: 65%
  - In der Langzeitpflege institutionalisiert betreute Betagte: > 66%.

Geriatrische Bedeutung

- **Vorbemerkung:** Mobilität ist eine basale Funktion für ein unabhängiges, funktionell kompetentes, psychisch ausgeglichenes und sozial vollwertiges Leben. Sie setzt Gesundheit in allen fünf WHO-Dimensionen (s. S. 19) voraus und verlangt eine nicht oder nur wenig eingeschränkte Funktionstüchtigkeit folgender Systeme:
  - Bewegungsapparat.
  - Nervensystem.
  - Kardiopulmonales und vaskuläres System.
  - Kognitives und affektives System.
- **Immobilität** zählt zusammen mit **Inkontinenz, intellektuellem Abbau** und **Instabilität** (= Sturztendenz) zu den **„Vier Riesenerkrankungen"** (Four Giants nach Isaacs, 4 I-Erkrankungen), für die in der Geriatrie besondere Abklärungs-, Behandlungs- und Management-Kompetenzen bestehen müssen.
- Immobilität gehört zu den Indikatoren multidimensionaler Krankheit (d. h. sie sind Hinweis für Gebrechlichkeit):
  - Immobilität beeinträchtigt die Lebensqualität, bedroht die eigenständige Lebensführung und erhöht den Bedarf an formeller und informeller Hilfe (s. S. 42).
  - Sie ist der Ursprung vieler Sekundärerkrankungen, deren Auftreten oft erst zur Erkennung der Bewegungsstörung führt.

Ursachen

- **Vorbemerkungen:** Der Bewegungsapparat unterliegt einem Alterungsprozess durch Minderung der Muskelmasse, Einschränkung der Gelenkbeweglichkeit, herabgesetzte Stell- und Gleichgewichtsreaktionen, Nachlassen der Sinnesorgane und Minderung der Feinmotorik.
  - Dieser Prozess hat negative Auswirkungen auf Kraft, Flexibilität, Reaktionszeit, funktionelle Leistung und Blutdruckstabilität. Je älter der Mensch, umso geringer sind seine funktionellen Reserven und umso stärker die Auswirkungen von Krankheit und Risikofaktoren.

20.7 Immobilität

- Immobilität kann Symptom einer einzelnen definierten Krankheit oder aber Funktionsstörung bei Multimorbidität sein. Entsprechend sind die Konstellationen, in denen sich Immobilität präsentiert, sehr vielfältig.
- **Risikofaktoren**, die signifikant oft mit Immobilität assoziiert sind:
  - Kontrakturen.
  - Schwere Demenz.
  - Schwere Sehstörung.
  - Zustand nach Fraktur der unteren Extremität.
- **Definierte Krankheiten mit Immobilität:**
  - *Orthopädisch-rheumatologische Krankheiten* (s. S. 429): Frakturen, metabolische Osteopathien (Osteomalazie s. S. 436), Osteoporose mit Fraktur (s. S. 438), entzündliche Gelenkerkrankungen (Chondrokalzinose, Gicht, chronische Polyarthritis, s. S. 431), Wirbelsäulenerkrankungen (Syndrom des engen Spinalkanals, Diskopathie, s. S. 433).
  - *Neurologische Krankheiten:* Zerebrovaskuläre Erkrankungen (s. S. 324), extrapyramidale Störungen (vgl. S. 342), Delir (s. S. 159).
  - *Kardiopulmonale Krankheiten:* Herzinsuffizienz bei koronarer und hypertensiver Herzkrankheit NYHA Stad. III und IV (s. S. 236), Aortenstenose (s. S. 252), pulmonale Insuffizienz bei COPD (s. S. 228).
  - *Periphere arterielle Verschlusskrankheit:* pAVK Stad. III und IV (s. S. 287).
- **Mobilitätseinschränkende Auswirkungen von Krankheiten:**
  - *Anstrengungsintoleranz,* z. B. nach akutem Myokardinfarkt oder bei Herzinsuffizienz.
  - *Einschränkung der funktionellen Kapazität,* z. B. infolge Schenkelhalsfraktur oder Myopathie.
  - *Restriktion* (angeordnete Einschränkung), z. B. aufgrund ärztlicher Anordnung oder pflegerischer Maßnahmen.
  - *Medikamenteneinwirkung,* z. B. bei Narkotika, Hypnotika, Sedativa.
  - *Sensorische Störung,* z. B. Innenohrerkrankung, Blindheit.
  - *Störung der Motorik,* z. B. ZNS-Krankheiten, Kraftmangel bei Malnutrition, bei endokrin-metabolischer und bei terminaler Krankheit.
  - *Störung der Psychomotorik,* z. B. Schmerzen im Bewegungsapparat, schwere Depression oder Demenz, psychotrope Medikamente.
  - *Soziale Störung,* z. B. Misshandlung durch Vernachlässigung (S. 51), Isolation.
- **Wechselwirkungen zwischen Krankheit und Mobilität:** Manche Krankheiten oder medizinische Störungen sind Folgeerscheinungen der Immobilität und verstärken ihrerseits die Immobilität:
  - Dekubitus.
  - Kontrakturen.
  - Stuhl- und Blasendysfunktion.
  - Atrophie der Muskulatur.
  - Negative Bilanz von Natrium, Kalium, Kalzium und Phosphor.
  - Thrombose und Embolie.
  - Reduktion des Blutvolumens.
  - Kardiovaskulärer Trainingsverlust.
  - Ungenügende Atmung.
  - Psychische Veränderungen durch sensorische Deprivation.

20.7 Immobilität

- **Unsystematisch zusammengesetzte und multifaktoriell bedingte Funktionsstörungen:** Die Abklärung und Rehabilitationsplanung dieser Syndrome erfolgt durch multidimensionales geriatrisches Assessment (s. S. 67).
  - *"Failure to thrive"-Syndrom:*
    - Leitsymptom: Progredienter mangelhafter Antrieb und Gewichtsverlust ohne hinreichenden Einzelgrund, insbesondere Hinfälligkeit von Hochbetagten.
    - Die vom Patienten beklagte „Schwäche" kann vielerlei bedeuten: Schmerzen, Schwindel oder Ohnmachtsgefühl, echte neuromuskuläre Schwäche, Antriebsmangel oder unspezifische metabolische Störung.
  - *Syndrom der „Excess-Disability":*
    - Leitsymptom: Verlust von Kompetenzen in den Aktivitäten des täglichen Lebens (ATL) ohne hinreichenden Einzelgrund.
    - Beispiel: Patienten mit Kniearthrosen und kardiopulmonaler Krankheit sind stärker behindert als die Addition der Effekte der Einzelkrankheiten erwarten ließe.
  - *Syndrom des habituellen Sturzes:* Leitsymptom: Progredient häufiger werdende Stürze ohne hinreichenden Einzelgrund, insbesondere intrinsische Stürze (S. 217).
  - *„Post-fall"-Syndrom:* Leitsymptom: Gehunsicherheit bis zur Mobilitätsverweigerung ohne hinreichenden Einzelgrund nach stattgehabtem Sturz (vgl. S. 213).

Anamnese

- **Semistrukturierte Anamnese:**
  - *Wie groß ist der eigenständig behauptete Lebensraum?* Nicht eingeschränkt, beschränkt auf Kurzstrecke um Station oder eigene Wohnung, auf Zimmer, auf Transfer vom Bett zum Stuhl, auf das Bett.
  - *Wie erfolgt die eigenständige Fortbewegung?* Ohne Hilfsmittel, mit Stock oder Rollator, mit Gehbock, mit Rollstuhl, mit Hilfspersonen.
  - *Welche Bedeutung hat die Immobilität?* Seelische Belastung ja/nein? Ursache von Rückzug aus Aktivitäten ja/nein?
- **Strukturierte Anamnese:**
  - *Mobility Interview* nach Avlund und Schultz Jensen (s. Tab. 41)
    - *Praktisches Vorgehen:* Erfragen der durchschnittlichen Leistung in den letzten 4 Wochen vor der Krankenhausaufnahme.

Tabelle 41 Mobility Interview nach Avlund und Schultz Jensen

Anamnese	4	3	2	1
Aufstehen aus dem Bett				
Gehen im Hause				
Treppensteigen				
Gehen außer Haus bei schönem Wetter				
Gehen außer Haus bei schlechtem Wetter				
Gesamtscore:				.... /20 Pkte

- *Scoring:* 4 = Fähig ohne Schwierigkeiten, 3 = Fähig mit Schwierigkeiten (Starke Ermüdung nach der Leistung und/oder verminderte Geschwindigkeit), 2 = Braucht Hilfe, 1 = Unfähig.
- *Testwert-Ermittlung:* Addition der Teilscores zum Gesamtscore.
- *Nursing Home Life Space Diameter* nach Tinetti und Ginter (s. Tab. 42)
  - *Praktisches Vorgehen:* Erfragen bzw. Beobachten der Stufen der selbständigen Fortbewegung.

Tabelle 42 Nursing Home Life Space Diameter (NH-LSD) nach Tinetti und Ginter

	selbständige Fortbewegung (Beobachtung)	Multiplikator	5	4	3	2	1	0	Score
Stufe 1	innerhalb des Krankenzimmers	1 ×							
Stufe 2	außerhalb des Krankenzimmers auf Station	2 ×							
Stufe 3	außerhalb der Station, in der Institution	3 ×							
Stufe 4	außerhalb der Institution	4 ×							
NH-LSD-Score									.... /50 Pkte

- *Scoring:* 5 = > 3 × pro Tag, 4 = 1–3 × pro Tag, 3 = > 2 × pro Woche, 2 = Mindestens 1 × pro Woche, 1 = Weniger als 1 × pro Woche, 0 = Nie
- *Testwert-Ermittlung:* Nach Verrechnung der Teilscores mit dem jeweiligen Multiplikator Addition der Teilergebnisse zum Gesamtscore.
- *Testwert-Interpretation:* < 40 Punkte bedeutet klärungsbedürftige Einschränkung der Mobilität.

Allgemeine Diagnostik – Assessment – Methoden

▶ **Vorbemerkung:** Die Resultate statischer neuromuskulärer Untersuchung korrelieren nur ungenügend mit der funktionellen Mobilität. Es müssen deshalb Performance-Untersuchungen der Mobilität durchgeführt werden. Nur so bekommt man Hinweise auf die Einschränkung der Beweglichkeit, auf Tonusverhältnisse, Kraftminderung, Gelenkfehlstellungen, Längendifferenzen und pathologische Haltungs- und Bewegungsmuster. Deshalb sollte ein ausführliches Assessment erfolgen.

▶ **Assessment der Gehfähigkeit – Alternativen:**
  - Messung der Gehgeschwindigkeit (s. S. 93).
  - Mobilitätsteil des Tinetti-Tests (s. S. 93).
  - Get-up and Go-Test (s. S. 93).

▶ **Assessment der Kraft – Alternativen:**
  - Handgrip-Test mit Dynamometer (s. S. 93).
  - Timed Sit-to-Stand-Test (s. S. 93).

▶ **Assessment der Koordination – Alternativen:** Im Ganglabor Balance-Tests mit elektronischer Stehplattform; klinisch Krankenbeobachtung oder normierte Tests für statische und dynamische Balance.
  - Getimter Einbeinstand (Unipedal-Balance-Test; s. S. 93).

20.7 Immobilität

- Functional Reach-Test (s. S. 93).
- Modifizierter Romberg-Test (s. S. 204).
- Balanceteil des Tinetti-Testes (s. S. 93).
- Achterschleifen-Gehen.
- Berg-Balance-Skala.

Mehrschrittiges Management des Problems Immobilität

1. **Schritt: Erkennen, gesonderte Abklärung und krankheitsspezifische Therapie der Ursachen der akuten Immobilität** („MARS"-Ursachen):
   - **M** edikamente (neue).
   - **A** kutkrankheit (medizinisch/chirurgisch).
   - **R** estriktion (ärztliche Anordnung, pflegerisch).
   - **S** innesorganerkrankung (akut).
2. **Schritt: Erkennen, gesonderte Abklärung und krankheits- bzw. faktorenspezifische Therapie der funktionellen Immobilität**, die durch folgende Erkrankungen bedingt sein kann: („GEFAHREN VOM BETT"-Erkrankungen)
   - **G** efäßerkrankung (pAVK).
   - **E** inschränkung von Sehen und Hören.
   - **F** ettsucht.
   - **A** ffektive Krankheit.
   - **H** erzkrankheit mit Anstrengungsintoleranz.
   - **R** espiratorische Krankheit mit Anstrengungsintoleranz.
   - **E** rnährungsstörung (Malnutrition).
   - **N** eurologische Erkrankung (ZNS, PNS).
   - **V** ereinsamung/Restriktion.
   - **O** nkologische Krankheit.
   - **M** edikamente.
   - **B** ewegungsapparat-Krankheit (Schmerz/Funktionsstörung).
   - **E** ndokrine/metabolische Krankheit.
   - **T** rainingsmangel.
   - **T** erminalkrankheit.
3. **Schritt: Abklärung der intrinsischen Immobilität** (durch mehrdimensionale Störungen, die sich gegenseitig potenzieren und je einzeln die Immobilität nicht erklären):
   - *Teilschritt 1:* Stratifizierung in Untergruppen durch klinische Beurteilung oder Assessment-Tests. Beurteilt werden sollten durch Krankheitsbeobachtung oder Testung:
     - Größe des Lebensraumes: Nursing Home Life Space Diameter, s. S. 223.
     - Anstrengungstoleranz: Ergometrie auf Laufband/Fahrrad.
     - Stand- und Gehfähigkeit: Get-up-and-Go-Test oder Tinetti Geh- und Balance-Test s. S. 93.
     - Kognitiver und affektiver Status: Mini Mental-Status nach Folstein s. S. 84, Geriatric Depression Scale nach Yesavage s. S. 92.
     - Funktionelle Kompetenz: Barthel Index s. S. 74.
     - Soziale Kompetenz (s. soziales Assessment S. 78.
   - *Teilschritt 2:* Ätiopathogenetische Diagnose durch Weiterabklärung in den Untergruppen:
     - Motorische Störungen: Internistische Untersuchung inkl. neurologischer Untersuchung und Erhebung des Ernährungsstatus.
     - Psychomotorische Störung: Neuropsychologische Abklärung.

20.7 Immobilität

- Anstrengungsintoleranz: Kardiopulmonale Abklärung, Orthostasetestung.
- Inkompetenz in den Aktivitäten des täglichen Lebens: Performance-Tests, Assessment der Seh- und Hörfähigkeit.
- Soziale Störung: Erweiterte Sozialabklärung.

Therapie

▶ **Grundsätze:** Die Therapie der Immobilität richtet sich nach den identifizierten Krankheiten und Risikofaktoren. Auch hier gilt, dass die ursächliche Behandlung identifizierter Krankheiten die beste Therapie der Störung bedeutet. Durch die systematische Abklärung gelingt es in der Mehrzahl der Fälle, einen oder mehrere therapierbare Faktoren zu identifizieren. Therapieansätze:
  - *Schulungs- und Kräftigungsprogramme der Grundfunktionen,* die eine Bedeutung für den normalen Bewegungsablauf haben. Beispiele: Kraftschulung, Beweglichkeitsübungen, Geh- und Lauftraining, Balanceübungen, Transferübungen.
  - *Trainingsgeräte* können zur Erzielung bestmöglicher Resultate eingesetzt werden: Medizinisches Gehband, Fahrradergometer, elektronische Stehplattform oder Simulatoren von wichtigen Alltagsbewegungen.
  - Eine umfassende *geriatrische Rehabilitation* mit interdisziplinärer Teamarbeit und koordinierenden Konferenzen ist für optimale Ergebnisse in den erwähnten Therapien der Immobilität entscheidend.

▶ **Spezielle Therapieformen:**
  - *Bei Schmerzen im Bewegungsapparat:* Schmerztherapie (s. S. 191), Physikalische Therapie (s. S. 450).
  - *Bei Malnutrition:* Anabole Ernährungstherapie (s. S. 372).
  - *Bei zerebrovaskulärem Insult:* Tonusnormalisierung/Korrektur der Haltungsstörung (Bobath-Konzept), u. ä. (s. S. 328).
  - *Bei Isolation:* Milieutherapie (Angehörigen- und Helferberatung s. S. 44).
  - *Bei orthostatischer Hypotonie:* Behandlung der orthostatischen Hypotonie.
  - *Bei Zustand nach Operation:* Angeleitete, schrittweise Mobilisation.
  - *Professionelle Hilfsmittelversorgung:* Mobilitäts- und Gehhilfen sollen die verlorengegangene Funktion möglichst gut kompensieren. Sie eignen sich ggf. auch als Trainingsgeräte.

Schritte der Hilfsmittelabklärung

▶ Die Indikation für Hilfsmittel wird in einem interdisziplinären Arbeitsprozess geprüft; ebenso werden bei der Auswahl eines geeigneten Hilfsmittels mehrere Gruppen beratend tätig:
  - *Medizinische Beratung durch Arzt und Geriatrie-Team;* wichtige Fragen: Welcher Funktionsausfall soll kompensiert werden? Ist dazu ein Hilfsmittel notwendig? Ist eine temporäre Rehabilitationshilfe oder eine definitive Hilfsmittelversorgung angezeigt? Soll durch das Hilfsmittel nur eine Ausfallskompensation oder auch ein Trainingseffekt erzielt werden?
  - *Funktionelle Beratung durch die therapeutischen Dienste,* v. a. Physiotherapie und Ergotherapie; wichtige Fragen: Welche Mobilitätsnotwendigkeiten bestehen im normalen Tagesablauf? Welche baulichen Hindernisse und Bodenverhältnisse müssen bewältigt werden? Welche Detailfunktion braucht Unterstützung durch Hilfsmittel? Welche Abmessungen soll das Hilfsgerät haben? Welche Sicherheitsauflagen müssen beachtet werden?

20.7 Immobilität

- *Soziale Beratung durch Sozialdienst, evtl. Verwaltungsdienste;* wichtige Fragen: Wie groß sind die finanziellen Ressourcen für Hilfsmittel? Welche Versicherungsleistungen sind abrufbar? Wie fügen sich technische Mobilitätshilfen in den Gesamtplan der Hilfsangebote ein?
- *Technische Beratung durch therapeutische Dienste oder Fachgeschäft;* wichtige Fragen: Wie können die medizinischen, funktionellen und ökonomischen Vorgaben am besten eingelöst werden? Welche individuellen technischen Anpassungen sind notwendig? Welches sind die Ansprüche an Gewicht, Transportfähigkeit, Dauerhaftigkeit und modischen Geschmack?

Spezielle Hilfsmittel (vgl. Abb. 35, S. 448):

- **Gehstock** (Standardmodell, Unterarmgehstütze, Mehrfußgehstütze).
  - *Indikation:* Zur Bein- und Gelenkentlastung und als Unterstützung bei instabilem Gang.
  - *Beurteilung:* Gehstöcke vermitteln keine optimale Stabilität, erlauben aber das Treppensteigen und Instrumentierungen mit der freien Hand!
- **Gehbock** (Standardmodell, faltbarer Gehbock mit Sitz).
  - *Indikation:* Für bessere Stabilität und breite Abstützung.
  - *Beurteilung:* Gehböcke blockieren die Hände, erlauben kein Treppensteigen, verhindern das Rückwärtsgehen. In engen Räumen sind sie nicht handhabbar; bei Hindernissen besteht Sturzgefahr nach hinten.
- **Rollator** (Gehbock mit Rollen, Hemi-Gehbock mit Rollen, Gehwagen).
  - *Indikation:* Vorwiegend zum Rehabilitationseinsatz.
  - *Beurteilung:* Rollatoren mindern die Sturzgefahr nach hinten und ermöglichen das Rückwärtsgehen, sind aber tückisch in Bezug auf Sicherheit und auf rauhem Boden oder Teppich schlecht handhabbar.
- **Gehrad** (Standardmodell mit vier Rädern, Delta-Gehrad mit drei Rädern).
  - *Indikation:* Für den ambulanten Bereich bei höherer Gehkapazität.
  - *Beurteilung:* Gehräder verlangen Instrumentierungskompetenzen (Bremsen, Zusatzkörbe, etc.) und ein intaktes kognitives Leistungsvermögen.
- **Rollstuhl** (Standardmodell, Einhandrollstuhl, elektrischer Rollstuhl, Sportrollstuhl).
  - *Indikation:* Für den Rehabilitationseinsatz und als definitive Versorgung für Patienten mit deutlicher Immobilität und/oder schwerer Instabilität.
  - *Beurteilung:* Rollstühle verlangen Wartung und Sicherheitskontrollen; sie sollten nur nach individueller Anpassung durch Fachpersonal überlassen werden.

20.7 Immobilität

Präventives Übungsprogramm für Betagte (s. Abb. 21)

Übung Nr. / Name Grundposition	Durchführung	Ziel Stärkung von:
1. Steigschritt Aufrechtes Stehen Halt an Stuhllehne	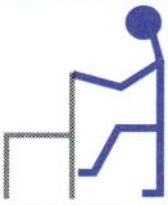 Wechselseitiges Anheben des Beines nach vorne. Bein 5 Sek. in angehobener Position fixiert halten	• Hüft- und Beinkraft
2. Bein anheben seitwärts Aufrechtes Stehen Halt an Stuhllehne	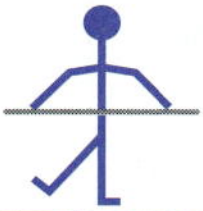 Wechselseitiges Anheben des Beines nach seitwärts, ohne Hüftknick, Bein 5 Sek. in abgehobener Position fixiert halten	• Hüft- und Beinkraft • Balance
3. Positionswechsel Gerades Sitzen auf dem Stuhl	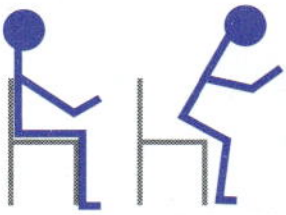 Aufstehen vom Sitzen zum Stehen. Übung, wenn möglich ohne Armabstützung am Stuhl durchführen	• Kraft • Balance • Koordination • Gelenkbeweglichkeit
4. Schulteranheben und Brustkorbspannen Aufrechtes Sitzen oder Stehen	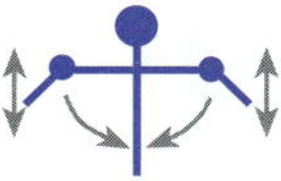 Anheben der beiden Schultern, gefolgt von entspanntem Absenken Maximales Nachhintendrücken der Schultern bis zum Schulterblattschluss	• Haltung • Obere Rückenmuskulatur • Brustmuskulatur
5. Kopfbeweglichkeit Aufrechtes Sitzen oder Stehen Gestreckte Halswirbelsäule	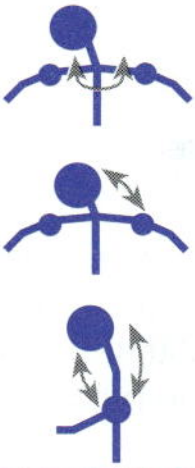 Rotation: Kinn zu Schultern Seitwärtsneigen des Kopfes: Ohr zu Schulter Strecken der Halswirbelsäule: Kinn zur Brust	• Haltung • Balance • Kopfbeweglichkeit
6. Gehen-Gehen-Gehen...	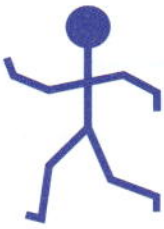 5–10 Min. eiliges Gehen Distanz nach Leistungsfähigkeit selbst festlegen	• Bewegungsapparat • Zirkulation • Herz • Lunge

Abb. 21 Prävention der Immobilität: Einfaches Übungsprogramm für Betagte

21.1 Dyspnoe

Grundlagen

- **Definition:** Dyspnoe bezeichnet das subjektive Missempfinden einer gesteigerten oder erschwerten Atmung. Sie kann als Warnsymptom für die Überlastungssituation des kardiopulmonalen Systems angesehen werden.
- **Pathophysiologische Grundlagen:** Die Dyspnoeempfindung und konsekutive Adaptation der Ventilation resultiert aus multiplen Afferenzen. Bei den meisten Krankheitsbildern sind mehrere Afferenzen für die Dyspnoe verantwortlich (s. Abb. 22), die im klinischen Alltag im Einzelfall nicht erfassbar sind.

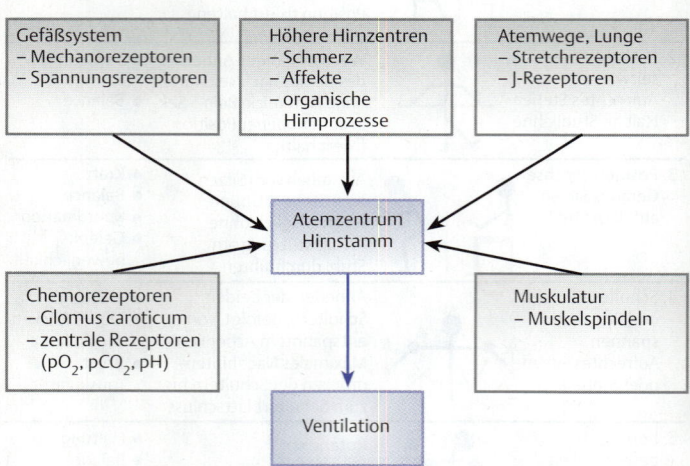

Abb. 22 Regelkreis der Atmung mit Afferenzen

- Vier Mechanismen (s. Tab. 43) sind, meist miteinander kombiniert, für Dyspnoe bei verschiedenen Krankheitsbildern verantwortlich. Die Kenntnis dieser Mechanismen ist für ein differenziertes Verständnis der Krankheitsbilder und, falls möglich, eine gezielte therapeutische Intervention notwendig.

Tabelle 43 Pathogenese der Dyspnoe

Mechanismus	Manifestationsbeispiele
Ventilation ↑	– physiologisch – Lungenembolie – Fibrose
Atemwegswiderstand ↑	– Asthma bronchiale – Emphysem – Trachealstenose

21.1 Dyspnoe

Tabelle 43 Fortsetzung von Seite 228

Mechanismus	Manifestationsbeispiele
Dehnbarkeit des Lungenparenchyms (Compliance) ↓	– Pneumokoniose – Fibrose – Herzinsuffizienz – Pleuraschwarte
skeletomuskuläre Dysfunktion	– Thoraxmissbildung, z. B. Kyphoskoliose – Myopathie – Phrenikusparese

Manifestationsformen

Tabelle 44 Dyspnoeformen und ihre Charakteristika

Dyspnoeform	typisches Manifestationsbeispiel
Orthopnoe: Dyspnoe in flach liegender Position	linksventrikulär erhöhter Füllungsdruck/Linksherzinsuffizienz *Bemerkung:* Blut staut sich bei erhöhten linksventrikulären Füllungsdrücken – begünstigt durch Horizontallage – im kleinen Kreislauf
Platypnoe: Atemnot in aufrechter Körperhaltung	schweres Emphysem zyanotische Vitien globale Herzinsuffizienz *Bemerkung:* Es handelt sich um Verteilungsstörungen.
Trepopnoe: Zunahme der Dyspnoe in Seitenlage	einseitige Lungenerkrankung evtl. Herzerkrankung
nächtliche Dyspnoe:	
– klassische paroxysmale nächtliche Dyspnoe, nächtliche asthmatische Atemwegsreaktion	Linksherzinsuffizienz Asthma bronchiale bei Allergie auf häusliches Allergen gastroösophagealer Reflux „β-Sympathomimetika-Lücke" bei kurzwirksamen β-Sympathomimetika *Bemerkungen:* Asthma bronchiale: Entsprechend der Zirkadianrhythmik ist der endogene Katecholaminspiegel reduziert und der Vagotonus erhöht
– Postnasal-drip	bei Rhinitis, Sinusitis
– Schlafapnoesyndrom (s. S. 166)	die Hyperventilation nach den Apnoephasen kann als Dyspnoe interpretiert werden
Dyspnoe mit begleitendem Husten	asthmatische Atemwegsreaktion Linksherzinsuffizienz
Asthma cardiale	Asthma bronchiale in Kombination mit Linksherzinsuffizienz (bereits ab NYHA-Stufe II) *Bemerkung:* Die Dyspnoe entsteht infolge erhöhter linksventrikulärer Füllungsdrücke. Aufgrund des Blutrückstaus in den kleinen Kreislauf kommt es zu einer Schwellung der Bronchialschleimhaut, zur Aktivierung von Entzündungsmediatoren, bronchialer Obstruktion und zu einer leichten bis mäßigen Erhöhung der bronchialen Hyperreagibilität. Häufig bei Patienten mit vorbestehendem Asthma bronchiale

21.1 Dyspnoe

◉ *Hinweis zur Dyspnoeempfindung:*
- Es bestehen große interindividuelle Unterschiede.
- Ältere Menschen unterscheiden Dyspnoe oft schlecht von viszeralem Thoraxschmerz. Gleichzeitig sind relevante kardiopulmonale Störungen oft ohne Dyspnoe (umgekehrt seltener).
- Intraindividuelle Unterschiede sind häufig durch Begleiterkrankungen bedingt (z. B. mehr Dyspnoe durch Depression).

Differenzialdiagnose

▶ Das Symptom Dyspnoe lässt sich nach akuten und chronischen bzw. chronisch-rezidivierenden Ursachen differenzieren (s. Tab. 45 und 46).
▶ Bei akuter Dyspnoe sind die Begleitumstände und klinischen Befunde meist eindeutig (s. Tab. 45), sodass rasch eine präzise Diagnose möglich ist.

Tabelle 45 Ursachen akuter Dyspnoe

Krankheitsbild	wegweisende/begleitende Befunde
obere Atemwegsstenose – Glottisödem – Bolus	Klinik: Inspiratorischer Stridor
bronchiale Obstruktion – chron. obstr. Lungenkrankheit – Asthma bronchiale – Fremdkörperaspiration – Aspiration Mageninhalt/Speisen	Klinik: Verlängertes Exspirium Auskultation: Vermindertes Atemgeräusch bis „silent lung", evtl. einseitiger Befund, kontinuierliche Nebengeräusche
Lungenödem – Herzrhythmusstörung – Herzinsuffizienz – Niereninsuffizienz – toxisches Lungenödem	Auskultation: Diskontinuierliche Nebengeräusche („feuchte" Rasselgeräusche), III. und IV. Herzton Klinik: Basal vermehrt schaumiger Auswurf; HJR positiv; evtl. begleitender pektanginöser Schmerz; evtl. „Asthma cardiale"
Lungenembolie	Klinik: Evtl. Thoraxschmerz; Zyanose; Hyperventilation; Phlebothrombose; vorherige Immobilisation BGA: $pO_2 \downarrow$, $pCO_2 \downarrow$ Auskultation: Lauter P_2-Ton evtl. Rechtsherzinsuffizienz, jedoch oft fehlende Befunde (auf Strömungsgeräusch über der Pulmonalklappe und vermehrten rechtsventrikulären Impuls achten!)
Pneumonie	Klinik: Beginn subakut, meist Status febrilis Auskultation: Feucht klingende Rasselgeräusche, Bronchialatmen
Spontanpneumothorax – symptomatisch – idiopathisch	Klinik: Häufig bei jüngeren Patienten und Lungenkranken, evtl. Thoraxschmerz, Einflussstauung, Schock bei Spannungspneumothorax Perkussion: Hypersonorer Klopfschall Auskultation: Einseitige Verminderung des Atemgeräuschs
Thoraxtrauma	Gesamtsituation Pneumothorax, Hämatothorax

21.1 Dyspnoe

Tabelle 45 Fortsetzung von Seite 230

Krankheitsbild	wegweisende/begleitende Befunde
Hyperventilation – bei Lungenembolie (s. o.) – bei Azidose – psychogen (die Diagnose einer erstmaligen psychogenen Hyperventilation im Alter ist eine Rarität; viel häufiger ist sie sekundär, z. B. bei Lungenembolie, akuter Herzinsuffizienz usw.)	Anamnese: Auslösende psychische Stressoren Klinik: Immobilisation, venöse Insuffizienz Risikofaktoren/Hinweise für Ketoazidose (Diabetes); Laktatazidose (Schock, Biguanide)

Tabelle 46 Ursachen chronischer bzw. chronisch rezidivierender Dyspnoe

Erkrankungsgruppe	klinische Manifestationsform
pulmonale Erkrankungen	*obstruktive Lungenerkrankung:* – Asthma bronchiale – chronisch obstruktive Lungenkrankheit *parenchymatöse Lungenerkrankung:* – Pneumonie, Pneumokoniosen – Alveolitis/Fibrose – Metastasen/Lymphangitis carcinomatosa – Aspiration
pleurale Erkrankungen	*Pleuraerguss:* – Herzinsuffizienz – entzündlich infektiös inkl. Tuberkulose – maligne, rheumatisch/Kollagenosen *Pleuraschwarten, Pleuratumoren*
kardiale Erkrankungen	*Linksherzinsuffizienz:* – koronare, hypertensive oder valvuläre Herzkrankheit, Kardiomyopathie – Shunt-Vitium, Rhythmusstörungen *kompressiver Perikarderguss* *Mitralstenose* *Aortenstenose*
pulmonal-vaskuläre Erkrankungen	*Lungenembolie* *Vaskulitiden:* Primäre pulmonal-arterielle Hypertonie
neuromuskuläre Erkrankungen	*Myopathie inkl. Myasthenia gravis* *Zustand nach Poliomyelitis* *Phrenikusparese*
rheumatologische/orthopädische Erkrankungen	*Kyphoskoliose* *Morbus Bechterew*
Stoffwechselstörungen	*Azidose* *Hyperthyreose*
Anämie	*Eisenmangel, z. B. bei chronischer Blutung* *Vitamin B_{12}-Mangel*
zentrale Atemregulationsstörung	*zerebrovaskulärer Insult* *Enzephalitis*
Dekonditionierung	*nach längerer Immobilisation, Bewegungsmangel*

21.1 Dyspnoe

Basisdiagnostik (s. Abb. 23)

- **Vorbemerkung:** Dyspnoe wird vom Patienten oft als „natürliche Alterserscheinung" interpretiert; sie muss deshalb aktiv erfragt werden. Obwohl die Abnahme der Leistungsfähigkeit im Alter ergometrisch messbar und physiologisch ist, sollte das Symptom der Dyspnoe primär als pathologisch und damit in den meisten Fällen als abklärungsbedürftig angesehen werden.
- *Cave:* Ein Krankenhausaufenthalt ist bei akuter Dyspnoe oft unumgänglich. In der Klinik ist mittels arterieller Blutgasanalyse und Röntgen-Thoraxbild eine klare Beurteilung der Symptomatik möglich. Wichtige ätiologische Differenzialdiagnosen: Asthma bronchiale oder Linksherzinsuffizienz mit asthmatischer Atemwegsreaktion (Asthma cardiale).
- **Anamnese:**
  - Die differenzierteste Erfassung der Dyspnoe gelingt durch die Angabe der Tätigkeit, bei welcher Dyspnoe auftritt (z. B. nach einer Etage Treppensteigen). Die häufig gebrauchte NYHA-Klassifikation (s. S. 237) ist weniger differenziert.
  - Vorerkrankungen, Begleitsymptome, Dynamik der Dyspnoe, Orthopnoe/nächtliche Dyspnoe, situative und zeitliche Abhängigkeit (Allergien!).
- **Körperliche Untersuchung:** Stridor, Tachypnoe, Zyanose, Ödeme, Emphysemthorax, Zeichen chronischer Hypoxie? Mund-Racheninspektion, Blutdruckmessung, Herzauskultation, Auskultation und Perkussion der Lunge, Hals- und Zungenvenen – typische Befunde und mögliche Differenzialdiagnosen:
  - *Unspezifischer Auskultationsbefund, „feuchte Rasselgeräusche" (Unterscheidung klingend [ohrnah]/nicht klingend [ohrfern]):* Linksherzinsuffizienz/Lungenödem; Sekret v. a. bei postnasalem Drip oder Bronchiektasien; Pneumonie (Fibrose).
  - *„Trockene Rasselgeräusche", Giemen, Pfeifen und/oder Brummen bei der Auskultation:* Asthma bronchiale; Asthma cardiale bei Linksherzinsuffizienz; Pseudoasthma bei endobronchial lokalisierten Prozessen.
  - *Hepatojugulärer Reflux:* Linksherzinsuffizienz (relativ spezifisches, aber mäßig sensitives Zeichen); isolierte Rechtsherzinsuffizienz (z. B. bei Cor pulmonale).
  - *III. und IV. Herzton, Pulsus alternans:* Spezifisch für Linksherzinsuffizienz.
  - *Paradoxer Blutdruck:* Hämodynamisch relevanter Perikarderguss; schwere Atemwegsobstruktion.
  - *Valsalva-Test* (nicht invasiv gemessenes Blutdruckverhalten während und nach Pressmanöver): Linksherzinsuffizienz.
- **Röntgen-Thoraxaufnahme;** Aussagekraft:
  - *Zwerchfell/Sinus phrenicocostales:* Pleurale Prozesse, Ergüsse, Verschwartungen.
  - *Herzsilhouette:* Die Vergrößerung einzelner Herzhöhlen ist nur bedingt beurteilbar.
  - *A. pulmonalis:* Großes Kaliber bei pulmonal-arterieller Hypertonie.
  - *Lungenhili:* Breite, Konfiguration.
  - *Lungenperipherie:* Interstitielle Prozesse? Pulmonale Überblähung? Emphysem? Infiltrat?
  - *Mediastinum:* Breite, Verlagerung?
  - *Typische Befunde bei Linksherzinsuffizienz mit pulmonal-venöser Stauung:* Umverteilung, Kerley-Linien, peribronchiales Cuffing, Hilusunschärfe.

21.1 Dyspnoe

- **EKG.**
- **Arterielle Blutgasanalyse (BGA):** Messung des Gasdruckes von Sauerstoff und Kohlendioxid, des pH, des Basenüberschusses (BE) und der Standardbikarbonatkonzentration im arteriellen Blut.
  - Die BGA ermöglicht eine differenzierte Beurteilung des Gasaustausches.
  - *Indikationen:* V. a. begleitende Gasaustauschstörungen bei Lungenerkrankungen; V. a. pulmonal-vaskuläre Prozesse (z. B. Lungenembolie); Evaluation und Steuerung einer O_2-Therapie.
- **Labor:** BSG, Blutbild, BGA, D-Dimere (die Bestimmung der D-Dimere ermöglicht lediglich den Ausschluss einer Lungenembolie [bei Bestimmung der D-Dimere im Referenzbereich], nicht aber den Nachweis einer Lungenembolie bei erhöht gemessenen Spiegeln [hohe Rate falsch-positiver Resultate!]).

Erweiterte Diagnostik (s. Abb. 23)

- **Funktionelle Diagnostik:**
  - *Farbdoppler-Echokardiographie:* Beurteilung der links- und rechtsventrikulären Funktion, der Klappenfunktion sowie nicht-invasive Messung des Pulmonalis-Druckes. (In der Form einer Stress-Echokardiographie ist eine erweiterte Ischämiediagnostik möglich.)
  - *Ergometrie:* Messung von Arbeitsleistung und dabei auftretenden Veränderungen verschiedener Parameter der Herz-Kreislauffunktion und Atmung unter dosierter Belastung.
    - Indikationen: V. a. koronare Herzkrankheit; V. a. Belastungshypertonie; Beurteilung von Herzrhythmusstörungen unter Belastung; Beurteilung der medikamentösen Therapie bei koronarer Herzkrankheit und arterieller Hypertonie; Beurteilung der Belastbarkeit nach Herzinfarkt, nach Herzoperationen und präoperativ.
    - Bewertung: In Kombination mit Oxymetrie und/oder arteriellen Blutgasanalysen ist eine Erfassung des Gasaustausches unter Belastung möglich. Die gleichzeitige Messung der Ventilationsparameter (Spiroergometrie) ermöglicht die Differenzierung einer kardialen oder pulmonalen Dyspnoe.
    - Kontraindikationen: Instabile Angina pectoris, akuter Myokardinfarkt, Ruhe-RR > 220/110 mmHg, kardiale Dekompensation, Cor pulmonale mit Dyspnoe, maligne Herzrhythmusstörungen in Ruhe, akute Endokarditis, Myokarditis, Perikarditis, hochgradige Aortenstenose oder HOCM, frische Thrombose oder Embolie, fieberhafter Infekt.
  - *Spirometrie:* Messung der atemabhängigen Voumenschwankungen an der Mundöffnung im zeitlichen Verlauf.
    - Indikation: Erfassung einer obstruktiven und/oder restriktiven Lungenerkrankung.
    - Bewertung: Obwohl für geriatrische Patienten die Normwerte häufig extrapoliert sind, ist die Untersuchung sehr aussagekräftig, sofern eine genügende Kooperation vorhanden ist. Die Durchführung ist für Untersucher bei geriatrischen Patienten häufig zeitaufwendig und anspruchsvoll.

- **Weitere Untersuchungsmethoden:**
  - *Lungenszintigraphie (Formen: Perfusions- und Ventilations-Szintigraphie):* Darstellung des perfundierten oder ventilierten Lungenparenchyms durch venöse Injektion oder Inhalation von Gammastrahlern. *Indikationen:* V. a.

21.1 Dyspnoe

Lungenembolie, andere pulmonal-vaskuläre Prozesse, evtl. im Rahmen präoperativer Abklärungen vor Lungenchirurgie.
- *Spiral-Computertomographie:* Hohe Sensitivität/Spezifität bei der Lungenembolie-Diagnostik.
- *Myokard- und Herzbinnenraum-Szintigraphie:* Nuklearmedizinische Erfassung der Myokarddurchblutung nach ergometrischer Ausbelastung. *Indikationen:* V. a. koronare Herzkrankheit bei unklaren Befunden in der Ergometrie.
- *Rechtsherzkatheterisierung:* Aufwendige, aber präziseste Möglichkeit der Messung der Hämodynamik des rechten Herzens, des intrakardialen, pulmonalarteriellen sowie pulmonalkapillären (= Wedge-)Drucks und des Herzminutenvolumens in Ruhe und unter Belastung. *Indikation:* Im Rahmen einer Dyspnoe-Diagnostik bei älteren Patienten lediglich bei unklaren oder komplexen Fällen.
- *Pulmonalis-Angiographie (Darstellung des pulmonalarteriellen Gefäßsystems):* Messung des Pulmonalisdrucks, des Herzminutenvolumens und des pulmonalen Gefäßwiderstandes über einen mehrlumigen Pulmonaliskatheter. *Indikation:* V. a. Lungenembolie.
- *Magnetresonanztomographie des Herzens:* Zur Zeit keine Routineuntersuchung, bleibt Spezialfällen vorbehalten.

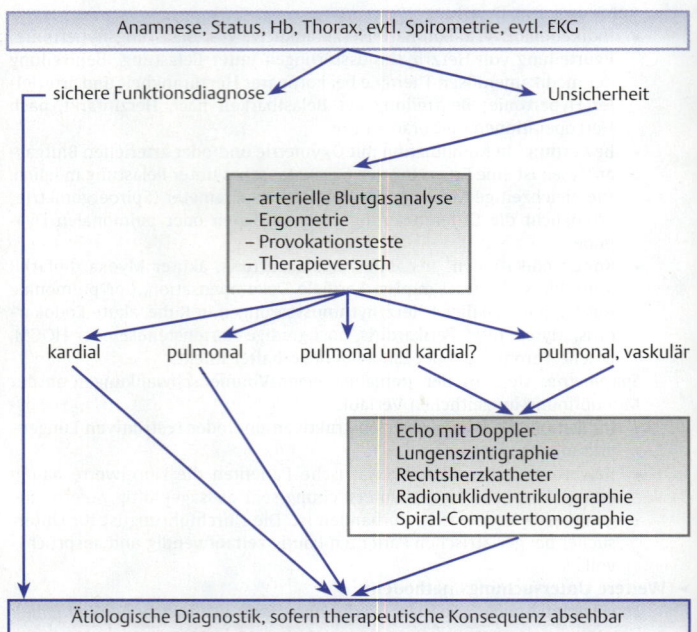

Abb. 23 Abklärung chronischer und chronisch rezidivierender Dyspnoe

21.1 Dyspnoe

- **Therapieversuch als diagnostische Möglichkeit:** Wenn keine Diagnostik durchführbar oder erwünscht ist, ist oft ein probatorischer Pharmakotherapieversuch hilfreich. *Beispiele:*
  - Verdacht auf Linksherzinsuffizienz: Diuretika und Vorlastsenker (s. S. 240).
  - Verdacht auf eine obstruktive Lungenkrankheit: Hoch dosierte Steroide oral und β-Sympathomimetika inhalativ.

Therapie

- **Spezifische Therapie:** Die Dyspnoe sollte wenn möglich aufgrund einer präzisen Diagnostik gemäß üblichen Therapierichtlinien gezielt behandelt werden.
  - Bei inhalativer Behandlung (mit Steroiden oder β-Sympathomimetika) optimale Instruktion und Überprüfung der korrekten Technik → Motorvernebler mit Mischaerosol oft günstiger als Dosieraerosole oder Pulver-Inhalatoren.
  - *Achtung:* Bei geriatrischen Patienten besteht häufig eine Neigung zur orthostatischen Dysregulation unter Diuretika und Vasodilatanzien. Daher die Therapie einschleichend dosieren.
- **Symptomatische Therapie** bei desolater Gesamtsituation, Therapieresistenz sowie bei sterbenden Patienten.
  - Mittel der Wahl sind Opiate, da sie spezifisch die Atemnot symptomatisch beheben. Oft genügt bei präklinischer Dyspnoe eine einmalige Gabe von Morphin s.c. 5 mg bei Kachexie (< 40 kg KG), sonst 10 mg. Bei anhaltender Dyspnoe sofort umstellen auf transkutanes Opiat (Durogesic TTS) 25 µg/h.
    - Bei Übelkeit, Brechreiz oder Erbrechen sofort Metoclopramid (Paspertin) 10 mg i.v., evtl. später rektal.
  - Bei bekannter Opiatunverträglichkeit Sedation mit Neuroleptika (z. B. Promazin [Prazine] 25–50 mg i. m.) oder Benzodiazepin (z. B. Midazolam [Dormicum] initial 1–1,5 mg i.v., evtl. als Dauerinfusion 0,03–0,1 mg/kg KG/h i.v.).
  - *Hinweis:*
    - In den angegebenen Dosierungen führen Opiate *nicht* zu Atemdepression und beschleunigen den Sterbeprozess nicht. Oft ermöglichen vielmehr die opiatinduzierte Beruhigung das Mobilisieren von Reserven und eine Erholung. Eine Suchtgefahr besteht bei so eingesetzten Opiaten nicht!
    - Dyspnoe, d. h. subjektive Atem*not*, ist eines der schlimmsten, belastendsten Symptome. Sie verlangt zwingend eine wirksame Behandlung, wenn die kurative Behandlung (noch) nicht möglich ist, mindestens eine wirksame symptomatische = Opiattherapie. Opiate in solchen Situationen nicht anzuwenden ist irrational!

21.2 Herzinsuffizienz – Grundlagen

Grundlagen

- **Definition:** Der Begriff Herzinsuffizienz bezeichnet die Unfähigkeit des Herzmuskels, den Organismus bei normalem venösen Blutangebot ausreichend mit Sauerstoff zu versorgen.
- **Einteilungsprinzipien der Herzinsuffizienz:**
  - *Einteilung nach der „Richtung" der Insuffizienz:*
    - Vorwärtsversagen mit vermindertem Herzzeitvolumen („Low-output-failure").
    - Rückwärtsversagen mit Blutstau vor der jeweiligen Herzhälfte.
    - Herzinsuffizienz bei Hyperzirkulation („High-output-failure").
  - *Einteilung nach der bevorzugt betroffenen Herzhälfte:*
    - Linksherzinsuffizienz.
    - Rechtsherzinsuffizienz.
    - Globalinsuffizienz.
  - *Einteilung nach dem Verlauf:*
    - Akute Herzinsuffizienz.
    - Chronische Herzinsuffizienz.
- **Ätiologie im Alter:** Es findet sich fast immer eine multifaktorielle Genese der Herzinsuffizienz. Mögliche Ursachen in der Reihenfolge ihrer Häufigkeit:
  - *Koronare Herzkrankheit:*
    - Myokardverlust nach Myokardinfarkt.
    - Kontraktionsschwäche bei chronischer Minderdurchblutung.
  - *Arterielle Hypertonie* mit hypertensiver Herzkrankheit.
  - *Valvuläre Herzkrankheit:* Druck- und/oder Volumenbelastung.
  - *Primäre Kardiomyopathien:*
    - Dilatative Kardiomyopathie.
    - Hypertrophe Kardiomyopathie im fortgeschrittenen Stadium.
    - Restriktive Kardiomyopathie (typisch: Herzinsuffizienz bei kleinem Ventrikel mit diastolischer Funktionsstörung).
  - *Sekundäre Kardiomyopathien:* z. B. bei Alkoholkrankheit, Schilddrüsenfunktionsstörung.
  - *Herzrhythmusstörungen* (z. B. Vorhofflimmern).

Klinik

- **Leitsymptome der Linksherzinsuffizienz:**
  - Dyspnoe bei Anstrengung, in fortgeschrittenen Stadien auch in Ruhe.
  - Orthopnoe (relativ spezifisch).
  - Nächtliche Dyspnoe (Asthma cardiale).
  - Leistungsschwäche und zerebrale Dysfunktion.
  - Tachykardie in Ruhe.
  - Schweißausbruch nach dem Essen.
- **Leitsymptome der Rechtsherzinsuffizienz:**
  - Gewichtszunahme und Ödeme in den körperabhängigen Partien.
  - Dyspnoe bei Pleuraerguss (rechts häufiger) bzw. pulmonalen Ursachen der Rechtsherzinsuffizienz.
  - Zyanose.
  - Aszites.
  - Oberbauchschmerzen bei Stauungsleber.

21.2 Herzinsuffizienz – Grundlagen

- **Leitsymptome der Globalinsuffizienz:**
  - Nykturie durch Rückresorption der Ödeme im Liegen.
  - Tachykardie, evtl. Herzrhythmusstörungen.
  - Thromboseneigung mit Lungenemboliegefahr.
  - Bei akuter Insuffizienz kaltschweißige Haut.
  - Kardiogener Schock bei schwerem und/oder akutem Verlauf.
- **Unspezifische Symptome:** Rhythmusstörungen (besonders häufig Vorhofflimmern); Nykturie.
- **Klinische Stadieneinteilung** nach der NYHA-Klassifikation:
  - I: Normale körperliche Belastungsfähigkeit ohne Dyspnoe.
  - II: Dyspnoe bei stärkerer Belastung.
  - III: Dyspnoe bei geringer Belastung.
  - IV: Dyspnoe in Ruhe.

Diagnostik

- **Anamnese:** Fragen nach Beschwerden (den oben angeführten Leitsymptomen), Vorerkrankungen, Familienanamnese.
- **Körperliche Untersuchung**; Leitbefunde in Abhängigkeit von der Insuffizienzform:
  - *Linksherzinsuffizienz:*
    - Lungenstauung (fein-, mittel- und/oder grobblasige, nicht klingende Rasselgeräusche, initial basal; oft auch nur obstruktiver Auskultationsbefund = „Asthma cardiale" [S. 229]).
    - Zyanose.
  - *Rechtsherzinsuffizienz:*
    - Ödeme in den abhängigen Körperpartien, in Abhängigkeit von der Lagerung im Bereich der Knöchel, der Unter- bzw. Oberschenkel, Anasarka.
    - Halsvenenstauung.
    - Pleuraerguss, aufgehobenes Atemgeräusch basal.
    - Aszites.
    - Druckschmerzhaft vergrößerte Stauungsleber.
    - Positiver hepatojugulärer Reflux (*cave* periphere Ödeme sind nur bei Halsvenenstauung kardial bedingt!).
    - Halsvenenstauung.
  - *Globalinsuffizienz:*
    - Kardiomegalie.
    - 3. Herzton, 4. Herzton.
    - Pulsus alternans.
    - In fortgeschrittenem Stadium sehr häufig auskultatorischer Hinweis auf eine Mitralinsuffizienz.
    - Halsvenenstauung: Falls keine zusätzliche Lungenerkrankung mit aktiver pulmonal-arterieller Hypertonie vorliegt, korreliert dieses Zeichen der biventrikulären Herzinsuffizienz gut mir erhöhtem linksventrikulärem Füllungsdruck.
- **Labor:**
  - CRP, Kreatinin, Elektrolyte.
  - Bei Vorhofflimmern: TSH.
  - Bei plötzlich aufgetretener Herzinsuffizienz oder Dekompensation: Kardiale Enzymmarker (CK, CK-MB, GOT, Troponin T oder I).

21.2 Herzinsuffizienz – Grundlagen

- **EKG:** Es finden sich vor allem Hinweise auf die mögliche Ursache der Insuffizienz:
  - *Herzrhythmusstörungen.*
  - *Chronische Linksherzbelastung:* Linkslagetyp, Erregungsrückbildungsstörungen in den linkspräkordialen Ableitungen (I, aVL, V5, V6), linksventrikuläre Hypertrophiezeichen (positiver Sokolow-Lyon-Index) [SV1 + RV5 > 35 mV].
  - *Akute Linksherzbelastung:* Veränderungen im Rahmen der Ursache, z. B. Infarkt.
  - *Chronische Rechtsherzbelastung:* Steil- bis Rechtslagetyp, Rechtsschenkelblockbild, P-dextroatriale, rechtsventrikuläre Hypertrophiezeichen (positiver Sokolow-Lyon-Index [RV1 + SV5 > 3,5 mV]).
  - *Akute Rechtsherzbelastung:* Tachykardie, Steil- bis Rechtslagetyp, Rechtsschenkelblockbild.
- **Echokardiographie:** Wichtigste Untersuchung zur differenzialdiagnostischen Klärung. Immer indiziert bei unklarer kardialer Grundkrankheit, ungenügendem Ansprechen auf Basisbehandlung der Herzinsuffizienz und zur Risikostratifizierung (z. B. vor größeren chirurgischen Eingriffen).
  - *Bestimmung der Ventrikeldurchmesser und Wanddicke:* Konzentrische Hypertrophie bei Druckbelastung, exzentrische Hypertrophie bei Volumenbelastung und dekompensierter Druckbelastung.
  - *Beurteilung der Globalfunktion* (Ejektionsfraktion).
- **Röntgen-Thorax:**
  - *Kardiomegalie* in der p. a.-Stehaufnahme (wegen individuell unterschiedlicher peripherer Verlagerung des Blutvolumens unsicherer Parameter mit z. T. großer Variabilität bei intraindividueller Verlaufsbeobachtung): Der Durchmesser des Herzschattens ist größer als die Hälfte des Thoraxdurchmessers. Differenzierung der Vergrößerung einzelner Herzkammern:
    - Linksherzvergrößerung: Spreizung der Carina > 90° im a. p.-Bild als Zeichen der Vergrößerung des linken Vorhofs. Einengung des zwerchfellnahen Retrokardialraumes (im Seitenbild).
    - Rechtsherzvergrößerung: Einengung des Retrosternalraumes (im Seitenbild).
  - *Pulmonale Stauungszeichen:*
    - Frühstadium:
    → Linksherzinsuffizienz: Unscharf begrenzte Hili, basoapikale Umverteilung (Gefäßkaliber apikal genauso groß wie basal), Kerley-B-Linien (waagerechte, gestaute Lymphspalten in der Lungenperipherie).
    → Rechtsherzinsuffizienz: Verbreiterte V. cava, V. azygos > 10 mm im Querschnitt.
    - Fortgeschrittenes Stadium: Kleinfleckige konfluierende Verschattungen (alveoläres Lungenödem).
  - *Pleuraerguss* mit Verschattung basal, rechts häufiger als links.
- *Hinweis:* Eine invasive Diagnostik ist nur selten notwendig (s. S. 234)! Ausnahme: Koronarangiographie bei geplanter Herzoperation (koronare, valvuläre Herzkrankheit).
- **Häufigste diagnostische Schwierigkeiten und wegweisende Diagnostik:**
  - *Thyreogene Herzerkrankung:* TSH-Bestimmung.
  - *Degenerative Aortenstenose:* Echokardiographie.

21.2 Herzinsuffizienz – Grundlagen

- *Diastolische Relaxationsstörung:* Symptome wie bei Stauungsherzinsuffizienz, systolische Funktion (Echokardiographie) nicht entsprechend eingeschränkt, Zeichen der diastolischen Dysfunktion.
- *Perikarderguss:* Echokardiographie.
- *Dyspnoe anderer Genese:* Kann weitgehend durch sorgfältige Anamnese, Echokardiographie und Lungenfunktionsuntersuchung erklärt werden (s. S. 232).
- *Atypische Formen der koronaren Herzkrankheit* (s. S. 248) mit Belastungsischämie ohne typische Angina: Belastungstest, Szintigraphie, Stressechokardiographie.

Nichtpharmakologische Therapiemaßnahmen

- **Regelmäßiges, angepasstes körperliches Training:** Dies erhöht die Leistungsfähigkeit selbst bei eingeschränkter systolischer Funktion. Beispiele: Radfahren; zügiges Spazierengehen.
- **Einschränkung der Kochsalzzufuhr** durch Meidung von Hartkäse, gesalzenen Konserven und Salzgebäck sowie durch Unterlassung des Nachsalzens.
- **Gleichmäßige Flüssigkeitszufuhr:** Empfehlenswert ist eine Tagesroutine von z. B. 2 Tassen/Gläser pro Essen und bei körperlicher Anstrengung/großer Hitze/Fieber zusätzlich 3–4 × 0,5 l.
  - *Beachte:* Das Durstgefühl ist im Alter gestört (s. terminale Komplikationen S. 135 und Dehydratation S. 385).
  - Diuretikadosierung wechselndem Bedarf anpassen: Bei körperlicher Anstrengung, Hitze oder Fieber Diuretika reduzieren oder temporär aussetzen, wenn die Flüssigkeitszufuhr nicht im oben beschriebenen Ausmaß gesteigert werden kann.
- **Tägliche Gewichtsregistrierung:** Zielgewicht vorgeben. Zielgewicht = Gewicht bei gut kompensierter Herzinsuffizienz. Wenn Gewichtszunahme, immer zur gleichen Tageszeit (z. B. nach dem Aufstehen) mit der gleichen Waage gemessen, mehr als 1 kg beträgt → Diuretikadosis erhöhen oder Therapie sonst modifizieren.
- **Therapiecompliance sichern** (ungenügende Compliance ist die häufigste Ursache für Dekompensation):
  - Schriftlicher „Tablettenfahrplan".
  - Dosierhilfen („Medibox").
  - Engmaschige ärztliche Kontrollen.
  - Ausreichende Rezepte ausstellen.

21.3 Pharmakotherapie der Herzinsuffizienz

Diuretika

- **Einteilung** (s. Tab. 47):
  - Thiaziddiuretika.
  - Schleifendiuretika.
  - Kaliumsparende aldosteronunabhängige Diuretika.
  - Aldosteronantagonisten.
- **Indikationen:**
  - *Bei leichter Herzinsuffizienz* (geringer Diuretikabedarf): Aldosteronantagonist Spironolacton (Aldactone) 50 mg (Cave: Niereninsuffizienz; Kalium-Kontrolle), falls nötig in Kombination mit einem Thiaziddiuretikum (Esidrex), Chlortalidon (Hygroton) (25 mg).
  - *Bei mittlerem Schweregrad:* Schleifendiuretikum Furosemid (40–120 mg; wirksamer, wenn entsprechend Halbwertzeit in 3 Tagesdosen verteilt!) oder Torasemid 10–20 mg statt Thiaziddiuretikum.
  - *Bei schwerer Herzinsuffizienz:* Kombination Furosemid mit Metolazon (Zaroxolyn) (5 mg).
- **Wirkmechanismus:** Senkung der Vor- und Nachlast durch vermehrte Flüssigkeitsausscheidung.
- **Dosierung:** s. Tab. 47.
- **Kontrollen:** Symptome, Körpergewicht, Kalium, Kreatinin; unbedingt Hypokaliämie vermeiden, z. B. durch Auswahl eines kaliumsparenden Diuretikums und Kombination mit einem ACE-Hemmer.

Tabelle 47 Diuretika in der Therapie der Herzinsuffizienz

Freiname	Handelsname	Dosierung (mg/d)
Thiaziddiuretika		
Hydrochlorothiazid	Esidrex	1–2 × 20–50
Chlortalidon	Hygroton	25–50

Nebenwirkungen: Hypokaliämie/-natriämie/-magnesiämie, Hyperkalzämie, verminderte Glukosetoleranz, Hyperurikämie, Hyperlipidämie, Allergie, Blutbildveränderungen
Kontraindikationen: Sulfonamidallergie, Hypokaliämie/-natriämie, Hyperkalzämie, Digitalisüberdosierung

Schleifendiuretika		
Furosemid	Lasix	40–120
Torasemid	Torem	10–20
Metolazon	Zaroxolyn	2,5–10

Nebenwirkungen: Hypokalzämie, bei Furosemid reversible Hörstörungen besonders bei schneller i. v.-Gabe, sonst wie Thiaziddiuretika
Kontraindikationen: Anurie, Hypokaliämie/-natriämie, Allergie

kaliumsparende aldosteronunabhängige Diuretika		
Amilorid	Midamor	5–20
Triamteren	Dyrenium	50–400

Nebenwirkungen: Hyperkaliämie (daher keine Kombination mit ACE-Hemmer), Hyponatriämie
Kontraindikationen: Hyperkaliämie, Hyponatriämie, Niereninsuffizienz

21.3 Pharmakotherapie der Herzinsuffizienz

Tabelle 47 Fortsetzung von Seite 240

Freiname	Handelsname	Dosierung (mg/d)
Aldosteronantagonisten		
Spironolacton	Aldactone, Spiroctan	5–10

Nebenwirkungen: Hyperkaliämie, Hyponatriämie, Exantheme, Gynäkomastie, Impotenz, Hirsutismus, Stimmveränderungen
Kontraindikationen: Hyperkaliämie, Hyponatriämie, Niereninsuffizienz

> **Prognostischer Aspekt:** Spironolacton hat bei geringem diuretischen Effekt eine ausgeprägt positive prognostische Wirkung (leichtes Stadium, längeres Überleben).

ACE-Hemmer

> **Indikation:** Bei jedem Schweregrad der Herzinsuffizienz. Sinnvoll ist die frühe Kombination mit Spironolacton (Kalium kontrollieren!).
> **Wirkmechanismus:** Hemmung des Angiotensin-Converting-Enzyms und damit Blockade der enzymatischen Umwandlung von Angiotensin-I in -II.
> **Dosierung:** Stets einschleichend dosieren. Anfangs engmaschige Blutdruck-, Kreatinin- und Kalium-Kontrollen. Diruetika bei Therapiebeginn vorübergehend absetzen. Bei Dosissteigerung Ruhe- und Orthostaseblutdruckwerte sowie subjektive Symptome beachten. Bei Hypotonie oder Orthostasesymptomen ist oft die Reduktion der Diuretika sinnvoller als die der ACE-Hemmer.

Tabelle 48 ACE-Hemmer in der Therapie der Herzinsuffizienz

Freiname	Handelsname	Dosierung (mg/d)
Captopril	Lopirin	12,5–50
Enalapril	Xanef cor, Reniten	5–20
Ramipril	Triatec	1,25–5

Nebenwirkungen: Chronischer Reizhusten, Hyperkaliämie, Nierenfunktionsstörungen, selten Blutbildveränderungen, Geschmacksstörungen, Exantheme, Cholestase, Angioödem, Lungenveränderungen, Myalgien, Übelkeit, Haarausfall
Kontraindikationen: Beidseitige Nierenarterienstenose, Hyperkaliämie, Z. n. Nierentransplantation, Angioödem, Aortenstenose

◉ *Cave:* Problematisch ist die Kombination von ACE-Hemmern mit kaliumsparenden Diuretika (Hyperkaliämie-Gefahr) und nicht-steroidalen Antirheumatika (Gefahr der Niereninsuffizienz und Wasserretention). Falls Intoleranz (Husten, Niereninsuffizienz trotz Gabe eines kurzwirksamen ACE-Hemmers), Angiotensin II Rezeptorantagonisten (s. u.) erwägen.

> **Prognostische Aspekte:**
> – ACE-Hemmer senken die Mortalität bei fortgeschrittener Herzinsuffizienz um ein Drittel.
> – Bei Patienten mit milden Formen (z. B. bei koronarer Herzkrankheit) wird die Morbidität, die Reinfarktquote und die Progression der Herzinsuffizienz deutlich reduziert.

21.3 Pharmakotherapie der Herzinsuffizienz

– Aufgrund der prognostisch günstigen und gleichzeitig symptomatisch ausgezeichneten Wirkung der ACE-Hemmer sollte jede Herzinsuffizienz bei fehlender Kontraindikation früh mit ACE-Hemmer behandelt werden.

Angiotensin-II-Rezeptor-Antagonisten

- **Indikation:** Arterielle Hypertonie, Herzinsuffizienz.
- **Dosierung:** Diuretika zu Therapiebeginn vorübergehend absetzen. Unter anfangs engmaschigen Blutdruck-, Kreatinin- und Kalium-Kontrollen einschleichende Dosierung.

Tabelle 49 Angiotensin-II-Rezeptor-Antagonisten

Freiname	Handelsname	Dosierung (mg/d)
Irbesartan	Aprovel	150
Candesartan	Atacand	4–8
Losartan	Cosaar	50
Valsartanum	Diovan	80
Telmisartan	Micardis	40

Nebenwirkungen: Schwindel, Hyperkaliämie, Nierenfunktionsstörungen. Selten: Blutbildveränderungen, Exantheme, Cholestase, Angioödem, Myalgien, Übelkeit
Kontraindikationen: Beidseitige Nierenarterienstenose, Hyperkaliämie, Z. n. Nierentransplantation, schwere Leberinsuffizienz, Aortenstenose

Nitrate und Kalziumantagonisten

- **Nitrate:** s. S. 249
- **Kalziumantagonisten** (empfehlenswert sind die Dihydropyridine der 2. Generation, s. S. 261); *Indikation:* Ischämische Herzkrankheit mit Angina pectoris.

Digitalisglykoside

- **Vorbemerkung:** Für die meisten positiv inotropen Medikamente ist bisher eine negative Beeinflussung der Patientenprognose nachgewiesen! Eine Ausnahme bilden die Herzglykoside. Nur sie werden vorerst für die Langzeittherapie empfohlen. Langzeitwirksamkeit nur bei 30–50% der Patienten im Sinusrhythmus.
- **Indikationen:** Herzinsuffizienz mit absoluter Arrhythmie bei tachykardem Vorhofflimmern, bei Sinusrhythmus: Herzinsuffizienz mit vorwiegend systolischer Dysfunktion.
- **Wirkmechanismus:** Positiv inotrop/bathmotrop, negativ chronotrop/dromotrop.
- **Substanzwahl:** *Digoxinpräparat* (bei Niereninsuffizienz Dosisreduktion erforderlich).
- **Dosierung:**
  - *Allgemeine Regeln:*
    - Wenn immer möglich, sollte die langsame Aufsättigung mit der Erhaltungsdosis bevorzugt werden, da eine rasche Sättigung die häufigste Ursache von Intoxikationen ist.
    - Die Erhaltungsdosis auf Grund von Verteilungsvolumen (Körpergewicht, Muskelmasse) und Nierenfunktion berechnen.

21.3 Pharmakotherapie der Herzinsuffizienz

Tabelle 50

Kreatinin-Clearance[1]	Digoxin-Dosis
bis 100 ml/min	normale Dosis
bis 50 ml/min	1/2 normale Dosis
< 20 ml/min	1/3 normale Dosis

[1] (140 − Alter) × Gewicht (kg)/72 × Serumkreatinin (mg/100 ml)

- Nur Digoxin verwenden, Digitoxin hat eine geriatrisch inakzeptabel lange Halbwertzeit.
- Gelegentliche Kontrolle des Serumspiegels.
- Bei Kombination mit Amiodaron oder Verapamil Dosis halbieren.
– *Schnelle Aufsättigung:* Selten indiziert (z. B. bei schwerer, symptomatischer Tachyarrhythmie bei Vorhofflimmern s. S. 277). Vorgehen: 3 × 0,4 mg Digoxin i. v. in 24 h; dann Erhaltungsdosis.
– *Mittelschnelle Aufsättigung* (Digoxin und Derivate): 0,4 mg/d i. v. oder doppelte Erhaltungsdosis/d oral über 3 Tage, dann Erhaltungsdosis.
– *Langsame Aufsättigung:* Beginn mit der Erhaltungsdosis; die Vollwirkdosis ist bei Digoxin nach 8 Tagen.
▶ **Laborkontrollen:** Kalium, Kreatinin, Digitalisserumspiegel gelegentlich bzw. bei Verdacht auf Überdosierung. *Normwerte:* Digoxin 0,8–2 ng/ml.
▶ **Digitalisintoxikation:**
– *Ursachen:*
  - Überdosierung.
  - Nichtbeachtung der Kontraindikationen.
  - Nichtbeachtung von Zuständen mit verminderter Glykosidverträglichkeit: Höheres Lebensalter, Hypoxämie (z. B. Lungenerkrankungen), koronare Herzkrankheit, Myokarditis, Nieren- und Leberinsuffizienz, Arzneimittelinteraktionen.
– *Symptome* (ggf. auch bei therapeutischen Serumspiegeln): Appetitlosigkeit, Übelkeit, Erbrechen, Diarrhö, Müdigkeit, Kopfschmerzen, Verwirrtheit, Farbensehen (z. B. gelb).
– *EKG:* Muldenförmige ST-Senkungen, AV-Blockierung, Sinusbradykardie, ventrikuläre Extrasystolen (häufig Bigeminus), Kammertachykardie/-flimmern, Vorhoftachykardie mit 2 : 1-Block u. a.
– *Diagnose:* Medikamentenanamnese, Klinik, EKG und Serumspiegel können bei verminderter Glykosidverträglichkeit normal sein.
▶ **Digitalisintoxikation – Vorgehen und Therapie**:
– *Herzglykosid absetzen,* bei V. a. schwere Intoxikaton Intensivüberwachung.
– *Anheben des Kalium-Spiegels* auf hochnormale Werte (4,5–5,5 mmol/l): parenteral maximal 20 mmol/h (über ZVK).
– *Symptomatische Behandlung von Rhythmusstörungen:*
  - Bradykardie: Versuch mit Atropin 1–2 Amp. (= 0,5–1 mg) i. v., bei Erfolglosigkeit temporäre Schrittmachertherapie.
  - Ventrikuläre Salven: 100 mg Lidocain (z. B. Xylocain 2 % 100 mg/Amp.), langsam i. v., evtl. Wiederholung nach 15 Min., dann Perfusor. Bei Erfolglosigkeit Phenytoin (Epanutin 250 mg/Amp.) 125–250 mg.

21.3 Pharmakotherapie der Herzinsuffizienz

- Kammertachykardie: Bei Kreislaufstabilität wie bei ventrikulären Salven, sonst Kardioversion und Rezidivprophylaxe mit Lidocain.
- Kammerflimmern: Kardiopulmonale Reanimation, Defibrillation.
- *Digitaliselimination:*
  - Bei suizidaler Vergiftung Magenspülung, Aktivkohle, bei Digitoxin zusätzlich Colestyramin (z. B. Quantalan 4 g 1–2 Beutel alle 6 Std. p. o./Sonde).
  - Antidottherapie: z. B. 6×80 mg Digitalis-Antidot BM (cave: Allergien), 80 mg binden 1 mg Digoxin oder Digitoxin, Erfolgskontrolle durch EKG.
  - Hämoperfusion: Bei sehr schwerer Intoxikation.

β-Blocker

- **Indikationen:** Herzinsuffizienz NYHA III/IV (s. Tab. 53), wenn die Kombination von Diuretika, ACE-Hemmern und ggf. Digitalispräparaten nicht ausreicht. Symptomatisch und prognostisch wirksam bei koronarer Herzkrankheit als Ursache einer linksventrikulären systolischen Funktionsstörung sowie bei dilatativer Kardiomyopathie.
- **Wirkmechanismus:** Negativ inotrop, bathmotrop, chronotrop, dromotrop.
- **Dosierung:** s. Tab. 51. Therapie langsam einschleichen und niedrige Erhaltungsdosis wählen. Steigerung über 2–3 Monate. Beim Absetzen langsam ausschleichen.

Tabelle 51 β-Blocker in der Therapie der Herzinsuffizienz

Freiname	Handelsname	Dosierung (mg/d)	
		initial	Ziel
Bisoprolol	Concor COR	1 × 1,25	1 × 10
Carvedilol	Dilatrend	2 × 3,125	2 × 25
Metoprolol	Beloc COR	2 × 5	3 × 50

Nebenwirkungen: Bradykardie, Bronchospasmus, Leistungsschwäche, Depression, Zunahme peripherer Durchblutungsstörungen, Verschlechterung einer diabetischen Stoffwechsellage und Verstärkung der Hypoglykämie bei Diabetikern, Rebound-Effekt (Therapie ausschleichend beenden!)
Kontraindikationen: SA/AV-Block > I. Grades, Sick-Sinus-Syndrom, obstruktive Atmwegserkrankungen, pAVK (IIb–IV), bradykarde Rhythmusstörungen und Hypotonie

- **Prognostische Aspekte:**
  - Bei koronarer Herzkrankheit und Zustand nach Herzinfarkt sind Betablocker, falls toleriert, günstig für die Prognose (Sekundärprophylaxe).
  - Bei dilatativer Kardiomyopathie ist eine prognostische Besserung durch Betablocker nachgewiesen.
  - Die großen Studien (CIBIS-II, MERIT-HF), die den günstigen Effekt von β-Blockern bei Herzinsuffizienz nachweisen konnten, wurden überwiegend Patienten zwischen 60–70 Jahre berücksichtigt. Bei betagten Patienten gilt daher ganz besonders: „Start low – go slow".

21.3 Pharmakotherapie der Herzinsuffizienz

Antikoagulanzien

- **Indikation:** Hohes Risiko für oder nachgewiesene thromboembolische Komplikationen: Intrakavitäter Thrombus, vorausgegangene systemische oder pulmonale Embolie, Vorhofflimmern.
- *Merke:* Bei Hochbetagten (> 80 Jahre) ist die Indikation zurückhaltend zu stellen!
- **Kontraindikationen:** Hämorrhagische Diathese, manifeste Blutungen, erhöhtes Blutungsrisiko (z. B. postopertaiv < 10 Tage, floride Ulzera, Ösophagusvarizen, Nephrolithiasis, tuberkulöse Kavernen, Bronchiektasen, Malignome), frischer Hirninfarkt, fixierte arterielle Hypertonie, schwere Leber- oder Niereninsuffizienz, akute Pankreatitis, Alkoholismus, schlechte Compliance, Epilepsie, vor Arterien- oder Organpunktionen, rezidivierende Stürze.
- **Relative Kontraindikation:** Sturzanamnese, Medikation mit nichtsteroidalen Antiphlogistika, Gangunsicherheit, schwere Demenz.
- **Wirkmechanismus:** Vitamin-K-Antagonismus mit Hemmung der Blutgerinnungskaskade.
- **Therapieüberwachung:** Orientiert sich am therapeutischen INR = 2–3 (als Begleittherapie der Herzinsuffizienz ist ein INR von 2 ausreichend).
  - *Quickwert.* Nachteil: Unterschiedliche therapeutische Bereiche durch unterschiedliche Quick-Reagenzien.
  - *INR* (international normalized ratio): Internationaler WHO-Standard, der einen Vergleich therapeutischer Bereiche und Messergebnisse ermöglicht. Entspricht die Empfindlichkeit des Thromboplastins (z. B. Thromborel S) bei der Quick-Bestimmung in etwa der des WHO-Referenzthromboplastins, können folgende Werte einander zugeordnet werden (s. Tab. 52):

Tabelle 52 INR- und Quickwerte im Vergleich (Quick-Reagenz = Thromborel S)

INR	Quick (%)	INR	Quick (%)	INR	Quick (%)
1,5	50	2,5	28	3,5	20
2,0	35	3,0	23	4,5	15

- **Dosierung:** Richtet sich nach der Grunderkrankung und orientiert sich am therapeutischen INR- bzw. Quickwert. Beginn der Behandlung überlappend zu der meist vorausgehenden Heparintherapie, welche bis zum Erreichen des therapeutischen Bereiches fortgeführt wird. Initialdosis von Phenprocoumon bei einer Ausgangs-INR von 1:
  - *Tag 1:* 3 Tbl. = 9 mg.
  - *Tag 2:* 2 Tbl. = 6 mg.
  - *Tag 3* und folgende: Dosierung nach INR, Erhaltungsdosis meist 1/2–11/2 Tbl./d (abends). Verlängerung der INR-Kontrollintervalle nach Erreichen des therapeutischen Wertes. Später meist 14-tägige Bestimmung ausreichend, Dosierung im Antikoagulanzienausweis eintragen.
- **Nebenwirkungen:** Blutungen, Appetitlosigkeit, Übelkeit, Diarrhö, Hautnekrosen, Urtikaria, Dermatitis, reversible Alopezie, Transaminasenerhöhung.

21.3 Pharmakotherapie der Herzinsuffizienz

Behandlungsschema (s. Tab. 53)

Tabelle 53 Medikamentöse Stufentherapie bei Herzinsuffizienz

Medikament	NYHA I	NYHA II	NYHA III	NYHA IV
ACE-Hemmer	indiziert	indiziert	indiziert	indiziert
Diuretika				
Thiazide	bei Hypertonie	bei geringgradiger Flüssigkeitsretention	Potenzierung der Schleifendiuretika-Wirkung	Potenzierung der Schleifendiuretika-Wirkung
Schleifendiuretika		bei Flüssigkeitsretention	indiziert	indiziert
Spironolacton		bei persistierender Hypokaliämie	bei persistierender Hypokaliämie, Potenzierung der Schleifendiuretika-Wirkung	bei persistierender Hypokaliämie, Potenzierung der Schleifendiuretika-Wirkung
Herzglykoside	bei tachykardem Vorhofflimmern	bei tachykardem Vorhofflimmern	indiziert	indiziert
β-Blocker (ohne ISA)	nach Myokardinfarkt, bei Hypertonie	nach Myokardinfarkt, bei Hypertonie	indiziert*	indiziert*
Angiotensin-II-Rezeptoren-Antagonisten		bei ACE-Hemmer-Nebenwirkungen	bei ACE-Hemmer-Nebenwirkungen	bei ACE-Hemmer-Nebenwirkungen

* nur bei stabilen Patienten, langsam einschleichend unter engmaschiger Kontrolle

Spezielle Probleme bei Hochbetagten

- **Gestörte Herzfrequenzregulation:** Ursache dieses häufigen Problems ist ein frequenzinkompetenter Sinusknoten. Bei ausgeprägter, inadäquat tiefer Herzfrequenz in Ruhe oder unter Belastung bei Herzinsuffizienz Schrittmachertherapie erwägen (s. S. 281).
- **In Ruhe normofrequentes, unter Belastung stark tachykardes Vorhofflimmern:** Typischer Befund bei ungenügender Frequenzkontrolle unter Digoxintherapie. Falls möglich, Betablocker (s. S. 244), bei schwerer Herzinsuffizienz Kombination mit Amiodaron (s. S. 274) erwägen.
- **Dominant diastolische Funktionsstörung:** Sichere Diagnose durch Echokardiographie. *Cave:* Gefahr der Überdosierung von Diuretika (Anstrengungsdyspnoe spricht hier schlecht auf Therapie an). Etwas „Stauung", d. h. etwas erhöhte Füllungsdruckwerte (z. B. positiver hepatojugulärer Reflux), tolerieren!
- **Gestörte Blutdruckregulation:** Gestörter Barorezeptorreflex, verminderte Betarezeptorantwort etc.): Häufig orthostatischer Blutdruckabfall (bei Kontrollen immer prüfen; vgl. S. 264). Falls wenig ausgeprägt, tolerieren. Falls ausgeprägt, Diuretika reduzieren. Akutbehandlung: 1 Tasse gesalzene Bouillon.

21.3 Pharmakotherapie der Herzinsuffizienz

- **Verminderte Nierenfunktion:** Cave: Gefahr der Digoxinintoxikation; Hyperkaliämie unter Therapie mit ACE-Hemmern bzw. mit kaliumsparenden Diuretika; Nierenversagen unter Therapie mit nichtsteroidalen Entzündungshemmern bzw. mit ACE-Hemmern. Auf genügende, gleichmäßige Flüssigkeitsbilanz achten! Prärenal bedingtes Nierenversagen vermeiden!
- **Vermindertes Ansprechen auf β-Blocker, Digoxin, Katecholamine.** Gleichzeitig geringere therapeutische Breite dieser Medikamente im Alter beachten.
- *Hinweis:* Therapieversagen ist meistens die Folge eines Behandlungsfehlers seitens des Arztes und/oder Patienten!

21.4 Koronare Herzerkrankung

Grundlagen

- **Definition:** Die koronare Herzkrankheit äußert sich unter dem klinischen Bild einer Koronarinsuffizienz, die durch ein Missverhältnis zwischen Sauerstoffangebot und -bedarf gekennzeichnet ist. Nach der Anzahl der stenosierten Hauptgefäße RCA (Right coronary artery; A. coronaria dextra), RIVA (R. interventricularis anterior) und RCX (R. circumflexus) spricht man von einer koronaren Ein-, Zwei- oder Dreigefäßerkrankung.
- **Ätiologie:**
  - *Koronararteriosklerose* – Risikofaktoren: Arterielle Hypertonie, erhöhtes Gesamt- und LDL-Cholesterin, niedriges HDL-Cholesterin, Nikotinabusus, Diabetes mellitus, Adipositas, Stress, psychosoziale Faktoren, Bewegungsmangel. Fibrinogen > 300 mg/dl, genetische Disposition (positive Familienanamnese), Hyperhomocysteinämie.
  - *Koronarspasmen* (selten).
  - *Entzündliche Veränderungen an den Koronarien* bei Vaskulitiden (selten).
  - *Vermindertes Sauerstoffangebot* (als Kofaktor):
    - Kardial: Vermehrte enddiastolische Wandspannung bei erhöhter Volumenbelastung (z. B. bei Klappeninsuffizienz).
    - Extrakardial: z. B. Anämie, Lungenkrankheiten.
  - *Vermehrter Sauerstoffbedarf* (als Kofaktor):
    - Muskuläre Hypertrophie bei erhöhter Druckbelastung (z. B. arterielle und pulmonale Hypertonie, Aorten- und Pulmonalstenose, hypertrophe obstruktive Kardiomyopathie = HOCM [*cave* hier normaler O_2-Verbrauch unter Ruhebedingungen!]).
    - Gesteigerte Herzfrequenz z. B. bei Fieber, Hyperthyreose, psychischer und physischer Belastung.

Klinik

- **Leitsymptom Angina pectoris:** Retrosternaler oder linksthorakaler Schmerz bzw. Druckgefühl mit/ohne Ausstrahlung in die linke (rechte) Schulter, linken (rechten) Arm, Unterkiefer, Oberbauch. Auslösung durch körperliche oder psychische Belastung, Verstärkung durch Kälte und vollen Magen (Roemheld-Syndrom). Besserung in Ruhe oder auf Nitratmedikation.
- **Verlaufsformen:**
  - *Stabile Angina pectoris:* Regelmäßig z. B. durch Belastung auslösbar – nitratsensibel, Besserung in Ruhe.
  - *Instabile Angina pectoris:* Hohes akutes Infarktrisiko! Dazu gehören jede erstmalig auftretende Angina pectoris, Ruhe-Angina, zunehmende Häufigkeit, Dauer, Intensität der Schmerzanfälle = Präinfarktsyndrom oder Crescendo-Angina.
  - *Sonderform Prinzmetal-Angina:* Durch Koronarspasmen ausgelöste Ruhe-Angina mit reversiblen EKG-Veränderungen ohne Enzymerhöhung. Gefahr von Arrhythmie. Ansprechen auf Nifedipin.
  - *Stumme Ischämie:* Fehlende Beschwerden bei angiographisch nachweisbarer koronarer Herzkrankheit (z. B. bei diabetischer autonomer Neuropathie).
- Herzinsuffizienz (s. S. 236).
- Herzinfarkt (s. S. 251).
- Herzrhythmusstörungen (s. S. 271).

21.4 Koronare Herzerkrankung

Diagnostik

- **Anamnese:** Angina pectoris, Häufigkeit, Belastungskorrelation, Nitro-Sensitivität, kardiovaskuläre Risikofaktoren?
- **Labor:**
  - *Nachweis von Risikofaktoren:* Blutzucker, Gesamt-/HDL-/LDL-Cholesterin, Triglyzeride, Fibrinogen.
  - *Differenzialdiagnose:* Nachweis aggravierender Erkrankungen: BSG, Blutbild, Kreatinin, Elektrolyte, TSH-basal.
  - *Bei instabiler Angina:* CK, CK-MB, GOT, Troponin T oder I.
- **Ruhe-EKG:** Evtl. völlig unauffällig. Zeichen eines abgelaufenen Infarktes oder unspezifische Veränderungen (z. B. T-Negativierung).
- **Belastungs-EKG:**
  - Reversible horizontale oder deszendierende ST-Senkungen > 0,1 mV in den Extremitäten- und > 0,2 mV in den Brustwandableitungen unter Belastung.
  - Belastungsabhängige Angina pectoris, Besserung in der Ruhephase oder nach Applikation von Nitroglyzerin-Spray.
  - Belastungsabhängige Arrhythmien, welche sich in Ruhe bessern.
- **Langzeit-EKG:** Ergänzend bei Verdacht auf Rhythmusstörungen als Ursache thorakaler Beschwerden. Die ST-Streckenanalyse ermöglicht den Nachweis von Ischämien (auch nächtlichen) oder einer Prinzmetal-Angina.
- **Echokardiographie:** Abgrenzung anderer kardialer Ursachen von Brustschmerzen, insbesondere Perikarditis, Aortendissektion und Aortenstenosen. Hinweis für abgelaufene Infarkte (umschriebene Wandbewegungsstörungen). In der Belastungsechokardiographie Quantifizierung von Wandbewegungsstörungen und Ejektionsfraktion in Ruhe und bei Belastung.
- **Thallium-Myokardszintigraphie:** Nachweis von belastungsabhängigen, reversiblen Speicherdefekten als Hinweis auf ischämische Myokardbezirke oder von irreversiblen Speicherdefekten als Hinweis für Infarktnarben.
- **Koronarangiographie:** Direkter Nachweis und Schweregradbestimmung von Koronarstenosen.

Allgemeine Therapie

- **Allgemeinmaßnahmen:**
  - *Ausschaltung beeinflussbarer Risikofaktoren:* Nikotinkarenz, Gewichtsnormalisierung, Umstellung auf fett- und cholesterinarme Kost, Stressbewältigung.
  - *Therapie von Begleiterkrankungen:* Arterielle Hypertonie (s. S. 253), Hyperlipidämie (s. S. 379), Diabetes mellitus (s. S. 408), Vitien (s. S. 252), Anämie, Hyperthyreose etc.
  - *Körperliches* Ausdauertraining.
- **Nitrate:** Sie verbessern die myokardiale Sauerstoffversorgung durch Senkung der kardialen Vor- und geringer auch der Nachlast, was zu einer Verringerung der enddiastolischen Wandspannung führt.: Isosorbiddinitrat (Isoket ret.) 2–3 × 40–80 mg/d. *Nebenwirkungen:* Kopfschmerzen, orthostatischer Kollaps infolge Blutdruckabfall, Reflextachykardie (einschleichende Therapie mit kurzwirksamem Präparat unter Blutdruckkontrollen), Toleranzentwicklung (Nitratpause einhalten, z. B. 1-1-0). *Kontraindikationen:* Schwere Hypotonie, hypertrophische obstruktive Kardiomyopathie, toxisches Lungenödem.
- **Molsidomin:** Wirkungsweise und Nebenwirkungen ähnlich den Nitraten, jedoch keine Toleranzentwicklung, seltener Kopfschmerzen. Dosierung: Molsidomin (Corsifar, Corvaton) 2–3 × 4 mg/d.

21.4 Koronare Herzerkrankung

- **β-Blocker** (s. S. 244): Sie senken Blutdruck und Herzfrequenz und vermindern dadurch den myokardialen Sauerstoffbedarf. Zusätzlich Prognoseverbesserung nach Myokardinfarkt. Bei KHK bevorzugte Anwendung von β-Blockern ohne ISA (s. S. 261). Dosierung einschleichend unter Blutdruck- und Pulsfrequenzkontrollen (Therapieziel bei KHK: Ruhepuls 50–60/min).
- **Kalziumantagonisten** (s. S. 261): Sie senken die Nachlast – Kalziumantagonisten vom Verapamiltyp auch die Herzfrequenz – und vermindern dadurch den myokardialen Sauerstoffverbrauch bzw. verbessern die myokardiale Sauerstoffversorgung. Kalziumantagonisten sind Reservemittel bei unzureichendem Erfolg oder Unverträglichkeit von Nitraten oder β-Blockern. Dosierung einschleichend unter Blutdruck und Pulsfrequenzkontrollen.
- **ACE-Hemmer** (s. S. 241): Ein prognoseverbessernder Effekt für Patienten nach Herzinfarkt ist nachgewiesen.
- **Thrombozytenaggregationshemmer:**
  - *Acetylsalizylsäure* (ASS): Dosierung (als Thrombozytenaggregationshemmer): 100 mg/d p. o. Nebenwirkungen: s. S. 322.
  - Alternativen bei ASS-Unverträglichkeit oder -Unwirksamkeit:
    - *Clopidogrel* (Iscover, Plavix): Dosierung: 1 × 75 mg/d.
    - *GP IIb/IIIa-Antagonisten:* Abciximab (ReoPro), Tirofiban (Aggrastat): Kurzfristige (i. v.) Anwendung (zusätzlich zu ASS und Heparin) in Akutsituationen wie Hoch-Risiko-PTCA, instabile Angina pectoris, nichttransmuraler Herzinfarkt.

Therapie der stabilen Angina pectoris

- **Zunächst konservativer Therapieversuch:**
  - Thrombozytenaggregationshemmer, z. B. ASS 100 mg/d.
  - Nitrate (ISMN, ISDN, Molsidomin): s. o.
  - β-Blocker (Herzfrequenzsenkung): s. o. und S. 244.
  - Begleittherapie (vgl. Tab. 53): ACE-Hemmer s. S. 241, Kalziumantagonist s. S. 261, Angiotensin-II-Rezeptor-Antagonist s. S. 262, Diuretikum bei arterieller Hypertonie s. S. 260.
- **Bei unzureichendem Erfolg des konservativen Therapieversuchs:** Koronarangiographie in PTCA-Bereitschaft.
  - Optionen: PTCA (plus Stent) der für die Symptome verantwortlichen Läsion oder Mehrgefäß-PTCA.
  - Begleittherapie bei PTCA oder Stent-Implantation:
    - Glykoprotein IIb/IIIa-Antagonisten (Reopro, Aggrastat, Integrilin, s. S. 323) bei Thrombenbildung im Stent-Bereich und/oder slow-flow-Phänomen durch thrombotische Verstopfung der kleinen Gefäße.
    - In jedem Fall Clopidogrel am 1. Tag 4 × 75 mg geben, danach täglich über 4 Wochen 1× 75 mg und anschließend ASS 100 mg (bzw. alternative Thrombozytenaggregationshemmer) lebenslang.

Therapie der instabilen Angina pectoris

◘ *Beachte:* Die Diagnose stützt sich auf drei Merkmale (auch ohne die Merkmale 2. und 3. kann die Diagnose gestellt werden):

1. *Pektanginöse Schmerzen,* die trotz oraler Nitroglyzerinmedikation persistieren.
2. *EKG:* ST-Strecken-Senkungen, T-Negativierungen.
3. *Laborparameter* (bes. Troponin T) erhöht.

21.4 Koronare Herzerkrankung

- **Konventionelle oder adjuvante Therapie:**
  - Sauerstoff über Nasensonde.
  - Sedierende Analgetikum nach Bedarf: z. B. Morphium 5–10 mg s. c. alle 4 h.
  - Acetylsalicylsäure 500 mg i. v.
  - Heparin: 10 000 IE als Bolus, 25 000 IE/24 h.
  - Nitroglyzerin i. v.: 20 mg/12 h unter Blutdruckkontrolle auf Intensivstation.
  - Betablocker (oral oder i. v.): Metoprolol 50 mg p. o. oder Metoprolol 5 mg i. v. fraktioniert nach Herzfrequenz.
  - Bei therapieresistenten Symptomen: Glykoprotein IIb/IIIa-Antagonisten i. v. (z. B. Reopro, Aggrastat, Integrilin).
    - Abciximab (ReoPro) initial 0,25 mg/kg i. v., anschließend 0,125 µg/kg/min (max. 10 mg).
    - Tirofiban (Aggrastat) initial 0,4 µg/kg i. v., anschließend 0,1 µg/kg/min.
    - Eptifibatim (Integrilin) initial 180 µg/kg, anschließend 2,0 µg/kg/min.
- **Beste Therapie heute, falls Herzkatheterlabor vorhanden (ggf. Verlegung anstreben):** PTCA und/oder Stent-Implantation. Begleittherapie bei PTCA oder Stent-Implantation s. o.

Therapie des akuten Myokardinfarkts

Beachte: Drei diagnostische Merkmale (die Diagnose ist eindeutig, wenn die Merkmale 1. und 2. vorliegen):
1. Pektanginöse Schmerzen.
2. ST-Elevationen im EKG.
3. Laborparameter: CK, CKMB, Myoglobin oder Troponin T erhöht.

- **Konventionelle oder adjuvante Therapie:**
  - O_2 über Nasensonde.
  - Sedierendes Analgetikum: Morphium 5–10 mg s. c. alle 4 h.
  - Acetylsalicylsäure: 500 mg i. v.
  - Heparin i. v.: 10 000 IE als Bolus, 25 000 IE/24 h als Infusion.
  - Nitroglyzerin i. v.: 20 mg/12 h unter Blutdruckkontrolle.
  - Betablocker, z. B. Metoprolol 50 mg p. o. oder Metoprolol 5 mg i. v. fraktioniert, dosiert nach Herzfrequenz.
- **Rekanalisation des Gefäßes mittels *systemischer Fibrinolyse*** (vgl. S. 322):
  - *Indikationen:* Herzinfarkt, Lungenembolie, tiefe Beinvenenthrombose. Sorgfältige Risiko-Nutzen-Abwägung durch Spezialisten!
  - *Fibrinolytika:* Streptokinase (z. B. Streptase), Urokinase (z. B. Actosolv, Ukidan), rt-PA (= Alteplase, Actilyse), r-PA (= Reteplase, Rapilysin).
  - *Wirkmechanismus:* Auflösung eines Blutgerinnsels durch Aktivierung des fibrinolytischen Systems.
  - *Komplikationen:* Leichte Blutungen, schwere Blutungen, Hirnblutungen, Reperfusionsarrhythmien, Allergien (Streptokinase).
- **Mechanische Rekanalisation des Gefäßes mittels *Draht, Ballon und/oder Stent.***
  - *Voraussetzungen:* Herzkatheterlabor mit rund um die Uhr schnell verfügbarer Herzkatheter-Mannschaft.
  - *Vorteile:* Hohe Erfolgsquote (> 95 %), keine Fibrinolyse-Komplikationen (Blutungen, insbesondere im ZNS).

Merke: Eine erfolgreiche mechanische Rekanalisation ist auch nach erfolgter Lyse möglich.

21.5 Therapie hochgradiger Klappenerkrankungen

Mitralklappenstenose

- **Therapieverfahren (Alternativen)** bei hochgradiger Mitralklappenstenose (echokardiographisch oder kathetertechnisch gemessene Klappenöffnungsfläche von 0,8–1,2 cm^2):
  - Mitralklappenersatz.
  - Mitralklappenvalvuloplastie mittels Ballonkatheter (weniger invasives Verfahren).
- **Differenzialindikation:** Die Entscheidung, welches Verfahren im Einzelfall geeignet ist, kann nur der Spezialist treffen. Folgende Kriterien sind zu prüfen: Klappenmobilität, Beschaffenheit des Halteapparates, Klappenverdickungen? Klappenverkalkungen?
- **Therapieerfolg:** Gute langfristige Ergebnisse.

Aortenklappenstenose

- **Therapieverfahren:**
  - *Operativer Klappenersatz.*
  - *Aortenvalvuloplastie* (zur Überbrückung einer kritischen Krankheitsphase mit der Option, zu einem späteren Zeitpunkt – unter verbesserten klinischen Bedingungen – den operativen Klappenersatz durchführen zu können): Seltene Anwendung.
- **Therapieerfolg:**
  - *Operativer Klappenersatz:* Gute langfristige Resultate, auch bei Hochbetagten akzeptables Operationsrisiko.
  - *Aortenvalvuloplastie*: Unbefriedigend, daher seltene Anwendung.

Pulmonalklappenstenose

- **Therapieverfahren:** Pulmonalklappenvalvuloplastie. Indikationen:
  - Hochgradige Pulmonalstenose (Diagnosestellung nur selten bei alten Patienten).
  - Bei bestehender Klinik, wenn der Gradient an der Pulmonalklappe 40 mmHg überschreitet.
  - Verwachsungen der Taschenklappe im Kindes- und Erwachsenenalter.
- **Therapieerfolg:** Die Ergebnisse sind gut und langfristig.

22.1 Hypertonie – Grundlagen

Grundlagen

- **Definition:** Reproduzierbar unbehandelte Blutdruckwerte (mindestens 3 an verschiedenen Tagen) von ≥ 140 mmHg systolisch und/oder ≥ 90 mmHg diastolisch bei korrekter Messung des Gelegenheitsblutdrucks (entsprechend 135/85 mmHg als Tagesdurchschnittswert in der ambulanten 24-Stunden-Blutdruckmessung sowie mehrerer Werte bei der Patientenselbstmessung).
- **Klassifikation der Hypertonie nach der Blutdruckhöhe** (s. Tab. 54):

Tabelle 54 Einteilung der Hypertonie nach der Blutdruckhöhe (mmHg) (Deutsche Liga zur Bekämpfung des hohen Blutdrucks/1997 in Anlehnung an die WHO)

Schweregrad	Blutdruck (mmHg)	
milde Hypertonie	systolisch	140–179 und/oder
	diastolisch	90–104
mittelschwere Hypertonie	systolisch	180–209 und/oder
	diastolisch	> 105–114
schwere Hypertonie	systolisch	> 210 und/oder
	diastolisch	= 115
isolierte systolische Hypertonie (s. S. 256)	systolisch	= 140 und
	diastolisch	< 90

- **WHO-Klassifikation der Hypertonie nach Organschäden:**
  - *I.* Hypertonie ohne Organveränderungen.
  - *II.* Linksherzhypertrophie, benigne Retinopathie, Proteinurie.
  - *III.* Linksherzinsuffizienz, maligne Retinopathie, zerebrale Komplikationen, Niereninsuffizienz, Aortenaneurysma, pAVK.
- **Epidemiologie:** Die Prävalenz nimmt in der Erwachsenenpopulation mit zunehmendem Alter zu:
  - Ca. 40 % der über 60-jährigen Patienten haben einen Bluthochdruck.
  - Ab dem 50. Lebensjahr steigt hauptsächlich der systolische Blutdruck an (bis ca. 8. Dekade), der diastolische Blutdruck nur wenig, d. h. es kommt zu einer Zunahme der isolierten systolischen Hypertonie (s. S. 256) mit dem Alter.
- **Medizinische Bedeutung:** Ohne Therapie resultiert aus der Hypertonie eine erhöhte Morbidität und Mortalität infolge zerebrovaskulärer und/oder kardiovaskulärer Komplikationen (s. Tab. 55). Diastolischer *und* systolischer Blutdruck müssen in die Risikoabschätzung einbezogen und therapeutisch angegangen werden.

22.1 Hypertonie – Grundlagen

Tabelle 55 Hypertoniebedingte Endorganerkrankungen

hypertoniebedingte Endorganerkrankungen	klinische bzw. diagnostische Charakteristika
kardiovaskulär	
KHK (s. S. 248)	Angina pectoris; EKG, Ergometrie: deszendierende ST-Strecke, präterminal negatives T
Myokardinfarkt (s. S. 251)	Labor: CK, LDH, GOT erhöht, infarkttypische EKG-Veränderungen
Herzinsuffizienz (s. S. 236)	
linksventrikuläre Hypertrophie	Echokardiographie
zerebral	
Hirninfarkt, TIA	Paresen, Hemi-/Tetraplegie, Aphasie; CCT
hypertensive Enzephalopathie	starke Kopfschmerzen, Erbrechen, Verwirrtheit, Sehstörungen, Krämpfe
Niere	
chronische Niereninsuffizienz	Polyurie, Ödeme; terminale Urämie, Kreatinin und Harnstoff erhöht, Hyperkaliämie, Hyponatriämie, Hypokalzämie, Anämie, metabolische Azidose; Sonographie: kleine Nieren
große Gefäße	
Karotisstenose	TIA (s. S. 324)
arterielle Verschlusskrankheit (s. S. 287)	Claudicatio intermittens, Schmerzen, Blässe, Pulslosigkeit
Aortendissektion (s. S. 294)	pulsierender Abdominalschmerz; Dissektion sonographisch darstellbar
Auge	
Retinopathie	zunehmende Sehverschlechterung bis zur Erblindung; Fundoskopie: Mikroaneurysmen, Gefäßproliferationen, Exsudationen, Blutungen

- Bis zum Alter von 80 Jahren ist eine Verminderung des Komplikationsrisikos durch Blutdrucknormalisierung möglich.
- Bei ≥ 80 Jahre: Individuelle Risikoabschätzung.

Ätiologie

- **Essenzielle Hypertonie** (ca. 90 % der Fälle): Ursache unbekannt.
- **Sekundäre Hochdruckformen**, z. B. renal, endokrin, medikamentös (nichtsteroidale Antirheumatika, Antihistaminika, trizyklische Antidepressiva, Kortikosteroide, Sympathomimetika (*cave* auch Nasentropfen!), Laxanzien (→ sekundärer Hyperaldosteronismus!), Aortenisthmusstenose.

Klinik

- Häufig lange Beschwerdefreiheit!
- Kopfschmerzen, Schwindel, Angina pectoris, Dyspnoe, Nasenbluten u. a.

22.1 Hypertonie – Grundlagen

Diagnostik

- **Anamnese:**
  - Frühere Erkrankungen (z. B. Nierenerkrankung), Familienanamnese (kardiovaskuläre Erkrankungen), Ernährung (Alkoholkonsum > 30 g/d, Kochsalz, Lakritze?), körperliche Aktivität, Medikamente (siehe Ätiologie → Indikationen überprüfen!).
  - *Hinweise auf sekundäre Hypertonieformen:*
    - Sehr hohe Blutdruckwerte.
    - Plötzliche Verschlechterung der Nierenfunktion.
    - Schnell aufgetretene Hypertonie (→ V. a. Nierenarterienstenose).
    - Schnelle Progression der Hypertonie und deren Komplikationen.
    - Resistenz/Intoleranz gegenüber Standardtherapie (zu Ursachen einer Therapieresistenz s. S. 260).
    - Tachykardien (→ Hyperthyreose?).
    - Blutdruckdifferenz zwischen oberen und unteren Extremitäten oder linkem und rechtem Arm (→ Aortenisthmusstenose? Subklaviastenose?).

- **Körperliche Untersuchung:**
  - *Puls- und Blutdruckmessung an beiden Armen und Beinen.*
    - Voraussetzung: Anpassung der Manschettenbreite an den Oberarm-Umfang (breite Manschette ab Umfang > 34 cm).
    - Standard ist die Gelegenheits-Blutdruckmessung: Zur Diagnose der Hypertonie muss der Blutdruck im Sitzen mindestens 3 × an 2 unterschiedlichen Tagen > 140/90 mmHg gemessen werden. Wegen der ausgeprägten Blutdruckvariabilität im Alter ist die häufigere diagnostische Messung und Beobachtung des Patienten von großer Bedeutung → bei jeder Konsultation muss der Blutdruck kontrolliert werden.
    - Blutdruckmessung zusätzlich nach 2 Minuten Stehen: Orthostase?
    - *Tipp zum Ausschluss einer „Pseudo-Hypertonie"* (eine Atherosklerose der Brachialarterien führt zu falsch hohen Blutdruck-Messwerten) durch das *Osler-Manöver:* Ist die A. radialis trotz ausreichend hoch aufgepumpter Manschette palpabel, so ist das Osler-Zeichen positiv → Pseudo-Hypertonie. Verstärkter Verdacht bei fehlenden Endorganschäden und/oder klinischen Zeichen der Hypotonie (z. B. Schwindel).
  - *Auskultation:* Strömungsgeräusch im seitlichen Oberbauch → Nierenarterienstenose?
  - *Suche nach möglichen Endorganerkrankungen* (s. Tab. 55).

- **Labor** (Suche nach möglichen Ursachen und Endorganerkrankungen): Kreatinin, Serum-Elektrolyte, Glukose, Urinstatus/-sediment. Evtl. TSH-basal (Hyperthyreose?), 24-h-Urin auf Katecholamine (Phäochromozytom?), Dexamethason-Kurztest (Morbus Cushing?), bei nicht medikamentös induzierter Hypokaliämie 24-h-Urin auf Kalium (Conn-Syndrom?).

- **24-h-Langzeit-RR-Messung:** Normbereiche: Tagesmittelwerte bis 135/85 mmHg bzw. maximal 20 % der Werte > 140/90 mmHg; nächtlicher RR-Abfall mindestens 10 % systolisch/diastolisch.

- **EKG:** Linkshypertrophie- und Schädigungszeichen?

- **Fundoskopie:** 4 Stadien des Fundus hypertonicus: Stadien I und II = benigne Retinopathie, Stadien III und IV = maligne Retinopathie.

- **Echokardiographie:** Linksventrikuläre Hypertrophie?

22.1 Hypertonie – Grundlagen

- **Duplexsonographie:** Karotis-, Nierenarterienstenose? Bei pathologischem Befund oder unzureichenden Untersuchungsbedingungen arterielle Renovasographie in i. a. DSA-Technik, alternativ MR-Angiographie.
- **Sonographie:** Nieren (Größe, Parenchym?), Nebennierentumor?
- **Röntgen-Thorax:** Linksherzhypertrophie/-insuffizienz?

Sonderform: Isolierte systolische Hypertonie (ISH)

- **Definition:** Erhöhung des systolischen Wertes ≥ 140 mmHg bei normalem diastolischen Blutdruck (< 90 mmHg).
- **Epidemiologie:** Vgl. Hinweise auf S. 253.
- **Medizinische Bedeutung:** Die ISH ist mit einem mehrfach erhöhten Mortalitätsrisiko von Herzinfarkt, Apoplexie und Herzversagen assoziiert. Hypertonie-Komplikationen (Tab. 55) treten signifikant häufiger auf als bei der diastolischen Hypertonie!
- **Pathogenese:** Verminderte Compliance der großen Gefäße.
- **Diagnostische Probleme:** Die ausgeprägte Blutdruck-Variabilität im Alter erfordert eine entsprechend häufigere Beobachtung des Patienten! (DD stressbedingte isolierte Erhöhung des Blutdrucks).
  - *Hinweis:* Überschießende systolische Blutdruckantwort auf verschiedene Pressor-Stimuli (z. B. Angst, Arztbesuch)!
- **Differenzialdiagnose:** Aorteninsuffizienz, arteriovenöse Fisteln, renovaskuläre Hypertonie, Hyperthyreose, schwere Anämie, Pseudohypertonie (s. o.), stressbedingte isolierte Blutdruckerhöhung (s. o.).
- **Therapie:** Das Morbiditäts- und Mortalitätsrisiko lässt sich durch eine adäquate Therapie deutlich senken (SHEP- sowie Syst-Eur-Studie):
  - Nichtpharmakologische Basismaßnahmen (s. S. 257).
  - Diuretika als Medikamente 1. Wahl in der halben Standarddosis (vgl. S. 260). Bei ungenügender Einstellung evtl. zusätzlich β-Blocker (s. S. 261; Trial-Evidenz).
  - *Merke:* Prinzipiell sind alle Antihypertensiva (ohne Berücksichtigung der Trial-Evidenz) einsetzbar.

22.2 Therapie der Hypertonie

Therapiegrundsätze

- **Therapieindikation:** Grundsätzlich (wie bei jungen Patienten) mehrfach gemessen $RR_{syst} \geq 140$ mmHg und/oder $RR_{diast} > 90$ mmHg.
  - *Ältere Patienten mit Isolierter systolischer Hypertonie (ISH):* Behandlungsindikation erst bei einem systolischen Blutdruck > 160 mmHg.
  - *Patienten mit Diabetes mellitus oder Niereninsuffizienz:* Behandlungsindikation ab 130/85 mmHg.
  - **Achtung:** Vorsicht bei Orthostase (Stehversuch: Blutdruckabfall $\geq$ 20 mmHg).
- **Zielblutdruckwerte individualisieren** entsprechend der extremen Heterogenität alter Patienten:
  - *Bei unkomplizierter Hypertonie:* $< 140/90$ mmHg.
  - *Bei Diabetes mellitus oder Niereninsuffizienz:* $< 130/85$ mmHg.
  - *ISH:* $RR_{syst} < 160$ mmHg bzw. Senkung um mehr als 20 mmHg.
- **Möglichkeiten der nichtpharmakologischen Hochdruckbehandlung ausschöpfen** (s. u.).
- **Blutdrucksenkung behutsam vornehmen**: „Start low and go slow." Alternativen:
  - Minimale Dosierung zu Beginn.
  - Langsame Dosissteigerung, selten höher als bis zur halben Standarddosis.
  - Bevorzugter Einsatz von Präparaten mit retardierter Wirkung. Ziel: 10 mmHg Senkung pro Monat → Adaptationszeit für autoregulative Mechanismen erhöhen → Zielblutdruck erst nach 2–6 Monaten erreicht.
- **Einfaches Therapieschema wählen,** z. B. Monotherapie mit täglicher Einmaldosis. Bei Hypertonie Schweregrad I Versuch mit nichtpharmakologischen Basismaßnahmen (s. u.).
- **Kontrollen durchführen:**
  - Initial engmaschig.
  - Nach 6 Wochen Laborkontrolle: Elektrolyte, Glukose, Kreatinin, Lipide.
  - Bei guter Einstellung Labor bei Bedarf bzw. 1–2-mal pro Jahr.
  - Evaluation der Lebensqualität vor/während der Therapie.
  - Wenn immer möglich, Selbstmessung des Blutdrucks durch den Patienten empfehlenswert: Verbesserung der Medikamentencompliance.

Nichtpharmakologische Therapiemaßnahmen

- Gewichtsnormalisierung und -stabilisierung.
- Anpassung der Ernährungsgewohnheiten:
  - Verminderung der Salzzufuhr. Kein Nachsalzen.
  - Vermehrter Konsum von Obst und Gemüse, Kohlenhydraten, weniger Fleisch und Fettiges (Mittelmeerkost!).
  - Reduktion eines exzessiven Alkoholkonsums (> 30 g/d).
- Ausübung körperlicher Ausdaueraktivität, z. B. 3–4 × pro Woche 4 km möglichst schnelles Gehen zur Förderung der metabolischen Fitness.
- Beendigung/Reduktion des Nikotinkonsums.
- Stress-Reduktion (z. B. autogenes Training).

22.2 Therapie der Hypertonie

Allgemeine Therapierisiken

- Alte Menschen zeigen infolge der verstärkten Labilität der physiologischen Regelkreise eine vermehrte Neigung zu Nebenwirkungen – Beispiele:
  - Neigung zu Dehydratation und vermehrter Sensitivität auf eine Sympathikushemmung → Hypotonie.
  - Verminderte Barorezeptor-Aktivität → Orthostatische Hypotonie.
  - Vermindertes intravasales Volumen → Orthostatische Hypotonie und Dehydratation.
  - Sensitivität gegenüber Hypokaliämie → Arrhythmie und Muskelschwäche.
  - Nierenfunktionseinschränkung → Medikamententoxizität.
  - Leberfunktionseinschränkung → Medikamententoxizität.
  - Polymedikation → Medikamenteninteraktion.
  - ZNS-Veränderungen → Depression und Konfusion.

Grundlagen der Pharmakotherapie

- Die verschiedenen antihypertensiven Substanzgruppen bewirken beim alten Menschen praktisch immer eine Blutdrucksenkung. Die Auswahl eines Medikamentes richtet sich im Einzelfall nach Begleiterkrankungen und Endorganerkrankungen (s.o.) sowie dem Nebenwirkungsprofil.
- Geeignete Antihypertensiva im Alter **unter Berücksichtigung** *kontrollierter Studien, sog. Trial-Evidenz:*
  - *1. Wahl:* Diuretika (S. 260).
  - *2. Wahl:* β-Blocker (S. 261).
  - *3. Wahl:* Alle anderen.
- Antihypertensiva 1. Wahl im Alter **ohne Berücksichtigung** kontrollierter Studien: Diuretika, β-Blocker, ACE-Hemmer, AT-II-Rezeptor-Antagonisten oder Ca^{2+}-Antagonisten.
- **Allgemeines Prozedere bei Kombinationstherapie:**
  1. Monotherapie bis zur maximalen, ohne Nebenwirkungen tolerierten Dosis.
  2. Zugabe eines 2. Antihypertensivums einer anderen Gruppe.
  3. Initiales Pharmakon durch eines einer anderen Gruppe ersetzen.

Differenzialindikation der Antihypertensiva im Alter (s. Tab. 56)

Hinweise:
- Bei Neigung zur **Hypo**tonie vorsichtiger Einsatz von Guanethidin, $α_1$-Blockern, Labetolol; vorsichtiger Pharmakawechsel von Diuretikum zu ACE-Hemmer.
- Wichtige Differenzialdiagnose bei Hypertonikern mit Zeichen der Herzinsuffizienz: Hypertrophe Kardiomyopathie. Bei hypertropher Kardiomyopathie Indikation für β-Blocker und/oder Kalziumantagonisten (KI: Vasodilatatoren).

Tabelle 56 Differenzialindikation der Antihypertensiva im Alter

assoziierte Erkrankung	empfohlen	nur mit Vorsicht einzusetzen	kontraindiziert
Koronare Herzkrankheit	β-Blocker, CaA, AT2		keine
Z. n. Myokardinfarkt	β-Blocker, ACE-H, AT2	Diltiazem	keine

22.2 Therapie der Hypertonie

Tabelle 56 Fortsetzung von Seite 258

assoziierte Erkrankung	empfohlen	nur mit Vorsicht einzusetzen	kontraindiziert
Herzinsuffizienz	ACE-H, Diuretika, Vasodilatatoren, AT2	Dihydropyridin, CaA	β-Blocker, Verapamil, Diltiazem
Hypertrophe Kardiomyopathie	β-Blocker, CaA		Vasodilatatoren
linksventrikuläre Hypertrophie	ACE-H, α-Blocker, Betablocker, CaA, AT2	Diuretika, Vasodilatatoren	keine
periphere arterielle Verschlusskrankheit (pAVK)	ACE-H, CaA, α-Blocker, AT2	keine	β-Blocker
Diabetes mellitus	ACE-H	nicht-selektive β-Blocker	
Dyslipoproteinämie	ACE-H, CaA, α_1-Blocker		Diuretika, β-Blocker
Niereninsuffizienz	Schleifendiuretika, ACE-H (Kontrolle von Kreatinin und Kalium)		
obstruktive Atemwegserkrankung	CaA, ACE-H, α_1-Blocker		β-Blocker

ACE-H = ACE-Hemmer; CaA = Kalziumantagonisten, AT2 = Angiotensin-II-Rezeptor-Antagonist

Antihypertensiva und Blutlipide

- Bei Abwesenheit anderer Risikofaktoren ist eine leichte Erhöhung des Gesamt- und Low-Density-Lipoprotein (LDL)-Cholesterins akzeptabel.
- Immer begleitende Diät (fettarme Kost, evtl. Gewichtsreduktion) einhalten.
- Falls ausgeprägte Dyslipidämie vorhanden eher lipidneutrales Antihypertensivum (ACE-Hemmer, Ca^{2+}-Antagonisten) wählen.
- Nutzen und Risiken kritisch nach klinischen Gesichtspunkten abwägen.

Tabelle 57 Lipideffekte der wichtigsten Antihypertensiva

Pharmakon	LDL	TG	HDL
ACE-Hemmer	0	0	0
a_1-Antagonisten	–	–	+
β-Blocker:			
kardioselektive mit ISA	0	0	–
kardioselektive	0	+	–
nichtselektive mit ISA	0	0	0
nichtselektive	0	+++	–
Thiazide	+	++	0
Sartane	0	0	0
Ca^{2+}-Antagonisten	0	0	0
zentrale Antiadrenergika	–	–	

0 = kein Effekt (lipidneutral); +/++/+++ = Erhöhung der Lipide, -/–/— = Senkung der Lipide; LDL/HDL = LDL- bzw. HDL-Cholesterin, TG = Triglyzeride, ISA = intrinsische sympathomimetische Aktivität

22.2 Therapie der Hypertonie

Ursachen einer Therapieresistenz (s. Tab. 58)

Tabelle 58 Auswahl möglicher Ursachen der Therapieresistenz

mögliche Ursache	spezielle Faktoren, Abklärung
Pseudoresistenz	– zu kleine Blutdruckmanschette – Praxishypertonie – Atherosklerose der A. brachialis (Osler-Manöver, S. 255)
Non-Compliance des Patienten	– Messung der Konzentration von Antihypertensiva oder Metabolite im Urin/Plasma (aufwendig) – elektronische Hilfsmittel – Blutdruckselbstmessung
Lifestylefaktoren	– Alkoholkonsum – Nikotinabusus – Übergewicht/Adipositas – Stress
Begleiterkrankungen und Pharmaka	– Übergewicht/Adipositas (Morbus Cushing?) – chronische Schmerzzustände – chronische Skeletterkrankungen (nichtsteroidale Antirheumatika/Steroide)
sekundäre Hypertonieformen	– primärer Hyperaldosteronismus – Nierenarterienstenose – Phäochromozytom
Volumenretention	– Folge der Verabreichung anderer Antihypertensiva – Niereninsuffizienz – exzessive Salzzufuhr – Einnahme nichtsteroidaler Antirheumatika
„Non-Compliance" des Arztes	– ungenügende Patientenbetreuung – suboptimale Dosierung der Antihypertensiva

Thiaziddiuretika (1. Wahl nach Trial-Evidenz)

- **Indikation:** Unkomplizierte Hypertonie. Negative Anamnese bezüglich Thiazid-Intoleranz.
- **Wirkmechanismus:** Verminderung der Nachlast durch vermehrte Flüssigkeitsausscheidung.
- **Dosierung:**
  - Hydrochlorothiazid (Esidrex) 12,5(–25) mg/d.
  - Chlortalidon (Hygroton) 12,5(–25) mg.
- **Nebenwirkungen, Kontraindikationen:** Siehe S. 240.
- **Kombinationen:**
  - *Kaliumsparende Diuretika* (Kalium-Supplemente nach Möglichkeit vermeiden), z. B. Triamteren (Dyrenium), Spironolacton (D: Aldacton, CH: Aldactone).
  - *Schleifendiuretika* (S. 240): Nur bei Herzinsuffizienz und/oder Niereninsuffizienz, da Thiazide nur bei einer glomerulären Filtrationsrate von > 50 % der Norm wirken.

22.2 Therapie der Hypertonie

β-Blocker (2. Wahl nach Trial-Evidenz)

- **Indikation:** Arterielle Hypertonie, falls Diuretika ungenügend wirken oder kontraindiziert sind. Evtl. günstige Begleiteffekte bei Koronarsklerose und Rhythmusstörungen.
- **Wirkmechanismus:** β-Rezeptorenblockade → negativ inotrop/bathmotrop/chronotrop/dromotrop → myokardialer O_2-Verbrauch ↓, RR ↓.
- **Einteilung:**
  - Kardioselektive/nicht kardioselektive β-Blocker.
  - β-Blocker mit/ohne ISA (intrinsische Aktivität = partiell agonistische Aktiviät an β-Rezeptoren, wodurch die Herzfrequenz weniger gesenkt wird und periphere Durchblutungsstörungen seltener auftreten).
  - β-Blocker mit zusätzlicher vasodilatatorischer Wirkung.
- **Dosierung:** Möglichst niedrig.
  - *Atenolol* (z. B. Tenormin) 25–100 mg/d.
  - *Metoprolol* (z. B. Lopresor) 50–100 mg/d.
  - *Oxprenolol* (z. B. Trasicor) 50–100 mg/d.
- **Nebenwirkungen, Kontraindikationen:** Siehe S. 244.
- **Geeignete Kombination** mit Diuretika.

Kalziumantagonisten (keine prospektive Trial-Evidenz)

- **Indikation:** Medikament der 3. Wahl, jedoch insbesondere bei Patienten mit koronarer Herzkrankheit auch Medikament 1. Wahl.
- **Einteilung der Kalziumantagonisten:**
  - *Kalziumantagonisten vom Verapamiltyp* (z. B. Verapamil, Diltiazem):
    - Nebenwirkungen: Verschlechterung einer Herzinsuffizienz, Bradykardie, SA/AV-Blockierung, Obstipation, Schwindel, Flush, Ödeme, Allergien, Transaminasenerhöhung.
    - Kontraindikationen: Schwere Herzinsuffizienz, AV-Block > I, Sick-Sinus-Syndrom, WPW/LGL-Syndrom, Betablocker-Therapie.
  - *Kalziumantagonisten vom Nifedipintyp* (= Dihydropyridine, z. B. Nitrendipin, Amlodipin):
    - Nebenwirkungen: Schwindel, Flush, Ödeme, Kopfschmerzen, Allergien.
    - Kontraindikationen: Hypotonie, Schock.
- **Cave:** Kurz wirksame Kalziumantagonisten sind mit einer erhöhten kardiovaskulären Mortalität verbunden. Als Monotherapie sind alle langwirksamen Kalziumantagonisten geeignet.
- **Dosierung:** Beginn mit halber Standarddosis.
  - *Amlodipin* (z. B. Norvasc) 1×5–10 mg/d.
  - *Diltiazem* (z. B. Dilzem) 2×60–90 mg/d.
  - *Nifedipin* (z. B. Adalat) 3×10–20 mg/d.
- **Geeignete Kombinationen:** Nifedipin/Nitrendipin mit β-Blockern (Kontrolle der Tachykardieneigung).
- **Interaktionen:** Vorsicht bei Kombination von Verapamil und Diltiazem mit β-Blockern (SA- und AV-Knoten-Suppression), Digoxin (Erhöhung der Digoxinspiegel, Toxizitätsrisiko). Erhöhte Blutspiegel von Nifedipin unter H_2-Blocker-Therapie.

22.2 Therapie der Hypertonie

ACE-Hemmer (keine prospektive Trial-Evidenz)

- **Indikation:** Arterielle Hypertonie, Herzinsuffizienz. Als Medikament 1. Wahl einsetzbar (vgl. S. 241).
- **Wirkmechanismus:** Blockade der enzymatischen Umwandlung von Angiotensin I in Angiotensin II. Trotz tieferer Plasma-Renin-Spiegel im Alter wirksam.
- **Dosierung:** Beginn mit halber Standarddosis.
- *Cave:* „First-Dose"-Effekt mit Hypotonie abhängig von der Halbwertzeit (bei Captopril bis 8 h, bei Enalapril 3–24 h nach Einnahme möglich) → Beobachtung und Vermeidung einer Hypovolämie (→ Diuretika bei Therapiebeginn vorübergehend absetzen).
    - *Captopril* (z. B. Lopirin) 3 × 12,5–50 mg/d.
    - *Enalapril* (D: Pres; CH: Reniten) 3 × 5–20 mg/d.
- **Nebenwirkungen, Kontraindikationen:** Siehe S. 241. *Cave:* Messung der Kaliumwerte vor/während Therapie!

Angiotensin-II-Rezeptorantagonisten (keine prospektive Trial-Evidenz)

- **Indikation:** Leichte bis milde Hypertonie in allen Altersgruppen. Die Angiotensin-II-Rezeptorantagonisten scheinen auch für den älteren Hypertoniker günstig zu sein. Die mögliche Differenzialindikation bei Herzinsuffizienz ist noch nicht geklärt.
- **Wirkmechanismus:** Direkte Antagonisierung der Angiotensin-II-Effekte. Wichtigste AT-II-Rezeptorantagonisten sind die so genannten Sartane).
- **Dosierung** (s. Tab. 59):

Tabelle 59 Antihypertensive Therapie mit Angiotensin-II-Rezeptorantagonisten

Freiname	Handelsname	Dosierung (mg/d)
Losartan	Lorzaar, Cosaar	12,5–50
Irbesartan	Aprovel	75–100
Candesarten	Blopress, Atacand	4–8
Valsartan	Diovan	80
Eprosartan	Teveten	300–600
Telmisartan	Micardis	20–40

Nebenwirkungen: Das Nebenwirkungsprofil ist günstig, im Vordergrund stehen Kopfschmerzen, Schwindel. Hyperkaliämie, Nierenfunktionsstörungen, selten Blutbildveränderungen, Exantheme, Cholestase, Angioödem, Myalgien, Übelkeit. Typischerweise fehlt der ACE-Hemmer-Husten

Kontraindikationen: beidseitige Nierenarterienstenose, Hyperkaliämie, Z. n. Nierentransplantation, schwere Leberinsuffizienz, Aortenstenose

- *Cave:* Einschleichende Dosierung zu Therapiebeginn unter engmaschigen Blutdruck-, Kreatinin- und Kalium-Kontrollen. Diuretika vorübergehend absetzen.
- **Geeignete Kombination:** Antigotensin-II-Rezeptorantagonist und Diuretikum.

22.2 Therapie der Hypertonie

Andere Antihypertensiva

- **Zentrale α_2-Agonisten:** Nur bei schwerer, mit anderen Pharmaka nicht kontrollierbarer Hypertonie. Wegen des Nebenwirkungsmusters mit ZNS-Symptomen, trockenem Mund und ausgeprägter Orthostase **im Alter eher nicht einzusetzen.** Beispiel: Clonidin (Catapresan) 2 × 1 Tbl./d à 75–300 µg *oder* 1 × 1 Kps./d à 250 µg.

- **α_1-Rezeptor-Blocker1-Rezeptor-Blocker|bei Hypertonie",4>:**
  - *Indikation:* Nur bei fehlendem Erfolg mit einer Pharmaka-Kombination der 1.–2. Wahl. Hypertonie in Verbindung mit Glukoseintoleranz, da unter Einwirkung von α_1-Blockern die Insulinsensitivität verbessert ist.
  - *Wirkmechanismus:* Postsynaptische α_1-Blockade.
  - *Dosierung* (s. Tab. 60): Beginn mit einer „Minidosis" (Initialdosis auf keinen Fall größer als 1 mg abends vor dem Schlafen). Diuretika sollten wegen der Verstärkung der Orthostaseneigung 2–4 Tage vorher abgesetzt werden.

Tabelle 60 Antihypertensive Therapie mit α_1-Blockern

Freiname	Handelsname	Dosierung/d
Bunazosin	Andante	1 × 3–6 mg/d
Doxazosin	Cardular	1 × 4 mg/d
Indoramin	Wydora	1 × 25–50 mg/d
Prazosin	Eurex, Minipress	2 × 1–5 mg/d Tbl. oder 1 × 1–6 mg/d Retardkapsel

Nebenwirkungen: Orthostatische Regulationsstörung (Therapie einschleichen), Tachykardie, Übelkeit
Kontraindikationen: Volumenmangel (besondere Vorsicht bei gleichzeitiger Diuretikatherapie)

- **Direkte Vasodilatatoren:**
  - *Indikation:* Arterielle Hypertonie – bei fehlendem Erfolg mit einer Pharmaka-Kombination der 1.–2. Wahl. Als Monotherapeutikum in Anbetracht der Reflextachykardie limitierte Einsatzmöglichkeiten. Erst im Rahmen einer Dreifach-Therapiekombination in Betracht ziehen. **Im Alter zurückhaltend einsetzen,** zumal keine Rückbildung der linksventrikulären Hypertrophie erfolgt.
  - *Dosierung:* Halbe Standarddosis, z. B. Dihydralazin (Nepresol) 2 × 1/4–1/2 Tbl./d à 25/50 mg (12,5–50 mg/d).
  - *Nebenwirkungen* (Dihydralazin): Reflektorische Tachykardie, evtl. Auslösung einer Angina pectoris (deshalb mit Betablocker kombinieren), Kopfschmerzen, Übelkeit, reversibler Lupus erythematodes bei Dosen > 100 mg/d (dieses Risiko ist bei Niereninsuffizienz erhöht).
  - *Kontraindikation:* Koronare Herzkrankheit.

22.3 Hypotonie und orthostatische Dysregulation

Grundlagen – Formen

- **Grundwerthypotonie:**
  - *Definition:* Andauernder arterieller Blutdruck < 110/60 mmHg in Ruhe.
  - *Klassifikation:* Primäre und sekundäre Hypotonie (Näheres s. u.).
  - *Ursachen* (der ältere Mensch kann die Verkleinerung des Extrazellulärvolumens durch Wasser-, Salz- und Eiweißverluste nur schlecht ausgleichen; deshalb führen Medikamente, Immobilität, Malnutrition und Infektionen oft zu absoluter oder relativer Hypotonie):
    - *Primäre Hypotonie:* Ursache unbekannt, bevorzugt sind jüngere Frauen und Personen mit asthenisch-leptosomem Konstitutionstyp betroffen. Begünstigend sind längere Immobilisation und Infekte.
    - *Sekundäre Hypotonie:* Hypovolämie, Blutverluste, Medikamente (Diuretika, Vasodilatanzien, Sedativa u. a.), kardiovaskuläre Faktoren (Aortenstenose, Herzinsuffizienz, Lungenembolie), endokrine Faktoren (z. B. Hypothyreose, Morbus Addison), ungenügender peripherer Gefäßwiderstand.
  - *Prävalenz:* Je nach Population und Land 1,2–51 %. In der mitteleuropäischen Gesamtbevölkerung 2–4 %, im Patientengut ambulanter Praxen 10–20 %.
  - *Klinik:* Leistungsschwäche, Schwindel, Müdigkeit, Kopfschmerzen, Frösteln, kalte Hände und Füße, Synkopen.
    - ◘ *Hinweis:* Schon geringe Blutdruckminderungen können zu gefährlichen Ischämien in kritisch versorgten Gefäßgebieten (arteriosklerotische Stenosen!) führen.
  - *Diagnostik:* s. S. 255 und 265.
  - *Therapie:* Entsprechend der Ursachen kausale Therapie anstreben!
- **Orthostatische Hypotonie (OH):**
  - *Definition:* Abfall des systolischen Blutdruckes um ≥ 20 mmHg oder des diastolischen Blutdruckes um ≥ 10 mmHg innerhalb von 3 Minuten.
  - *Klassifikationen:*
    a. Primäre und sekundäre Formen (angelsächsische Klassifikation).
    b. Sympathikotone und asympathikotone Formen (europäische Thulesius-Klassifikation, s. Tab. 61).
  - *Ursachen, Risikofaktoren:*
    - *Arterielle Hypertonie* (!): Verminderte Gefäßregulation, Nebenwirkung der antihypertensiven Therapie.
    - *Kombinationen folgender Einzelfaktoren:* Aktive somatische Krankheit, Psychopharmaka, Antihypertensiva, Polyneuropathie, Harnwegsinfekt, Anämie, Hyponatriämie, Dehydratation.
    - *Autonome Neuropathien:* Primär (sehr selten), z. B. Shy-Drager-Syndrom; sekundär, z. B. diabetische autonome Polyneuropathie, alkoholtoxische Polyneuropathie.
  - *Prävalenz:* 15 % der Pflegeheimbewohner; 30 % der Patienten in geriatrischen Abteilungen. Mit zunehmendem Alter durch Krankheiten und zunehmende Hilfsbedürftigkeit erhöht (nicht das Alter per se).
  - *Klinik:* Vielfältige, oft wenig definierte Symptome beim Lagewechsel vom Liegen zum Stehen oder bei langem Verweilen in aufrechter Körperhaltung: Schwindel, Sehstörungen, Dysbalance, Verwirrtheit, Kollaps, Synkope, Schwäche, Apathie.

22.3 Hypotonie und orthostatische Dysregulation

- *Pathophysiologie der Blutdruckregulation in Orthostase:* Der drohende Blutdruckabfall durch das in Orthostase in die unteren Extremitäten versackende Blutvolumen wird durch drei zeitlich gestaffelt in Aktion tretende Regelmechanismen kompensiert:
  - I. *Barorezeptorenreflex-Mechanismus.* Reflektorische Herzfrequenz- und Herzminutenvolumen-Steigerung zur Kompensation des initialen Blutdruckabfalls. Vagal vermittelte Frühregulation; Dauer: 1–20 sek Test: Autonome Kreislaufreflexe (Pulsanstieg bei Blutdruckabfall).
  - II. *Sympathikoadrenerge Regulation.* Arterioläre Vasokonstriktion zur Kompensation des Venenpoolings. Spätregulation ab 12 sek bis 5 min. Vasokonstriktorische Wirkung durch Noradrenalin-Freisetzung. Test: Orthostasetest. Einteilung nach der Thulesius-Klassifikation (s. u.).
  - III. *Hormonelle Regulation (Renin-Angiotensin-II-Aldosteron-Achse/Antidiuretisches Hormon):* Stabilisierung der Vasokonstriktion und Extrazellulärvolumen-Expansion ab 3.–5. Minute. Test: Hormonbestimmungen.
- Bei orthostatischer Hypotonie ist meistens der Regelkreis II gestört. Die Ursache hierfür ist entweder ein zu großes Venenpooling oder eine Störung der sympathikoadrenergen Regelmechanismen. Mittels der einfachen Kreislaufparameter Blutdruck und Puls in Ruhe und Orthostase kann die Hauptstörgröße meist hinreichend sicher bestimmt werden.

Tabelle 61 Thulesius-Klassifikation bei Störung des Regelkreises II

	sympathikotone OH	asympathikotone OH
Blutdruckabfall	≥ 20 mmHg	≥ 20 mmHg
Herzfrequenzanstieg	> 10 s/min	≤ 10 s/min
Venenpooling	pathologisch	normal
Vasokonstriktion	normal	pathologisch
Aussage	übergroßes versackendes Blutvolumen	autonome Neuropathie

Diagnostik

- **Anamnese:** Beschreibung der Symptomatik (Schwindel, Sehstörung, Gleichgewichtsstörung), Medikamente und Vorerkrankungen.
- **Körperliche Untersuchung:** Konstitution, Varikosis, Ödeme, Auskultation (Aortenstenose, Herzinsuffizienz?), neurologischer Status.
- **Labor:** Blutbild, Blutzucker, Kreatinin, Elektrolyte, TSH-basal.
- **Schellong-Test:**
  - *Praktisches Vorgehen:* Blutdruck- und Pulsmessung in zweiminütigen Abständen über 10 Minuten im Liegen, danach in einminütigen Abständen über 10 Minuten im Stehen.
  - *Pathologischer Befund:* Im Stehen Blutdruckabfall > 20 mmHg systolisch sowie > 10 mmHg diastolisch bei gleichzeitiger Symptomatik. Treten während der Testung klare zerebrale Hypoperfusionssymptome (s. o.) auf, so ist der Orthostasetest, unabhängig von den gemessenen Kreislaufwerten, als positiv zu werten. Formen der orthostatischen Dysregulation (s. Abb. 24):
    - Sympathikoton (am häufigsten): Anstieg der Pulsfrequenz > 10/min.
    - Asympathikoton: Abfall von Pulsfrequenz und diastolischem Blutdruck vor allem bei autonomen Neuropathien.

22.3 Hypotonie und orthostatische Dysregulation

> Im klinischen Alltag genügt in den meisten Fällen die Abklärung des Regelkreises II durch den Schellongtest oder eine seiner Modifikationen (s. Abb. 24). Weitergehende Untersuchungen, die auch die Regelkreise I und III umfassen, sind nur bei invalidisierenden orthostatischen Hypotonien, bei primärer orthostatischer Hypotonie (autonome Insuffizienz!) und bei Therapieresistenz der orthostatischen Störung indiziert. In diesen Fällen ist die Diagnostik Sache spezialisierter Kreislauflabors.

Tabelle 62 Screening und Abklärung einer Orthostase

	Screening	Abklärung
Test	1-min-Stehtest	Orthostasetest
Autoren	Caird	Jarmatz/de Marées
Vorphase	5 min flach liegen	5 min flach liegen 3 min Hochlagerung der Beine
Messungen		
Was?	RR	RR + Puls
Wann?	– Ende Vorphase – Nach 1 min Stehen	– Ende Vorphase – Nach 1, 2 und 5 min Stehen
Zweck	Feststellung der OH	Einordnung der OH

Nichtpharmakologische Therapie der orthostatischen Hypotonie

- *Hinweis:* Die Mehrzahl der orthostatischen Hypotonien kann ohne spezielle Pharmakotherapie erfolgreich behandelt werden.
- **Kochsalzzulage**: Am bekömmlichsten in Form von Bouillon. Sie expandiert das Extrazellulärvolumen und verbessert die Orthostasetoleranz.
- **Schlafen mit erhöhtem Oberkörper:** Aktiviert die Renin-Angiotensin-Aldosteron-Achse, expandiert das Extrazellulärvolumen und reduziert sowohl die nächtliche Polyurie als auch die frühmorgendliche Hypotonie.
- **Kompressionsstrümpfe** (Kompressionsklasse II–III, wenn toleriert: Kompressionsstrumpfhose oder Oberschenkelstrumpf): Die Strümpfe reduzieren das orthostatische Venenpooling der Beine. Für leichte Formen der OH oft einzig nötige Maßnahme. Strümpfe morgens vor dem Aufstehen anziehen.
- **Maßvolle sportliche Aktivität:** Günstige Rahmenmaßnahme; Leistungssport erhöht dagegen häufig die Orthostaseintoleranz! Nur bei sehr leichter OH als einzige Maßnahme indiziert. Die therapeutische Wirkung wird meist stark überschätzt!
- **Hydrotherapie:** Wechselduschen/kalt duschen etc.
- **Absetzen oder Reduktion hypotonisierender Medikamente, wenn möglich;** Beispiele: Diuretika, Antihypertensiva, Nitrate, Psychopharmaka, Antiparkinsonmittel, Insulin, Beta-Sympathikomimetika, Zytostatika, Alkohol.

22.3 Hypotonie und orthostatische Dysregulation

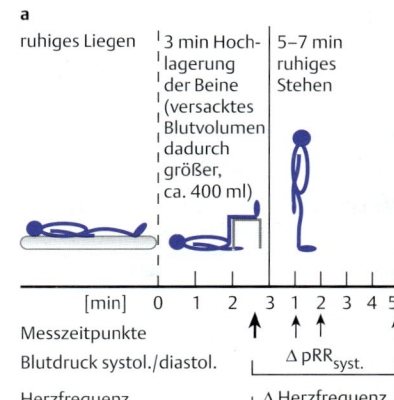

Abb. 24 Orthostasetest.
a) Schellong-Test modifiziert nach Jarmatz/de Marées.
b) typische Reaktionsformen

Pharmakotherapie der orthostatischen Hypotonie

- Die Pharmakotherapie orientiert sich am besten an der im Orthostasetest ermittelten Grundstörung.
- **Sympathikotone orthostatische Hypotonie** (Therapieprinzip Venentonussteigerung und/oder Volumenexpansion):
  1. *Wahl:* Direkte α_2-Antagonisten (s. Tab. 64); z. B. Yohimbin 1–3 × 5 mg/d.
  2. *Wahl:* Mineralokortikoide (niedrig dosiert), z. B. Fludrocortison 1–3 × 0,05 mg/d (s. Tab. 64).
  3. *Wahl:* α_1-Sympathikomimetika (s. Tab. 64), z. B. Midodrin 1–2 × 2,5–10 mg/d.
- **Autonome Neuropathie/asympathikotone orthostatische Hypotonie** (Therapieprinzip Verbesserung der Noradrenalinverfügbarkeit und/oder direkte Vasokonstriktion):
  1. *Wahl:* Noradrenalin-Promotion; z. B. Yohimbin + Methylphenidat (1–3 × 5 mg/d).
  2. *Wahl:* α_1-Sympathikomimetika; z. B. Midodrin 2–3 × 2,5–10 mg/d.
  3. *Wahl:* Mineralokortikoide (hoch dosiert), z. B. Fludrocortison 3 × 0,05–0,1 mg/d.

22.3 Hypotonie und orthostatische Dysregulation

> 👁 *Hinweis:* Bei den primären OH im Rahmen autonomer Insuffizienz (Shy-Drager-Syndrom, idiopathische orthostatische Hypotonie) muss man sich oft mit nur stundenweiser Verbesserung der invalidisierenden Orthostaseintoleranz begnügen. Erforderlich sind dann höhere Dosierungen sowie Kombinationen der Medikamente.

➤ **Therapie der OH nach klinischer Konstellation** in besonderen Fällen (Ziel ist der ökonomische Medikamenteneinsatz; s. Tab. 63).

Tabelle 63 Differenzialtherapie nach klinischer Konstellation der orthostatischen Hypotonie

assoziierte Erkrankung	Indikation	Medikament
Inkontinenz	α-Sympathomimetikum	Midodrin
Depression	Serotonin-Reuptakehemmer	Sertalin, Fluoxetin
arterielle Hypertonie	β-Blocker	Timolol, Propranolol
Schmerzzustände	indirekte $α_2$-Rezeptorenblocker	NSAID
Darmmotilitätsstörung	peripherer Dopaminantagonist	Metoclopramid
postprandiale orthostatische Hypotonie	Adenosin-Rezeptoren-Blocker	Koffein
Apathie, Dysphorie	$α_2$-Rezeptorenblocker	Yohimbin/Methylphenidat

Tabelle 64 Synopsis gebräuchlicher Medikamente

Therapieansatz/ Stoffgruppe	Markenpräparate	Dosierung	Probleme Unerwünschte Wirkungen
Blutvolumenexpansion			
Mineralokortikoide			
– Fludrokortison	Florinef (CH), Astonin (D)	$1-3 × 0{,}05-0{,}1$ mg/d	Hypertonie, Ödeme, Hypokaliämie, Hypomagnesiämie
Antianämika			
– Erythropoetin	Eprex (CH), Erypo (D), NeoRecormon (D)	4000 U s. c., 2×/Woche für 6 Wochen	Hypertonie, Hypokaliämie, zerebrovaskuläre Störungen
Vasopressin-Analoga			
– Desmopressin	Minirin (CH, D)	$1 × 5-40$ μg intranasal, vor dem Schlafen, bei frühmorgendlichen Orthostaseproblemen	Hyponatriämie

22.3 Hypotonie und orthostatische Dysregulation

Tabelle 64 Fortsetzung von Seite 268

Therapieansatz/ Stoffgruppe	Markenpräparate	Dosierung	Probleme Unerwünschte Wirkungen
Vasokonstriktion			
α_1-Sympathikomimetika			
– Dihydroergotamin	Dihydergot (CH, D)	$2-3 \times 2{,}5$ mg/d	Bioverfügbarkeit ↓ Übelkeit, Erbrechen, selten Gefäßspasmen
– Etilefrin	Effortil (CH, D)	$2-3 \times 25$ mg/d	Bioverfügbarkeit ↓ Unruhe, Palpitationen, Tremor
– Midodrin	Gutron (CH, D)	$1-2 \times 2{,}5$ mg/d, steigerbar	Hypertonie, Pruritus, Piloerektion, Kopfhaut-Parästhesien, Urinretention
β-Blocker			
– Propranolol	Inderal (CH), Dociton (D)	$3 \times 10-40$ mg/d	Hypotonie, Bradykardie, Bronchospasmus, negative Inotropie
Serotonin-Wiederaufnahme-Hemmer			
– Fluoxetin	Fluctine, Fluctin (D)	1×20 mg/d	gastrointestinale Symptome, Kopfschmerzen
– Sertralin	Zoloft (CH, D), Gladem (CH, D)	1×50 mg/d	Unruhe, Gewicht ↓, sexuelle Störungen
Noradrenalin-Promotion			
Psychostimulanzien			
– Methylphenidat	Ritalin (CH, D)	$1-3 \times 5$ mg/d	Schlaflosigkeit, Unruhe, Tachykardie
α_2-Rezeptoren-Blocker			
– Yohimbin	Yohimbin Ph H (CH), Pluriviron mono (D), Yokon-Glenwood (D)	$1-3 \times 5$ mg/d	Hypertonie, Unruhe, Tremor
Anti-Vasodilatation			
nichtsteroidale Antirheumatika			
– Indometacin	Indocid (CH), Amuno (D)	3×25 mg/d	gastrointestinale Schleimhautläsionen
– Flurbiprofen	Froben (CH, D)	$1-2 \times 100$ mg/d	Nierenfunktionsstörungen, Blutungsgefahr in Kombination mit Antikoagulanzien
– Diclofenac	Voltaren (CH, D)	$1-2 \times 50$ mg/d	

22.3 Hypotonie und orthostatische Dysregulation

Tabelle 64 Fortsetzung von Seite 268

Therapieansatz/ Stoffgruppe	Markenpräparate	Dosierung	Probleme Unerwünschte Wirkungen
periphere Dopamin-Rezeptoren-Blocker			
– Metoclopramid	Paspertin (CH, D)	3 × 10 mg/d	ZNS-Symptome (Dyskinesien!), Diarrhö, Obstipation
Somatostatin-Analoga			
– Octreotid	Sandostatin (CH, D)	bei postprandialer Hypotonie: 0,02–0,5 µg/KG s. c., vor dem Essen	Übelkeit, Erbrechen, Schwindel
Adenosin-Rezeptoren-Blocker			
– Koffein	Coffeinum N (D)	bei postprandialer Hypotonie: 200 mg p. o. vor dem Essen, oder 2 Tassen Kaffee unmittelbar nach dem Essen	Unruhe, Tremor, Schlafstörung

22.4 Herzrhythmusstörungen – Allgemeines

Grundlagen

- **Definition:** Der Begriff Herzrhythmusstörungen bezeichnet die Abweichung der zeitlichen Abfolge des Herzzyklus von den normalen, regelmäßigen Herzaktionen mit der Konsequenz einer unregelmäßigen oder regelmäßigen, zu langsamen oder zu schnellen Herzschlagfolge.
- **Pathogenese:** Grundlage kardialer Rhythmusstörungen sind Störungen der Reizbildung (physiologische Schrittmacherzellen sorgen für die orthotope Reizbildung; unphysiologische Schrittmacherzellen sind verantwortlich für heterotope Reizbildung) und/oder der Reizleitung.
- **Epidemiologie:** Mit der Häufigkeit kardiovaskulärer Erkrankungen (Koronarsklerose, Herzinsuffizienz, Vorhofdilatation, Klappenvitien) bei älteren Menschen nimmt auch die Häufigkeit supraventrikulärer (v. a. Vorhofflimmern) und ventrikulärer Arrhythmien (Extrasystolie, nicht-anhaltende und anhaltend polymorphe Tachykardien) zu.
  - Bradykarde Herzrhythmusstörungen treten überwiegend aufgrund degenerativer Veränderungen des Reizleitungssystems im höheren Lebensalter auf.
  - 70–80 % der Patienten mit einem Herzschrittmacher sind > 65 Jahre.
- *Geriatrische Besonderheit:* Altersbedingte Degenerationsprozesse, extrakardiale Begleiterkrankungen (z. B. Diabetes mellitus, Nieren-/Leberfunktionsstörung), zerebrale Durchblutungsstörungen sowie Veränderungen des Lebensstils, der Ernährungsgewohnheiten und der Verdauung erfordern eine spezifizierte Bewertung diagnostischer und therapeutischer Parameter:
  - Hämodynamische Toleranz von Tachy-/Bradykardien, z. B. in Kombination mit zerebralen Durchblutungsstörungen.
  - Akzeptanz und Zumutbarkeit invasiver Untersuchungsmethoden, z. B. Herzkatheteruntersuchung.
  - Nachteile der Hospitalisation zur Diagnostik und Therapieeinstellung → kurz und gezielt!
  - Metabolismus, Elimination, Nebenwirkungen, Wechselwirkungen von Medikamenten (v. a. Antiarrhythmika).
  - Zuverlässigkeit bei der Medikamenteneinnahme.

Einteilung

1. Einteilung nach dem Ort der Reizbildung/-leitungsstörung:
  - *Orthotope Reizbildungsstörungen* – Reizbildung im Sinusknoten:
    - Sinusarrhythmie (meistens physiologische respiratorische Arrhythmie).
    - Sinustachykardie (> 100 Schläge/min).
    - Sinusbradykardie (< 60 Schläge/min).
  - *Heterotope Reizbildungsstörungen* – Reizbildung außerhalb des Sinusknotens, Reizbildungsstörungen (elektrophysiologischer Ursprung):
    - Extrasystolen (supraventrikulär; ventrikulär).
    - Ersatzrhythmen (Vorhof, Reizleitungssystem, Ventrikel).
    - Vorhoftachykardien (Automatie/Kreiserregung [Reentry]).
    - Typisches/atypisches Vorhofflattern (Kreiserregung).
    - Vorhofflimmern (fokaler Ursprung, multiple Kreiserregungen).
    - Kammertachykardie (meist Kreiserregung, seltener fokaler Ursprung).
    - Kammerflattern/-flimmern (ungeordnete, multifokale Erregung).

22.4 Herzrhythmusstörungen – Allgemeines

- *Störungen im spezifischen Reizleitungssystem:*
  - Sinuatrialer Block (= SA-Block).
  - Atrioventrikulärer Block (suprahisärer/infrahisärer AV-Block).
  - Intraventrikulärer Leitungsblock (Rechts-[RSB]/Linksschenkelblock [LSB], Hemiblock).
  - Drohender trifaszikulärer Block (s. u.).
2. **Einteilung nach der Frequenz:**
  - *Tachykarde Herzrhythmusstörungen* (s. S. 275):
    - Supraventrikuläre Rhythmusstörungen.
    - Ventrikuläre Rhythmusstörungen.
  - *Bradykarde Herzrhythmusstörungen* (s. S. 280):
    - Sinusbradykardie, Sinusarrest, Sick-Sinus-Syndrom.
    - Karotissinussyndrom.
    - Bradykardes Vorhofflimmern.
    - Störungen der Erregungsleitung: Sinuatrialer Block (SA-Block), atrioventrikuläre Überleitungsstöungen (AV-Block), intraventrikuläre Blockierungen.

Ätiologie

- **Idiopathisch:** Ohne erkennbare Ursache.
- **Kardiale Ursachen:** KHK, Myokardinfarkt, linksventrikuläre Dysfunktion (LVEF < 35 %) mit/ohne klinische Herzinsuffizienz (NYHA II–IV), angeborene/erworbene Kardiomyopathien (entzündlich, rechtsventrikuläre Dysplasie, hypertroph, Amyloidose), Klappenvitien, linksventrikuläre Hypertrophie, Speicherkrankheiten (Sarkoidose, Amyloidose), myokardiale Alterungsprozesse (Fibrose, zelluläre Eiweißablagerungen), angeborenes Präexzitationssyndrom/andere AV-junktionele Reentrytachykardien (WPW-Syndrom, AV-Knoten-Tachykardien), arterielle Hypertonie.
- **Extrakardiale Ursachen:** Medikamente (z. B. Antiarrhythmika, Herzglykoside, trizyklische Antidepressiva), Elektrolytstörungen (Beachte: Bei Hypokaliämie und Niereninsuffizienz die Kombination von Diuretika und Antiarrhythmika der Klasse III meiden), Hyperthyreose, Hypovolämie, Hypoxie, Fieber, Karotissinussyndrom, Genussmittel (z. B. Alkohol, Nikotin, Koffein, Drogen), Toxine (z. B. Diphtherietoxin), psychogen.

Klinik

- Die klinische Symptomatik ist in der Regel Folge der hämodynamischen Auswirkungen der Herzrhythmusstörung.
- Beschwerden und typischerweise zugrunde liegende Herzrhythmusstörung:
  - *Palpitationen:* VES (ventrikuläre Extrasystolen), SVES (supraventrikuläre Extrasystolen), Vorhofflimmern.
  - *Herzrasen mit regelmäßigem Puls:* Sinustachykardie, Vorhofflattern, Vorhoftachykardie, Reentry-Tachykardien, Kammertachykardie.
  - *Herzrasen mit unregelmäßigem Puls:* Vorhofflimmern, Vorhofflattern mit wechselnder Überleitung.
  - *Schwindel:* (Eher unspezifisch für) tachykarde und bradykarde Herzrhythmusstörungen.
    - ◐ *Hinweis:* Bei älteren Patienten DD Aortenstenose und zerebrale Durchblutungsstörungen beachten!

22.4 Herzrhythmusstörungen – Allgemeines

- *Synkopen im Sinne von Adam-Stokes-Anfällen:* Pausen bei AV-Blockierungen (i. d. R. Grad II Typ Mobitz), Bradyarrhythmie bei Vorhofflimmern (i. d. R. Pausen > 4 sek), Sinusknotenstillstand, SA-Blockierungen (i. d. R. Grad III), Kammertachykardien, sehr schnelle supraventrikuläre Reentry-Tachykardien v. a. bei älteren Patienten mit zerebralen Durchblutungsstörungen.
- *Plötzlicher Herztod:* Kammerflimmern, Kammerflattern.
▶ Die Klinik ist in der Regel wegweisend für das Ausmaß der Diagnostik (z. B. invasive Untersuchungen) und Therapie (z. B. Herzschrittmacherimplantation, Katheterablation, implantierbarer Defibrillator, nebenwirkungsreiche Medikamente).

Diagnostik

▶ **Anamnese bzw. Klinik** (für die Therapieindikation wichtiges Kriterium): Schwindel, Synkopen, Angina pectoris, Palpitationen, Herzrasen, Dyspnoe, Medikamente, Vorerkrankungen, Genussmittel?
▶ **Körperliche Untersuchung:** Puls, Auskultation (Pulsdefizit?), kardiopulmonaler Status.
▶ **Nicht invasive Untersuchungsverfahren:**
   - *12-Kanal-Ruhe-EKG, 24-h-Langzeit-EKG:* Frequenzspektrum, Pausen, Häufigkeit und Form von Arrhythmien.
   - *Belastungs-EKG* (s. S. 249): Provokation von Rhythmusstörungen, Frequenzverhalten.
   - *Kipptisch-Untersuchung:* Zur Synkopenabklärung (Bahnung zentraler vasodepressorischer/kardioinhibitorischer Reflexe).
   - *Karotisdruckversuch* (Druck auf Karotissinus unter Pulsmonitoring).
▶ **Invasive Untersuchungsverfahren:**
   - *Elektrophysiologische Untersuchung (EPU):* Indiziert, wenn nicht invasive Untersuchungsverfahren keine Ursache ergaben.
     • His-Bündel-EKG: Funktionsprüfung der AV-Überleitung.
     • Programmierte elektrische Stimulation: Provokation von Tachykardien, Identifizierung des Tachykardiemechanismus.
     • Vorhofstimulation: Sinusknotenerholungszeit.
   - *Implantierbare, semiautomatische Ereignisrekorder:* Synkopenabklärung (nach Abschluss anderer verfügbarer Untersuchungsmethoden).
◉ *Hinweis:* Bei symptomatischen und asymptomatischen Arrhythmieformen sollte neben den typischen rhythmologischen Untersuchungsverfahren auch das Gesamtorgan Herz auf seinen Funktionszustand hin untersucht werden (ggf. [Stress]-Echokardiographie, Myokardszintigraphie, Koronarangiographie).

Obligate Risikoabschätzung

▶ **Herzrhythmusstörungen bei Herzgesunden:** Trotz gelegentlich deutlicher Symptomatik besteht in der Regel keine vitale Bedrohung oder prognostische Bedeutung.
▶ **Herzrhythmusstörungen bei kardialen Erkrankungen:** Prognostische Bedeutung und vitale Bedrohung durch ventrikuläre Arrhythmien und plötzlichen Herztod insbesondere bei Einschränkung der linksventrikulären Pumpfunktion, koronarer Minderdurchblutung und myokardialen Infarktarealen.

22.4 Herzrhythmusstörungen – Allgemeines

Übersicht über in der Geriatrie verordnete Antiarrhythmika

- **Klasse-I-Antiarrhythmika** (Na$^+$-Antagonisten, z. B. *Ajmalin* (Gilurytmal), *Prajmaliumbitartrat* (Neo-Gilurytmal), *Chinidin* (Chinidin-duriles), *Disopyramid* (Rythmodul), *Lidocain* (Xylocain), *Phenytoin* (Epanutin), *Propafenon* (z. B. Rytmonorm), *Flecainid* (z. B. Tambocor): Wegen zahlreicher dokumentierter pro-arrhythmogener Effekte nur in Ausnahmefällen unter engmaschigen EKG- und LZ-EKG-Kontrollen anwenden!
- **Klasse-II-Antiarrhythmika** (β-Blocker): S. 244.
- **Klasse-III-Antiarrhythmika** (K$^+$-Antagonisten):
  - *Amiodaron* (D: Cordarex, CH: Cordarone):
    - *Indikationen:* Sonst therapierefraktäre supraventrikuläre und ventrikuläre Tachyarrhythmien, Kammerflimmern.
      Vorteile: Kaum pro-arrhythmogen, anti-anginöse Wirkung, lange Halbwertzeit → auch bei Compliance-Problemen Wirkung vorhanden.
    - *NW:* Sehr selten Torsade de pointes, Korneaauflagerungen, Lungenfibrose, Photosensibilisierung, periphere Neuropathie, Schilddrüsenfunktionsstörungen.
    - *KI:* Jodallergie, Hyperthyreose, SA/AV-Block > I°, Sick-Sinus-Syndrom.
    - *Arzneimittelinteraktionen:* Cumarine: Wirkungsverstärkung, Dosisreduktion um ca. 33% erforderlich; Digoxin: Zunahme der Serumkonzentration, Dosisreduktion erforderlich (ca. 50%, Spiegelkontrollen) oder Umstellung auf Digitoxin.
  - *Sotalol* (Sotalex): β-Blocker, der außer bei supraventrikulären auch bei ventrikulären Arrhythmien wirksam ist. NW/KI s. S. 244, zusätzlich Gefahr von Torsade de pointes (v. a. bei Überdosierung).
- **Klasse-IV-Antiarrhythmika** (Kalziumantagonisten vom Verapamiltyp): Verapamil, Diltiazem, Gallopamil (vgl. S. 261).

22.5 Tachykarde Herzrhythmusstörungen

Tachykarde supraventrikuläre Herzrhythmusstörungen

- **Sinusknotentachykardie** (Frequenz > 100/min): Regelmäßige oder unregelmäßige Herzschlagfolge, meist langsam akzelerierend („warming up").
  - *EKG:* Auf jede P-Welle (unauffällige Morphologie) folgt ein normaler schmaler QRS-Komplex.
  - *Krankheitswert/Ursachen:*
    - Meist physiologisch und ohne Krankheitswerte (z. B. Belastung).
    - Hyperthyreose, Fieber, Volumenmangel, Schock, Herzinsuffizienz, Hypoxie, Anämie, Genussmittel (Kaffee, Nikotin, Alkohol), Drogen (z. B. Kokain), Medikamente (Sympathomimetika, Theophyllin, Atropin).
  - *Therapie:* Möglichst kausal; ggf. Metoprolol 5 mg i.v./1–2 × 25–50 mg p.o, Sehr selten Katheterablation bei unaufhörlicher, inadäquater Sinustachykardie.

- **Supraventrikuläre Extrasystolen (SVES):**
  - *EKG:* Je nach Ursprungsort deformierte bzw. negative P-Welle (z. B. AV-Knotenextrasystolen), PQ-Dauer verkürzt, meist verlängertes postextrasystolisches Intervall. In der Regel schmaler QRS-Komplex.
    - *Früh einfallende SVES* werden gelegentlich aufgrund unterschiedlicher Refraktärzeiten im Reizleitungssystem „aberrant" geleitet, d. h. der QRS-Komplex ist dann breit und deformiert.
    - *Sehr früh einfallende SVES* werden aufgrund refraktären Reizleitungsgewebes gelegentlich überhaupt nicht weitergeleitet. Es entsteht eine Pause, der im EKG eine vorzeitige P-Welle (häufig schwer erkennbar, da Verschmelzung mit der T-Welle) vorangeht.
  - *Krankheitswert/Ursachen:* Meist ohne Krankheitswert.
  - *Symptomatik:* Bei Wahrnehmung der Rhythmusstörung ggf. Angst.
  - *Therapie:* Selten erforderlich. Patienten über Harmlosigkeit aufklären und beruhigen. Bei erheblichen Symptomen Metoprolol 1–2 × 25–50 mg.

- **Paroxysmale supraventrikuläre Tachykardie** (Frequenz 150–220/min): Plötzlich einsetzendes und bei Reentry-Tachykardien häufig ebenso plötzlich endendes Herzrasen.
  - *Fokale atriale Tachykardien* (Synonym: Ektope Vorhoftachykardien; Frequenz 150–200/min): Eher seltene Rhythmusstörung mit Neigung zur Unaufhörlichkeit; häufig Ursache der rhythmogenen, tachykardiebedingten Herzinsuffizienz.
    - *EKG:* Entweder 1:1- oder 2:1-Überleitung auf die Herzkammern; die P-Wellen weichen in ihrer Morphologie von derjenigen während Sinusrhythmus ab. → bei atrialer Tachykardie mit 1:1-Überleitung wichtiges Unterscheidungskriterium von einer Sinustachykardie.
    - *Therapie:* Vagale Manöver. Alternativen bei Erfolglosigkeit: Metoprolol 5 mg i.v./1–2 × 25–50 mg/d p.o. oder Verapamil 5 mg i.v./1–3 × 80 mg/d p.o. oder Amiodaron 1 × 200 mg/d p.o. (nach Aufsättigung) oder Flecainid 2–3 × 50 mg/d p.o. (KHK ausschließen!), Katheterablation.
  - *AV-Knoten-Reentrytachykardie* (Frequenz 150–220/min): Aufgrund angeborener, funktionell getrennter Leitungsbahnen im AV-Knoten (langsam und schnell leitende Bahn) entsteht eine Kreiserregung, bei der Vorhof und Herzkammer praktisch gleichzeitig erregt werden. Ausgelöst werden diese plötzlich einsetzenden Tachykardien durch supraventrikuläre oder ventrikuläre Extrasystolen, die im häufigsten Fall zu einer Blockierung der

22.5 Tachykarde Herzrhythmusstörungen

schnellen Leitungsbahn führen, so dass der Impuls antegrad die langsame Bahn nehmen muss und retrograd über die schnelle Bahn auf den Vorhof zurückkehrt („slow-fast"-Mechanismus).

- *EKG:* Bei Beginn der Tachykardie sprunghafte Verlängerung des PQ-Intervalls. Während der Tachykardie ist die retrograde P-Welle im QRS-Komplex verborgen, der QRS-Komplex ist schmal. Diagnostisch wegweisend ist häufig die Ableitung V_1, in der die retrograde P-Welle am Ende des QRS-Komplexes als R' nachweisbar ist (Vergleich mit Sinusrhythmus).
- *Therapie:* Vagale Manöver, Adenosin 6–18 mg (als Bolus) oder Metoprolol 5–10 mg i.v. oder Verapamil 5–10 mg i.v. (im Anfall). Katheterablation (als kurative Therapie) oder ggf. Metoprolol 50–100 mg p.o. oder Verapamil 2–3 × 80 mg p.o. oder Flecainid 2–3 × 50 mg p.o (nur bei strikter Ablehnung der Ablation). *Cave:* Hohe Versagerquote, Gefahr der Proarrhythmie, v. a. bei kardialer Vorerkrankung).

- *Präexzitationssyndrome* (z. B. Wolff-Parkinson-White-Syndrom, Kent-Bündel, 0,15 % der Bevölkerung mit anfallsweisen Tachykardien):
  - *EKG:* Verkürzte PQ-Zeit (< 0,12 sek); durch die Deltawelle (Antesystolie) ist der QRS-Komplex verbreitert. Die Deltawelle ist somit während der Tachykardie nicht nachweisbar. Eine fehlende Deltawelle schließt eine akzessorische Bahn nicht aus (verborgenes WPW-Syndrom bei fehlender antegrader Leitungseigenschaft des Kent-Bündels).
  - *Krankheitswert/Ursachen:* Im häufigsten Fall bildet sich zwischen AV-Knoten und akzessorischer Leitungsbahn eine Kreiserregung aus, bei der der Impuls antegrad über den AV-Knoten die Herzkammer und retrograd über die akzessorische Leitungsbahn den Vorhof erregt (orthodrom). Im seltenen Fall läuft die Erregung antegrad über die akzessorische Bahn und retrograd über den AV-Knoten.
  - *Cave:* Bei kurzer Refraktärzeit des antegrad leitenden Kent-Bündels (Deltawelle) kann Vorhofflimmern aufgrund schneller ventrikulärer Überleitung Kammerflimmern auslösen. Vitale Bedrohung!
  Therapie: Vagale Manöver, Adenosin 6–18 mg (als Bolus) oder Metoprolol 5–10 mg i.v. oder Verapamil 5–10 mg i.v. (im Anfall). Katheterablation (als kurative Therapie auch bei asymptomatischen Patienten mit kurzer antegrader Refraktärzeit des Kent-Bündels). Ggf. Metoprolol 50–100 mg p.o. oder Ajmalin 3 × 20 mg p.o. oder Flecainid 2–4 × 50 mg p.o. (nur bei strikter Ablehnung der Ablation. *Cave:* Relativ hohe Rezidivquote, Gefahr der Proarrhythmie, v. a bei kardialer Vorerkrankung).

▶ **Vorhofflattern** (Vorhoffrequenz 200–350/min): Regelmäßige Vorhoferregung mit regelmäßigem oder unregelmäßigem Kammerrhythmus bei n : 1-Überleitung. Es werden u. a. zwei wichtige Erscheinungsformen unterschieden:
- *Typisches Vorhofflattern* mit sägezahnartigen P-Wellen im EKG (negative P-Wellen in den inferioren EKG-Ableitungen = rechtsatriale Kreiserregung im Gegenuhrzeigersinn).
- *Atypisches Vorhofflattern* mit positiven P-Wellen in den inferioren EKG-Ableitungen (= rechtsatriale Kreiserregung im Uhrzeigersinn).
- *Therapie:* Vagale Manöver, elektrische Überstimulation, Metoprolol 5 mg i.v./1–2 × 25–50 mg/d p.o, Verapamil 5 mg i.v./1–3 × 80 mg/d p.o., Amiodaron 1 × 200 mg/d p.o. (nach Aufsättigung), Flecainid 2–3 × 50 mg/d p.o. (KHK ausschließen!), Katheterablation.

22.5 Tachykarde Herzrhythmusstörungen

➤ **Vorhofflimmern** (Vorhoffrequenz 350–600/min): Chaotische Erregung des Vorhofs mit unregelmäßiger Überleitung auf die Herzkammern (absolute Arrhythmie). Vorhofflimmern ist die häufigste anhaltende tachykarde Herzrhythmusstörung des Menschen (0,5 % der Erwachsenen, 10 % der älteren Patienten).
  - *EKG:* Keine P-Welle („unruhige" isoelektrische Linie) oder kleine unregelmäßige, häufig die Morphologie ändernde P-Wellen mit unregelmäßigen, meist schmalen QRS-Komplexen. Bei aberranter Leitung gelegentlich schnellere Abfolge von deformierten breiten QRS-Komplexen (Morphologie wie ventrikuläre Salven).
  - *Krankheitswert/Ursachen:*
    - Meist sekundär bei kardiovaskulären Erkrankungen (KHK, Infarkt, arterielle Hypertonie, Klappenvitien, kranker Sinusknoten, Kardiomyopathien mit/ohne Herzinsuffizienz, Hyperthyreose, Lungenembolie, postoperativ).
    - Primär oder „lown atrial fibrillation" bei Herzgesunden (15 % der Fälle).
  - *Klinik:*
    - Bei paroxysmalem Auftreten: Störende Palpitationen, Unruhe; Tachyarrhythmien mit Abfall des HZV und Linksherzinsuffizienz.
    - Bei chronischem Auftreten: Leistungsminderung (Abnahme der Herzleistung um 10–40 %); arterielle Embolien, insbesondere zerebrale Insulte (30 % v. a. bei Herzinsuffizienz, Klappenvitien, embolischem Ereignis in der Anamnese).
  1. *Therapieoption – Rhythmuskontrolle:*
     - *Akute Tachyarrhythmia absoluta;* Senkung der Kammerfrequenz – Alternativen: Digoxin i. v. 3 × 0,4 mg i. v. alle 6 h; Verapamil 5–10 mg i. v. (*cave* negative Inotropie), elektrische Kardioversion (*Cave:* immer auch Antikoagulation, wenn Arrhythmie > 48 h!); Ursache klären (z. B. Lungenembolie, Hyperthyreose).
     - *Paroxysmales Vorhofflimmern mit klinischer Symptomatik:* Konversion und Rezidivprophylaxe alternativ mit Metoprolol 2–3 × 50 mg p. o., Sotalol 2 × 80–160 mg p. o., Flecainid 2–3 × 50 mg p. o., Amiodaron 1 × 200 mg p. o. nach Aufsättigung mit 5–10 g (Amiodaron bei deutlich vorgeschädigtem Myokard, da gute antiarrhythmische Effektivität ohne wesentliche negativ inotropen Eigenschaften).
     - *Chronisches Vorhofflimmern:* Frequenzkontrolle mit Metoprolol 2–4 × 50 mg p. o.; Digitalis nach Plasmaspiegel; Verapamil 2–3 × 80 mg p. o.; Amiodaron 1 × 200 mg nach Aufsättigung mit 5–10 g bei deutlich vorgeschädigtem Myokard. Bei pharmakologischem Therapieversagen alternativ His-Bündel-Ablation mit konsekutiver Implantation eines frequenzadaptiven Herzschrittmachersystems.
  2. *Therapieoption – Thromboembolieprophylaxe* (bei chronischem Vorhofflimmern bzw. Dauer > 48 h):
     - Obligate Antikoagulation bei erhöhtem Risiko (Mitralvitien, dilatative Kardiomyopathie, arterielle Hypertonie, Herzinsuffizienz, embolische Ereignisse in der Anamnese. INR 2,0–3,0 (Primärprophylaxe); INR 3,0–4,0 (erhöhtes Embolierisiko). Antikoagulanzien-Therapie s. S. 245.
     - Thrombozytenaggregationshemmer bei Kontraindikationen gegen Antikoagulanzien, geringem/keinem Risikoprofil. Ggf. häufiges und länger anhaltendes paroxysmales Vorhofflimmern.

22.5 Tachykarde Herzrhythmusstörungen

> **Merke:** Grundsätzlich muss nach Wiederherstellung des Sinusrhythmus 3–4 Wochen – d. h. für die Dauer der Wiederherstellung der mechanischen Vorhofkontraktion – antikoaguliert werden.

- *Prognose:* Bei einer Arrhythmiedauer > 6–12 Monate bzw. bei einer Vorhofgröße > 55 mm (Echokardiographie) ist der Erfolg der Rhythmisierung deutlich herabgesetzt.

Tachykarde ventrikuläre Herzrhythmusstörungen

- **Ventrikuläre Extrasystolen (VES):**
  - *EKG:* Einzeln, als Paare oder Triplets auftretende schenkelblockähnliche Veränderungen des QRS-Komplexes mit kompensatorischer Pause.
  - *Therapie:* Keine, bei erheblicher Symptomatik Metoprolol 2–3 × 50 mg p. o.
- **Ventrikuläre Tachykardie** (VT; Frequenz 150–220/min):
  - *EKG:* Meist monomorphe, deformierte und breite QRS-Komplexe. Aufgrund des Erregungsursprungs im Ventrikel fehlt eine feste Beziehung der P-Wellen zum QRS-Komplex. Die AV-Dissoziation beweist hier eine Kammertachykardie.
  - *Krankheitswert/Ursachen:* Gefährliche Herzrhythmusstörung. Abhängig von der kardialen Grunderkrankung häufig Degeneration in Kammerflattern und/oder -flimmern.
  - *Therapie:* Medikation (Digitalisintoxikation, S. 242) und Elektrolyte (K$^+$!) überprüfen. Bei Kreislaufinstabilität Ajmalin oder Lidocain, bei hämodynamischer Instabilität ggf. elektrische Kardioversion.
- **Polymorphe ventrikuläre Tachykardie vom Typ „Torsade de pointes":**
  - *EKG:* Spindelförmige Rotation der breiten QRS-Komplexe um die isoelektrische Linie.
  - *Krankheitswert/Ursachen:* Häufig Folge einer erworbenen (v. a. bei antiarrhythmischer Medikation) oder angeborenen (Syndrom des langen QT-Intervalls) pathologischen Verlängerung des QT-Intervalls (> 120%).
  - *Therapie:* Siehe Therapie Kammerflimmern.
- **Kammerflattern** (Frequenz 250–350/min): Funktioneller Herzstillstand.
  - *EKG:* Schenkelblockartig deformierte, breite und hochamplitudige Haarnadelkurven.
  - *Therapie:* Siehe Therapie Kammerflimmern.
- **Kammerflimmern** (Frequenz > 400/min): Chaotische Erregung des ventrikulären Myokards.
  - *EKG:* Hochfrequente Flimmerwellen (grobe und/oder feine Flimmerwellen) ohne erkennbare QRS-Komplexe.
  - *Therapie:* Grundsätzlich steht die Behandlung der Grunderkrankung im Vordergrund, bei älteren Menschen i. d. R. ursächlich, z. B. KHK, Herzinsuffizienz, Kardiomyopathie.
    - *Akuttherapie:* Kardiopulmonale Reanimation, elektrische Kardioversion/Defibrillation, Überstimulation (nur hämodynamisch stabile, monomorphe ventrikuläre Tachykardie), Lidocain-Bolus 100 mg i. v., ggf. Lidocain-Perfusor 2–4 mg/kg/h.
    - *Rezidivprophylaxe* (gerade beim älteren Patienten Einzelfallentscheidung): Bei medikamentöser Therapie hohe Rezidivquote, ggf. Metoprolol 50–100 mg p. o. oder Amiodaron 200 mg p. o. (nach Aufsättigung auf 10–13 g). Beste Rezidivprophylaxe/Prognose bietet der implantierbare Kardioverter-Defibrillator (ICD). Diese Option sollte bei gegebener Indi-

22.5 Tachykarde Herzrhythmusstörungen

kation auch bei älteren Menschen erwogen werden, in Kombination evtl. auch Katheterablation (Voraussetzung: Stabile monomorphe Tachykardie).

- *Allgemeine Kriterien zur Differenzierung von Tachykardien ventrikulären und supraventrikulären Ursprungs* (EKG-Befund: Breiter QRS-Komplex aufgrund aberranter Überleitung, tachykardiebedingter Schenkelblock):
  - *Ventrikulärer Ursprung:* Älterer Patient, kardiale Vorerkrankung, anamnestisch Synkope, ineffektive vagale Manöver.
  - *Supraventrikulärer Ursprung:* Junger Patient, gesundes Herz, anamnestisch Herzrasen mit plötzlichem Anfang und Ende, Terminierung durch vagale Manöver möglich.

22.6 Bradykarde Herzrhythmusstörungen

Ätiologie

- Degeneration des Erregungsbildungs- und Erregungsleitungssystems (v. a. bei älteren Patienten).
- Ischämische Schädigung des Reizbildungs- und/oder -leitungssystems (KHK).
- Elektrolytstörungen (v. a. Störungen des Kaliumhaushaltes).
- Kardiomyopathien (z. B. entzündlich, Amyloidose).
- Medikamentenwirkung (Betablocker, Digitalis, Antiarrhythmika).
- Zentrale Regulationsstörung (Hirnstamminsult, Hirndruck, zerebrale Blutung).

Formen

- **Sinusbradykardie** (Frequenz < 60/min): Meist asymptomatische Arrhythmie.
  - *Ursache:* Meist vagotoniebedingt im Schlaf oder bei Sportlern, sofern nicht medikamentös verursacht.
  - *Therapie:* Absetzen der verursachenden Medikamente.
- **Sick-Sinus-Syndrom:** Intermittierender Sinusstillstand, häufig zusätzlich paroxysmale tachykarde Herzrhythmusstörungen (Vorhofflimmern, Extrasystolen, supraventrikuläre Tachykardien), Synkopen möglich. Charakteristisch ist der abrupte Wechsel von brady- und tachykarden Rhythmen! Zu therapeutischen Optionen s. u.
- **Sinuatrialer Block (SA-Block):** Gestörte Überleitung vom Sinusknoten auf die Vorhofmuskulatur:
  - *Grad I* (im EKG nicht erkennbar).
  - *Grad II:* Unregelmäßigkeiten des Sinusrhythmus durch progressive Leitungsverzögerung.
    - Typ I = Typ Wenckebach: Bei gleichbleibender PQ-Zeit Verkürzung der PP-Intervalle bis zum totalen Ausfall einer Herzaktion.
    - Typ II = Typ Mobitz: Kompletter Ausfall einer Herzaktion ohne vorangehende Änderung der PP-Intervalle.
  - *Grad III:* Kompletter SA-Block mit Ausfall einer oder mehrerer Herzaktionen ohne vorangehende P-Welle → vgl. dagegen blockierte SVES.
  - *Therapieoptionen:* s. u.
- **Atrioventrikulärer Block (AV-Block):** Gestörte Überleitung vom Vorhof auf die Ventrikelmuskulatur:
  - *Grad I:* Keine Änderung der Herzfrequenz, asymptomatisch. Verlängerung des PQ-Intervalls im EKG.
  - *Grad II:*
    - Typ Wenckebach: Periodisch zunehmende Verlängerung der AV-Überleitungszeit bis zum kompletten Ausfall einer Herzaktion. Dadurch arrhythmischer Puls. In der Regel asymptomatisch;
    - Typ Mobitz: Einfach oder mehrfach kompletter Leitungsblock im Wechsel mit verzögerter oder normaler AV-Überleitung. Je nach Überleitung ist die Kammerfrequenz ein Bruchteil der Sinusfrequenz.
  - *Grad III*: Kompletter AV-Block mit oder ohne Ersatzrhythmus. Gefahr durch zerebrale Minderperfusion mit Synkope und Herz-Kreislaufstillstand.
    - Junktionaler Ersatzrhythmus: Schmaler QRS-Komplex, Frequenz 40–50 Schläge/min.
    - Ventrikulärer Ersatzrhythmus: Breiter QRS-Komplex, Frequenz 25–30 Schläge/min.
  - *Therapieoptionen:* s. u.

22.6 Bradykarde Herzrhythmusstörungen

- **Intraventrikuläre Leitungsblockierung:** Funktionelle Störung bei Tachykardie und verlängerter Refraktärzeit in einem der Tawaraschenkel (tachykardiebedingter Rechtsschenkelblock [RSB] > Linksschenkelblock [LSB]). Asymptomatisch; als Schädigungsfolge bei Ischämie, Infarkt, Hypertrophie oder degenerativ (bei älteren Patienten häufig linksanteriorer Hemiblock (LAH).
- **RSB + linksanteriorer Hemiblock + AV-Block:** Drohender trifaszikulärer Block (eher ungünstige Prognose bei höhergradigen AV-Blockierungen).

Therapie

- **Akuttherapie (symptomatisch):** Verzicht auf negativ chronotrope Medikation, vorübergehend Atropin 0,5–1 mg i. v. oder Ipratropiumbromid 2–3 × 10 mg p. o. (*cave* Gefahr der Urinretention bei Prostatahyperplasie, Glaukom), Theophyllin 1–2 × 250 mg p. o. (bei Sinusbradykardie/Bradyarrhythmie).
- **Akuttherapie (symptomatisch/prognostisch):** Temporäre Ventrikelstimulation (*cave* immer Bettruhe mit temporärem Herzschrittmacher!).
- **Permanente Therapie (symptomatisch/prognostisch):** Permanent implantierbarer Herzschrittmacher (Tab. 65).
  - *Herzschrittmacher-Code:*
    - 1. Buchstabe = Ort der Stimulation: A = Atrium, V = Ventrikel, D = beide Orte.
    - 2. Buchstabe = Ort der Wahrnehmung: A = Atrium, V = Ventrikel, D = beide Orte.
    - 3. Buchstabe = Betriebsart: I = inhibiert, T = getriggert, D = beides.

Tabelle 65 Indikationsstellung zur Versorgung mit einem permanenten Schrittmacher

	Indikationen	mögliche Indikationen	keine Indikationen
Sinusknoten-Erkrankung	Sinusknotenfunktionsstörung, spontan oder infolge unverzichtbarer Medikation, mit eindeutigem Zusammenhang zur klinischen Symptomatik	Sinusknotenfunktionsstörung (HF < 40/min, Pausen > 3 sek), spontan oder infolge unverzichtbarer Medikation, mit vermutetem Zusammenhang zur klinischen Symptomatik	niedrige Herzfrequenzen und Pausen bei asymptomatischem Patienten
AV-Leitungsstörungen	*AV-Block III°:* – symptomatischer Patient, gehäufte VES – Herzfrequenz < 40/min – spontane Pausen > 3 sek – breite QRS-Komplexe *AV-Block II° (Mob.I/II):* Symptomatischer Patient *AV-Block ≥ II° (Mob. II):* Asymptomatischer Patient bei breitem QRS-Komplex	*AV-Block ≥ II° (Mob. II):* Asymptomatischer Pat. bei schmalem QRS-Komplex	– AV-Block I° – AV-Block II° (Typ Wenckebach), wenn selten und *asymptomatisch* – isolierte AV-Blockierungen

22.6 Bradykarde Herzrhythmusstörungen

Tabelle 65 Fortsetzung von Seite 281

	Indikationen	mögliche Indikationen	keine Indikationen
Brady-arrhythmie	Vorhofflimmern mit langsamer Kammerfrequenz oder langen Pausen und *eindeutigem* Zusammenhang zu Symptomen einer zerebralen Minderperfusion oder Herzinsuffizienz	Vorhofflimmern mit langsamer Kammerfrequenz (< 40/min) oder Pausen (> 3–4 sek) und vermutetem Zusammenhang zur klinischen Symptomatik	*asymptomatische* Bradyarrhythmie, auch wenn die Frequenz unter 40/min abfällt oder einzelne RR-Intervalle mehr als 3 sek aufweisen
andere Indikationen	*bifaszikulärer Block:* – *symptomatischer* Patient mit intermittierendem AV-Block III° – *asymptomatischer* Patient mit AV-Block $\geq$ II° (Mobitz II) *Karotissinus-Syndrom (KS):* Rezidivierende Synkopen im eindeutigen Zusammenhang mit Reizung des KS (z. B. Kopfdrehung)	*bifaszikulärer Block:* – *symptomatischer* Patient mit oder ohne AV-Block I° nach Ausschluss anderer Ursachen – *asymptomatischer* Patient mit HV-Zeit $>$ 100 ms, alternierender Schenkelblock oder infrahisäre Blockierung bei Vorhofstimulation *Karotissinus-Syndrom:* Synkopen ohne auslösende Alltagsbewegung aber KS-Reflex > 3 sek)	*bifaszikulärer Block:* Mit oder ohne AV-Block I° ohne Symptome *Karotissinus-Syndrom:* – Pause > 3 sek ohne Symptome – rein vasodepressorischer Typ (ohne Bradykardie)
besondere Indikationen	nach HF-induzierter His-Ablation bei *therapierefraktärer* permanenter oder paroxysmaler, symptomatischer Tachyarrhythmie bei Vorhofflimmern		

23.1 Arterielle Durchblutungsstörungen

Grundlagen

- **Ätiologie:** Funktionelle, atherosklerotische, entzündlich-immunologische, infektiöse, medikamentöse, embolische und traumatische Ursachen, isoliert oder in Kombination auftretend.
- **Prävalenz und Inzidenz:** Nicht für alle Erscheinungsformen bekannt. Im Alter besonders häufig sind funktionelle, atherosklerotische (ca. 90 % der organisch bedingten Krankheitsbilder), entzündlich-immunologische (> 50 Jahre) arterielle Durchblutungsstörungen und embolisch bedingte akute Extremitätenarterienverschlüsse.
- **Diagnostische Verfahren im Überblick:**
  - *Exakte Anamnese.*
  - *Inspektion:* Verfärbungen (Blässe, Zyanose, Akrozyanose, Rötung), Ulzera, Gangrän, Verlust der Behaarung.
  - *Palpation:* Pulse im Seitenvergleich, Hauttemperatur.
  - *Auskultation:* Stenose-/Sklerosegeräusche abdominal, iliakal, in der Leistenregion, über den Karotiden.
  - *Funktionstests:*
    - *Ratschow-Lagerungsprobe* (zur Diagnostik mittel- bis hochgradiger peripherer arterieller Durchblutungsstörungen): 30 Kreisbewegungen der Füße bzw. Faustschlussübungen bei senkrecht erhobenen Extremitäten innerhalb von 2–5 min; anschließendes Herabhängenlassen der Extremität und Beobachtung der reaktiven Hyperämie; *normal* kein Abblassen der erhobenen Extremität, Hautrötung nach 5–10 sek, Wiederauffüllen peripherer Venen nach 8–12 sek; *pathologisch:* Abblassen der Füße bzw. Hände während der Übung, verzögerter Eintritt der reaktiven Hautrötung nach der Wiederauffüllung peripherer Venen.
    - *Allen-Test* (zur Diagnostik der Funktionsfähigkeit der A. radialis und A. ulnaris): Manuelle Kompression der A. radialias am Handgelenk und Durchführung von ca. 10 kräftigen Faustschlüssen (max. 1 min). Bleibt die Hand vor Lösen der radialen Kompression blass → positiver Allen-Test (bei Ulnarisverschluss). Rötet sich die Handfläche innerhalb weniger Sekunden, ist die A. ulnaris offen, eine intakte Verbindung zwischen tiefem und oberflächlichem Hohlhandbogen vorausgesetzt. Rötet sich die Handfläche innerhalb weniger Sekunden nach Lösen der Radialis-Kompression, ist die A. radialis offen.
  - *Belastungsoszillographie:* Messung jeweils nach standardisierter Belastung mit 30 Zehenständen und 15 Kniebeugen zur Bestimmung der Dauer der negativen Reaktion in sek.
  - *Dopplerdruckmessungen* an Oberarmen, Ober- und Unterschenkeln in Ruhe und nach Belastung, z. B. 20 Zehenstände: Messung der Drücke über der A. tibialis posterior (dorsal vom Innenknöchel) und der A. dorsalis pedis (zwischen bzw. proximal der Ossa metatarsalia I und II), z. B. mit einfachem tragbarem Dopplergerät und supramalleolär angelegter Blutdruckmanschette: Beim Ablassen der Luft (wie bei der normalen Blutdruckmessung) entspricht der Doppler-Druck dem Wert, bei dem erstmals mit der über dem Gefäß schräg aufgesetzten Dopplersonde ein Strömungsgeräusch registriert wird. Erweiterte Information über die Verschlusslokalisation durch Druckmessungen über der A. poplitea in der Kniekehle (mit breiter

23.1 Arterielle Durchblutungsstörungen

Spezialmanschette am Oberschenkel), Differenzierung zwischen AVK vom Oberschenkel- oder Unterschenkeltyp.
- *Farbkodierte Duplexsonographie:* Anatomische Orientierung und Information bei der ätiologischen Einordnung von arteriellen und venösen Durchblutungsstörungen.
- *Angiographie.*
- *Seltene spezielle Untersuchungen:* Plethysmographie, Rheographie, Laser-Doppler-Fluxmetrie, transkutaner Sauerstoffpartialdruck, Kapillaroskopie, Angioskopie.

▶ **Diagnostisches/therapeutisches Prozedere bei älteren/alten Patienten:** Nichtinvasive Diagnostik mit Funktionsproben bevorzugen. Invasive Diagnostik nach Möglichkeit mit therapeutischer Intervention (z. B. PTA, Katheter-Lyse) verbinden. Konsequente Dauertherapie und Verlaufskontrollen; Patienten zur Mitarbeit motivieren.

23.2 Funktionelle Durchblutungsstörungen

Grundlagen
- Häufiges Phänomen in allen Altersklassen mit und ohne (häufig) Krankheitswert (Syndrom).
- Die Gefäßwand ist dabei immer intakt.

Klinische Manifestationsformen
- **Kalte Akren.**
- **Digitus mortuus** (abgestorbene Finger).
- **Akrozyanose:** Hyperton-atone Gefäßdysregulation mit akraler arterieller Ischämie und venöser Stase als Ursache für das Irisblendenphänomen: Durch Druck auf die livide Region und nachfolgender Druckentlastung demaskiert sich die vasospastisch bedingte arterielle Ischämie, anschließend tritt die venöse Stase zirkulär und zentripedal gerichtet wieder in Erscheinung.
- **Primäres Raynaud-Syndrom:** Klassischerweise Tricolor-Phänomen in ca. 40 % der Fälle mit vasospastisch bedingter arterieller Ischämie im Bereich der Digitalarterien (weiß), venöser Stase (blau, livide) und nach Lösung des Vasospasmus zu beobachtender arterieller Hyperämie (rot). *Häufiger abortive Verlaufsform mit weißlicher und nachfolgend livider Verfärbung.*
- **Ergotismus:** Bei chronischer Einnahme ergotaminhaltiger Medikamente über viele Jahre ist in Einzelfällen ein therapierefraktärer Vasospasmus mit Befall der Stammarterien und trophischen Störungen bzw. Nekrosen sowie Ulzerationen möglich.
- *Merke:* Alle Manifestationsformen können mit Parästhesien bzw. Dysästhesien einhergehen.

Diagnostik
- Anamnese, Inspektion, Palpation, Auskultation (s. S. 283, 322).
- Klärung arteriosklerotischer Risikofaktoren (s. S. 248).
- Allen-Test (s. S. 283).
- Ratschow-Lagerungsprobe (s. S. 283).
- Arm-/Beinoszillographie mit Bestimmung der Dauer der negativen Reaktionen nach 30 Zehenständen und 15 Kniebeugen.
- Akrale Oszillographie/Rheographie.
- Dopplersonographie der Digitalarterien und Finger-/Zehenkuppen.
- Immunologisch-serologischer Ausschluss einer Vaskulitis: BSG, CRP, ANA, ANCA, Anti-DNS, HLA, Immunkomplexe.
- Normale Rheumaserologie: BSG, CRP, Fibrinogen, Elektrophorese, Rheumafaktoren (Latextest, Hämagglutinationstest, Enzymimmunoassay).
- Ausschluss eines Vibrationstraumas (Anamnese, ggf. Angiographie).
- Ausschluss einer kostoklavikulären Enge oder eines Hyperabduktionssyndroms sowie neurovaskulären Schulterkompressionssyndroms durch Provokationstests bzw. röntgenologisch und duplexsonographisch. Während der Durchführung der Provokationstests ist bei Vorliegen eines Kompressionssyndroms kein Puls mehr palpabel.
  - *Adson-Test* (Provokationstest des Skalenussyndroms): Seitliches Erheben des Armes und Drehen des Kopfes zur Gegenseite bei Inspiration.
  - *Eden-Test* (Provokationstest der kostoklavikulären Enge): Passives Herabziehen der Schulter nach hinten und unten bei gleichzeitiger Pulspalpation.
  - *Manöver nach Wright* (Provokationstest des Hyperabduktionssyndroms): Armelevation und Außenrotation während der Pulspalpation.

23.2 Funktionelle Durchblutungsstörungen

- **Fakultativ:** Kapillarmikroskopie, Laser-Doppler-Fluxmetrie, systolischer Finger-/Zehenarteriendruck bei 15°C Kühlung.

Therapie

- **Allgemeinmaßnahmen:**
  - Schutz vor Kälte und Nässe.
  - Minimierung oder Beseitigung stressauslösender Ursachen.
  - Entspannungsübungen: Täglich autogenes Training, progressive Muskelrelaxation, Meditation.
  - Ausdauertraining, locker und ohne Zwang, mindestens 3-mal pro Woche 20–30 min.
- **Medikamentös:**
  - Bei hohem Krankheitswert Nifedipin (s. S. 261): Bei guter Verträglichkeit einer 10 mg-Testdosis mit 3 × 10 mg/d p. o. beginnen, bei weiterer guter Verträglichkeit (ohne Ödeme, Obstipation oder Blutdruckabfall) allmähliche Dosissteigerung auf 3 × 20 mg/d. Unter Therapie Kontrolle des Fingeroszillogrammes zur Beurteilung der Therapieeffekte, danach eventuell weitere Dosissteigerung.
  - Alternativ α-Blocker (5 mg-Testdosis, bei guter Verträglichkeit auf 3 × 10 mg allmählich steigern; vgl. S. 263) nach Vorschrift oder adjuvant Isoket-Salbe lokal (Isosorbiddinitrat).
  - *Cave:* β-Blocker (außer Carvedilol, z. B. Dilatrend) wegen evtl. Zunahme des Vasospasmus meiden!
  - Bei Verschlüssen von Stammarterien mit oder ohne sekundäre Thrombosierung Nifedipin (z. B. 20 mg über 24 h i. v. [Perfusor], vgl. S. 261) und Heparin i. v. (Ziel-PTT 60 s; vgl. S. 317, 319).

Verlauf

- Der Verlauf ist anfallsartig. Er wird oft durch Kälte bzw. kalte Nässe oder durch psychischen Stress (z. B. beruflich, familiäre Problematik, Essstörungen mit anorektischer Reaktion) begünstigt, ist reversibel und in der Regel ohne trophische Störungen der Akren.
- Nur in seltenen Fällen sind bei extremem und lang anhaltendem Vasospasmus sekundäre Gefäßverschlüsse infolge von Thrombenbildung mit und ohne trophische Störungen bzw. Ulzerationen und Gangrän möglich.

23.3 Periphere arterielle Verschlusskrankheit (pAVK)

Grundlagen

- **Epidemiologie:** Es handelt sich um eine typische Alterskrankheit:
  - *Prävalenz:* 10–20 % bei 55–75-Jährigen mit Beginn der symptomatischen Phase zwischen dem 50. und 70. Lebensjahr.
  - Asymptomatische Verlaufsformen sind bei den 40–70-Jährigen ca. 3,5-mal häufiger als symptomatische.
  - *Fünfjahresinzidenz:*
    - 30.–70. Lebensjahr: Bei Männern 1,3–2,3 %, Frauen 0,5 %.
    - 65.–74. Lebensjahr: Kein Geschlechtsunterschied.

Ätiologie

- **Mögliche Ursachen:** Obliterierende Atherosklerose (bei weitem häufigste Ursache), Vaskulitis unterschiedlicher Ätiologie, Embolie, thrombosiertes/dissezierendes Aneurysma (selten), Vasospasmus, fibromuskuläre Dysplasie (femoropoplitealer Übergang), Kompressionssyndrom, Trauma.
- **Risikofaktoren:** Diabetes mellitus, Nikotinabusus, arterielle Hypertonie, Hyperlipoproteinämie, Koinzidenz mit koronarer Herzerkrankung und anderen Organlokalisationen der generalisierten obliterierenden Arteriosklerose (z. B. Schlaganfall).

Klinik

- **Beine** (Symptomatik in Abhängigkeit von der Lokalisation der Stenose):
  - *Claudicatio intermittens:* Eine unter standardisierten Bedingungen ermittelte Gehstrecke zwingt wegen des Claudicatio-Schmerzes zum Stehenbleiben. Zuordnung zu einem Fontaine-Stadium (s. Tab. 66) aus prognostischen und therapeutischen Gründen. In seltenen Fällen kann der Patient „durch den Schmerz gehen" (walk-through-Phänomen), so dass dann seine Gehstrecke nicht mehr symptomlimitiert ist.
- *Hinweis:* Symptomarmut bei diabetischer Polyneuropathie.

Tabelle 66 Fontaine-Stadien

Stadium	Befunde, Symptomatik
I	Befunde im Sinne einer Obliteration der arteriellen Strombahn ohne Symptome in Ruhe und bei Belastung
IIa	Befunde und Claudicatio intermittens-Symptomatik mit einer symptomlimitierten Gehstrecke von ≥ 200 m
IIb	Befunde und Claudicatio intermittens-Symptomatik mit einer symptomlimitierten Gehstrecke von < 200 m und dekompensierendes Stadium IIb mit zusätzlichen nächtlichen ischämiebedingten Schmerzen in den Füßen/Waden
III	Befunde und überwiegende Ruheschmerzen, Gehstrecke eventuell nur noch wenige Meter
IV	Befunde und arterielles Ulkus/Gangrän

  - *Befall der Beckenetage, insbesondere A. iliaca communis oder der distalen Bauchaorta (Leriche-Syndrom):* Gesäß-, Hüft- und Oberschenkelschmerzen.
  - *Verschluss der A. iliaca externa, A. femoralis communis, A. femoralis superficialis, A. poplitea und/oder von Unterschenkelarterien:* Wadenschmerzen.

23.3 Periphere arterielle Verschlusskrankheit (pAVK)

- *Verschluss der A. iliaca interna:* In seltenen Fällen Gesäßclaudicatio, häufiger erektile Dysfunktion (vaskuläre Ursache bei 1/3 der Patienten mit Sonderform des Pelvine-Steal-Syndroms bei aorto-iliakalen Verschlüssen (Blutumverteilung aus den Schwellkörpern in die Glutäal- und Oberschenkelmuskulatur).
- *Unterschenkelarterienverschlüsse:* In ca. 30 % unter Alltagsbedingungen asymptomatisch.
- *Verschluss des Truncus tibio-fibularis:* Ausgeprägte Wadenclaudicatio.
- *Distale Unterschenkelarterienverschlüsse:* Schmerzen im Fußgewölbe und Vorfuß.
- *Verschlüsse der A. plantaris medialis/lateralis:* Fußsohlenclaudicatio und/oder Parästhesien der Zehen.

➤ **Arme:**
- *Komplettes Aortenbogensyndrom:* Ischämiesymptomatik im Bereich von Gehirn, Gesicht und/oder oberen Extremitäten (Schwindel, Synkopen, epileptische Anfälle, Sehstörungen, Paresen der oberen Extremitäten).
- *Inkomplettes Aortenbogensyndrom (häufiger)* als Folge von Durchblutungsstörungen des Vertebralis-Basilaris-Gefäßsystems, der Karotiden und/oder der Armarterien (Symptome s. o.).
- *Verschluss des Truncus brachiocephalicus:* Erhöhte Ermüdbarkeit des rechten Armes bei Belastung, eventuell mit Schwindel verbunden, möglicherweise als Folge eines Subclavian steal-Syndroms, Blutdruck-/Pulsdifferenz zwischen beiden Armen.
- *A.-subclavia-Verschluss proximal des Abgangs der A. vertebralis:* Subclavian-steal-Phänomen (z. B. bei Armarbeit), eventuell verbunden mit relativer Basilaris-Insuffizienz (Schwindel- und Sehstörungen).
- ◉ *Hinweis:* Blut wird nicht der A. subclavia entzogen, sondern der A. vertebralis (!).
- *A.-subclavia-Verschluss distal des Abganges der A. vertebralis:* Vermehrte muskuläre belastungsabhängige Ermüdung.
- *Axillarisverschluss:* z. B. Kältegefühl in der Hand – geringere Symptomatik bei im Allgemeinen sehr guter Kollateralisation. Bei zusätzlichen Verschlüssen in der Peripherie verstärkte Symptomatik bzw. akrale Nekrosen.

Lokalbefunde

➤ **Beine:** Arterielles Ulkus/Gangrän meist infolge einer chronisch-kritischen Ischämie mit distalen Perfusionsdrucken < 50 mmHg oder mechanisch bedingt (enges, schlechtes Schuhwerk, Verletzungen bei Pediküre, thermischer Schaden durch Wärmflasche). Häufig kommt es zu einer sich ausbreitenden sekundären Infektion mit rascher Progredienz insbesondere bei Diabetes mellitus und vitaler Gefährdung durch Sepsis.

◉ *Hinweis:* Die Lokalbefunde bei diabetischer Polyneuropathie sind oft schmerzarm bis schmerzlos!

➤ **Hände:** Eventuell trophische Störungen, selten Gangrän.

Diagnostik

- Anamnese.
- Inspektion, Palpation, Auskultation.
- Funktionsprüfungen: Allen-/Adson-Test (S. 283), Test auf kostoklavikuläre Enge (s. S. 285).
- Dopplerdruckmessung (S. 283).

23.3 Periphere arterielle Verschlusskrankheit (pAVK)

- Ggf. Beinoszillographie in Ruhe und nach standardisierter Belastung mit 30 Zehenständen und 15 Kniebeugen (Vorteil: Segmentlokalisation der hämodynamisch führenden Gefäßobliteration im Becken- und Beinbereich, Funktionsprobe durch Belastungstest).
- Ggf. Armoszillographie.
- Doppler- und Duplex-Sonographie der Arterien.
- Angiographie: DSA, MR-Angiographie.
- Kontrast-CT (bei Aneurysmen).
- **Fakultativ:** Plethysmographie, Rheographie, Laser-Doppler-Fluxmetrie, Transkutaner Sauerstoffpartialdruck, Kapillaroskopie, Angioskopie (z. B. zur Differenzialdiagnose arterielle Embolie vs. Thrombus).

Therapie

- **Allgemeinmaßnahmen:**
    - Konsequente Behandlung der Risikofaktoren für die obliterierende Arteriosklerose.
    - Bewegungstherapie im Sinne eines Gefäßtrainings.
- **Medikamentöse Therapie:**
    - Thrombozytenaggregationshemmer (s. S. 322, z. B. ASS, Clopidogrel).
    - Durchblutungsfördernde Medikamente: Buflomedil (z. B. Loftyl).
    - Eventuell Analgetika (S. 191), Antibiotika.
- **Lokaltherapie** (im Stadium III und IV; vgl. S. 287): Gegebenenfalls adjuvant antibiotische und/oder antimykotische Therapie (s. Tab. 67).

Tabelle 67 Lokaltherapie bei peripherer ischämischer Läsion

Lokalbefund	Therapiemaßnahmen
lokale Minderdurchblutung	– Beintieflagerung bei schlechter Kompensation (systolischer Knöchelarteriendruck < 60 mmHg) – Warmhaltung durch Wattepackung – durchblutungsfördernde Medikamente
bakterielle Infektion	– Wunddebridement inklusive Eröffnung von Retentionen – Teilabtragung nekrotischen Gewebes – Antiseptika (z. B. Braunovidon) – systemische antibiotische Therapie – in besonderen Fällen retrograde Antibiotika-Applikation über Fußrückenvenen bei suprasystolischer arterieller Einflusssperre
Ödem	– Horizontallagerung der Beine bei Verstärkung des Ödems in Beintieflagerung, evtl. Humanalbumin substituieren – Spontanrückbildung von infektiös bedingten Ödemen
Schmerzen	– bei zum Teil heftigsten Schmerzen Opioide (s. S. 194) – evtl. Periduralanästhesie – analgetische Therapie entsprechend den WHO-Empfehlungen (s. S. 192) – Transkutane elektrische Nervenstimulation (TENS, s. S. 192) – spinale Rückenmarkstimulation
feuchte Gangrän	– Reinigung von Ulzerationen mit feuchter Ringerlösung (physiologische Kochsalzlösung) – Wundreinigung: Physikalisch, enzymatisch (Varidase), osmotisch (z. B. Hydrokolloidverbände: Comfeel; Varihesive) – Granulationsförderung (z. B. Wachstumsfaktoren: PDGF; EGF; PFGF)

23.3 Periphere arterielle Verschlusskrankheit (pAVK)

- **Invasive Therapiemaßnahmen:**
  - *Perkutane transluminale Angioplastie (PTA):* Isolierte atherosklerotische Stenosen und Verschlüsse narbiger, entzündlicher, traumatischer, dysplastischer und aktinischer Stenosierungen.
  - *Stentimplantation:* Kurzstreckige Iliakastenose, exulzerierende Stenose, Rezidiv nach PTA, Dissektion bei PTA, unbefriedigendes Frühergebnis nach PTA.
  - *Katheter-Lyseverfahren:* Lokale/regionale Behandlung akuter, subakuter und chronischer arterieller Verschlüsse mit Urokinase, rtPA oder Streptokinase mit anschließender therapeutischer i. v.-Heparinisierung.
  - *Gefäßchirurgische Eingriffe* (z. B. Bypass, Interponat, Patch-Plastik, Thrombendarteriektomie): Erhaltung der Extremität im Stadium III und IV der AVK (S. 287), langstreckige Verschlüsse, langstreckige und multiple hochgradige Stenosierungen, Therapieversuch bei drohender Amputation.
  - *Grenzstrangblockade* (Sympathikolyse): Stadium II und IV der AVK (S. 287), Thrombangiitis obliterans, hochgradiger Vasospasmus.
  - *Amputation:* Stadium IV der AVK (S. 287), chronisch-kritische Ischämie, akuter Verschluss.
- **Konsequente Therapie der Begleiterkrankungen,** z. B. einer diabetischen Stoffwechsellage.

Verlauf und Prognose

- **Faktoren mit Einfluss auf die Progredienz der Erkrankung:**
  - *Art und Anzahl der Risikofaktoren* (v. a. Diabetes mellitus).
  - *Lokalisationstyp:* Die Progression von Unterschenkelarterienstenosen ist häufiger als die von Beckenarterienstenosen.
  - *Zustand des Ausstromtraktes:* Ein schlechter Ausstrom über die Unterschenkelarterie wird von einer Zunahme proximal gelegener Obliterationen begleitet.
- **Einfluss anderer Erkrankungen auf die Mortalität:**
  - Todesfälle sind in 50% der Fälle Folge eines Herzinfarktes, in 15% eines Schlaganfalles und in 10% einer abdominellen Gefäßerkrankung.
  - Nicht-diabetische pAVK-Patienten haben im Vergleich zum Normalkollektiv eine doppelt so hohe Mortalitätsrate.

Geriatrische Rehabilitation

- Die geriatrische Rehabilitation dient der Behandlung von Behinderungen infolge der pAVK im Sinne von Fähigkeitsstörungen (Disabilities) und Beeinträchtigungen (Handicaps) der ICIDH (international classification of impairments, disability and handicaps) der WHO.
  - *Fähigkeitsstörungen (Disabilities)* in der Fortbewegung:
    - Im Gehen (F40–45).
    - In der Haushaltsführung (F50–51).
    - In der Körperbewegung (F55–57).
    - In der körperlichen Beweglichkeit (F58–59).
    - In der Geschicklichkeit (F67–69).
  - *Beeinträchtigungen (Handicaps):*
    - Physische Unabhängigkeit (B2).
    - Mobilität (B3).
    - Beschäftigung (B4).
    - Soziale Integration (B5).
    - Ökonomische Eigenständigkeit (B6).

23.4 Entzündliche Gefäßerkrankungen

Grundlagen

- **Lokalisation, Pathogenese:** Entzündliche Gefäßerkrankungen befallen typischerweise die Gefäßwand unterschiedlicher Segmente des arteriellen Gefäßbaumes (Übersicht s. Abb. 25), verändern zum Teil aber auch die Blutgerinnung. Es bilden sich Obliterationen des Gefäßlumens aus, die zusätzlich noch durch funktionelle Dysregulationen im Sinne von Vasospasmen (z. B. sekundäres Raynaud-Syndrom) verstärkt werden. In der Folge kommt es zu häufig irreversiblen thrombotischen Gefäßverschlüssen.

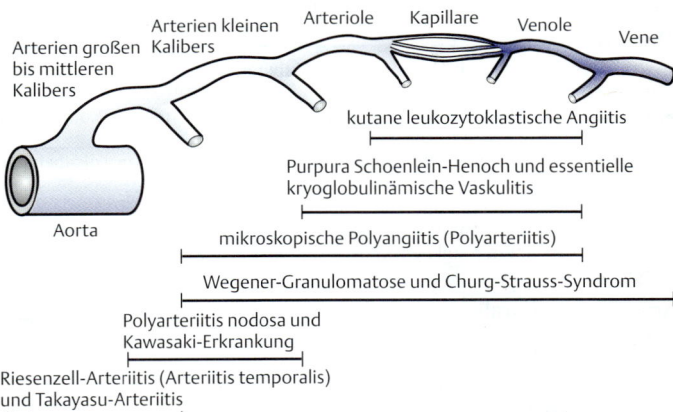

Abb. 25 Bevorzugter Befall von Blutgefäßen unterschiedlichen Kalibers durch systemische Vaskulitiden

- **Prävalenz und Inzidenz:** Zuverlässige Daten liegen nicht vor.
- **Ätiologie:**
  - *Allgemein:* Im Alter liegen in der Mehrzahl der Fälle vaskulitische Veränderungen der Gefäßwand zugrunde, die über die Bildung von Immunkomplexen und/oder Autoantikörpern sowie den T-Zellmechanismen angestoßen und unterhalten werden.
  - *Primäre Vaskulitiden* (Lokalisation und Erkrankung):
    - Befall überwiegend großer Gefäße: Takayasu-Syndrom (überwiegend stenosierend), Arteriitis cranialis/temporalis, Polymyalgia rheumatica (PMR), Thrombangiitis obliterans (Buerger-Syndrom) sowie Panarteriitis nodosa und Hypersensitivitätsvaskulitis.
    - Befall überwiegend kleiner Gefäße: Panarteriitis nodosa, granulomatöse Vaskulitiden (z. B. Wegener-Granulomatose) und Hypersensitivitätsvaskulitiden (z. B. Schoenlein-Henoch-Purpura, Urtikaria-Vaskulitis, Kryoglobulinämie).
  - *Sekundäre Vaskulitiden:* z. B. Progressive Systemsklerose (PSS), rheumatoide Arthritis (RA), eosinophile Fasziitis, CREST-Syndrom.

23.4 Entzündliche Gefäßerkrankungen

Klinik
- Die Grunderkrankung bestimmt das klinische Bild.
- Bisweilen treten die durch die arterielle Verschlusskrankheit bedingten Beschwerden und Befunde in den Vordergrund des klinischen Bildes → s. S. 287.

Diagnostik
- Angiologische Untersuchung (S. 283).
- In allen Fällen wird die angiologische Untersuchung durch eine detaillierte immunologisch-rheumatologische Diagnostik ergänzt: S. 285.

Therapie
- **Primäres Therapieziel:** Hemmung von Aktivität und Progression der Grunderkrankung.
- **Angiologische Therapie** (sie beschränkt sich auf die funktionelle Komponente von Durchblutungsstörungen):
  - Bei schweren trophischen Störungen/Ulzerationen/Gangrän Lokalbehandlung.
  - Gelegentlich Lysetherapie thrombotischer Verschlüsse (S. 321).
  - In Einzelfällen Grenzstrangblockade oder Sympathektomie erfolgreich.
- Von den genannten Krankheitsbildern sind hier 2 geriatrisch bedeutsame beispielhaft besprochen.

Arteriitis temporalis/Riesenzellarteriitis
- **Pathologie:** Riesenzellarteriitis, von der neben der A. temporalis auch die A. ophthalmica, A. facialis, A. occipitalis, A. lingualis u. a. betroffen sein können. Histologisch besteht kein Unterschied zum Takayasu-Syndrom.
- **Epidemiologie:** Mittleres Erkrankungsalter: 70 Jahre, Frauen sind dreimal häufiger betroffen als Männer. Inzidenz häufiger als Takayasu-Syndrom, bei den über 50-Jährigen 17/100 000 Einwohner/Jahr.
- **Ätiologie:** Unbekannt, vermutlich aktivierte T-Zellen.
- **Klinik:** Allgemeinsymptome, höheres Lebensalter in Verbindung mit neu aufgetretenen Kopfschmerzen, lokalem Schläfenbefund und eventuell Sehstörungen gestatten die Verdachtsdiagnose.
  - *Allgemeinsymptome:* Neu aufgetretene Kopfschmerzen, Fieber, Gewichtsverlust, allgemeines Krankheitsgefühl, depressive Verstimmung.
  - *Gefäßsymptomatik:* Druckschmerz und Verhärtung im Schläfenbereich, Augenbeteiligung (Befall der A. ophthalmica) mit Sehverlust, Amaurosis fugax, Doppelbildern.
  - *Claudicatio:* Kaumuskulatur (Befall der A. maxillaris), Extremitäten.
  - *Zusatzsymptome:* Dysphagie, Schlaganfall, Beteiligung der Herzkranzgefäße.
- **Diagnose, Diagnosekriterien:** Wenn mindestens drei der folgenden Kriterien erfüllt sind, ist eine Arteriitis temporalis wahrscheinlich.
  - Manifestationsalter > 50 Jahre.
  - Neu aufgetretener Kopfschmerz oder Sehstörungen.
  - Druckschmerzhafte und/oder geschwollene Temporalarterie.
  - BSG-Erhöhung > 50 mm in der 1. Stunde.
  - Positive Arterienbiopsie (wegen segmentären Befalls sind mehrere Biopsien erforderlich!).

23.4 Entzündliche Gefäßerkrankungen

- *Cave:* Vor Biopsie Ausschluss eines extra-intrazerebralen Umgehungskreislaufes unter Einbeziehung der A. temporalis.
- **Therapie:** Glukokortikoide (Prednison initial 50mg/d, meist rasche Reduktion unter Kontrolle der BSG möglich). Indikation bereits im Verdachtsfall zur Vermeidung einer gravierenden Sehstörung.

Thrombangiitis obliterans (Morbus Winiwarter-Buerger)

- **Pathologie:** Schubweiser Verlauf mit multilokulärem und segmentalem Befall größerer und mittelgroßer Arterien und Venen, konsekutive sekundäre Thrombosierung des Gefäßlumens. Primär Bevorzugung von Extremtitätenvenen.
- **Epidemiologie:** Prävalenz ca. 2–3 %; Inzidenz ca. 5/100 000 Einwohner/Jahr. Der Anteil an allen zur arteriellen Verschlusskrankheit führenden Erkrankungen beträgt ca. 5 %. Das männliche Geschlecht überwiegt im Verhältnis 9 : 1 mit abnehmender Tendenz in den letzten Jahren.
- **Ätiologie:** Tabak(rauch)-Exposition, Antielastinantikörper, genetische Einflüsse.
- **Klinik:** Erstmanifestation vor dem 40. Lebensjahr mit akralen und/oder peripheren Durchblutungsstörungen im Sinne einer pAVK mit/ohne funktioneller Komponente (z. B. sekundäres Raynaud-Syndrom), Kältegefühl, Parästhesien, Schmerzen im Bereich der Füße und Hände mit Claudicatio-Charakter (z. B. Fußsohlen-Claudicatio). Symptome und Zeichen oberflächlicher Phlebitiden.
- **Diagnostik:**
  - Klinik, Raucheranamnese, Farbdopplersonographie, Kapillaroskopie.
  - Angiographie (charakteristische Befunde): Multiple segmentale oder fokale Läsionen, periphere Arterien mit glattwandigen Konturen der nicht erkrankten Gefäßabschnitte; Kontrastmittelsäule bricht ab oder verdämmert; auffällige Kollateralgefäße (z. B. weinranken-/baumwurzelartig); Kräuselung der Gefäße; Vasospasmus; frühe Venenfüllung.
- **Therapie** (Ziele: Rückbildung der Ruheschmerzen, Abheilung von Nekrosen, Begrenzung/Vermeidung von Amputationen):
  - Nikotinabstinenz und Vermeidung von Exposition von Zigerettenrauch.
  - Medikamentöser Behandlungsversuch mit Prostaglandin E1 (z. B. Prostavasin) 20–40 µg über 2–3 h i. v. oder Prostazyklin-Analogon Iloprost (z. B. Ilomedin) 0,5–2,0 ng/kgKG/min über 6 h i. v.
  - Thrombozytenaggregationshemmer (s. S. 322).
  - Lokalbehandlung (siehe Dekubitus S. 485).
  - Sympathektomie (wenn Sympathikusblockade Symptome deutlich bessert).
  - PTA/gefäßchirurgischer Eingriff (selten).
  - Amputation (bei ausgedehnten Nekrosen).
- **Verlauf:** Sporadisch, selten kontinuierlich.

23.5 Aneurysma

Grundlagen

- **Definition:** Ein Aneurysma ist die Aufweitung eines Gefäßabschnittes. Aneurysmen finden sich in allen Abschnitten eines atherosklerotisch veränderten Gefäßsystems, besonders häufig im Bereich der infrarenalen Bauchaorta (> 80 %), der Beckenarterien und der A. poplitea. Bakteriell-infektiöse Prozesse können zu mykotischen Aneurysmen führen. (Früher häufig luetische Aneurysmen.)
- **Einteilung:**
  - *Aneurysma verum:* Einbeziehung aller Wandschichten des Gefäßabschnittes in die Aufweitung.
  - *Aneurysma spurium:* Endothelialisiertes Hämatom. Es kommt meist in den Extremitätenarterien als Folge von Stichverletzungen, in der A. carotis als Folge von Schleudertraumen der Halswirbelsäule und im Isthmusbereich der Aorta als Folge eines horizontalen Dezelerationstraumas (z. B. Auffahrunfall) vor.
  - *Aneurysma dissecans:* Gefäßaufweitung durch Blut, das sich in die Media eingewühlt hat. Das Pseudogefäßlumen steht über einen proximalen und einen distalen Intimaeinriss mit dem wahren Lumen in Verbindung.
- **Epidemiologie:** Zu Inzidenz und Prävalenz exstieren keine zuverlässigen Angaben. Die Inzidenz des Bauchaortenaneurysmas soll allerdings in den letzten 3 Jahrzehnten um das Zehn- bis Zwanzigfache gestiegen sein.
- **Komplikationen:** Thrombenbildungen im Aneurysma, Embolie (arterio-arteriell), Kompressionseffekte auf die Strukturen der Umgebung, Ruptur.
- *Allgemeiner Hinweis:* Alle Patienten mit Aneurysmen bedürfen einer angiologischen Langzeitüberwachung. Die Intervalle richten sich nach dem Ausmaß der Progredienz und betragen ca. 3, 6 oder 12 Monate.

Bauchaortenaneurysma

- **Epidemiologie:** Erstdiagnose häufig im Alter zwischen 60 und 66 Jahren.
- **Größenzunahme:** Bei ca. 80 % der Aneurysmen beträgt die mittlere Größenzunahme des Querdurchmessers 0,2–0,3 cm/Jahr. Sie ist allerdings abhängig von der Ausgangsgröße bei Erstdiagnose. Die Wachstumsrate ist bei Hypertonie zusätzlich beschleunigt. Ausgangsgröße und durchschnittliche jährliche Größenzunahme (häufig nicht kontinuierlich, sondern in Schüben):
  - Ausgangsgrößen 3–3,9 cm → durchschnittliche Zunahme 0,26 cm/Jahr.
  - Ausgangsgröße von 5,0–5,9 cm → durchschnittliche Zunahme 0,43 cm/Jahr.
  - Ausgangsgröße > 5,9 cm → durchschnittliche Zunahme 0,75 cm/Jahr.
- **Rupturgefährdung:** Die Wahrscheinlichkeit einer Ruptur nimmt mit der Größe des Aneurysmas zu. Im 5–10-Jahres-Intervall beträgt die mittlere Rupturrate ca. 6–8 %.
- **Klinik:**
  - *Nicht rupturiertes Aneurysma:* Rückenschmerzen, Bauchschmerzen, Obstipation, Diarrhö und Übelkeit.
  - *Rupturiertes Aneurysma:* Starke linkslumbale/paravertrebrale Schmerzen, Schock.
- **Komplikationen:** Die freie Ruptur verläuft ohne Notfall-Operation fast immer tödlich. Eine Chance zur Intervention besteht bei einer in mehreren Phasen verlaufenden Ruptur (Operationsmortalität zwischen 25–69 %). Gedeckte Rupturen oder Diapedese-Blutungen sind häufiger. Bei elektivem Eingriff sinkt die Operationsmortalität auf unter 5 % ab.

23.5 Aneurysma

- **Diagnostik:** Duplexsonographie, Kontrast-CT, Aortographie, Kernspintomographie.
- **Therapieverfahren:**
  - *Operation:* Klärung der Indikation ab einer maximalen Größe von ca. 5 cm Durchmesser bei konzentrischen Aneurysmen, bei exzentrischen Aneurysmen bereits ab einem Durchmesser von ca. 3–4 cm.
  - *Stentimplantation* in Abhängigkeit von Ausdehnung und Größe.
  - ◉ *Cave:* Begleitende, klinisch relevante koronare Herzerkrankung. Deshalb häufig Indikation zur Koronarangiographie/Koronarchirurgie vor elektivem Eingriff.
  - *Konservative Therapie:* Häufig bei asymptomatischen Aneurysmen mit geringer Wachstumsrate, medikamentöse Kontrolle der Hypertonie. Bei inflammatorischen Aneurysmen Abklärung der Indikation zur Kortikoid-Therapie.

Aneurysma der A. iliaca

- **Epidemiologie:** Inzidenz 8–15% der nichtaortalen peripheren Aneurysmen; Prävalenz 0,65% bei Autopsien.
- **Klinik:** Unterbauchschmerzen. Deutliche Zunahme der Schmerzintensität bei Ruptur (Rupturfrequenz ca. 30%).
- **Komplikationen:** Arterielle Embolien in die Peripherie, Ruptur.
- **Diagnostik:** siehe Bauchaortenaneurysma.
- **Therapie:** Stentimplantation bei rascher Größenzunahme (Querdurchmesser > 3 cm) oder Emboliequelle.

Aneurysma der A. poplitea

- **Definition:** Aufweitung der A. poplitea auf einen Durchmesser > 1,2 cm.
- **Inzidenz:** 30–60% der peripheren Aneurysmen.
- **Klinik:** Schwellung mit Druckgefühl in der Kniekehle, Schmerzen nur bei 30%.
- **Komplikationen:** Ruptur in 2–7% der Fälle, damit seltener als bei proximalen Aneurysmen.
- **Diagnostik:** Duplexsonographie, seltener Angiographie/MRT.
- **Therapie:**
  - *Operation:* Klärung der Indikation ab einer Größe von 2–3 cm Durchmesser, auch im asymptomatischen Stadium.
  - *Autologes Veneninterponat oder autologer V. saphena magna-Bypass*: Gutes Langzeitergebnis bei entsprechendem peripheren Blutabstrom.
  - *Stentimplantation:* Nur in Einzelfällen.
  - ◉ *Hinweis:* Bei akutem thrombotischem Aneurysmaverschluss mit akutem Ischämiesyndrom Indikation zur Notfalloperation.

Aneurysma spurium der A. femoralis

- **Ätiologie:** Meist Folge eines arteriellen Punktionsversuches in der Leistenregion.
- **Inzidenz:** 0,07–6,25%.
- **Klinik:** Missempfindungen/Schmerzen (Druck).
- **Komplikationen:** Ruptur, Thrombosierung (erwünscht).
- **Diagnostik, Therapie:**
  - Duplexsonographie mit therapeutischer Intervention durch Transducer-Druck.
  - Chirurgische Revision.

23.5 Aneurysma

Anastomosenaneurysma

- **Epidemiologie:** Mittlere Häufigkeit ca. 3,2 % (postoperative Untersuchungen nach gefäßchirurgischen Eingriffen). Zunehmende Häufigkeit von zentral nach peripher (0,2 % aorto-aortal, 4 % aortofemoral).
- **Diagnostik:** Duplexsonographie (vgl. Bauchaortenaneurysma).
- **Ätiologie:** Früh-/Spätkomplikation eines gefäßchirurgischen Eingriffes (Anastomosentechnik/Nahtmaterial), seltener Infektion oder Einfluss vaskulärer Risikofaktoren.
- **Therapie:** Operationsindikation abklären bei einem Querdurchmesser von 50 % über dem Arteriendurchmesser.

23.6 Akuter Extremitätenarterienverschluss

Grundlagen

- **Ursachen und Häufigkeitsverteilung:** Siehe Tab. 68.
- **Ischämietoleranz:** Muskulatur 4–6 h, Haut < 10 h, periphere Nerven < 12 h, Bindegewebe > 12 h.
- **Lokalisation arterieller Embolien:** A. femoralis communis (46%), A. iliaca (15%), A. poplitea (13%), Aortenbifurkation (8%), A. axillaris (8%), A. brachialis (6%), A. tibialis (3%), A. radialis/ulnaris (1%).

Tabelle 68 Ursachen akuter Extremitätenarterienverschlüsse

Ätiologie	Häufigkeit (%)
Embolie	70–80
kardiale Emboliequelle: – Rhythmusstörungen (Vorhofflimmern) – Mitralvitium mit Dilatation des linken Vorhofs – Herzwandaneurysma – bakterielle Endokarditis – Herztumoren (linksventrikulär, linksatrial)	80–90
arterio-arterielle Embolie: – flottierende Thromben im Aortenbogen – Aneurysma der Aorta und der Becken- und Beinarterien – im Rahmen arterieller Kompressionssyndrome	10
venoarterielle (paradoxe) Embolie	1–2
(sehr) seltene Embolieformen: – Luftembolie – Tumorembolie – Fettembolie – Fremdkörperembolie	< 1
Thrombose bzw. lokaler Verschluss	20–30
– obliterierende Arteriosklerose – dilatierende Arteriosklerose – Aneurysma verum oder dissecans – arterielle Engpasssyndrome – andere, z. B. Trauma, myeloproliferative Syndrome, Vasospasmus (z. B. Ergotismus), Vaskulitis, thermische Schäden, paraneoplastisch, iatrogen	

Arterielle Thromboembolie

- **Epidemiologie, Emboliequelle:** Siehe Tab. 68.
- **Klinik:** Schmerz, Missempfindungen, Blässe, Kältegefühl, Pulsverlust, Lähmung, Schock (selten).
- **Diagnostik:** Klinisches Bild, angiologischer Status, Duplexsonographie, Angiographie. Bei komplettem akut aufgetretenem Ischämiesyndrom unverzügliche Angiographie oder sofortige Operation.
- **Differenzialdiagnose:** Arterielle Embolie vs. Thrombose: Tab. 69.

23.6 Akuter Extremitätenarterienverschluss

Tabelle 69 Differenzialdiagnose des embolischen vs. thrombotischen Verschlusses

klinische Charakteristika	Embolie	Thrombose
Symptombeginn	plötzlich	verzögert
vorbestehende Symptome	selten	häufig
Dauer der vorbestehenden Symptome	kurz	lang
kontralaterale Extremität	häufig Normalbefund	häufig pathologischer Befund
kardiale Erkrankung	häufig	ca. 50 %
Ergebnisse der Thromboembolektomie	gut	schlecht
Amputationsrisiko	gering	höher
Fehlen einer pAVK	eher wahrscheinlich	eher unwahrscheinlich

- **Therapie** (Optionen):
  - Thromboembolektomie, Aspirationsembolektomie.
  - Systemische Thrombolyse.
  - Konservative Therapie inkl. Antikoagulation.
  - Amputation (Amputationsrate bei Ischämiedauer von weniger als 4 h ca. 3 %, zwischen 3 und 6 h 10 %, zwischen 6 und 12 h 25 % und bei kompletter Ischämie von mehr als 12–24 h 50–60 %).
  - Nachbehandlung und Verlaufskontrolle zur Lokalisation und Ausschaltung der Emboliequelle erforderlich, eventuell Langzeitantikoagulation bei nicht auffindbarer/nicht zu beseitigender Emboliequelle (in ca. 75 %).

Arterielle Thrombose

- **Epidemiologie, Emboliequelle:** Siehe S. 297.
- **Lokalisation:** Meist an stenosierten oder in aneurysmatisch erweiterten Gefäßsegmenten.
- **Ätiologie, Pathogenese:** Komplikation eines hauptsächlich arteriosklerotischen Gefäßprozesses (90 %) akut oder subakut auftretend, seltener durch Arteriitis, Aneurysma, Dissektion, Trauma oder Röntgenbestrahlung. Im Vergleich zum Venenthrombus (S. 309) kein grundsätzlicher morphologischer Unterschied. Die Thrombusorganisation erfolgt rasch bei entzündlich veränderter Arterienwand, stark verzögert/aufgehoben bei arteriosklerotischen Läsionen. Hyalinisierte Fibrinmassen verhindern den bindegewebigen Umbau des Thrombus und damit eine Verankerung des Thrombus an der Arterienwand. Gerinnungsstörungen bei idiopathischer Thrombozytose/Polyzythaemia vera. Im Gegensatz zur Venenthrombose erfolgt nur selten eine Rekanalisierung des Thrombus und eine nur geringe Revaskularisation!
  - **Sonderformen:**
    - Iatrogen (irrtümliche intraarterielle Injektion, Ergotismus).
    - Kompartmentsyndrom (z. B. Tibialis-anterior-Loge): Bei AVK oder als Folge lokaler Traumen (lokales Ödem mit erhöhtem Gewebsdruck im Muskelkompartiment führen zu Mikrozirkulationsstörungen mit Ischämie-Reaktionen und sekundärer arterieller/venöser Thrombose).
    - Zystische Adventitiadegeneration (selten; kompletter Arterienverschluss, evtl. mit nachfolgender Thrombose).

23.6 Akuter Extremitätenarterienverschluss

- Neurovaskuläres Schultergürtelsyndrom.
- Gerinnungsaktivierung bei zytostatischer Therapie.

Therapie:
- *Allgemeine Maßnahmen/Hinweise:*
  - Hochlagerung der Beine vermeiden, keine externe Wärmeapplikation (erhöht Sauerstoffbedarf!), jedoch Wattepackung (Eigenwärme).
  - Keine Vasodilatanzien oder intramuskuläre Injektionen (sonst Kontraindikation für später geplante Thrombolyse).
  - Akute stationäre Einweisung zur genauen Diagnostik und unverzüglicher Entscheidung über rekanalisierende Therapieverfahren (s.o.) bzw. systemische Thrombolyse oder konservative Therapie.
- *Spezielle Maßnahmen:* Siehe pAVK S. 289, Embolie S. 298. Erfolgreiche mechanische/lytische Rekanalisationsversuche sind selbst nach mehreren Monaten aussichtsreich, in Einzelfällen bis zu einem Jahr oder länger.
- *Weitere Behandlung:*
  - Prophylaxe des Reverschlusses, z.B. Antikoagulation mit Marcumar besonders bei multiplen Gefäßläsionen und schlechtem Blutabstrom in die Peripherie.
  - Antihypertensive Therapie, Thrombozytenaggregationshemmer, Bewegungstherapie, Beseitigung/Beeinflussung der Emboliequelle, konsequente Behandlung der Risikofaktoren.

Prognose: Abhängig von der Dauer der Ischämie, Erfolg der rekanalisierten/revaskularisierenden Maßnahmen oder einer konservativen Behandlung, der Entwicklung eines Kompartmentsyndroms mit einer eventuell einsetzenden Rhabdomyolyse oder einer Amputation.
- Der unbehandelte akute hohe Extremitätenarterienverschluss führt in der Regel zum Tode, bei peripherer Lokalisation zur Sepsis oder zur Spontanamputation.
- Erfolgsrate der invasiven Verfahren ca. 80%.
- Amputationsraten 40–70% mit einer Mortalität von 20–63%.
- Eine Rezidivrisikosenkung durch Thrombozytenaggregationshemmer/Antikoagulation nachgewiesen.

24.1 Venenerkrankungen – Allgemeines

Grundlagen

- Venenerkrankungen treten im Alter häufiger auf als in früheren Lebensjahren sie stellen aber keine Alterskrankheit dar.
- Die hohe Prävalenz im Alter ist Folge eines sich über viele Jahrzehnte hin erstreckenden Verlaufes. Auch die Venenthrombose hat im Alter eine hohe Prävalenz, für die die Multimorbidität im Alter die wichtigste Einflussgröße ist (S. 309).

Vielfältiges klinisches Bild

- Varikose: S. 304.
- Chronisch venöse Insuffizienz (CVI): S. 306.
- Phlebitis: S. 308.
- Venenthrombose: S. 309.
- Lokale/systemische Blutgerinnungsstörungen (Thrombophilie): S. 314.
  - ◘ *Hinweis:* Tiefe Venenthrombosen verlaufen nicht selten ohne auffällige Beschwerden/Symptome. Deshalb immer auf Seitendifferenzen achten und bereits bei Verdacht eine weiterführende Diagnostik einleiten.

Klassifikation – Integrierte Einteilung nach dem CEAP-System

- **C (clinic):**
  - C 0: Keine sichtbaren oder palpablen Zeichen einer Venenkrankheit.
  - C 1: Mikrovarikose.
  - C 2: Varizen.
  - C 3: Ödem.
  - C 4: Stauungsdermatose = Hyperpigmentation, Induration, Superekzematisierung u. a.
  - C 5: Zusätzlich abgeheiltes Ulkus/Ulzera.
  - C 6: Mit aktivem Ulkus.
- **E (etiology):**
  - E_P: Primär.
  - E_S: Sekundär.
  - E_K: Kongenital.
- **A (anatomy):**
  - A_S: Defekt im superfizialen Venensystem.
  - A_D: Defekt im tiefen Venensystem.
  - A_P: Defekt in den Perforansvenen.
- **P (pathophysiology):**
  - P_R: Reflux.
  - P_O: Obliteration.
  - P_R: Reflux und Obliteration.

Apparative diagnostische Möglichkeiten

- **Nichtinvasive Diagnostik:**
  - *Lichtreflexionsrheographie* (Screening) mit guter Reproduzierbarkeit zu Abschätzung des venösen Abstromes aus der untersuchten Extremität Nur im Zusammenhang mit anderen klinischen Untersuchungen aus sagekräftig.
  - *Venenverschlussplethysmographie* mit Bestimmung der maximalen Venen kapazität und des maximalen venösen Ausstroms, fakultativ auch der arte riellen Ruhedurchblutung und reaktiven Hyperämie.

24.1 Venenerkrankungen – Allgemeines

- *Dopplersonographie (CW-Doppler):* Beurteilung der spontanen, atemabhängigen venösen Strömungssignale (S-sounds = spontaneous sounds) mit anschließender distaler und proximaler manueller oder besser apparativer Kompression (A-sounds = augmented sounds) und Dekompression zur Beurteilung der Strömungsbeschleunigung (distale Kompression) und/oder von Klappeninsuffizienzen (proximale Kompression); orientierend: Valsalva-Manöver.
- *Duplexsonographie:* Zusätzliche Beurteilung der Kompressibilität der Venenwand und ihrer Aufweitbarkeit im Valsalva-Manöver (z. B. Leistenbeuge), Beurteilung des Doppler-Frequenz-Zeit-Spektrums (Strömungsgeschwindigkeit und -profil); farbkodierte Signale zur Beurteilung schwer zugänglicher Venensysteme (z. B. Beckenetage, Unterschenkel) und Darstellung von Refluxphänomenen an Venenklappen.

▶ **Invasive Diagnostik:**
- *Phlebodynamometrie* mit Bestimmung von Druckabfall, Wiederauffüllzeit/Druckausgleichszeit nach standardisierter Belastung (z. B. 10 Zehenstände). Druckabfall < 50 mmHg als Hinweis auf eine venöse Rückflußstörung infolge Refluxphänomenen durch Klappeninsuffizienzen, Venenthrombose und/oder Insuffizienz der Muskelpumpe. Bedeutung für die operative Ausschaltung insuffizienter Venen/Venenabschnitte, zur Kontrolle nach Operation und zur Begutachtung.
- *Phlebographie:* Vergleichsstandard der Venendiagnostik.

👁 *Hinweis:* Bei Ärzten und Patienten besteht erstaunlicherweise gerade bei der chronisch-venösen Insuffizienz eine unbegründete diagnostische und therapeutische Zurückhaltung, obwohl chronische Venenerkrankungen häufig zu Behinderungen führen, etwa im Sinne von Fähigkeitsstörungen im Gehen und der körperlichen Beweglichkeit, wie auch zu Beeinträchtigungen der physischen Unabhängigkeit, der Mobilität und der sozialen Integration.

Therapiegrundlagen

▶ **Allgemeines Ziel:** Reduktion des erweiterten Venenquerschnitts und der damit verbundenen Beschleunigung des venösen Rückstroms.
▶ **Säulen der Therapie von Venenerkrankungen:**
- Physikalische Maßnahmen: Mechanisch Reduktion des Venenquerschnitts (Kompressionstherapie).
- Bewegungstherapie: Förderung der Gelenk-, Waden-, Muskelpumpe.
- Medikamentöse Therapie: Stimulation der adrenergen Rezeptoren in der Venenwand.

Kompressionstherapie (als allgemeines Therapieprinzip)

▶ **Effekte:** Abnahme des venösen Gesamtquerschnitts, Beschleunigung der Strömungsgeschwindigkeit durch Druckapplikation von mindestens 40 mmHg am Unterschenkel und 60 mmHg am Oberschenkel.
  → bei gering- bis mäßiggradiger Klappeninsuffizienz Wiedererlangung von Suffizienz.
    → Reduktion des erhöhten Venendrucks beim Gehen (Widerlager des Kompressionsverbandes für die sich kontrahierende Wadenmuskulatur).
    → Verminderung des venösen Ödems.

24.1 Venenerkrankungen – Allgemeines

- **Arten der Kompression:** Verband, Strumpf, apparative Kompression.
  - *Cave:* Vor Anlegung eines Kompressionsverbands arterielle Durchblutung prüfen (distaler Perfusionsdruck an den Füßen ≥ 70 mmHg oder Veränderung der Symptomatik/Claudicatio intermittens unter probatorisch angelegtem Verband prüfen).
- **Kompressionsverband:**
  - *Allgemeine Indikationen:*
    - Akute tiefe Venenthrombose.
      Akute oberflächliche Thrombophlebitis.
    - Chronische venöse Insuffizienz im Stadium II/III mit gering bis mäßig ausgebildetem Ödem und/oder Ulcus cruris.
    - Lymphödem (begleitend zur manuellen Lymphdrainage).
    - Hydrostatische Ödeme (z. B. Rollstuhlfahrer).
  - *Kontraindikation:* Starke oder massive Ödeme → Verband ineffektiv, unerwünschte Einschnürungen wahrscheinlich.
  - *Verbandart:*
    - *Wechselverband:* Wird zur Nacht abgelegt.
    - *Dauerverband:* Erzielt über einige Tage konstanten Kompressionsdruck (Klebe-, Haft- und Zinkleimverbände).
  - *Material:*
    - *Unelastische Binden:* Geringe Dehnbarkeit, kurze Zuglänge → großer Arbeitsdruck und kleiner Ruhedruck.
    - *Langzugbinden:* Große Dehnbarkeit, hohe Zuglänge → kleiner Arbeitsdruck und großer Ruhedruck.
  - *Bindenbreite:* Nach Extremitätenumfang auswählen (Unterschenkel 8–10 cm, Oberschenkel 10–12 cm).
  - *Verbandtechnik:*
    - Fuß dorsalflektieren, Faltenbildung vermeiden.
    - Beginn über der Ferse, distale Abschlusslinie auf Höhe der Zehengrundgelenke, anatomische Prominenzen eventuell mit Watte polstern, anatomische Vertiefungen durch Pelotten ausfüllen, zirkuläre Bindenführung im Waden- und Oberschenkelbereich.
    - Am proximalen Unterschenkel Abschluss durch 8er-Tour, am proximalen Oberschenkel zirkulär.
    - Bei mobilisierten Patienten beide Bindenarten übereinander wickeln beginnend mit unelastischen Binden. Bei entsprechend großen Patienten werden somit pro Bein bis zu 8 Binden appliziert (4 unelastische, 4 Langzugbinden).
- **Kompressionsstrumpf:**
  - *Indikationen:* Wenn Indikation für Kompressionsverband für längere Zeit gegeben ist (s. o.), postthrombotisches Syndrom. Nicht bei akuter Erkrankung.
  - *Anfertigung* nach Maß (!) ist zu rezeptieren, unter Umständen mit proximaler Fixation (Klebestift, Strapse) oder Kompressionsstrumpfhose.
  - *Kompressionsklassen:* II (Druck in Knöchelhöhe von 25–32 mmHg) oder II (Druck 37–47 mmHg), bei Lymphödem bis IV (> 60 mmHg). Die Kompressionsklasse I (Druck 18–21 mmHg) ist in der Regel nicht ausreichend.
  - *Längentypen:* Unterschenkelstrumpf, Halbschenkelstrumpf, Oberschenkelstrumpf, Kompressionsstrumpfhose sowie diverse Modifikationen.

24.1 Venenerkrankungen – Allgemeines

- **Apparative Kompression:**
  - *Prinzip:* Erzeugung von vorwählbaren, intermittierenden Druckapplikationen in einer extern angelegten Manschettenkammer. Dauer der Druckphase: ca. 90 sek, Druckpause ca. 30 sek. Allmähliche Steigerung der Druckspitzen bis zu 100 mmHg Manschettendruck.
  - *Indikationen:* Chronische Erkrankung, z. B. postthrombotisches Syndrom, chronisches Lymphödem.

Physio- und Bewegungstherapie

- **Maßnahmen:** Aktive und passive Bewegungsübungen im Sprunggelenk, Dehnungsübungen der Wadenmuskulatur, kalte Bein- und Fußgüsse, evtl. Lymphdrainage, Schwimmen (Wassertemperatur < 28°C), Sport (Wandern, Tanzen, Golf, Radfahren; *cave* Sportarten mit erhöhtem Verletzungsrisiko meiden, Joggen nur mit entsprechendem Schuhwerk und/oder auf weichem Boden).
- *Cave:* Verstärkung des venösen Reflux durch Erschütterungen des Klappenapparates bei sportlicher Betätigung auf hartem Boden.

Pharmakotherapie

- Die Wirkung von Dihydroergotamin, Flavonoiden und Aescinen ist weiterhin umstritten, in Einzelfällen aber erfolgreich (auch adjuvant zur Kompressionstherapie).
- *Cave:* Diuretika meiden, ggf. bei ausgewählten Patienten nur für wenige Tage anwenden. *Grund:* Unter Langzeittherapie kommt es wahrscheinlich zu einer Verstärkung des Ödems bei ausgeprägtem postthrombotischen Syndrom und Lymphödem.

24.2 Varikose

Grundlagen – primäre Varikose

- **Definition:** Spontan sich ausbildende Schlängelungen, Erweiterungen und Aussackungen in den oberflächlichen epifaszialen Beinvenen, vor allem der V. saphena magna und parva (Stammvarikose) mit ihren Nebenästen (Seitenastvarikose), sub- und intrakutanen Venen (retikuläre Varikose, Mikrovarikose [Besenreiservarikose]) und Verbindungsvenen zwischen oberflächlichem und tiefem Venensystem (Perforans-Varikose).
- **Prävalenz:** Ca. 20 % mit Bevorzugung des weiblichen Geschlechtes im Verhältnis von 2:1 mit Einfluß von Schwangerschaft, statischer Belastung und Alter auf die Manifestation.
- **Pathophysiologie:** Ungeklärt, ob primäre Insuffizienz der Venenklappen mit sekundärer Venenwandschädigung oder primäre Wandschädigung mit sekundärer Venenklappeninsuffizienz. Im Laufe der Zeit entwickelt sich ein Rezirkulationskreis, in dem das Blut infolge insuffizienter Venenklappen retrograd, z. B. fußwärts, strömt und über Perforansvenen oder Seitenäste wieder in das tiefe Venensystem gelangt. Dieser Effekt bewirkt eine erhöhte Strömungsgeschwindigkeit, welche adäquaten Reiz für eine Weiten- und Längenzunahme der Venensegmente darstellt. Es kann sogar das Phänomen des Pendelflusses auftreten. Wichtig für die Bestimmung des Ausmaßes der Veränderungen sind der proximale (am Bein z. B. die erste insuffiziente Venenklappe unterhalb des Leistenbandes) und der distale (letzte insuffiziente Venenklappe) Insuffizienzpunkt. Von den Insuffizienzpunkten ausgehende Seitenäste bilden unter Einbezug von retrograd durchströmten Perforansvenen und dem tiefen Leitvenensystem dann einen Rezirkulationskreis.
- **Primäre Stammvarikose der V. saphena magna/parva:**
  - *Bedeutung der Kennzeichnung „komplett":*
    - Bei Befall der V. saphena magna: Der proximale Insuffizienzpunkt liegt in der femoralen Crosse.
    - Bei Befall der V. saphena parva: Der proximale Insuffizienzpunkt liegt in der poplitealen Crosse.
  - Bedeutung der Kennzeichnung „inkomplett": Der Insuffizienzpunkt liegt immer distal (= fußwärts) der entsprechenden Crosse.
  - *Stadieneinteilung* (Bezug ist der distale Insuffizienzpunkt der V. saphena parva): I = V.-saphena-parva-Mündungsklappe; II = Mittlerer Unterschenkel; III = Außenknöchelregion.
  - *Typen:*
    - *Seitenastvarikose:* Der Begriff bezieht sich hauptsächlich auf die Seitenäste der V. saphena magna. Bedeutend sind hierbei: V. saphena accessoria lateralis und medialis sowie die vordere (V. arcuata cruris anterior) und hintere (V. arcuata cruris posterior) Bogenvene.
    - *Perforansvenenvarikose:*
      → Venengruppen: Mediale Perforansvenen (Cockett-Gruppe I–III), Sherman-Gruppe (beim stehenden Patienten 24 cm über dem Boden), Boyd-Gruppe (ca. 4 Querfinger medial des vorderen Schienbeinhöckers unterhalb des Kniegelenkspaltes), Kniekehlen-Gruppe (unterer Patellarrand), Hunter-Gruppe (Höhe des oberen Patellarrandes) und Dodd-Gruppe (letztes und mittleres Drittel des medialen Oberschenkels). Die Cockett- und Sherman-Gruppe verbinden die hintere Bogenvene mit den Vv. tibiales posteriores, die übrigen die V. saphena magna mit der V. poplitea und V. femoralis.

→ Eine Perforansinsuffizienz tritt isoliert auf, in Verbindung mit einer kompletten/inkompletten Stammvarikose der V. saphena magna oder parva und im Rahmen des postthrombotischen Syndroms.
- **Retikuläre Varikose und Besenreiservarikose (Mikrovarikose):** Intrakutane Lokalisation, in der Regel symptomarm/symptomlos, jedoch mit kosmetischer Bedeutung.

Grundlagen – sekundäre Varikose

- **Ursachen:** Abflusshindernis des tiefen Leitvenensystems, selten Angiodysplasie oder arteriovenöse Fisteln.

Diagnostik

- **Inspektion und Palpation** im Sitzen mit aufgestelltem Fuß (auf einem Schemel) und/oder im Stehen mit Beurteilung des Ödems, von Hautveränderungen, Typ und Ausdehnung der Varizen, der Kollateralvenen und Blow Out-Phänomenen (kuppelförmigen Venenvorwölbungen), Beurteilung von Faszienlücken und von druckschmerzhaften Stellen sowie der Fußpulse, Messung des Bein-/Armumfanges.
- **Apparative Diagnostik:** S. 300.

Therapie

- *Hinweis:* Unbehandelte Varizen führen in der Regel zu einer chronischen venösen Insuffizienz (S. 306)!
- **Allgemeine Therapiemaßnahmen:** Kompressionstherapie, Bewegungstherapie, Pharmakotherapie (s. S. 303).
- **Sklerosierungstherapie:**
  - *Mögliche Effekte:* Die Sklerosierung hat zum Ziel, in bestimmten Venenabschnitten den venösen Rückstrom und die kosmetische (Mikrovarikose) Situation zu verbessern.
  - *Sklerosierungsmittel:* Nicht ionisches Detergenz (Äthoxysklerol), korrosives Polyjodionengemisch (Varigloban).
  - *Kontraindikationen:* AVK im Stadium III und IV, Allergie, Z. n. Lungenembolie/tiefer Beinvenenthrombose, Hyperkoagulabilität, Schwangerschaft, bestimmte Lokalisationen der Varikose, zuvor nicht behandelte venöse Ödeme.
  - *Mögliche Komplikationen:*
    - Paravenöse Injektion.
    - Anaphylaktischer Schock, tiefe Beinvenenthrombose bei Übertritt von Verödungsmittel in das tiefe Venensystem (ab 2 ml).
    - Strangförmige Varikophlebitis mit Rinselbildung (bei Überdosierung des Verödungsmittels oder zu geringem Kompressionsdruck).
    - Rekanalisation des sklerosierten Venensegmentes.
    - Dunkle Hautpigmentierungen entlang verödeter Varizen (Häufigkeit: 7–30 % der Verödungen).
    - Hyperthyreosis factitia durch Varigloban.

24.3 Chronische venöse Insuffizienz, Ulcus cruris

Chronische venöse Insuffizienz (CVI)

- **Definition:** Die CVI ist ein klinischer Begriff. Er weist darauf hin, dass infolge einer venösen Abflussstörung aus den Beinen/Armen objektivierbare Veränderungen entstehen, die unabhängig vom Ausmaß der Symptomatik sind.
- **Einteilung:**
  - *Nach klinischen Gesichtspunkten:*
    - Stadium I: Nächtliche, geringe, reversible perimalleoläre Ödeme und Kölbchenvenen, eventuell Corona phlebectatica paraplantaris.
    - Stadium II: Palpables Ödem, Hyperpigmentation des distalen Unterschenkels, perimalleoläre Hautverdickungen, eventuell Ekzem und Induration des subkutanen Fettgewebes (Lipodermatosklerose).
    - Stadium III: Zusätzlich abgeheilte (III a) oder aktive (III b) venöse Ulzera.
  - *Ergänzende anatomische Einteilung:*
    - Oberflächliche Beinvenen: V. saphena magna/parva.
    - Tiefes Venensystem: Unterschenkel-, Kniekehlen-, Oberschenkel- und Beckenvenen, Perforansvenen.
  - *Phlebographische Kriterien:*
    - Stadium I: Rekanalisiertes Gefäß mit glatter oder nur gering konturunregelmäßiger Venenwand ohne Klappenerhalt.
    - Stadium II: Ausgeprägte Venenwandschädigung bei teilweiser Rekanalisation mit verbliebenen multiplen Stenosen, venöse Kollateralgefäße.
    - Stadium III: Geringe Rekanalisation mit deutlicher Kollateralisation.
    - Stadium IV: Fehlende Rekanalisation mit voll ausgebildetem Kollateralkreislauf.
  - *Funktionelle Kriterien (Phlebodynamometrie):*
    - Normalbefund: Druckabfall um 60 ± 8 mmHg.
    - Stadium I: Druckabfall um 50 ± 20 mmHg.
    - Stadium II: Druckabfall um 20 ± 11 mmHg.
    - Stadium III: Druckabfall 0 mmHg.
  - *Integrierte Einteilung nach dem CEAP-System:* S. 300.
- **Pathophysiologie:**
  - Insuffizienz der Gelenk-, Muskel-, Venenpumpe nach vorangegangener venöser Hypertonie mit Anstieg des effektiven kapillaren Filtrationsdrucks und Ödembildung (subfasziales Ödem bei Thrombose oder Klappeninsuffizienz im tiefen Venensystem, epifasziales Ödem bei entsprechenden Störungen im oberflächlichen Venensystem). Ödem kann außerdem Lymphabfluss behindern (gemischt venös-lymphatisches Ödem).
  - Ferner strukturelle Kapillarschäden mit Erhöhung der Permeabilität und Ablagerung von plasmatischen und korpuskulären Blutelementen (z. B. Fibrinogen, Erythrozyten, lysosomale Enzyme, Proteine). In deren Gefolge wiederum kommt es zu perivaskulären Fibrinmanschetten, Ernährungsstörungen des Gewebes, einer weiteren Erhöhung des kolloidosmotischen Druckes mit Zunahme des Ödems, einer lokalen Hämosiderose (braune Pigmentation) sowie Destruktion der Matrix. Die Veränderungen sind dort am stärksten und treten dort am frühesten auf, wo der umgebende Gewebedruck am geringsten ist (retro- und submalleolär).
- **Diagnostik:**
  - Anamnese (Thrombose) und klinisches Bild.
  - Lokalisation des Defekts im Venensystem (oberflächliche/tiefe/Perforansvenen): Inspektion, Dopplersonographie.

24.3 Chronische venöse Insuffizienz, Ulcus cruris

- Mobilität in den Fußgelenken und Funktion der Gelenk-/Muskelpumpe.
- Dynamik des venösen Rückstroms, z. B. Phlebodynamometrie.
- Weitere diagnostische Verfahren s. Varikose S. 305.

▶ **Therapie:**
- Siehe S. 301 und Varikose S. 305. Eine Kompressionstherapie ist fast immer sinnvoll und, wenn erfolgreich, von großem Einfluss auf die Prognose.
- Abklärung der Operationsindikation, insbesondere bei distal gelegenen unteren Insuffizienzpunkten. Bei postthrombotischem Syndrom (S. 310) besteht in der Regel keine Operationsindikation.

Ulcus cruris venosum

▶ **Definition:** Ulkus im Bereich des Innenknöchels als Folge einer CVI.
▶ **Epidemiologie:** Prävalenz 1,8–4,0/1000 Personen, bei Einbezug von abgeheilten Ulzerationen 10–13/1000 Personen.
▶ **Ätiologie:** 57–80 % aller Ulzera (10–25 % arterielle Ursachen, Rest multifaktoriell).
▶ **Pathophysiologie:** Venöse Hypertonie mit Ödembildung, begleitet von reduzierter Kapillardichte, Verdrehung und Knäuelbildung der Kapillaren, mikrovaskuläre Thrombose und Ummantelung der Kapillaren mit Fibrinmanschetten. Folge: Gestörte Mikrozirkulation, erhöhte Kapillarpermeabilität, Lymphabflußstörungen, Abfall des transkutanen Sauerstoffpartialdruckes und Akkumulation aktivierter Leukozyten in den Mikrogefäßen.
▶ **Diagnostik:** Siehe S. 300, zusätzlich Beschreibung, Vermessung und Bilddokumentation des Lokalbefundes, evtl. Abstrich mit Antibiogramm.
▶ **Therapie:**
- *Basistherapie:* Kompressionsverband (Wechselverband nachts ablegen! Beine dann erhöht lagern!), zusätzliche Kompression der Ulkusumgebung mit Schaumgummipolster zur Verbesserung der Mikrozirkulation im Ulkusgrund/-umgebung, Applikation von Kompressen zur Aufnahme des Sekretes. In der akuten Phase Kompressionsstrümpfe nur in Einzelfällen.
- *Ulkussäuberung:*
  - Feuchte (NaCl 0,9 %) Kompressen (2–3-mal täglich befeuchten)
  - Enzymatisch/proteolytisch (feste Fibrinbeläge/nekrotisches Gewebe)
  - Osmotisch (bei starker Exsudation)
  - Autolytisch (Semiokklusivverband zum Erzeugen eines feuchten Milieus)
  - Mechanisch (Vorbereitung mit feuchten Kompressen für einige Stunden appliziert, eventuell mit nicht okklusivem Verband)
- *Wachstumsfaktoren* (Zytokine, z. B. PDGF).
- *Operative Therapieoptionen:* Lokoregionale Ausschaltung insuffizienter, ulkusnaher Perforansvenen, paratibiale Fasziotomie und/oder Hauttransplantation.
▶ **Prognose:**
- *Negative Prognosefaktoren:* Patientenalter > 65 a, Ulkusgröße > 2 cm, Ulkusanamnese > 4 Wo, Lokalisation am Außenknöchel, begleitende pAVK.
- *Abheilungsraten:* Bei vollständiger konservativer Therapie sind 49 % nach 3 Monaten und 73 % nach 12 Monaten abgeheilt. Ca. 27 % der Ulzerationen heilen nach 1-jähriger Behandlung nicht ab.
- ◎ *Hinweis:* Hohe Rezidivneigung!
- *Mögliche Krankheitsfolgen:* Behinderungen s. S. 290.

24.4 Phlebitis

Grundlagen

- **Definition, Pathophysiologie:** In Abgrenzung zur Vaskulitis handelt es sich nicht um eine Systemerkrankung, sondern um lokale/regionale Entzündungen der oberflächlichen und/oder tiefen Stammvenen und ihrer Nebenäste. Die Entzündung der Venenwand führt meist zu einer sekundären Thrombose (Thrombophlebitis) im befallenen Venensegment. Sie kann das Krankheitsbild durch Aszension und/oder Deszension beeinflussen. Andererseits können primäre Venenthrombosen sekundär eine aseptische Phlebitis auslösen.
- **Ätiologie:**
  - *Unbekannt:* Phlebitis saltans/migrans, Mondor-Krankheit, bei Morbus Behcet oder Sarkoidose.
  - *Bekannt:* Als Folge einer Thrombose, septische oberflächliche Phlebitis, paraneoplastisch, bei Allgemeininfektion, durch Injektion von Arzneimitteln/toxischen Substanzen (z. B. Verödungstherapie).

Formen

- **Varikophlebitis** (relative Häufigkeit ca. 90 %; bei schwerer Varikose in 30–45 %, bei leichter Varikose in 10–20 %):
  - In der Regel unilokulärer und segmentärer Befall meist der V. saphena magna oder von Seitenastvarizen. Starke Umgebungsreaktion (DD: Erysipel, Lymphangiitis, Hypodermitis). Durch bakterielle Superinfektion Gefahr der Entwicklung einer abszedierenden/nekrotisierenden Varikophlebitis.
  - *Cave:* Ausbreitung der zugrunde liegenden Thrombose über Crosse oder Perforansvenen in das tiefe Venensystem (ca. 20–25 % der Fälle)!
  - *Therapie:* Kompressionsverband mit Kurzzug- und darüber applizierten Mittel-/Langzugbinden, normale Mobilität (keine Bettruhe!). Systemische antiphlogistische Therapie (z. B. ASS oder Diclofenac), fakultativ Heparin (auch niedermolekular) in prophylaktischer Dosierung (S. 317; in schweren Fällen therapeutische Dosierung, S. 319). Selten Stichinzision mit Expression der Thromben erforderlich.
- **Oberflächliche Phlebitis** (Thrombophlebitis vulgaris superficialis; ca. 6 % der Phlebitiden):
  - Befall unauffälliger Venensegmente, kein Geschlechtsunterschied. Häufig induziert durch Venenkatheter, Infusionslösungen, paraneoplastisch, Sepsis oder bei Endangiitis obliterans. Lokale schmerzhafte entzündliche Rötung mit Begleitödem. Später Entwicklung eines druckdolenten Venenstranges. Danach Abklingen der Entzündungsreaktion über Tage/Wochen. Hohe Rekanalisationsrate. Dennoch können harte indolente Venenstränge und bräunliche Hautpigmentierungen lange bestehen.
  - *Therapie:* Abhängig von der Ursache, z. B. Katheter entfernen, Absetzen der i. v.-Infusion, Malignomtherapie. Lokale antiphlogistische Therapie, z. B. Diclofenac-Creme.
- **Phlebitis saltans/migrans** (relative Häufigkeit ca. 2 %, v. a. jüngere Patienten):
  - Multilokulär in wechselnder Folge mit Befall nicht variköser Venen. Nicht an Verlauf des epifaszialen Venensystems gebunden. Häufig bei Endangiitis obliterans, Infektionen, Malignomen, Kollagenosen und Vaskulitiden.
  - *Therapie:* Günstige Spontanprognose, medikamentös z. B. ASS oder nichtsteroidale Antirheumatika.

24.5 Venenthrombose

Definition
- Intravasale Gerinnung im venösen System (prinzipiell gleichartiger Ablauf auch in Arterien und Kapillaren).

Ätiologie, Epidemiologie
- **Virchow-Trias:**
  - *Hyperkoagubilität = Thrombophilie:* Erworbene Gerinnungsstörungen, genetische Veränderungen von Gerinnungsfaktoren, paraneoplastisches Syndrom (s. S. 314).
  - *Venöse Stase:* In Varizen, bei Herzinsuffizienz, Anämie und Immobilisation. Sog. „economy-class-syndrome": Relativ hohe Inzidenz venöser Thrombosen nach Langstreckenflügen (Immobilisation, Flüssigkeitsverluste, Druck-/Sauerstoffsituation).
  - *Wandläsion:* Gefäßweite, Endothelfunktion, Entzündung der Gefäßwand, Einflüsse aus der Umgebung (z. B. Tumoren, Hernien, Abszesse), hormonale Einflüsse (Östrogene, AT-III-Aktivität), Gestagene (Tonusverlust der glatten Gefäßmuskulatur), Wandbeschaffenheit (im Gegensatz zu Arterien in der venösen Strombahn von nachrangiger Bedeutung).
- **Weitere Risikofaktoren:** Alter, Geschlecht, Gravidität, Ovulationshemmer, Adipositas und klimatische Einflüsse (Föhn, Hitze/Schwitzen mit Flüssigkeitsverlust gemeint).
- **Individuelle Risikofaktoren:**
  - *Hohes Risiko:* Hüft-/Kniegelenksersatz, Beckenfrakturen, unfallchirurgische oder urologische Eingriffe, Lebensalter > 60 Jahre, Herzinsuffizienz NYHA IV, Hemiplegie, frühere Thrombose/Embolie und Thrombophilie.
  - *Mittleres Risiko:* Ausgedehnte chirurgische Eingriffe im Becken-Bauch-Bereich, allgemein-chirurgische Eingriffe > 30 min Dauer, Frakturen der unteren Extremität, Liegegips, Arthroskopie, verzögerte postoperative Mobilisierung, Varizen, längere Immobilisierung, Adipositas, Malignom, Herzinsuffizienz NYHA III, Herzinfarkt, Entzündung/Sepsis, Strahlentherapie im Beckenbereich, Alter < 60 Jahre.
  - *Geringes Risiko:* Alter < 40 Jahre, kleine chirurgische Eingriffe < 30 min Dauer, Wandläsion der unteren Extremität, Gehgips, orale Kontrazeptiva, Adipositas, Diuretika, Chemotherapie.
- **Epidemiologie:**
  - *Prävalenz:* Steigt von ca. 10 % bei 30–40-Jährigen auf ca. 30 % bei 70–80-Jährigen an.
  - *Inzidenz:* 1,0–1,6/1000 Einwohner/Jahr (wenn phlebographisch gesichert).

Pathologische Anatomie
- Gerinnungsthrombus (rote Thrombose), Abscheidungsthrombus (weiße Thrombose), Plättchenthrombus, Erythrozyten-Sludging, Thromben bei Vaskulitis. Das Wachstum des Thrombus erfolgt in der Regel langsam und appositionell → daher überwiegend gemischte Thromben (rote und weiße Anteile). Die Thromben können wandständig, klappenständig oder obturierend sein. Sie entstehen in tiefen, viszeralen und oberflächlichen Venen. Prädilektionsstellen: Bein- und Beckenvenen.
- Innerhalb weniger Wochen bindegewebige Organisation des gesamten Thrombus mit Rekanalisation oder Umwandlung in einen fibrösen Narbenstrang, teil-

24.5 Venenthrombose

oder vollständig zerstörte Venenklappen. Hohes fibrinolytisches Potenzial der Venenwand! Im weiteren Verlauf auf Entwicklung eines PTS achten (s. u.)!

Diagnostik

- **Siehe S. 300.**
- **Labor:** Großen Gerinnungsstatus bestimmen!
  - *Globale Parameter:* Thromboplastinzeit, aktivierte partielle Thromboplastinzeit, Fibrinogen, Thrombozyten.
  - *Spezielle Parameter:* Antithrombin III, Protein C, Protein S, Lupus-Antikoagulans, Antiphospholipid-Antikörper, Plasminogen-Aktivator-Inhibitor, Gewebe-Plasminogen-Aktivator, Faktor-XII-Aktivität, APC-Ratio.

Therapie

- Abhängig von Dauer (frische/alte Thrombose), Lokalisation, Ausdehnung, Morphologie (flottierender Thrombus mit schmaler Basis), Patientenalter und Begleit-/Grunderkrankungen.
- **Kompressionstherapie** (S. 301)!
- **Immobilisieren?**
  - Im Regelfall *nicht* immobilisieren!
  - *Zwingend immobilisieren* bei Lungenembolie/flottierendem Thrombus (lang mit schmaler Basis) oder anderen klinischen Besonderheiten (andere zwingende Indikation für Bettruhe). Falls die Immobilisation unumgänglich ist, den Patienten in Schräglage (Kopf tief) bringen.
- **Initiale Antikoagulation** mit niedrigmolekularem *Heparin* s. c., z. B. Nadroparin (Fraxiparin) 0,3–0,6 ml/d (vgl. S. 318).
- **Überlappende Umstellung auf orale Antikoagulation** (falls keine Kontraindikationen bestehen!), jeweils mit begleitender Kompressionstherapie (in der Regel auf Dauer, besonders bei Nachweis von Klappeninsuffizienzen): Ziel-INR 2,0–3,0.
  - *Dauer bei Erstdiagnose einer Thrombose:*
    - Unterschenkelbereich: Bis zu 3 Monaten.
    - Oberschenkelbereich: Bis zu 6 Monaten.
  - *Vor Beendigung der oralen Antikoagulation* Duplex-Kontrolle des venösen Abstroms und der Klappenfunktion.
  - *Bei rezidivierenden Thrombosen* Antikoagulation und Kompressionstherapie auf Dauer.
- **Bei Unverträglichkeit der oralen Antikoagulation** oder ungenügender Compliance des Patienten Langzeitbehandlung mit niedermolekularem Heparin s. c. in gewichtsadaptierter Dosis, z. B. Nadroparin (Fraxiparin): 50 kg KG: 0,3 ml/d; 51–70 kg KG: 0,4 ml/d, 71–95 kg KG: 0,6 ml/d.
- **Stuhlregulierung:** Für weichen Stuhlgang sorgen (Patient soll nicht pressen!).
- **Thrombolyse, operative Thrombektomie:** Bei geriatrischen Patienten nur in Ausnahmefällen (s. S. 321)!

Postthrombotisches Syndrom (PTS)

- **Definition:** Tiefe Bein- und/oder Beckenvenenthrombose mit konsekutiver chronischer venöser Insuffizienz (S. 306). Die abgelaufene tiefe Venenthrombose muss mit bildgebenden Verfahren (Duplexsonographie/Phlebographie) nachgewiesen sein.

24.5 Venenthrombose

- **Epidemiologie:**
  - *Prävalenz:* Unsichere Angaben mit Raten von 0,5–15 %.
  - *Inzidenz:* Große Streuung der Angaben in Abhängigkeit von Art/Ausdehnung der tiefen Venenthrombose, ihrer Behandlung und Erfassung. 8–28 % im Verlauf von 2–12 Jahren, ungefähger mittlerer Wert 10 % (mit Ulcus cruris) und 30 % (ohne Ulcus cruris).
- **Klinik, Diagnostik:** Siehe CVI S. 306. Zur Sicherung der Diagnose müssen 2 klinische Kriterien der CVI (z. B. Ödem + Hyperpigmentierung) nachweisbar sein.
- **Therapie:** Hauptsächlich Kompressionstherapie (S. 301); lokale Ulkusbehandlung (S. 307) mit Abheilungsrate von 80 % p. a. unter konservativer Therapie. Limitierte chirurgische Behandlungsmöglichkeiten.
- **Prognose:** Die Häufigkeit des PTS hängt ab von Art und Erfolg der Therapie (z. B. nach erfolgreicher Thrombolyse proximaler tiefer Venenverschlüsse in ca. 30 %, 50–60 % nach erfolgloser Lyse oder ausschließlicher Antikoagulation), von der Zuverlässigkeit der Kompressionsbehandlung, von der Lokalisation und Ausdehnung der Thrombose (nach Unterschenkelvenenthrombose in nur ca. 3–4 % PTS) und vom Ausmaß der Insuffizienz der Venenklappen.

24.6 Lungenembolie (LE)

Grundlagen

- **Ätiologie:** In der Regel Thromboembolie aus tiefen Bein- und/oder Beckenvenen und/oder aus Plexus prostaticus (ca. 90% der Fälle).
- Klinisch stumme Lungenembolie bei ca. 60% der Patienten mit Bein-/Beckenvenenthrombose. Diagnosestellung nur in ca. 10–30% ante mortem. Todesursache bei 2–25% aller Verstorbenen.

Klinik, klinische Befunde

- **Klinik** (in abnehmender Häufigkeit): Dyspnoe, Pleuraschmerz, Angst, Husten, Hämoptoe, Schweißausbruch, Synkopen, Herzrasen.
- **Befunde** (in absteigender Reihenfolge): Tachypnoe, pulmonale Rasselgeräusche, akzentuierter zweiter Herzton, Tachykardie, Fieber, dritter Herzton, Schweißausbruch, Phlebothrombose, Ödeme, Herzgeräusche, Zyanose, Pleurareiben.

Diagnostik (Stufendiagnostik)

- **Blutgasanalyse:** Typischerweise Hypoxie, Hypokapnie, Alkalose.
- **Labor:**
  - CRP, Fibrinogen, Thrombozyten erhöht. Durch Gerinnungsaktivierung PTT, TZ erniedrigt.
  - D-Dimere: Bei frischer Thrombose oder Thrombembolie positiv (aber auch postoperativ, bei akuten Infektionen oder bei Tumoren). Nachweis spricht für Thrombose, beweist sie aber nicht. Ein negativer D-Dimer-Test macht eine frische Thrombose sehr unwahrscheinlich.
- **EKG:** Evtl. akute Rechtsherzbelastungszeichen (Steil- bis Rechtstyp bzw. $S_I Q_{III}$-Typ oder $S_I S_{II} S_{III}$-Typ, Rechtsschenkelblock, leichte ST-Hebungen in III und aVF, T-Negativierung rechts präkordial [V_1–V_3]), Tachykardie.
- **Echokardiographie** (TTE/TEE): Abhängig vom Schweregrad evtl. Dilatation des rechten Ventrikels, Erhöhung des pulmonalarteriellen Drucks, paradoxe Septumbewegung.
- **Röntgen-Thorax:** Evtl. lokale periphere Aufhellungen, keilförmige Infiltrate.
- **CT-Thorax in Spiraltechnik:** Darstellung zentraler und größerer peripherer Lungenembolien. Höhere Spezifität als Lungenperfusionsszintigraphie.
- **Doppler-/Duplexsonographie:** Zur Suche nach tiefer Bein- bzw. Beckenvenenthrombose.
- **Perfusions-Ventilationsszintigraphie:** Isolierter Perfusionsausfall im Vergleich zum Ventilationsbild.
- **Pulmonalisangiographie** mit/ohne Rechtsherzkatheterismus: Sicherste Methode zum Nachweis oder Ausschluss einer Lungenembolie. Indiziert bei diskrepanten Befunden o. g. Methoden und therapeutischen Konsequenzen.

Therapie

- Stationäre Aufnahme, Immobilisierung, Hochlagerung des Oberkörpers.
- **Analgetika.**
- **Sauerstoffgabe** mit Kontrolle der Blutgase.
- **i.v.-Antikoagulation mit Heparin:** Bereits bei Verdacht auf Lungenembolie (reduziert die Letalität von 26% auf 4%, reduziert das Embolierezidiv und unterdrückt/verhindert weiteres appositionelles Thrombuswachstum).

24.6 Lungenembolie (LE)

- **Weiteres Vorgehen stadienabhängig** (s. Tab. 70):
  - *Stadium I und II:*
    - Therapeutische i. v.-Antikoagulation mit Heparin zur Rezidivprophylaxe.
    - Evtl. nachfolgende orale Antikoagulation über einen Zeitraum von (6–)12 Monaten bei komplikationsfreiem Verlauf (s. u.).
  - *Stadium III und IV:* Möglichst rasche Rekanalisation durch Thrombolyse (s. S. 321), Thrombusfragmentierung oder Operation.
- **Überlappende Umstellung auf orale Antikoagulation** (falls keine Kontraindikationen bestehen!), jeweils mit begleitender Kompressionstherapie (in der Regel auf Dauer, besonders bei Nachweis von Klappeninsuffizienzen):
  - Ziel-INR: 2,0–2,5.
  - Dauer bei Erstdiagnose einer Lungenembolie: Mindestens 6–12 Monate.
  - Vor Beendigung der oralen Antikoagulation Duplex-Kontrolle des venösen Abstroms und der Klappenfunktion.
  - Bei rezidivierenden Lungenembolien Antikoagulation und Kompressionstherapie auf Dauer.
- **Bei Unverträglichkeit der oralen Antikoagulation oder ungenügender Compliance** des Patienten Langzeitbehandlung mit niedermolekularem Heparin s. c. in gewichtsadaptierter Dosis, z. B. Nadroparin (Fraxiparin): 50 kg KG: 0,3 ml/d; 51–70 kg KG: 0,4 ml/d; 71–95 kg KG: 0,6 ml/d.
- **Kavaschirmfilter-Implantation:** Bei therapierefraktären rezidivierenden Lungenembolien.

Klinische Stadieneinteilung und Prognose

- Siehe Tab. 70.

Tabelle 70 Stadieneinteilung der Lungenembolie (nach Grosser)

	I (kleine LE)	II (submassive LE)	III (massive LE)	IV (fulminante LE)
Klinik	unauffällig	Angst, Tachykardie, Hyperventilation	Dyspnoe, Kollaps	Dyspnoe, Schock
arterieller Druck (mmHg)	normal bis leicht erniedrigt	normal bis erniedrigt	normal bis erniedrigt	stark erniedrigt
pulmonalarterieller Druck (mmHg)	normal	normal bis leicht erhöht	> 30	> 30
pO_2 (arteriell, mmHg)	normal	< 80	< 65	< 50
pCO_2	normal	< 40	< 30	< 30
Prognose	nicht tödlich, normale Funktion	nicht tödlich, mit kardiopulmonaler Funktionsstörung	tödlich innerhalb von Stunden (Rechtsherzversagen)	tödlich innerhalb von ca. 15 Minuten (Rechtsherzversagen, zerebrale Anoxie)

- Schlechte Frühprognose bei Lungenembolie mit Schock und nach gynäkologisch-operativen Eingriffen. Kardiale Funktionsfähigkeit hat großen Einfluss auf die Spätprognose.

24.7 Thrombophilie

Definition, Lokalisation

- **Definition:** Eigenständige Erkrankung oder als Komplikation eines Grundleidens. Folgekrankheiten: Chronische venöse Insuffizienz/Lungenembolien, dadurch häufig Ursache für Arbeitsunfähigkeit und Frühinvalidität.
- **Lokalisation:** Manifestation im arteriellen (selten) und venösen (häufig) Gefäßbereich.

Genetische Ursachen

- **APC-Resistenz** = sog. Faktor-V-Leiden (aktiviertes Protein C; Punktmutation des Faktors V: Faktor-V-Gen mit G-A-Austausch im Exon 10 in Position 1691 und der Folge eines Austausches im Faktor-V-Protein von Argenin durch Glutamin in der Aminosäureposition 506):
    - Prävalenz: Europäische Normalbevölkerung 5–10%, Patienten im Alter > 40. Lj. mit Thrombose 20–60%.
    - Thromboembolierisiko:
        - Heterozygote Merkmalsträger (Erstmanifestation der Thrombose im Alter von 15–20 Jahren): 3–7fach erhöht.
        - Homozygote Merkmalsträger (Erstmanifestation < 15 Jahre): 50–100fach erhöht in Abhängigkeit von weiteren Manifestationsfaktoren einer Thrombose (geringeres Thromboserisiko im Vergleich zu homozygoten Defekten von AT III, Protein C oder S).
- **Weitere Ursachen** (inkl. Prävalenz bei manifester Thrombose im Alter > 40. Lj.): AT-III-Mangel (5–10%), Protein-C-Mangel (5–10%), Protein-S-Mangel (5%), Plasminogenaktivator-Defekt und Hyperhomozysteinämie (je 1–2%), Antiphospholipidsyndrom (1%), Plasminogenmangel (0,5–1%).

Klinische Hinweise auf Thrombophilie

- So genannte „Spontanthrombose" (Thrombose aus geringfügiger nicht erkennbarer Ursache).
- Thrombosen vor dem 40. Lebensjahr.
- Thrombosen an ungewöhnlicher Lokalisation (z. B. Mesenterialgefäße).
- Rezidivierend auftretende Thrombosen.
- Thrombosen bei Blutsverwandten.
- Kumarinnekrose.

Konsequenzen

- Bei asymptomatischen Personen keine Dauerprophylaxe.
- In Risikosituationen vorübergehende Prophylaxe.
- Nach einer Thrombose/Lungenembolie ist meist eine Antikoagulation auf Dauer erforderlich (S. 320). Bei angeborenem AT-III-Mangel AT-III-Konzentration im Blut überprüfen und bei Mangel substituieren.

25.1 Antithrombotische Therapie

Physiologische Grundlagen

- Die Hämostase wird durch das komplex geordnete Zusammenwirken von Gefäßwand, Blutzellen und Plasmafaktoren im strömenden Blut sichergestellt.
- Spontane, verletzungsbedingte oder degenerative Gefäßläsionen initiieren den Vorgang der Blutstillung:
  - Die Gefäßkontraktion reduziert den Blutfluss.
  - Blutplättchen lagern sich im Bereich der Gefäßläsionen an, wobei thrombozytäre Glykoproteine (GP) die Anbindung vermitteln.
  - Aktivierte Thrombozyten setzen Inhaltsstoffe wie z. B. ADP, Plättchenfaktor 4 (PF 4) und „platelet-derived-growth-factor" (PDGF) frei und synthetisieren u. a. zyklische Endoperoxide und Thromboxan A_2 sowie den plättchenaktivierenden Faktor (PAF).
  - Parallel zu den Plättchen wird die plasmatische Gerinnung durch Oberflächenkontakt und Expression von Gewebefaktor („tissue factor") aktiviert.
  - Strukturelle Membranveränderungen während der Plättchenaktivierung machen dabei eine optimale Phospholipoproteinoberfläche (Plättchenfaktor 3) für den Ablauf der plasmatischen Gerinnung verfügbar.
  - Gebildetes Thrombin aktiviert seinerseits Plättchen und Gefäßwandzellen.
  - Unter Vermittlung von Fibrinogen als Brücke zwischen den GP-IIb/IIIa-Rezeptoren benachbarter Plättchen („Aggregation") entsteht ein Plättchenpfropf, der durch das im Rahmen der plasmatischen Gerinnung gebildete Fibrin stabilisiert wird.
  - Durch Gerinnselretraktion und reaktive Fibrinolyse kommt es zur Gerinnselrückbildung, so dass eine Wiedereröffnung des Gefäßlumens resultieren kann.
- Die Dynamik und das Ausmaß der Thrombusbildung wird durch Art und Ausmaß der Gefäßalteration, Strömungsbedingungen, Plättchenfunktion sowie plasmatisches Gerinnungs- und Fibrinolyse-System determiniert.
- Im arteriellen Gefäßsystem sind Gefäßwand, Strömungscharakteristika und Thrombozytenfunktion (→ Thrombozytenfunktionshemmung), im venösen System dagegen Gerinnungs- und Fibrinolysesystem (→ Antikoagulanzien) von vorrangiger Bedeutung.
- Angeborene oder erworbene Störungen führen zu unterschiedlich ausgeprägter hämorrhagischer oder thrombophiler Diathese.
- Qualitative und quantitative Störungen im Bereich einzelner Hämostasekomponenten treten klinisch i. d. R. erst bei Blutungsneigung oder Thrombophilie in Erscheinung, wenn eine Funktionsreduktion auf unter 30(–50)% des Ausgangsniveaus resultiert. Komplexere Gerinnungsstörungen sind demgegenüber in ihrer klinischen Auswirkung schwerer einzuordnen.

Antithrombotische Therapie in der Geriatrie

- Die **Indikationsstellung zur antithrombotischen Therapie,** insbesondere zur therapeutischen Antikoagulation oder Thrombolysebehandlung, bedarf stets einer sorgfältigen Berücksichtigung der individuellen Situation des Patienten. Die Abwägung von krankheitsbedingt absehbarem und therapieinduziertem Risiko kumuliert in dem Begriff des „netto benefit" und bedeutet, dass im Einzelfall zur Abwendung der kurzfristig infausten Prognose (z. B. akuter Myokardinfarkt oder Lungenembolie) auch „absolute" Kontraindikationen (z. B. zur Lysetherapie) unberücksichtigt bleiben.

25.1 Antithrombotische Therapie

- Im Rahmen dieser klinischen Indikationsstellung zur antithrombotischen Therapie ist das kalendarische und mutmaßliche biologische Patientenalter mit seinen direkten und indirekten Einflussgrößen auf eine antithrombotische Therapie besonders zu berücksichtigen – wichtige Aspekte:
  - Erhöhtes Blutungsrisiko bei altersbedingten Gefäßveränderungen.
  - Begleiterkrankungen (z. B. Hypertonus).
  - Organfunktionseinschränkungen (Pharmakokinetik).
  - Reduzierte Organfunktionsreserve (z. B. kardiopulmonale Kompensationsmöglichkeit bei Lungenembolie).
  - Multimedikation (Interaktionsmöglichkeiten).
  - Geriatrische Syndrome, z. B. rezidivierende Stürze.
  - Compliance.
  - Überwachungsmöglichkeit (Praxisbesuche).
- Das oft hohe individuelle Risiko thromboembolischer Komplikationen lässt andererseits im Vergleich zu „Normalkollektiven" einen erhöhten Nutzen der antithrombotischen Therapie erwarten. Beispielhaft wurde für den akuten Myokardinfarkt in fortgeschrittenem Lebensalter eine erhöhte Letalität beobachtet, so dass trotz vermehrter Blutungskomplikationen der „netto-benefit" der Thrombolysetherapie größer ist als in jüngeren Jahren.

Allgemeine Therapieaspekte

- Antithrombotisch wirkende Pharmaka greifen hemmend in den Ablauf der plasmatischen Gerinnung und damit der Fibrinbildung („Antikoagulanzien") und Thrombozytenaktivierung („Plättchenfunktionshemmer") ein oder fördern die Gerinnselauflösung („Thrombolytika") mit einer dosis- und zeitabhängigen Erhöhung des Blutungsrisikos (bei Beachtung der Kontraindikationen (Tab. 71) sind schwerwiegende Blutungskomplikationen sehr selten).
- Die für viele Antithrombotika geringe therapeutische Breite und interindividuell unterschiedliche Pharmakokinetik machen Laborkontrollen zum Erreichen und Aufrechterhalten des gewünschten Zielbereiches notwendig.
- **Allgemeine Kontraindikationen einer Antikoagulanzien- und Thrombolysetherapie:** Tab. 71.
  Cave: Die Hinweise zur individuellen Indikationsstellung beachten!

25.1 Antithrombotische Therapie

Tabelle 71 Kontraindikation einer Antikoagulanzien- und Thrombolysetherapie

relative Kontraindikation einer „Low-dose-Heparinbehandlung"	– manifeste Blutung
relative Kontraindikationen einer therapeutischen Antikoagulation	– fortgeschrittene Lebererkrankung – bakterielle Endokarditis – Punktion von parenchymatösen Organen oder arteriellen Gefäßen sowie des Spinalraumes – mangelnde Möglichkeiten der Laborkontrolle – rezidivierende Stürze – mangelnde Patienten-Compliance
Kontraindikationen einer therapeutischen Antikoagulation	– hämorrhagische Diathese (außer: Verbrauchskoagulopathie) – manifeste Blutung – florides Gastrointestinalulkus – maligner Hypertonus – ZNS-Operation (2 Wochen) – Gravidität (orale Antikoagulanzien)
relative Kontraindikationen einer Thrombolysetherapie	– Alter > 70 Jahre – Arterienpunktionen (10 Tage) – Diabetes mellitus (Fundus III–IV) – i. m.-Injektionen (1 Woche) – Malignome – Nephrolithiasis – Vena subclavia-/jugularis interna-Punktion (1 Woche)
Kontraindikationen zur Thrombolysetherapie	– hämorrhagische Diathese – manifeste Hämorrhagie – florides Gastrointestinalulkus – zerebraler Insult oder ZNS-Operation (3–6 Monate) – Operationen (ca. 10 Tage) – Organpunktionen (ca. 10 Tage) – Arterienpunktionen und Liquorpunktionen (ca. 10 Tage) – Endokarditis – Pankreatitis – Hypertonie (Fundus!) – Schwangerschaft bis zur 18. Woche)

Heparine

➤ **Grundlagen:**
- Sofortantikoagulanzien.
- *Applikation:* Intravenös oder subkutan.
- *Wirkprinzip:* Antithrombin-III-abhängige Wirkung insbesondere gegen Faktor Xa und Faktor IIa (Thrombin).
- *Unerwünschte Wirkungen:* Heparininduzierte Thrombozytopenie (HIT, s. Tab. 72) Typ I und II, Kopfschmerzen, Rückenschmerzen, Gelenkschmerzen, Übelkeit, Kreislaufreaktionen, allergische Reaktionen und Transaminasenanstiege, bei längerer Heparingabe selten Alopezie und Osteoporose.
- *Kontraindikationen:* Siehe Tab. 71, Heparinallergie, heparininduzierte Thrombozytopenie Typ II (bei niedermolekularem Heparin selten).

25.1 Antithrombotische Therapie

Tabelle 72 Heparininduzierte Thrombozytopenie (HIT)

Typen:
- *Typ I:* Prävalenz von 50–30 % aller mit meist hochdosiertem, unfraktioniertem Heparin intravenös behandelten Patienten während der ersten Behandlungstage mit geringgradigem Thrombozytenabfall.
- *Typ II:* Prävalenz von 0,5 % aller mit Heparin behandelten Patienten unabhängig vom Typ des Heparins, der Applikationsart und der Dosierung. Immunologische Reaktion mit Thrombozytenabfall unter 100 000/μl am 5.–20. Tag nach Applikationsbeginn und venösen/arteriellen Thrombosen; Letalität ca. 20 %.

Diagnostik: Nachweis von HIT-Antikörpern (z. B. Heparin-induzierter Plättchen-Aktivierungstest).

Therapie:
- *Typ I:* Keine Therapie.
- *Typ II:* Heparin sofort absetzen (!), nicht auf unfraktioniertes/fraktioniertes Heparin umstellen (Kreuzreaktionen bis zu 90 %), evtl. Umstellung auf Heparinoid (Organ; *cave* Kreuzreaktion zwischen Heparin und Heparinoid möglich!) oder Hirudin (Lepirudin/Refludan). Im weiteren Verlauf Umstellung auf orale Antikoagulanzien in zeitlichem Abstand zur HIT-Komplikation von z. B. 8–21 Tagen zur Reduktion einer ansonsten erhöhten kumarinbedingten Nekrosehäufigkeit.

◯ *Hinweis:* Eine Thrombozytensubstitution ist bei Typ II unwirksam, sogar Verschlechterung des klinischen Bildes möglich; Plasmaproteinkonzentrate (z. B. ATIII und PPSB) enthalten Heparin!

Früherkennung: Thrombozytenzählung vor Beginn der Therapie, möglichst häufige/tägliche Thrombozyten-Kontrolle zwischen dem 5. und 20. Tag der Heparinapplikation; bei Reexposition mit Heparin Thrombozytenzählung ab 1. Tag. Applikation von niedermolekularem Heparin reduziert die Wahrscheinlichkeit einer HIT-Typ-II-Reaktion, vermeidet sie jedoch nicht!

- *Laborkontrollen:* Regelmäßige Thrombozytenzahlbestimmungen notwendig.
- *Antidot:* Protaminchlorid oder Protaminsulfat.

➤ **Niedermolekulare Heparine** (NMH; s. Tab. 73):
- *Charakteristik:* In vitro und ex vivo unterschiedlich zu charakterisierende Substanzen. Durch verschiedene Depolymerisationsverfahren aus UFH hergestellt. Mittleres Molekulargewicht 2000–5000 Dalton.
- *Wirkprinzip:* Im Vergleich zu UFH bevorzugte Antithrombin-III-vermittelte Hemmung von F Xa bei verminderter Thrombinhemmung.
- *Applikation:* Subkutane Fertigspritzen.
- *Pharmakokinetik:* Halbwertszeit 2–4 h, einmal tägliche s. c.-Verabreichung ausreichend.
- *Vergleich mit UFH:*
  - Gute Prädiktivität der antikoagulatorischen Wirkung.
  - Günstigeres Nutzen-Risiko-Verhältnis.
- *Substanzabhängige Dosierungsempfehlungen* für medikamentöse Thromboembolieprophylaxe und Therapie.
- *Kein obligates Labormonitoring* (außer Thrombozytenzahl!):
  - Keine verwertbare PTT-Verlängerung.
  - Laborkontrolle mittels Anti-Xa-Plasmaspiegelkontrolle oder F-Xa-empfindlichen Testen (z. B. Hep-Test) möglich.
  - Bei Nieren- und/oder Leberfunktionsstörungen ist eine Laborkontrolle zu empfehlen.

25.1 Antithrombotische Therapie

- Orientierend kann eine Anti-Xa-Aktivität von 0,4–1,0 E/ml als vorläufiger therapeutischer Bereich angegeben werden.

Tabelle 73 Charakteristika einiger handelsüblicher niedermolekularer Heparine

	mittleres Molekulargewicht (Dalton)	Anti Xa (IE/mg)	Anti IIa (IE/mg)	Anti Xa: Anti IIa-Ratio
Enoxaparin (Clexane)	4800	104	32	3,2
Dalteparin (Fragmin)	5000	122	60	2,0
Natroparin (Fraxiparin)	4500	94	31	3,0
Reviparin (Clivarin)	3900	130	40	3,3
Tinzaparin (Inohep)	4500	90	50	1,8

➤ **Unfraktioniertes Heparin** (UFH): Sollte in der Geriatrie durch niedermolekulares Heparin (s. o.) ersetzt werden.
  - *Charakteristik:* Gemisch unterschiedlicher Mukopolysacharide, aus Dünndarmmukosa von Schweinen hergestellt. Mittleres Molekulargewichts um 6000 (3000–30 000) Dalton.
  - *Pharmakokinetik:* Dosisabhängige Halbwertzeit im Plasma von 1–2 h, mäßige Dosis-Wirkungs(Antikoaguation)-Beziehung, renale und hepatische Elimination. Nach subkutaner Injektion Plasmaspiegel für etwa 12 h.
  - *Dosierung Thromboseprophylaxe („low-dose"):* 10 000–15 000 E UFH in 2–3 Portionen täglich s. c. (i. d. R. keine Veränderung von Laborparametern der Gerinnung).
  - *Dosierung therapeutische Antikoagulation:*
    - Initiale Bolusgabe von 5000 E UFH (70 E/kg KG), gefolgt von einer Dauerinfusion mit 1400 E/h (20 E/kg KG/h).
    - Nach 2–4 h Bestimmung der „activated partial thromboplastin time" (aPTT, meist PTT) und Dosisanpassung.
    - Ziel: PTT-Verlängerung auf das 1½–2½fache des oberen Referenzwertes.
    - Therapie(-fortführung) durch subkutane Gabe von UFH möglich: 24 h-i. v.-Dosis + 10 %; 2 × 1 Dosishälfte s. c. pro Tag; PTT-Kontrolle etwa in der Mitte des Dosierungsintervalls.

Hirudin (z. B. Lepirudin = Refludan®)

➤ **Charakteristik:** Sofortantikoagulanz, rekombinantes Polypeptid.
➤ **Applikation:** Subkutane oder intravenöse Applikation.
➤ **Wirkprinzip:** Thrombininhibitor ohne Kofaktor(AT III)-Abhängigkeit.
➤ **Pharmakokinetik:** Ausschließliche unveränderte renale Elimination. Plasmahalbwertzeit 1–2 h nur bei uneingeschränkter Nierenfunktion (bei terminaler Niereninsuffizienz auf mehr als 24 h verlängert).
➤ **Unerwünschte Wirkungen:** Antikörperbildung möglich, meist ohne klinische Relevanz.
➤ **Dosierung:**
  - Thromboseprophylaxe: 2 × 15 mg/d s. c.
  - Therapie: Bolus 0,4 mg/kg KG i. v. gefolgt von 0,1–0,15 mg/kg KG/h.

25.1 Antithrombotische Therapie

- **Laborkontrolle:** „ecarin clotting time" (ECT), weniger gut auch mittels der PTT.
- **Antidot:** nicht bekannt, mit geeigneten Membranen dialysierbar.

Danaparoid

- **Charakteristik:** Sofortantikoagulanz, heterogenes, heparinfreies Gemisch von Mukopolysacchariden aus Schweinedarmmukosa (Chondroitinsulfat, Dermatansulfat und vor allem Heparansulfat).
- **Applikation:** Subkutane oder intravenöse Applikation.
- **Wirkprinzip:** AT-III-vermittelte Hemmung bevorzugt der F-Xa-Aktivität.
- **Pharmakokinetik:** Biologische Halbwertzeit der Anti-F-Xa-Aktivität > 20 h. Vorwiegend renale (und hepatische) Elimination.
- **Unerwünschte Wirkungen:** Exanthem und u. U. wegen enthaltenem Natriumsulfit weitere allergische Reaktionen.
- **Dosierung:**
  - Thromboseprophylaxe: 2 × 750 E/d.
  - Therapie: z. B. 2000 E i. v. gefolgt von 2 × 2000 E/d s. c.
- **Laborkontrolle:** Anti-F-Xa-empfindliche Tests (vgl. oben).
- **Antidot:** Nicht bekannt (ggf. Plasmapherese).

Orale Antikoagulanzien

- **Charakteristik, Wirkprinzip:** Indirekte Antikoagulanzien vom Kumarintyp, Vitamin K-Antagonisten. Dosisabhängige Aktivitätsabnahme der Gerinnungsfaktoren II, VII, IX und X sowie der antikoagulatorischen Proteine Protein C und Protein S. Vitamin K-Zufuhr, Leberfunktions- und intestinale Resorptionsverhältnisse u. a. beeinflussen die Wirkung der Kumarine.
- **Pharmakokinetik:** Plasmahalbwertzeit Phenprocoumon ca. 160 h, Warfarin ca. 45 h. Die antikoagulatorische Wirkung einer Dosis tritt verzögert (nach 48–72 h) ein.
- **Dosierung:** z. B. Phenprocoumon 9 mg Tag 1, je 6 mg Tag 2 und 3, weiter nach INR (anzustrebende Intensität vgl. Tab. 74).

Tabelle 74 Empfohlene Intensität der oralen Antikoagulation

Indikation	empfohlene INR
Sekundärprophylaxe bei tiefer Venenthrombose oder Lungenembolie	2,0–3,0
Vorhofflimmern	2,0–3,0
Sekundärprophylaxe nach arterieller Gefäßrekonstruktion	3,0–4,5
Sekundärprophylaxe des akuten Myokardinfarkts	3,0–4,5
Herzklappenersatz mit biologischen Prothesen	2,0–3,0
Herzklappenersatz mit mechanischen Prothesen	3,0–4,5

- **Laborkontrolle:** INR („international normalized ratio"), einer standardisierten Form des Quick-Wertes (%) bzw. der Thromboplastinzeit (oder Prothrombinzeit).
  - Sehr, sehr selten: genetisch determinierte „Kumarinresistenz".
  - Nach Absetzten sind mehr- bis vieltägige Zeiträume bis zur Normalisierung der Gerinnungssituation zu erwarten (hohe Plasmaeiweißbindung).

25.1 Antithrombotische Therapie

- **Unerwünschte Wirkungen:** Proportional zur Intensität der oralen Antikoagulation zunehmendes Blutungsrisiko (orientierend: 1 schwere Blutung auf 200 Patientenjahre), teratogene Wirkung (v. a. 6.–13. SSW), selten u. a. Transaminasenanstieg, Alopezie, allergische und gastrointestinale Symptome, sehr selten „Kumarinnekrose" (in der Initialphase der [höherdosierten] Kumarintherapie auftretende sehr seltene schmerzhafte Hautnekrose, häufiger bei Patienten mit hereditären Defekten im Protein-C-/Protein-S-System berichtet).
- **Vielfältige Arzneimittelinteraktionen:** Bei jeder Änderung der Begleitmedikation muss eine Medikamenteninteraktion bedacht und auch bei fehlenden Hinweisen darauf eine kurzfristige Kontrolle der INR erfolgen.
- **Antidot:**
  - *Sofort:* Prothrombinkomplexpräparate (PPSB); eine Einheit PPSB/kg Körpergewicht lässt einen Quickwertanstieg von mehr als 1 % erwarten.
  - *Verzögert:* Vitamin K (i. v., p. o.) beginnender Anstieg des Quick-Wertes nach frühestens 6 h.

Thrombolytika

- **Wirkprinzip:** Direkte oder indirekte Plasminogenaktivatoren (Tab. 75). Verstärkte, Plasmin-vermittelte Fibrinolyse.
- **Kritische Indikationsstellung!**
  - Zu Kontraindikationen s. Tab. 71.
  - Hohes Blutungsrisiko → Blutgruppe, Erythrozytenkonzentrate in Reserve, Hämoglobinwert-Kontrollen.
- **Therapiedurchführung** meist auf Intensivstationen.
- Begleitende Therapie mit Antikoagulanzien oder Thrombozytenfunktionshemmern indikations- und substanzabhängig notwendig (Tab. 76).

Tabelle 75 Eigenschaften wichtiger Thrombolytika

Medikament	Aktivierung	Antigenität	Fibrinspezifität	Plasma-Halbwertzeit	Antikoagulation
Streptokinase	indirekt	+	-	20–25 min	nein
Urokinase	direkt	–	–	7–12 min	ja
rt-PA*	direkt	–	++	2–7 min	ja

* = rekombinanter Gewebeplasminogenaktivator

25.1 Antithrombotische Therapie

Tabelle 76 Dosierungsempfehlungen der Thrombolytika (Auswahl)

Indikation	Dosierung	Bemerkung
– arterieller Gefäßverschluss – tiefe Venenthrombose	*Streptokinase:* Bolus: 250 000 E/30 min dann: 100 000 E/h für 3–5 d	initial kein Heparin, erst wenn Thrombinzeit weniger als 2 × oberer Referenzwert
	ultrahoch dosierte Streptokinase: Bolus: 250 000 E/30 min dann: 1,5 Mio. E/h für 6 h mit täglicher Wiederholung (2–4-mal)	ausreichende therapeutische Antikoagulation im Therapieintervall durch Heparin
akute Lungenembolie	*Urokinase:* 1 Mio. E/10 min, dann 2 Mio. E/110 min	anschließend laborkontrollierte therapeutische Antikoagulation
	rt-PA: 70–100 mg über 2 h	anschließend laborkontrollierte therapeutische Antikoagulation
akuter Myokardinfarkt	*rt-PA:* „front-loaded" 15 mg-Bolus, dann: 0,75 mg/kg KG in 30 min, gefolgt von 0,5 mg/kg KG über 90 min max. 100 mg über 90 min	begleitende Heparintherapie mit 5000 E-Bolus, gefolgt von 1000 E/h → PTT-Kontrolle
	Streptokinase: 1,5 Mio. E über 60 min	Mit folgender oder begleitender Heparintherapie

Thrombozytenfunktionshemmer

- **Grundlagen:**
  - *Definition:* Medikamente, die unterschiedliche Plättchenfunktionen hemmen und damit eine Verlängerung der Blutungszeit bewirken.
  - *Laboruntersuchungen:* Die Thrombozytenfunktionshemmung lässt sich u. a. als Verlängerung der Blutungszeit (in vivo), als Abnahme der Plättchenhämostasekapazität („in vitro-Blutungszeit"), als Hemmung der Thrombozytenaggregation in plättchenreichem Plasma oder Vollblut nachweisen.
  - *Blutungsrisiko:* Abgesehen von GP-IIb/IIIa-Inhibitoren gering.
  - *Antidot:* Keine spezifischen Antagonisten verfügbar, ggf. Thrombozytenkonzentratgabe; Aprotinin, Desmopressin möglicherweise symptomatisch hilfreich.
- **Acetylsalicylsäure (ASS):**
  - *Charakteristik, Wirkprinzip:* Irreversible Azetylierung der (thrombozytären) Zyklooxygenase. Sofort (nach i.v.-Gabe) einsetzende Plättchenfunktionshemmung. Prolongierte Wirkung nach Absetzen (ca. 5–8 Tage).
  - *Unerwünschte Wirkungen:* Dosisabhängige gastrointestinale Nebenwirkungen, insbesondere Gastritiden, Ulcera; selten Hypersensibilitätsreaktionen, kompensierte respiratorische Alkalose, hepatische oder renale Funktionsstörungen, „ASS-Resistenz" (unzureichende Thrombozytenfunktionshemmung unter ASS).
  - *Dosierung:*
    - Klinisch wirksam im Dosisbereich von 30–1500 mg täglich.
    - Empfohlene Dosis meist 75–325 mg täglich.
  - *Laborkontrolle:* Nicht allgemein empfohlen.

25.1 Antithrombotische Therapie

- **Thienopyridinderivate (Clopidogrel** [und Ticlopidin]):
  - *Charakteristik, Wirkprinzip:* ADP-Antagonisten. Maximale Thrombozytenfunktionshemmung 6–72 h nach Einnahme. Prolongierte Wirkung nach Absetzen (ca. 5–8 Tage).
  - Verglichen mit ASS überlegene klinische Wirksamkeit:
    - Alternative bei ASS-Unverträglichkeit.
    - In Kombination mit ASS zur Stentthromboseprophylaxe Therapie der Wahl.
  - *Unerwünschte Wirkungen:* Gastrointestinale Beschwerden (Nausea, Diarrhö), Exantheme; bei Ticlopidin selten schwere Formen – bei rechtzeitigem Absetzen – reversibler Zytopenien (regelmäßige Blutbildkontrolle in den ersten Wochen).
  - *Dosierung:* Clopidogrel 75 mg/d p.o. (Ticlopidin 2×250 mg/d p.o.).
- **Fibrinogenrezeptorantagonisten (GP-IIb/IIIa-Antagonisten):**
  - *Charakteristik, Wirkprinzip:* Hochwirksame dosisabhängige Hemmung der Plättchenaggregation nach i.v.-Gabe. Sofortige Wirksamkeit, substanzabhängige Halbwertszeiten des Wirkungsverlustes.
  - *Indikation:* Gegenwärtig bei bestimmten akuten Koronarsyndromen.
  - *Substanzbeispiele:* Siehe S. 250.
  - *Laborkontrolle:* Nicht etabliert.
  - *Unerwünschte Wirkungen* betreffen vor allem seltene akut auftretende (Immun-)Thrombozytopenien. Bei mehr als 80%iger Fibrinogenrezeptorblockade nimmt auch bei kurzfristiger Anwendung das Blutungsrisiko deutlich zu.
  - *Antidot:* Nicht bekannt.

26.1 Apoplexie

Definitionen

- **Apoplexie** („Hirnschlag"): Akutes zerebrovaskuläres Ereignis mit motorischer, sensibler oder kognitiver Beeinträchtigung der Hirnleistung.
- **TIA** (= *t*ransiente *i*schämische *A*ttacke = Streifung): Akutes zerebrovaskuläres Ereignis mit vorübergehender Hirnleistungsstörung (Dauer: Sekunden bis max. 24 Stunden).
- **PRIND** (= *p*rolongiertes *r*eversibles *i*schämisches *n*eurologisches *D*efizit): Akutes zerebrovaskuläres Ereignis, dessen Beeinträchtigung sich innerhalb von maximal zwei Wochen ohne neurologische oder neuropsychologische Residuen vollständig zurückbildet.
- **Lakunärer Infarkt** (ca. 20%) = kleiner Infarkt in der Tiefe des Gehirns mit einer Ausdehnung von max. 15mm^3 mit kleiner Nekrose im Versorgungsgebiet der tief penetrierenden Arterien in Basalganglien, Thalamus, Capsula interna, Centrum semiovale oder Pons.
- **Morbus Binswanger:** Langsam progressive Demenz mit schleichend progressiven Defiziten wie Gangapraxie, Ungeschicklichkeit der Hände, Dysphagie, Dysarthrie und emotionale Labilität auf dem Boden rezidivierender Apoplexien mit teils vollständig, teils unvollständig reversiblen neurologischen Defiziten oder infolge gehäufter lakunärer Infarkte der weißen Substanz (oft konfluierend) und der Basalganglien.
- **Leukoaraiosis:** Im MRT bzw. in der CT und auch in der Myelinfärbung sichtbare Aufhellung der weißen Substanz periventrikulär und im Centrum semiovale, bedingt durch leichte Demyelinisierung oder Wassereinlagerung (ohne Nekrose!). Meist ohne klinische Bedeutung. Häufig bei gesunden Hochbetagten, etwas häufiger bei Morbus Alzheimer und noch häufiger als Begleiterscheinung anderer zerebrovaskulärer Erkrankungen.
  - *Achtung:* Leukoaraiosis in CT oder MRT darf nicht generell als Hinweis auf lakunäre Infarkte oder Morbus Binswanger interpretiert werden!

Epidemiologie und geriatrische Bedeutung

- Mit zunehmendem Alter treten zunehmend häufiger zerebrovaskuläre Erkrankungen auf.
- Zu Prävalenz, Inzidenz und Mortalität s. Tab. 77. Dank immer besserer Kontrolle der Hypertonie auch bei Betagten sind die altersspezifische Inzidenz und Prävalenz der Apoplexie in den letzten Jahrzehnten rückläufig.

Tabelle 77 Inzidenz und Mortalität zerebrovaskulärer Erkrankungen

Prävalenz		Inzidenz		Mortalität	
65–75 a	35/1000	65–74 a	8/1000	60–69 a	2/1000
> 75 a	60/1000	75–84 a	20/1000	70–79 a	5/1000
		85 a	40/1000	80–89 a	20/1000
				> 90 a	50/1000

- **5-Jahres-Überlebensrate:**
  - Nach embolischer oder thromboembolischer Apoplexie: 35%.
  - Nach intrazerebraler Blutung: 6%.
- Ca. 20% der Betten in geriatrischen Langzeitpflegeeinrichtungen sind durch Patienten mit Langzeitfolgen einer Apoplexie belegt.

26.1 Apoplexie

Pathogenese

- **Zerebrale Ischämie/Hirninfarkt:**
  - *Mikroangiopathisch:* Thrombose einer zerebralen Arterie: ca. 30 %.
  - *Arterioarteriell embolisch/kardial embolisch* (ca. 20 %):
    - *Vorhofflimmern ohne Klappenerkrankung* (57 % der Fälle): Hohe Rezidivrate von 10 % innerhalb des ersten Jahres und 35 % innerhalb von 5 Jahren. Das Apoplexierisiko ist 5-mal so hoch wie bei Patienten ohne Vorhofflimmern.
    - *Vorhofflimmern mit Klappenerkrankung:* Das Apoplexierisiko ist 17fach erhöht.
    - *Wichtige andere Emboliequellen:* Ulzerierte arteriosklerotische Plaque der extrakraniellen Karotisarterie, Wandthrombosen nach Myokardinfarkt, Herzwandaneurysma, septischer Embolus bei Endokarditis.
  - *Hämodynamisch,* z. B. bei hochgradigen proximalen Gefäßstenosen oder nach globaler Zirkulationsstörung.
- **Intrazerebrale Blutung** (ca. 10 %): Arterielle Hypertonie, Arteriopathie, Tumoreinblutung, Gefäß-Anomalie, Koagulopathie, Infektionen, Vaskulitis, Sinusvenenthrombose, unklar (bis zu 20 % der Fälle).
- *Wichtigster Risikofaktor* ist eine arterielle Hypertonie: Sie liegt vor bei ca. 90 % der lakunären Infarkte, bei und ca. 70 % der Hämatome und bei ca. 50 % der zerebrovaskulären Thrombosen.

Klinik

- **Pathognomonisches Symptom:** Plötzliches Einsetzen eines neurologischen oder neuropsychologischen Defizits.
  - *Häufigstes Apoplexiesyndrom ist das Hemisyndrom* (Halbseitenlähmung), das motorisch und/oder sensorisch sein kann. Es ist charakteristisch für die Lateralisation, aber unspezifisch für die genauere Lokalisation der Läsion (kortikal, basal, in der Capsula interna, Mittelhirn, Pons, Hirnstamm). Hinsichtlich der Größe und Lokalisation der Läsion aussagefähig sind dagegen die Begleitsymptome (kognitive Ausfälle, Hemianopsie, Hirnnervenausfälle):
    - Isolierte motorische und sensorische Defizite → Verdacht auf lakunären Infarkt (s. S. 333).
    - Neuropsychologische Defizite → Läsion der zerebralen Hemisphären.
- *Cave:* Je größer das strukturelle Defizit, desto wahrscheinlicher sind Symptome, die unabhängig sind von der Lokalisation, insbesondere:
  - Initiale Bewusstseinstrübung.
  - Initiale Schluckstörung.
  - Initiale Inkontinenz.
- **Selten ist ein stotternder Beginn:** Nach initialem Defizit tritt plötzlich ein zusätzliches Defizit auf; dies kann sich mehrfach wiederholen (= Apoplexie in Evolution). Auftreten bei multiplen Embolien, bei Progression einer Thrombose eines zerebralen Arterienastes in andere Äste oder bei Blutung in einen Infarkt.
- *Achtung:* 12 % der Apoplexien werden von einem klinisch stummen Myokardinfarkt begleitet, 2 % der akuten Myokardinfarkte zeigen als Komplikation eine Apoplexie (bei großem Infarkt: 20 %!).

26.1 Apoplexie

Diagnostik

- **Anamnese und Fremdanamnese,** soweit möglich.
- **Klinisch-neurologische Untersuchung:** Sie ist entscheidend!
  - *Liegt ein motorisches Hemisyndrom vor?*
    - Bei wachen Patienten: Verminderte Kraft und/oder Feinmotorik der betroffenen Körperhälfte?
    - Bei Bewusstseinstrübung: Hypotonie und fehlende Spontanbewegung der betroffenen Körperhälfte?
    - In späteren Stadien: Ein residuelles Hemisyndrom liegt vor bei leichtem Absinken und Innenrotation der Hand im Arm-Vorhebe-Versuch, bei vermindertem Armschwung und Zirkumduktion des Beins beim Gehen.
  - *Ist die Sensorik mitbetroffen?*
    - Bei erhaltener Sensibilität: Liegt ein sensibler Neglect bei beidseitiger simultaner Stimulation vor?
    - Bei Bewusstseinstrübung: Verminderte Reaktion auf Schmerzreiz auf der plegischen Seite?
    - Liegt eine Hemianopsie oder ein visueller Hemineglect vor?
  - *Liegen kognitive Ausfälle vor?* (siehe Aphasie S. 337, Apraxie S. 340 und andere als Verhaltensstörungen imponierende kognitive Ausfälle S. 335).
- **Bildgebende Verfahren:** CCT oder kranielles MRT – Indikationen: Meistens gegeben, insbesondere:
  - Zweifel an der Diagnose einer Apoplexie.
  - Ausschluss einer Blutung bei akuter Läsion, wenn eine Thrombolyse erwogen wird (nur innerhalb von drei Stunden nach Einsetzen der Symptome möglich, sonst zu hohe Blutungsgefahr) oder wenn eine Behandlung mit niedrigmolekularem Heparin erwogen wird (CT genügt, obwohl damit eine ischämische Läsion nicht früh belegt werden kann, was jedoch zum Ausschluss einer Blutung nicht notwendig ist).
- **Dopplersonographie der Karotiden:** Indiziert bei TIA, PRIND und wenn das Ausmaß der Ausfälle nach Apoplexie eine kleine Läsion anzeigt und die Prävention eines Rezidivs wichtig ist (s. S. 331, Rezidivprophylaxe).
- **EKG:** Bei jeder Apoplexie zum Ausschluss eines begleitenden Myokardinfarktes notwendig oder Vorhofflimmern.
- **Labor:** Routinelabor-Parameter.
- **Echokardiographie:** Transthorakal, zum Ausschluss einer kardialen Emboliequelle auch transösophageal (TEE) bei subakutem Myokardinfarkt oder Vorhofflimmern.

Strategien der Akutbehandlung

- **Systemische Thrombolyse:** Verwendet wird rekombinant hergestellter Gewebe-Plasminogen-Aktivator 0,9 mg/kg KG (max. 90 mg i. v.), 10 % als initialer Bolus, der Rest als Infusion über 60 Minuten.
  - *Indikation:* Zerebrale Ischämie mit Symptombeginn innerhalb der zurückliegenden 3 h, computertomographischer Ausschluss einer Blutung.
  - *Ausschlusskriterien:*
    - Frühe Infarktdemarkation in mehr als einem Drittel des Mediaterritoriums.
    - Unbekannter Symptombeginn.
    - Chirurgische Eingriffe, relevantes Trauma innerhalb der letzten 30 Tage.
    - Relevantes Schädelhirntrauma innerhalb der letzten 3 Monate.

26.1 Apoplexie

- Maligne Erkrankungen.
- Gastrointestinale Blutungen.
- Vermutete septische Embolie als Infarktursache.
- Gerinnungsstörungen mit Hypokoagulabilität.
- *Komplikationen:* Intrakranielle Blutungen in ca. 6% der Fälle (überwiegend klinisch nicht relevant), Blutung in anderen Körperregionen, insbesondere bei vorangegangenem Sturz im Rahmen des Infarktes.
- *Prognose:* Trotz erhöhter Blutungsgefahr lässt sich das Risiko für ein schweres Defizit oder den Tod um 30% reduzieren.
- *Cave:* Nach der Thrombolyse sind Antikoagulation oder Thrombozytenaggregationshemmer für 24 h kontraindiziert!

▶ **Niedrigmolekulares Heparin subkutan:** 2 × täglich 3000–5000 IE.
- *Indikation:* Relevante Parese, die zur Immobilisierung führt.
- *Ziel:* Verhinderung der Entstehung von Beckenvenenthrombosen (und später Lungenembolie) bei Immobilität sowie die Entstehung weiterer Emboli bei kardialer Emboliequelle.
- *Prognose:* Reduziert Todesfälle und schwere Behinderung um 20%. Prognoseverbesserung, wenn die Behandlung innerhalb von 48 h nach Auftreten der Ausfälle erfolgt.

Basistherapie

▶ **Korrektur des Blutdrucks:** Blutdruckerhöhung in der Akutphase der Apoplexie ist eine Reflexhypertonie und somit normal. Bei intrazerebraler Blutung Erhöhung um ca. 50 mmHg systolisch und 20 mmHg diastolisch. Bei den übrigen Apoplexien ca. 40 mmHg systolisch und 10 mmHg diastolisch. Die frühe Behandlung der Hypertonie ist kontraindiziert → nur behandeln bei Werten > 220/130 mmHg oder bei Vorliegen einer intrazerebralen Blutung.
▶ **Korrektur einer Blutzuckerstoffwechselstörung:** Bei Hyperglykämie ab Werten > 150 mg/dl Insulin s.c., bei Hypoglykämie sofort Glukose i.v.
▶ **Pflegerische Maßnahmen**:
- *Seitenlage* zur Verhinderung von Aspiration (bei Bewusstlosigkeit und Erbrechen obligatorisch).
- *Schutz der Kornea* bei fehlendem Lidschluss (z.B. Augensalbe, Uhrglasverband).
- *Blasenkatheterisierung.*
- *Mundpflege* inkl. häufiges Absaugen bei pharyngealer Speichelansammlung.
- *Dekubitusprophylaxe:*
  - Superweiche Lagerung.
  - Umlagerung alle zwei Stunden.
  - 30% Halbschräglage bei Rötung über Druckstellen.
- *Schonung der Bänder und Gelenke gelähmter Glieder*, um schmerzhaften Zerrungen und Subluxationen vorzubeugen.
- *Täglich regelmäßig passive volle Bewegung der gelähmten Gelenke* zur Vermeidung arthrogener Kontrakturen.
▶ **Bei Hemiplegie Lagerung gemäß dem Bobath-Konzept** (S. 329):
- *Seitenlagerung auf plegische Seite ist am besten:* Plegischer Arm gestreckt nach vorn (90° zum Rumpf), Unterarm supiniert, Handgelenk passiv dorsalflektiert, plegisches Bein in Hüfte gestreckt, im Knie leicht gebeugt, gesundes Bein auf Kissen vor gelähmtem Bein, dadurch ist der gesunde Arm frei beweglich. Kranke Schulter nach vorn bringen.

26.1 Apoplexie

- *Seitenlage auf gesunder Seite* ist zur Abwechslung möglich: Beine gebeugt oder unteres gestreckt, oberes Bein mit Kissen unterlagert, nicht in Außenrotation; Fuß rechtwinklig angebeugt; kranker Arm im Ellenbogengelenk gestreckt in Supination, Außenrotation und Abduktion; Hand in Dorsalflexion, gestreckte Finger, abduzierter Daumen.
- *Rückenlage* ist am ungünstigsten, da große Aspirationsgefahr und Tonuserhöhung durch tonische Nacken- und Labyrinthreflexe besteht. Bei normalem Bewusstsein zur Abwechslung jedoch möglich.

▶ **Physiotherapie** gemäß dem Bobath-Konzept (s. S. 329).

Vorgehen bei Komplikationen

▶ **Hirndruck:** Behandlung von Hirndruck als Folge von Ödemen bei großer Apoplexie ist weder mit Diuretika oder hyperosmolarer Lösung, noch mit Barbituraten oder Steroiden erfolgreich! Evtl. neurochirurgisches Vorgehen (Dekompression).

▶ **Bewusstseinsstörung, zentrale Atemstörung:** Intensivüberwachung: Monitoring von Oxygenierung, Kreislaufparametern, Blutzucker, Temperatur.

▶ **Schluckstörung:** Schluckstörung nach Apoplexie und bei anderen neurologischen Erkrankungen betrifft meist das Schlucken von Flüssigkeit, weniger stark von festen Speisen und am wenigsten von glitschigen festen Speisen (z.B. Sülze, gekochtes Obst) oder von halbfesten Speisen (Pudding, Joghurt, Eiscrème).
- Vor Beginn einer Sondenernährung stets zuerst mehrere Tage Schluckversuche mit halbfesten Speisen.
- Bei persistierender Schluckunfähigkeit auch für halbfeste bzw. glitschige weiche Festnahrung ist die Platzierung einer PEG-Sonde (perkutane endoskopische Gastrostomie) indiziert. Sie behindert die Schluckrehabilitation nicht und kann meist nach einigen Wochen bis Monaten entfernt (abgeschnitten) werden.

Grundlagen der Rehabilitation

▶ **Rehabilitationsformen:**
- *Ambulant.*
- *Spezialisierte Rehabilitationsabteilung für Neurorehabilitation bzw. geriatrische Rehabilitationsklinik:* Zeitlich begrenzter Patientenaufenthalt.
- *Aktivierend und rehabilitativ ausgerichteten Langzeitpflegeabteilung:* Zeitlich unbegrenzter Patientenaufenthalt.

▶ Aus der in Metaanalysen erarbeiteten Evidenz lassen sich **Entscheidungsgrundsätze für das weitere Vorgehen nach der Akutphase** der Behandlung von Hirninfarkt-, Hirntrauma- und Hirntumor-Patienten ableiten:
- *Grundsatz 1:* Stationäre Rehabilitation ist bei Pflegebedürftigkeit indiziert, wenn die Angehörigen mit Hilfe der ambulanten Dienste den Pflegebedarf nicht bewältigen können. Sobald wie möglich soll die Rehabilitation Betagter teilstationär in Tageskliniken oder Tagesheimen, respektive Therapieambulatorien durchgeführt werden.
- *Grundsatz 2:* Junge Patienten, bei denen das Ziel der Wiedereingliederung in das Berufsleben ein wichtiger Aspekt ist, sollten nach Abschluss der Akutbehandlung idealerweise ab der 2.–3. Woche nach dem Insult einer spezialisierten Neurorehabilitationsabteilung zugewiesen werden. *Ausnahmen* bilden Wachkoma-Patienten und Hirngeschädigte, die schon vor dem aku-

ten Ereignis betreuungsbedürftig waren und solche Patienten, bei denen Hinweise auf ein bereits vor dem aktuellen Ereignis überfordertes Betreuungsnetz vorliegen.
- *Grundsatz 3:* Betagte, die vor dem invalidisierenden Ereignis gesund, selbstständig, vital und nicht gebrechlich waren, sollen in geriatrische Rehabilitationsabteilungen eingewiesen werden (vgl. auch S. 34).
- *Grundsatz 4:* Bei Betagten, die schon vor dem aktuellen Ereignis betreuungsbedürftig und gebrechlich waren, ist die Verlegung auf eine spezialisierte Rehabilitationsabteilung aufgrund eines ausführlichen geriatrischen Assessments mit Beurteilung des Rehabilitationspotenzials, der Rehabilitationsfähigkeit und der Rehabilitationsprognose indiziert, besonders bei ausgedehntem und engagiertem informellen Netz und Bereitschaft, formelle Hilfe zu akzeptieren.

Rehabilitationsmanagement

▶ Die Resultate bezüglich der Mortalität, der Hospitalisationsdauer und des erreichten Niveaus in den Aktivitäten des täglichen Lebens (s. S. 74) sind mit eingespielt arbeitenden Rehabilitationsteams nach Ablauf der Akutphase besser als bei Betreuung in Standard-Abteilungen der Inneren Medizin.
▶ Im Zentrum der therapeutischen Bemühungen stehen Überlegungen zur Unterstützung und zum Training im Grenzbereich der funktionellen Defizite/Ressourcen in der Reihenfolge gemäß ATL-Erholung (siehe Prognose).
▶ Voraussetzungen zur vollen Ausschöpfung des Rehabilitationspotenzials:
  - Korrekte initiale Apoplexie-Diagnostik (inkl. Evaluation der neuropsychologischen Defizite).
  - Therapeutische rehabilitative pflegerische Maßnahmen von hoher Qualität (s. S. 34).
  - Mobilisierung so bald wie möglich.
  - Identifikation und Bearbeitung aller, auch der psychologischen und neuropsychologischen Probleme beim Einsatz von Logopädie, Physio- und Ergotherapie.
  - Angemessene Betreuung und Pflege rund um die Uhr.
  - Frühzeitiges Erkennen von Rückschlägen.
  - Hoher Standard von psychologischer Unterstützung.
  - Gute langfristige Nachbetreuung.
  - Sprachtherapeutisches Assessment bei Aphasie initial sowie nach 1, 3 und 6 Monaten zum Feststellen der genauen Defizite und Fähigkeiten.
▶ Generelle kognitive Stimulation ist möglicherweise hilfreich.
▶ Entscheidend ist es, alle Befunde den Patienten, den Angehörigen und dem Pflegepersonal zur Optimierung der Kommunikation und Adaptation an die Defizite mitzuteilen.

Bobath-Konzept

▶ **Definition:** Konzept zur Verbesserung von Tonus, Koordination und Haltungen in Bewegungsabläufen.
▶ **Indikationen:** Zerebrovaskulärer Insult mit Hemiparese, Zerebralparese.
▶ **Voraussetzungen:** Zur erfolgreichen Umsetzung des Bobath-Konzeptes (Lagerung s. S. 327, Physiotherapie s. S. 330) müssen alle Dienste, die mit der Pflege und Therapie von Patienten betraut sind − v. a. der Pflegedienst − in der Methodik theoretisch und praktisch geschult sein. Institutionsleitungen

26.1 Apoplexie

müssen die Aus- und Fortbildungsmöglichkeiten (Bobath-Kurse!) sicherstellen. Für alle Mitarbeiter muss die Anwendung des Konzeptes verbindlich sein. Gleiches gilt für methodische Alternativen (wie basale Stimulation oder Kinästhetik)!

- **Ziele und Therapieansätze:**
  - Hemmung abnormer Haltungsreflexe.
  - Tonus-Normalisierung der Muskulatur.
  - Bei schlaffen Lähmungen: Erhöhung der Haltungsaktivität durch taktile und propriozeptive Stimulation.
  - Bei erhöhtem Tonus: Hemmung abnormer Haltungs- und Bewegungsmuster.
  - Übung der Gleichgewichtsreaktionen.
  - Bahnung normaler Haltungsreaktionen und Bewegungsabläufe.
  - Automatisierung der erlernten Funktionen.
- **Aufgaben der Physiotherapie:**
  - *Aufgaben in der akuten Phase:*
    - Lagerung (s. o.) schon im schlaffen Stadium zur Vermeidung des spastischen Haltungsmusters und von Dekubitus.
    - Kreislauf- und Atemtherapie.
    - Rumpfstabilisierung und -rotation.
    - Aktivitäten für selektive Bewegungen der Extremität.
    - Gleichgewichtsreaktionen aus verschiedenen Ausgangsstellungen.
  - *Aufgaben nach Abklingen der akuten Phase:*
    - Verbesserung der Sensorik, Bahnung eines neuen Gleichgewichtssinns im Dienste der Spastizitätsverminderung.
    - Erarbeiten normaler Bewegungsmuster.
    - Umsetzen in Alltagsaktivität.
- **Beurteilung:** Ein wirkungsvolles Konzept.

Prognose

- Nach Apoplexie ist die Erholung zur vollen Selbstständigkeit in den ersten vier Wochen am wahrscheinlichsten, ab 8 Wochen wird sie unwahrscheinlicher.
- In 5–10 % der Fälle ereignet sich eine vollständige Spätherholung nach 6 Monaten (aber 40 % der Gehunfähigen erlernen noch das Gehen). Nach 24 Monaten ist eine weitere Erholung eine Ausnahme.
- Im Bereich der Aktivitäten des täglichen Lebens findet sich bei großen interindividuellen Unterschieden typischerweise folgende Reihenfolge der Erholung:
  1. Kontrolle über den Stuhlgang
  2. Selber kleingeschnittene Nahrung essen
  3. Kontrolle über Blase
  4. Transfer Bett – Stuhl mit Hilfe
  5. Gesichtspflege (Rasieren, Kämmen, sich waschen)
  6. Ankleiden und Gehen mit Hilfe
  7. Selbstständig essen
  8. Selbstständig aufstehen und gehen
  9. Treppensteigen mit Hilfe
  10. Selbstständig ankleiden (inkl. Knöpfe und Schuhbänder)
  11. Selbstständig Treppen steigen und baden

26.1 Apoplexie

- Das Defizit ein Jahr nach dem Insult ist abhängig von der Größe des primären Ausfalls (erklärt 2/3 der Erholungsvarianz).

Tabelle 78 Ergebnisse des Barthel-Index nach Apoplexie

initiales Defizit (Barthel-Index)	Zustand nach 30 Wochen
sehr schwer (0/100)	60/100
schwer (35/100)	70/100
mäßig (60/100)	90/100
gering (85/100)	90/100

(Durchschnitt von je ca. 60 Personen) Barthel-Index s. S. 74

- **Indikatoren für eine schlechte Prognose:**
  - *Inkontinenz länger als 2 Tage* deutet auf die hohe Wahrscheinlichkeit des Todes oder schlechte Erholung zu Selbständigkeit.
    - Bei Inkontinenz sterben 53 % der Patienten innerhalb von 6 Monaten gegenüber 19 % bei Kontinenz.
    - Nur 43 % der Überlebenden mit Inkontinenz erholen sich, bei Kontinenz sind es ca. 80 %.
    - *Achtung:* Ein Dauerkatheter verhindert die Beurteilung dieses wichtigsten prognostischen Indikators und sollte deshalb möglichst vermieden werden!
  - *Andere ungünstige Indikatoren* (falls Kontinenz nicht beurteilbar oder Inkontinenz vorbestehend):
    - Fehlende Rumpfkontrolle im Sitzen.
    - Schwere Armparese.
    - Hemianopsie, Neglect.
    - Aphasie, Agnosie oder Apraxie.

Rezidivprävention

- **Entscheidend sind zwei Maßnahmen:**
  - *Optimale Blutdruckkontrolle,* auch bei Höchstbetagten (siehe Kapitel Hypertonie).
  - *Thrombozytenaggregationshemmung:*
    - Standardbehandlung: Acetylsalicylsäure (ASS) 100–325 mg/d p. o.
    - Statt ASS allein evtl. die Kombination mit Dipyridamol (nur in der CH als z. B. Asasantin 200/25 retard 2-mal täglich, in D ggf. kombinieren).
    - 9 % weniger vaskuläre Ereignisse (vor allem weniger Verschlüsse der Beinarterien bei pAVK) als mit ASS sind erreichbar mit Clopidogrel (Plavix, Iscover 75 mg/d), weshalb diese Therapie vorzuziehen ist bei Apoplexie mit begleitender pAVK.
- **Antikoagulation:**
  - *Indikation:* Nachgewiesene Embolisation und computertomographischer Ausschluss einer Blutung oder eines ausgedehnten frischen Infarkts.
    - *Bei zerebraler Embolisation:* Beginn 48 h nach Symptombeginn.
    - *Bei sehr großem Infarkt:* Beginn erst nach 7 Tagen.
  - *Beurteilung:* Verhindert 2/3 der spontanen Rezidive.

26.1 Apoplexie

- **Karotis-Endarteriektomie im Bereich der Bifurkation** – Indikationen:
  - Bei bisher asymptomatischer Läsion, falls Stenose > 70 %.
  - Bei Zustand nach kontralateraler TIA, PRIND oder Apoplexie mit minimalen residualen Defiziten, falls Stenose > 70 %; sonst Thrombozytenaggregationshemmer.
- *Beachte:* Bei residualen Defiziten oder struktureller Läsion in CT oder MRT bis zur Operation einige Wochen warten, während der Wartezeit Thrombozytenaggregationshemmer.

26.2 Apoplexie – Lakunäre Syndrome

Grundlagen

- **Definition:** Im CT oder MRT nachweisbare strukturelle Defizite in verschiedenen Hirnarealen von max. 15 mm Durchmesser pro Läsion.
- **Lokalisationen:** Durchschnittlich 3 Lakunen pro Patient, viele davon asymptomatisch. 45 % in den Basalganglien, 18 % im Thalamus, 15 % im Pons, 12 % im Centrum ovale, 10 % in der Capsula interna.
- **Mortalität:** Mit 3–5 % innerhalb von 30 Tagen niedrigste Mortalität aller Apoplexien.
- **Prognose:** Erholung ohne Defizite innerhalb eines Monats:
  - Bei rein motorischer Hemiparese: 70 % der Fälle.
  - Bei rein sensibler Hemiparese: 83 % der Fälle.
  - Bei sensomotorischer Hemiparese: 56 % der Fälle.

Klinik

- **Vorbemerkung:**
  - Lakunäre Syndrome imponieren trotz morphologisch fixierten Infarkts klinisch als transiente ischämische Attacke (1/3 aller Fälle) oder prolongiertes ischämisches neurologisches Defizit.
  - In 1/4 der Fälle imponieren lakunäre Syndrome als TIA vor der eigentlichen Apoplexie.
  - Die klinische Symptomatik variiert in Abhängigkeit von der Lokalisation der Lakunen.
- **Pons oder Capsula interna** (ca. 50 % der Lacunae):
  - *Symptome:* Rein motorische Hemiparese, typischerweise proximal ausgeprägter als distal.
  - *Variante:* Monoparese bei kleiner Lakune in der Capsula interna.
  - *Prognose:* Gut.
- **Lentikulokapsuläre große Lakuna in dominanter Hemisphäre:**
  - *Symptome:* Motorische Hemiparese mit neuropsychologischer Dysfunktion, Aphasie (atypische Form) inkl. Akalkulie oder Apraxie sind nicht selten.
  - *Variante:* Bei thalamischer Lakuna akute Konfusion oder Gedächtnisstörung.
- **Nucleus subthalamicus:**
  - *Symptome:* Kontralaterale Hemichorea/Hemiballismus.
  - *Prognose:* Gut.
- **Obere Basis der Pons, lateraler Thalamus oder posteriore Capsula interna:**
  - *Symptome:* Ataktische Hemiparese, d. h. Parese der distalen unteren Extremität sowie Ataxie (ausgeprägte Dysmetrie ohne Parese) der oberen Extremität.
  - *Prognose:* Gut; in über 90 % vollständige Erholung innerhalb einer Woche.
- **Paramediane Basis pontis oder Capsula interna** (ca. 10 % der Lacunae):
  - *Symptome:* Dysarthrie-clumsy-hand-Syndrom: Gesichtsparese mit ausgeprägter Dysarthrie und Dysphagie sowie leichte Schwäche und Ungeschicklichkeit der Hand (evtl. mit Schreibunfähigkeit).
  - *Prognose:* Sehr gut.

26.2 Apoplexie – Lakunäre Syndrome

- **Thalamus, Capsula interna oder Centrum semiovale,** selten kortikaler Infarkt des Gyrus postcentralis (ca. 6 % der Lacunae):
  - *Symptome:* Kontralaterale rein sensible Hemiparese: Taubheitsgefühl und mildes sensorisches Defizit einer ganzen Körperhälfte.
  - *Prognose:* Meist gut.
- **Capsula interna,** eventuell mit Einbeziehung benachbarter Basalganglien oder des Thalamus (5–30 % der Lacunae):
  - *Symptomatik*: Kontralaterale sensomotorische Hemiparese. Evtl. mit Hemianopsie oder visuellem Neglect oder Dysphasie.
  - *Prognose:* Gut.

26.3 Sekundäre Verhaltensstörungen nach Apoplexie

Apathie

- **Ursache:** Infarkt der frontalen Konvexität.
- **Symptomatik:** Apathie, Indifferenz, Verlust von Initiative, Akinesie (ohne depressive Verstimmung), unterbrochen von gelegentlichen Durchbrüchen von Wut und Aggression.
- **Diagnostik:** Nachweisbar sind:
  - Unfähigkeit, äußere Reize zu unterdrücken.
  - Perseverationstendenz.
  - Fehlendes Abstraktionsvermögen.
  - Planungsunfähigkeit.
  - Sequenzierunfähigkeit (z. B. Unfähigkeit, einen Tagesablauf vom Aufstehen bis zum Zubettgehen zu schildern).
  - Bei Läsion in der dominanten Hemisphäre: Verminderte Wortflüssigkeit oder transkortikale motorische Aphasie (S. 337).
- **Therapie:** Bei persistierender Apathie ist ein Therapieversuch mit einem antriebsteigernden Antidepressivum angezeigt, z. B. Clomipramin (z. B. Anafranil) 25–50 mg/d oder Methylphenidat (Ritalin) 2 × 5–10 mg/d.

Akinetischer Mutismus

- **Akute bilaterale Läsion der medialen und basalen Frontallappen.** *Klinik:* Stummheit, Akinesie und fehlende Reaktion. Der Patient folgt visuellen Stimuli mit den Augen. Intermittierende Ausbrüche von Worten und Agitation.
- **Paramediane Läsion im Thalamus oder Mittelhirn** (typisch nach Embolie in Basilarisarterie). *Klinik:* Persistierendes Koma, das zum Coma vigile (weitgehend intakte Hirnstammfunktion bei Verlust kortikaler Funktionen) wird (öffnet Augen, zeigt Schlaf-Wach-Rhythmus), oft assoziiert mit Augenmotilitätsstörungen.

Agitierte Konfusion (Delirium)

- **Ursache:**
  - Toxische, metabolische oder entzugsbedingte diffuse Funktionsstörung des Gehirns (S. 159).
  - Fokaler akuter Infarkt in folgenden Bereichen:
    - Nichtdominanter Parietallappen: Anosognosie, Hemineglect, evtl. Hemianopsie.
    - Bilaterale Arteria cerebri posterior mit medial temporal-okzipitalen Infarkten: Kortikale Blindheit und Amnesie, evtl. mit Anosognosie.
    - Bilateraler medialer und orbito-frontaler Kortex: Agitiertheit, wenig geplantes, impulsives Verhalten, keine anderen neurologischen Defizite.
  - *Symptomatik:* Vgl. S. 159.
  - *Therapie:* Unspezifisch, symptomatisch wie bei anderen Delirien (S. 160).

Amnesie

- **Ursache:** Bilaterale Läsion folgender Areale:
  - Medialer Temporallappen *oder*
  - Anteriorer Thalamus *oder*
  - Hirnbasis (incl. Corp. mamillare oder Fornix).
- **Klinik:** Gedächtnisstörung mit folgenden Charakteristika:
  - Unfähigkeit, Neues zu lernen.
  - Unfähigkeit, das in einem immer kürzeren Zeitintervall vor dem akuten Ereignis Gelernte zu erinnern.

26.3 Sekundäre Verhaltensstörungen nach Apoplexie

- Konfabulation, d. h. Tendenz, die Gedankenlücke mit Erfundenem auszufüllen.
- **Therapie:** Zur Rehabilitation ist die Instruktion und Anwendungsübung mit Gedächtnishilfen (Agenda, Pinwand) besonders wichtig. Bei partieller Amnesie kann Gedächtnistraining in Gruppen hilfreich sein, wobei darauf zu achten ist, dass nur ähnlich stark Gestörte in einer Gruppe behandelt werden.
- **Sonderform:** *Transiente globale Amnesie* (TIA mit Symptom Amnesie): Typisch sind die immer wieder gestellten gleichen Fragen mit Unruhe und Befremden. Plötzliches Ende der Episode nach Stunden mit fortdauernder Gedächtnislücke für die Zeit der Episode. Zugrunde liegt wahrscheinlich eine transiente ischämische Attacke der beiden Aa. cerebri post. Gute Prognose: gelegentlich Rekurrenz, sehr selten Apoplexie.

Affektinkontinenz

- **Ursachen:** Bilaterale Läsionen, oft mehrere, überwiegend in der weißen Substanz frontal betont.
- **Klinik:** Unangemessene, unkontrollierbare Ausbrüche von Lachen und/oder Weinen, ausgelöst ganz ohne oder nicht angemessene Umweltstimuli, teilweise ohne emotional entsprechend gestimmt zu sein. Oft assoziiert mit Pseudobulbärsymptomen (Dysarthrie, Dysphagie, Inkontinenz, bilaterale sensomotorische Ausfälle), deshalb auch „pseudobulbäre Affektinkontinenz" genannt. Symptomatik bei einseitigem Überwiegen der Läsion:
  - Überwiegen der dominanten Seite: Wein-Attacken,
  - Überwiegen der nichtdominanten Seite: Lach-Attacken.
- **Therapie:** Antidepressive Pharmakotherapie, indiziert bei depressiver Grundstimmung (s. S. 139).

Aprosodie

- **Ursache:** Läsionen der nichtdominanten Hemisphäre.
- **Klinik:** Störung des Erkennens und der Äußerung von Affekt. Es ergeben sich folgende Schwierigkeiten:
  - *Bei temporaler Läsion:* Schwierigkeiten, den emotionalen Gehalt einer verbalen Mitteilung korrekt zu erkennen (= Prosodieagnosie).
  - *Bei frontaler Läsion:* Die sprachliche Ausdrucksfähigkeit ist beeinträchtigt durch die Schwierigkeit, die Sprachmelodie (Tonhöhe, Tempo und Rhythmus) dem emotionalen Gehalt entsprechend zu gestalten (= Aprosodie).
- **Therapie:** Für eine erfolgreiche Reintegration in das soziale Umfeld und die Familie ist die Instruktion der Kontaktperson über das Defizit und die beim Patienten dafür vorhandene Anosognosie sehr wichtig. Oft sind dazu anlässlich einer Familienkonferenz Demonstrationen der Defizite nötig, da die Aprosodie schwer zu verstehen ist.

Depressive Verstimmung

- **Vorkommen:** Gehäuft bei Läsionen der dominanten Hemisphäre.
- **Klinik:** Bei links-frontaler Läsion zeigen bis zu 70 % der Patienten eine Depression. Rechtsseitige Läsionen manifestieren sich weniger häufig als Depression; dabei ist neben der Tendenz zur Anosognosie zu berücksichtigen, dass Aprosodie depressive Verstimmung schwer erkennbar macht.
- **Therapie:** Gutes Ansprechen auf antidepressive Medikamente (s. S. 144).

26.4 Aphasie nach Apoplexie

Definitionen

- **Aphasie:** Erworbene Sprachstörung durch Schädigung der sprachspezifischen Hirnareale. Sie erstreckt sich auf Sprechen (spontan und Nachsprechen), Verstehen, Lesen, Schreiben.
- **Dysarthrie:** Sprechstörung, Artikulationsstörung mit verschiedenen Beeinträchtigungen. Kann isoliert auftreten bei Läsion im dominanten insulären Kortex oder assoziiert mit anderen motorischen Störungen. Arten:
  - Dysphonie = Störung der Stimmgebung.
  - Dysprosodie = Störung der Sprechmelodie.
  - Dysrhythmie = Störung des Sprechrhythmus.
- **Prosodie:** Flüssigkeit des spontanen Sprachmelodierhythmus:
  - *Flüssig:* Sätze mit mehr als fünf Wörtern, wenig Unterbrechungen, normale Geschwindigkeit, mühelose, gut verwobene Satzmelodie.
  - *Nicht flüssig:* Sätze mit weniger als fünf Wörtern, mit vielen Unterbrechungen, verlangsamt, forcierte, flache, wenig modulierte Satzmelodie mit Agrammatismus (Störung der Satzbildung, Telegrammstil).
- **Paraphasien:**
  - *Phonematisch:* Lautliche Veränderung eines Wortes durch Substitution, Auslassen, Umstellen, Hinzufügen einzelner Laute.
  - *Semantisch:* Fehlerhafte Anwendung eines Wortes der Spontansprache mit oder ohne bedeutungsmäßige Ähnlichkeit.
- **Neologismus:** Wortneuschöpfungen, die in der Standardsprache nicht vorkommen.
- **Wortfindungsstörungen:** Vergebliche Suche nach Wörtern für Objekte, Ereignisse, Eigenschaften oder Tätigkeiten. Ist unspezifisch, bei allen Aphasieformen auftretend, bei flüssiger Aphasie mit Paraphrasien, Neologismen oder Redefloskeln kompensiert.
- **Perseveration:** Wiederholtes Verwenden des gleichen Wortes oder Satzteils; Vorkommen unspezifisch, bei allen Aphasien.
- **Wasserscheidenläsion:** Kortikale Läsion im Grenzgebiet zwischen A. cerebri media und A. cerebri anterior oder posterior (meist Folge von diffuser Hypoxie oder Schock).

Aphasieformen

- **Globale Aphasie** (schwerste Aphasieform):
  - Sprachproduktion und -verständnis beeinträchtigt bis fehlend.
  - Mit erheblicher Anstrengung nur sehr schlechte Artikulation, stark gestörte Prosodie.
  - Nur Sprachautomatismen (rechtshemisphärische Leistungen), z. B. Flüche.
  - Sprachliche Kommunikation (alle Modalitäten) nahezu unmöglich.
  - Meist bedingt durch Thrombose der ganzen A. cerebri media.
- **Broca-Aphasie:**
  - Nichtflüssige Sprache: Trotz Anstrengung schlechte Artikulation und Dysparosodie, Agrammatismus.
  - Viele phonematische Paraphrasien.
  - Sprachverständnis nur wenig bis leicht gestört.
  - Stark gestörte Kommunikation wegen Sprech- und Schreibunfähigkeit.
  - Nur transiente Störung, wenn die Läsion nur den Broca-Kortex betrifft. Die meisten vaskulären Läsionen (anteriorer Ast der A. cerebri media) führen auch zur Läsion der unterliegenden weißen Substanz und am Kopf des Nucleus caudatus, d. h. zu langanhaltender motorischer Aphasie.

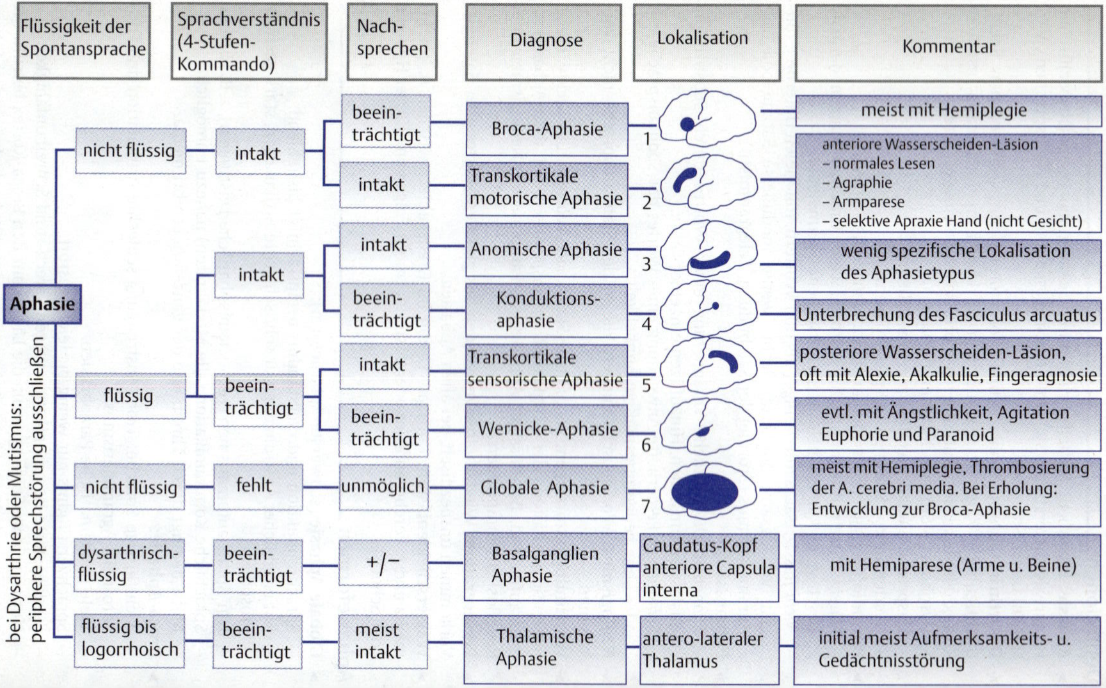

26.4 Aphasie nach Apoplexie

Flüssigkeit der Spontansprache	Sprachverständnis (4-Stufen-Kommando)	Nachsprechen	Diagnose	Lokalisation	Kommentar
nicht flüssig	intakt	beeinträchtigt	Broca-Aphasie	1	meist mit Hemiplegie
		intakt	Transkortikale motorische Aphasie	2	anteriore Wasserscheiden-Läsion – normales Lesen – Agraphie – Armparese – selektive Apraxie Hand (nicht Gesicht)
flüssig	intakt	intakt	Anomische Aphasie	3	wenig spezifische Lokalisation des Aphasietypus
		beeinträchtigt	Konduktionsaphasie	4	Unterbrechung des Fasciculus arcuatus
	beeinträchtigt	intakt	Transkortikale sensorische Aphasie	5	posteriore Wasserscheiden-Läsion, oft mit Alexie, Akalkulie, Fingeragnosie
		beeinträchtigt	Wernicke-Aphasie	6	evtl. mit Ängstlichkeit, Agitation Euphorie und Paranoid
nicht flüssig	fehlt	unmöglich	Globale Aphasie	7	meist mit Hemiplegie, Thrombosierung der A. cerebri media. Bei Erholung: Entwicklung zur Broca-Aphasie
dysarthrisch-flüssig	beeinträchtigt	+/–	Basalganglien Aphasie	Caudatus-Kopf anteriore Capsula interna	mit Hemiparese (Arme u. Beine)
flüssig bis logorrhoisch	beeinträchtigt	meist intakt	Thalamische Aphasie	antero-lateraler Thalamus	initial meist Aufmerksamkeits- u. Gedächtnisstörung

Aphasie

bei Dysarthrie oder Mutismus: periphere Sprechstörung ausschließen

Abb. 26 Die verschiedenen Aphasieformen

26.4 Aphasie nach Apoplexie

- **Wernicke-Aphasie:**
  - Flüssige Sprache mit viel phonematischen und semantischen Paraphrasien und Neologismen bei intaktem Sprachfluss, Satzmelodie und Grammatik.
  - Oft Perseveration, evtl. überschießende Sprachproduktion.
  - Oft Wortfindungs- und Benennungsstörungen, die flüssig kompensiert werden, oft mit Floskelwörtern.
  - Sprachverständnisstörungen (alle Modalitäten) schränken die Kommunikation stark ein.
  - Meist bedingt durch Verschluss eines temporalen Asts der A. cerebri media.
- **Zusammenfassung** der Aphasieformen siehe Abb. 26.
- **Diagnostik:** Logopädische Evaluation z. B. mit der Aachener Aphasie-Testbatterie. Ermöglicht genaue quantitative Beschreibung der Defizite in den verschiedenen Sprachkomponenten und ist eine optimale Voraussetzung für die logopädische Therapie.

Logopädische Behandlung

- Ein wesentlicher Teil der Erholung nach Aphasie erfolgt spontan.
- Optimales und vollständiges Ausschöpfen der möglichen Erholung setzt häufiges Üben im Grenzbereich zwischen sprachlichen Defiziten und residuellen Fähigkeiten voraus.
- Dazu ist eine logopädische Evaluation initial sowie nach einem, drei und sechs Monaten notwendig, um den Patienten und die Bezugspersonen (Personal *und* Familie) genau zu instruieren und zu Übungen im Grenzbereich zu ermutigen.
- Spezifische Übungsprogramme sind nur sinnvoll, wenn sie einem Bedürfnis des Patienten oder der Bezugspersonen entsprechen und spezifisch auf das Ressourcen-Defizit-Muster des Aphasiepatienten zugeschnitten sind.
- Die Erholung von Sprachstörungen erfolgt langsamer als die Erholung von Lähmungen. Sie ist erst nach drei Jahren abgeschlossen.

26.5 Apraxie nach Apoplexie

Definitionen

- **Apraxie:** Unfähigkeit, bewegliche Körperteile trotz fehlender Lähmung zweckmäßig einzusetzen.
- **Ideomotorische Apraxie:** Beeinträchtigung von Einzelbewegungen mit oder ohne Objekt.
- **Ideatorische Apraxie:** Unfähigkeit, komplexe Handlungsabläufe (evtl. mit verschiedenen Objekten) durchzuführen.
- **Konstruktive Apraxie:** Unfähigkeit zur Darstellung von Figuren aus dem Kopf oder durch Kopieren.
- **Praxie-Dominanz:** Der motorische Assoziationskortex der sprachdominanten Hemisphäre ist dominant für die Bewegungsplanung und -initiierung beider Hände, der Beine und des Gesichts.

Pathogenese

- Entscheidend für Praxie ist der motorische Assoziationskortex der dominanten Hemisphäre und die zugehörigen Afferenzen (fasciculus arcuatus) und Efferenzen (s. Abb. 27). Apraxie entsteht bei Läsion in einem der drei Bereiche.
- Läsion des motorischen Assoziationskortex:
  - Nahe der sylvischen Fissur (frontales Operculum) → bukko-linguo-faziale Apraxie.
  - Nahe des Vertex → Apraxie der Beine und Füße.
  - Im zentralen Bereich → Apraxie der Hände.
- Läsionen des anterioren Balkens oder der balkennahen weißen Substanz: können isoliert Apraxie der nichtdominanten Hand zur Folge haben (vor allem für das Befolgen sprachlicher Aufforderung, visuelle Imitation ist leichter möglich).

Diagnostik

- Immer zuerst verbale Aufforderung ohne jede visuelle Unterstützung. Wenn die verbal geforderte Bewegung nicht oder falsch ausgeführt wird oder die Apraxie mit Sprachverständnisstörung einhergeht: Vorzeigen der Bewegung und mit Gesten zur Imitation auffordern.
- Immer alle drei Bereiche (Hände/Füße/Lippen-Zunge-Gesicht) nacheinander prüfen. Bei Lähmung vor allem die gesunde Seite.
- Bei der Interpretation auf alle Details achten, z. B. „lange Nase machen" (wie Struwwelpeter). Beide Hände? 1. Daumen auf Nasenspitze? 2. Daumen auf kleinem Finger? Finger gespreizt? Abwechselnde Bewegung der gestreckten Finger?
- Wenn folgende Aufforderungen korrekt ausgeführt werden, liegt keine Apraxie vor:
  1. Lange Nase machen.
  2. So tun, als ob man mit dem Fuß (jede Seite einmal) einen Ball wegkicken würde.
  3. Backen aufblasen.
  4. Schnalzen wie Pferdegalopp.
  5. Nase rümpfen.
- Leichtere Aufgaben, die bei partieller Apraxie teilweise zu lösen sein sollten:
  1. Winken, Grüßen wie Soldat, Zähneputzen nachahmen.
  2. Wütend auf den Boden stampfen, ein Bein über das andere legen, Fuß wie auf einer Fußmatte abstreifen.

26.5 Apraxie nach Apoplexie

3. Mund öffnen, Zähne zeigen, Mund spitzen.
4. Sich räuspern, schmatzen, zischen.
5. Lächeln, Augen schließen, Stirn runzeln.

Therapie

- Die Behandlung der Apraxie ist Teil der ergotherapeutischen Rehabilitation.
- Ein wesentlicher Teil der Erholung von apraktischen Störungen erfolgt spontan. Um das Rehabilitationspotenzial voll auszuschöpfen, sind Übungen im Grenzbereich der apraktischen Defizite und der Ressourcen unter Berücksichtigung der prämorbiden Fähigkeiten und Interessen des Patienten von Bedeutung.
- Die Bezugspersonen des Patienten (Personal *und* Familienangehörige) – sowie bei erhaltenem Sprachverständnis der Patient selber – sind darüber aufzuklären, dass die Unfähigkeit, einfache Handfertigkeiten auszuüben, ein spezifisches Krankheitsbild und kein Hinweis für eine allgemeine Hirnleistungsschwäche darstellt und dass sich der Zustand in der Regel mit der Zeit bessert.
- Die Erholung von einer Apraxie dauert länger als die von einer Parese; sie ist erst nach drei Jahren abgeschlossen.

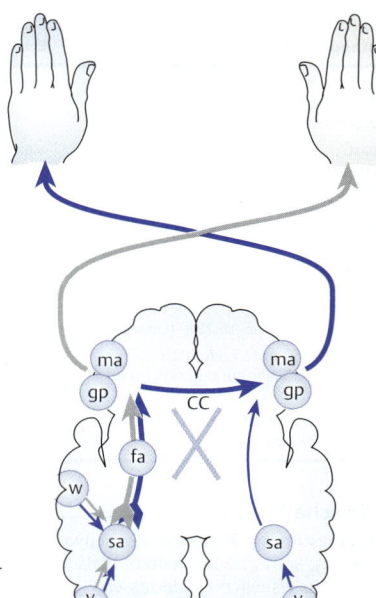

Abb. 27 Wichtige Strukturen für die Pathogenese der Apraxie.
ma = motorischer Assoziationskortex, gp = gyrus praecentralis,
fa = fasciculus arcuatus,
w = Wernicke-Areal,
sa = sensorischer Assoziationskortex, v = visueller Kortex,
cc = anteriorer Balken (Commissura centralis)

27.1 Parkinson-Syndrom

Grundlagen

- **Definition:** Extrapyramidales Syndrom mit den Kernsymptomen Bradykinese, Rigor, Ruhetremor und Haltungsinstabilität.
- **Epidemiologie:**
  - *Prävalenz:* Häufigste neurologische Erkrankung des fortgeschrittenen Lebensalters: 1% der über 65-Jährigen, Maximum im Alter zwischen 70 und 80 Jahren.
  - *Inzidenz:* 1/1000 65-Jährige pro Jahr bis 2/1000 75-Jährige pro Jahr.

Ätiologie

- **Medikamentös:** Neuroleptika (außer Clozapin), Reserpin, Flunarizin, Cinnarizin.
- **Idiopathisches Parkinson-Syndrom** (Morbus Parkinson): Über 80%ige Reduktion des dopaminergen Inputs von der Substantia nigra ins Striatum durch eine Reduktion der melaninhaltigen Neurone der Substantia nigra von mehr als 50%.
- **Parkinson-Plus-Syndrom** bei degenerativer Multisystemerkrankung s. Tab. 79.

Tabelle 79 Verschiedene Parkinson-Plus-Syndrome

pathognomonisches Plus-Syndrom	Erkrankung
vertikale Blicklähmung (s. u.) bis vollständige Ophthalmoplegie mit axial betontem Rigor	progressive supranukleäre Paralyse PSP = Steele-Richardson-Olszewski-Syndrom
Spastik evtl. mit Amyotrophie evtl. mit autonomen Ausfällen evtl. mit Neuropathie evtl. mit zerebellären Ausfällen	Multisystematrophie (MSA)
frühe Inkontinenz und Demenz	Normaldruck-Hydrozephalus (NPH)
schubweise Progression und andere Störungen	multiple lakunäre Infarkte
schwere autonome Ausfälle (Orthostase)	Shy-Drager-Syndrom
zerebelläre Symptome (ataktischer breitspuriger Gang) und Blickrichtungsnystagmus	olivo-ponto-zerebelläre Atrophie (OPCA)
Demenz, visuelle Halluzinationen und evtl. Wahn; evtl. fluktuierend	generalisierte Lewy Körper-Demenz (S. 129)

Klinische Symptome

- **Gangstörung:** Fehlender Armschwung, Kleinschrittigkeit, Schlurfen (Magnetgang), Startschwierigkeiten, Vielschrittigkeit beim Drehen, Blockierung auch bei nur visuellen Hindernissen.
- **Haltungsstörung:** Maskengesicht, Nackenflexion (auch im Liegen = virtuelles Kopfkissen), Rundrücken, leichte Flexion in Hüfte und Knie, Propulsions- und Retropulsionstendenz.
- **Schrift:** Zunehmend kleiner werdend bis hin zur Mikrographie.

27.1 Parkinson-Syndrom

- **Sprachstörung:** Leise (decrescendo) bis flüsternd (aphon), undeutlich (nuschelnd) und hastig (accelerando).
- **Schluck- und Kaustörung:** Der Patient kaut langsam und hat Schwierigkeiten, die Bissen mit der Zunge in den Pharynx zu befördern. Das Schlucken von zäher und flüssiger Nahrung bereitet Schwierigkeiten; es kommt zu Aspiration, die sich durch Husten bemerkbar macht.
- **Vegetative Begleitsymptome:**
  - Seborrhö (Salbengesicht).
  - Hypersalivation (mit Hypokinese des Schluckens → Sialorrhö).
  - Orthostatische Hypotonie (S. 264).
  - Miktions- und Potenzstörungen.
  - Atemstörung (verstärkt durch Thoraxrigor und Kyphose).
  - Temperaturdysregulation bis hin zu maligner Hyperthermie bei akinetisch-rigider Krise.
- **Schlafstörung,** verstärkt durch:
  - Depression.
  - Akathisie der Beine (restless legs).
  - Akinesie mit Unfähigkeit, sich im Bett zu drehen.
  - Schmerzen (s. u.).
- **Schmerzen:**
  - Als primär präsentiertes Symptom, z. B. bei beginnendem Hemirigor.
  - Als Folge wiederauftretenden Rigors bei nachlassender Therapiewirkung (dauernd oder als Off-Effekt). Oft morgens, vor der nächsten Therapiedosis, bei beginnender Therapiewirkung (ungleichgewichtiger Rigor) oder als Folge schmerzhafter Dystonie (vor allem der Füße).
  - Meist als Folge von Überdosierung bzw. als Peak-dose-Effekt, aber auch bei Morgendystonie (vor 1. Tagesdosis), während Off-Perioden-Dystonie sowie Dystonie bei beginnender und endender Therapiewirkung.
  - *Achtung:* Schmerzen sind eine zwingende Indikation zur Modifikation der Antiparkinson-Therapie und keine Indikation für Analgetika!

Klinische Beurteilungsskalen

- **Stadieneinteilung nach Hoehn und Yahr:**

Tabelle 80 Stadien des Morbus Parkinson nach Hoehn und Yahr

Stadium 0	keine klinischen Anzeichen einer Erkrankung
Stadium 1	einseitige Symptomatik ohne oder mit allenfalls geringer Behinderung
Stadium 2	leichte beidseitige Symptomatik, keine Gleichgewichtsstörungen
Stadium 3	geringe bis mäßige Behinderung mit leichter Haltungsinstabilität; Arbeitsfähigkeit (in Abhängigkeit vom Beruf) noch erhalten
Stadium 4	Vollbild mit starker Behinderung, der Patient kann aber noch ohne Hilfe gehen und stehen
Stadium 5	der Patient ist an Rollstuhl oder Bett gebunden und auf Hilfe Dritter angewiesen

- **Weitere Beurteilungsskalen:** Unified Parkinson's Disease Rating Scale (UPDRS); Webster-Scale.

27.1 Parkinson-Syndrom

Diagnostik

- **Anamnese:** Evtl. inkl. Fremdanamnese bzgl. der Medikamenteneinnahme.
- **Neurologische Untersuchung:** s. Tab. 81.

Tabelle 81 Neurologische Untersuchungsbefunde bei Parkinson-Syndrom

Kern-Symptome	Untersuchungstechnik
Bradykinese	Verlangsamung bei – repetitivem Öffnen und Schließen der Hand – repetitivem Klopfen mit Zeigefinger auf Daumengelenk – repetitivem Klopfen mit den Fersen auf den Boden
Rigor	konstant oder intermittierend erhöhter Tonus beim Bewegen des Armes (im Ellbogen, Flexion und Extension, Pronation und Supination unter gleichzeitigem aktiven Bewegen des kontralateralen Arms)
Ruhetremor	Kopfrechnen lassen typisch ist Pillenroll- oder Geldzählbewegung, die bei Intentionsbewegung oder beim Halten (2 cm vor der Nasenspitze) verschwindet
Haltungsinstabilität	– im Stehen den Patienten an der Schulter fassen und mit Ruck zu sich ziehen → ungenügende Kompensation – plötzliche Akinese in den ersten 3 Jahren* – spontane Antero- oder Retropulsion
Beginn der Symptome	– einseitig oder einseitig betonte Kernsymptome
Plus-Symptome	
vertikale Blickparese	kann auf Aufforderung nicht nach unten oder oben blicken, jedoch intakte vertikale Augenbewegung bei passiver Kopfbewegung (Puppenkopfphänomen)
Halluzinationen in den ersten 3 Jahren	nicht medikamentös induzierte meist visuelle Halluzinationen
Spastik	– Hyperreflexie – Babinsky-Zeichen
Demenz vor oder im ersten Jahr	Mini mental Status (S. 84)
Ataxie	Dysmetrie – im Finger-Nasen-Versuch – im Finger-Finger-Versuch – bei latenten Blicksakkaden – im Knie-Fersen-Versuch – im Stehen breitspurig – Gang mit seitlichem Schwanken
autonome Dysregulation	– Hypotonie bei Orthostase ohne kompensatorische Tachykardie – fehlende atemsynchrone Variation des R-R-Abstands im EKG
bekannte Auslöser	Läsion im Striatum (CT oder MRT) oder Neuroleptika innerhalb der letzten 6 Monate

* nach 3 Jahren Erkrankungsdauer sind Plus-Symptome auch bei unkompliziertem Morbus Parkinson anzutreffen

27.1 Parkinson-Syndrom

- **Kraniales MRT, (CCT):** Keine relevanten pathologischen Befunde, v. a. keine zerebrovaskulären Läsionen, intrakraniellen Raumforderungen, kein Hydrozephalus.
- *NINDs-Diagnose-Kriterien 1998* (NINDs = [US]-National Institute for Neurological Disorders):
  - *Möglicher Morbus Parkinson:*
    - Mindestens zwei Kernsymptome Tab. 81, wovon mindestens eines Bradykinese oder Tremor sein muss.
    - Keine Plus-Symptome (Tab. 81).
    - Entweder deutliche und anhaltende Besserung unter L-Dopa oder Dopaminagonist oder noch kein adäquater Behandlungsversuch.
  - *Wahrscheinlicher Morbus Parkinson:*
    - Mindestens drei der vier Kernsymptome (mind. eines dauert > 3 Jahre!).
    - Kein Plus-Syndrom vorhanden.
    - Deutliche und anhaltende Besserung unter L-Dopa oder Dopaminagonisten-Therapie
  - *Sichere Diagnose Morbus Parkinson:*
    - Kriterien für wahrscheinlichen Morbus Parkinson (s. o.).
    - Autoptische histopathologische Diagnosekriterien erfüllt.

Pharmakotherapie

- **Allgemeine Hinweise zum Einsatz von Medikamenten:**
  - Bei Parkinson-Plus-Erkrankungen ist die spezifische Pharmakotherapie ohne nachgewiesene Wirkung.
  - Bei medikamentösem Parkinsonismus das verursachende Medikament absetzen oder durch ein anderes ersetzen, bei zwingender Indikation für ein Neuroleptikum auf Clozepin umstellen.
  - Eine Pharmakotherapie des Parkinson-Syndroms bei Betagten ist ausschließlich bei Morbus Parkinson zwingend indiziert, bei medikamentösem Parkinsonismus kontraindiziert (verantwortliches Medikament ersetzen!).
- **Vorgehen:**
  - *L-Dopa mit peripherem Decarboxylase-Hemmer:*
    - Bei Betagten immer Pharmakotherapie der Wahl. L-Dopa hat die beste Wirksamkeit, die geringste Nebenwirkungsrate (weniger Psychosen, keine anticholinergen Delirien), und der On-off-Effekt ist *nicht* abhängig von der L-Dopa-Therapiedauer, sondern vom Schweregrad der Krankheit. Ältere und Demente erhalten mit Vorteil L-Dopa in Retardform.
    - Initial 2 × tägl. Madopar HBS 125 mg (in D: Madopar, Madopar T, Madopar LT oder Madopar Depot) oder Sinemet CR 125 mg.
    - *NW:* Hyperkinesen, psychotische Symptome, Depression, GI-Störungen, vorübergehende Veränderungen von Blutbild, Leberwerten, Harnstoff, Harnsäure.
    - *KI:* Ausgeprägte Herzinsuffizienz, floride Magenulzera, schwere Psychosen, schwere Lebererkrankungen.
  - *Bei ungenügendem Ansprechen:*
    - L-Dopa-Dosis erhöhen bis 2 × 250 mg.
    - Oder Zugabe des MAO-B-Hemmers Selegilin (Deprenyl, Movergan, Jumexal, 1–2 × tägl. 5 mg); Selegilin in Kombination mit L-Dopa verlängert dessen Wirkung ähnlich wie L- Dopa slow release, der vermutete neuroprotektive Effekt von Selegilin ist in kontrollierten Studien nicht

27.1 Parkinson-Syndrom

nachgewiesen. *NW*: Mundtrockenheit, Schwindel, Blasenstörungen, Psychosen, Hypo-/Hypertonie, Herzrhythmusstörungen, Ödeme, Blutbildveränderungen. *KI*: Gleichzeitige Therapie mit SSRI, Triptanen oder mit MAO-A-Hemmern! Magenulzera, schwere Leber- und Nierenfunktionsstörungen.
- Oder COMT-Hemmer Entacapone (Comtess [D], Comtam [CH]) 200 mg zu jeder L-Dopa-Dosis). *NW*: Dyskinesien, gastrointestinale Beschwerden. *KI*: Gleichzeitige Gabe von nicht-selektiven MAO-Hemmern.

◘ *Bei Hochbetagten meiden:*
- Dopaminagonisten (Bromocriptin, Pergolid, Lisurid) und Amantadin wegen stark erhöhter Gefahr von psychotischen Symptomen (Halluzinationen, Paranoid, Delir).
- Anticholinergika und Amantadin wegen erhöhter Delirgefahr und Beeinträchtigung der Gedächtnisleistungen.

Allgemeine Therapie

- **Diät bei On-off-Effekten:** Tagsüber kein Eiweiß, die gesamte Eiweißmenge zum Abendessen, insgesamt Eiweiß auf ein Minimum (1 g/kg Körpergewicht) beschränken, d. h. Frühstück ohne Milchprodukte, ohne Ei, ohne Fleischwaren, Mittagessen ohne Fleisch, ohne Milchprodukte, ohne eiweißreiches Gemüse, ohne Ei. Als Zwischenmahlzeiten Früchte oder Süßigkeit ohne Milchprodukt.
- **Physiotherapie:** Nur von nachgewiesener Langzeitwirkung, wenn sie von einem täglich 2 × 15-minütigen Heimprogramm begleitet wird. (Programmbeschreibung bei lokaler Parkinson-Vereinigung bestellen!)
- **Psychosoziale Unterstützung** der Patienten und ihrer Angehörigen durch optimale Information und Teilnahme an Veranstaltungen der lokalen Parkinson-Vereinigung. Information erhältlich bei:
  - *Deutschland:* Deutsche Parkinson Vereinigung e.V., Moselstr. 31, 41464 Neuss, Tel. 02131-4 10 16, Fax 02131-4 54 45. Internet: *www.uni-ulm.de/klinik/expneuro/dpv/*
  - *Österreich:* Österreichische Parkinson-Gesellschaft, Märzstr. 49, A-1150 Wien, Tel. 01/9 825 405.
  - *Schweiz:* Schweizer Parkinson-Vereinigung, Gewerbestrasse 12a, Postfach 123, 8132 Egg, Tel. 01 984 01 69, Fax 01 984 03 93, Internet: *www.parkinson.ch*

Spezielle Therapieprobleme und deren Management

- **Wirkungsfluktuationen:**
  - *On-Off-Phasen:* s. Abb. 28. Zur geeigneten Diät s. o.
  - *End-of-dose-Akinesie* (optimales Ansprechen zum Zeitpunkt der Spitzenspiegel, aber rasches Wirkungsende).
  - *Biphasische Dyskinesien* (während Spitzenspiegeln auftretende Dyskinesien, gefolgt von Symptombesserung und erneuten Dyskinesien) → *Vorgehen:* allgemeines Therapieziel ist die „Glättung" der L-DOPA-Serumspiegel: Kleinere Einzeldosen in kürzeren Intervallen, Retardpräparate (z. B. Madopar depot, Nacom retard), Einnahme von L-DOPA zu den Mahlzeiten. Zugabe eines COMT-Hemmers. Einsatz eines lang wirkenden Dopaminagonisten (z. B. Pergolid), Verminderung des Eiweißgehaltes von Mahlzeiten. Zugabe von Selegilin.

27.1 Parkinson-Syndrom

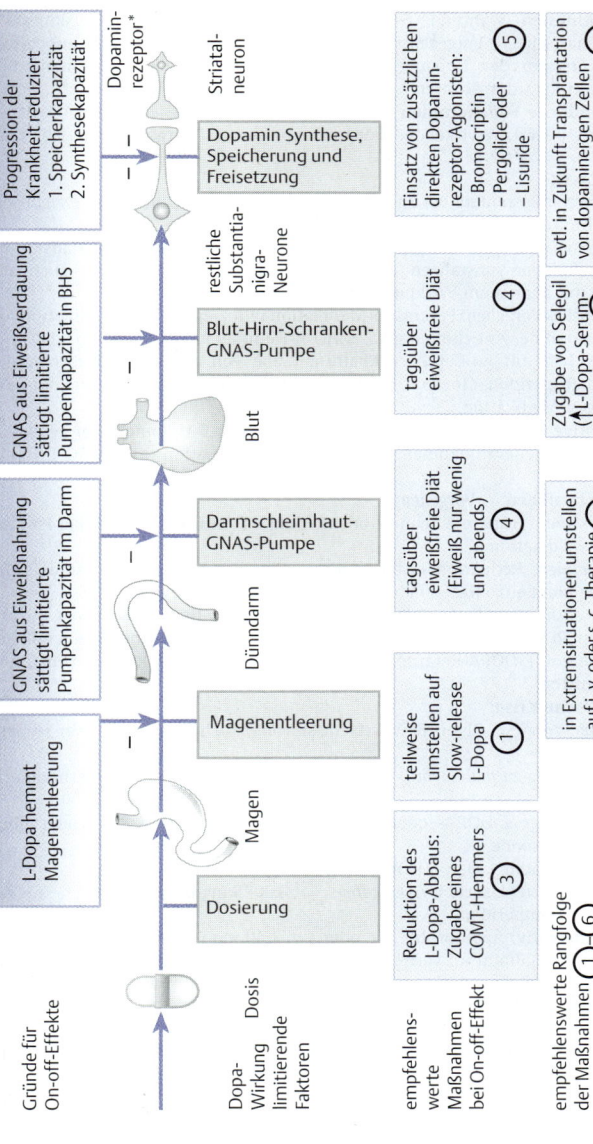

Abb. 28 Ursache und Maßnahmen bei On-off-Effekten

27.1 Parkinson-Syndrom

- **Hyperkinesien** während L-DOPA-Spitzenspiegel („peak-dose-Dyskinesie"; monophasisch) → *Vorgehen:* Reduktion der L-DOPA-Dosis, wenn unbedingt nötig. *Steigern* der Dopaminagonistendosis oder Zugabe von Amantadin. Gabe von Retardpräparaten.
- **Morgendliche Fußdystonien** (oft schmerzhaft) → *Vorgehen:* L-DOPA-Retardpräparat oder langwirkender Dopaminagonist (z. B. Pergolid) vor dem Einschlafen.
- **Psychosen:**
  - *Hinweis:* Besonders bei älteren Patienten ist das Auftreten von Psychosen oft limitierend für eine optimale Parkinsontherapie!
  - *Allgemeines Vorgehen:* Substanzen wählen, die diese NW weniger auslösen; verschiedene Substanzen (in niedriger Dosierung) kombinieren – auch solche mit ähnlichem Wirkmechanismus.
  - *Spezielles Vorgehen:* Parkinson-Medikation reduzieren (→ v. a. Indikation für Amantadine, Anticholinergika, MAO-B-Hemmer und Cabergolin überprüfen). Nur mit großer Zurückhaltung Gabe von atypischen Neuroleptika (z. B. Risperidon, Clozapin, Olanzapin, Zotepin) unter Beibehaltung der Parkinson-Medikation.
- **Depressive Störung** → *Vorgehen:* Zusätzlich MAO-B-Hemmer *oder* selektive Serotonin-Wiederaufnahmehemmer (*cave* Kombination mit MAO-B-Hemmern!).
- **Schlafstörungen** → *Vorgehen:*
  - *Alpträume:* Frühere Einnahme oder Reduktion der Dosis abendlicher Parkinson-Medikation.
  - *Insomnien:* Reduktion insbesondere einer abendlichen Amantadin-Dosis. Gabe von Benzodiazepinen, sedierenden Antidepressiva.
  - *Nächtliche periodische Beinbewegungen* (periodic limb movements during sleep, PLMS): Nächtlicher Abfall der L-DOPA-Konzentrationen: Abendliche Gabe von L-DOPA-Retardpräparaten oder eines langwirksamen Dopaminagonisten.
- **Akinetische Krise:**
  - *Klinik:* Akinese, Rigor, Bewusstseinsstörung, Tachykardie, seltener Hyperthermie.
  - *Abgrenzung zu malignem L-DOPA-Entzugssyndrom:* Fehlende CK-Erhöhung!
  - *Therapie:*
    - Bisherige L-DOPA- oder/und Dopaminagonisten-Dosis p. o. oder über Magensonde.
    - Amantadin 1–3 × 500 mg/d i. v. über 3 h.
    - *Alternativ:* Lisurid i. v. (Erstdosis 3 × 0,0025 mg bis 3 × 0,5 mg) + 3 × 40 mg Domperidon.
    - *Alternativ:* Apomorphin i. v. oder s. c. + 40 mg Domperidon.
  - *Cave:* Dehydratation vermeiden → Bilanzierung, Magensonde, Fieber senken, Intensivüberwachung!
- **Malignes L-DOPA-Entzugssyndrom:**
  - *Ursache:* Etwa 2 Tage nach L-DOPA-Entzug.
  - *Klinik, Befunde:* Akinese, Rigor, Bewusstseinsstörung, Tachykardie, Hyperthermie. In 92 % CK-Erhöhung!
  - *Cave:* Parkinson-Patienten mit Akinese + Hyperthermie können sowohl ein malignes L-DOPA-Entzugssyndrom als auch eine akinetische Krise haben!

27.1 Parkinson-Syndrom

Abgrenzung: Anamnese einer abgesetzten/reduzierten L-DOPA-Medikation, CK-Erhöhung, (Hyperthermie).
- *Therapie:*
  - Dantrolen (z. B. Dantamacrin) 2,5 mg/kg KG über 15 Minuten, anschließend 7,5 mg/kg KG über 24 h).
  - *Oder:* Lisurid i. v. (initial $3 \times 0{,}0025$ mg bis $3 \times 0{,}5$ mg i. v.) + 3×40 mg Domperidon.
  - 👁 *Cave:* Dehydratation!
- **Perioperative Behandlung:** Möglichst bis zum OP-Tag und wieder unmittelbar nach der OP Gabe der oralen Medikation. Ggf. Intermediärtherapie mit Amantadinen ($1{-}3 \times 500$ mg/d über 3 h i. v. [entspricht jeweils 500 mg p. o.]) oder Lisurid i. v. (parenterale Dauerapplikation s. c. [Pumpe] mit 2 mg/d).

Prognose

- Parkinsonismus (Morbus Parkinson) verdoppelt das altersspezifische Demenzrisiko. Bei Parkinsonismus mit ausgeprägten motorischen Symptomen und bei Parkinsonismus mit Depression ist das Risiko 4fach erhöht.
- Bei medikamentösem Parkinsonismus persistiert die Symptomatik nach Absetzen des auslösenden Medikaments im Durchschnitt nach 7 Wochen (1–36). Das Auftreten eines medikamentösen Parkinsonismus ist Hinweis auf einen subklinischen Morbus Parkinson. Bei 20 % der Patienten entwickelt sich ein Morbus Parkinson innerhalb der nächsten drei Jahre.

Parkinsondemenz

- **Definition:** Die Parkinsondemenz ist eine eigene nosologische Entität, die sich oft im Endstadium des Morbus Parkinson entwickelt.
- **Klinik:** Wie bei Morbus Alzheimer (S. 126), jedoch mit weniger ausgeprägter Gedächtnisstörung, besonders häufig assoziiert mit Depression.
- **Differenzialdiagnose:**
  - Der Unterschied zum Morbus Alzheimer liegt in der zeitlichen Entwicklung: Der Alzheimerpatient zeigt erst im Spätstadium einen Parkinsonismus, der Patient mit Morbus Parkinson erst in einem späten Stadium Demenz.
  - Das gleichzeitige Auftreten von Demenz und Parkinsonismus spricht für eine andere Genese (s. S. 342): Hydrozephales Syndrom, Morbus Creutzfeldt-Jakob, Progressive supranukleäre Paralyse, Multiinfarktdemenz, Morbus Binswanger, Lewy-Körper-Demenz, Hypothyreose, Hirnmetastasen, chronische Intoxikationen, kortikobasale Degeneration, Zustand nach Hypoxie oder nach CO-Vergiftung.
- **Therapie:** Kognitive Defizite sprechen auf keine Anti-Parkinson-Therapie an.

28.1 Sehstörungen

Grundlagen

- **Definition:** Eingeschränkte ein- oder beidseitige Sehfähigkeit trotz Korrektur mit Brille.
- **Epidemiologie:** Häufige Erkrankung des Hochbetagten, Prävalenz bis zu 30%.
- **Geriatrische Bedeutung:** Sehstörungen sind eine wichtige Teilursache für Gangstörungen (durch Deafferenzierung), Stürze (durch fehlende Wahrnehmung von Hindernissen), Depression (durch fehlende Wahrnehmung von Licht).

Diagnostisches Vorgehen

- **Anamnese:**
  - *Einseitige plötzliche Einschränkung der Sehfähigkeit?*
    - Zunächst immer Ausschluss einer Arteriitis temporalis (hohe BSG, Leukozytose, Kopfschmerzen; S. 292), da hier sofort eine hoch dosierte Therapie mit systemisch wirksamen Kortikosteroiden notwendig ist.
    - Verdacht auf Zentralarterien- oder -venenverschluss, wenn ein vollständiger Sehverlust eines Auges besteht (→ Fundoskopie).
  - *Beidseitige plötzliche Einschränkung der Sehfähigkeit?* → Verdacht auf zerebrovaskuläres Ereignis.
  - Totale oder partielle Einschränkung der Sehfähigkeit mit „Blitzen", mouches volantes, Vorhang oder Wolke, die langsam zur Gesichtsfeldmitte fortschreitet? → Verdacht auf Netzhautablösung oder Glaskörperblutung → dringend Vorstellung beim Ophthalmologen!
  - *Allmähliche Einschränkung der Sehfähigkeit?* → Untersuchung mittels Fundoskopie.
    - Linse trüb → Verdacht auf Katarakt (Vorsicht: Die Diagnose Katarakt schließt die Diagnose Retinopathie nicht aus).
    - Papille eingedellt, vertieft → Verdacht auf Glaukom (s. S. 351).
    - Veränderungen der Retina → Retinopathie, z.B. bei Diabetes mellitus, Hypertonie. Unauffälliger Befund schließt eine degenerative Retinopathie nicht aus.
    - Unauffälliger Befund in der Fundoskopie, jedoch zusätzlich Gedächtnisstörungen und andere Demenzsymptome → Verdacht auf visuelle Agnosie, also zentrale Sehstörung.
- **Gesichtsfeldprüfung:** Beidseitige simultane kleine Fingerbewegungen des Untersuchers in der Peripherie des Gesichtsfelds unten und oben separat geprüft. Der Patient muss die Frage beantworten, auf welcher Seite der Finger bewegt wurde.
  - *Hemianopsie oder visuelles Neglect* → Verdacht auf Zustand nach Apoplex der kontralateralen Seite oder auf eine andere zerebrale Läsion.
  - *Zentralvisus normal, peripher unregelmäßig eingeschränktes Gesichtsfeld* → Verdacht auf Glaukom oder Zustand nach Netzhautablösung oder Retinopathie, dann Fundoskopie.
  - *Zentralvisus reduziert bei intaktem peripheren Sehen* → Verdacht auf Makuladegeneration (dann Fundoskopie).

28.2 Akut rotes Auge

Hyposphagma (Bindehautblutung)
- **Ursache:** Spontane, schmerzlose Blutung der Bindehaut bei Gefäßfragilität.
- **Bedeutung:** Harmlos.
- **Therapie:** Nicht notwendig.

Akute Konjunktivitis
- **Befund, Klinik:** Hellrötlich injizierte Bindehaut mit Fremdkörpergefühl (Jucken, Brennen), Sekretion (serös, schleimig oder eitrig).
- **Ursachen:**
    - *Allergie:* Seröse Sekretion, meist positive Anamnese bezüglich Heuschnupfen oder anderem allergischen Schnupfen, typische Exposition.
    - *Bakterielle Infektion:* Eitrige Sekretion, viele Erreger möglich, Diagnostik mittels Abstrich und Gramfärbung und Kultur.
    - *Virale Infektion:* Seröse oder schleimige Sekretion, oft assoziiert mit anderen Symptomen viraler Erkrankungen.
- **Therapie:** Meist nur lokale Therapie.

Akute Keratitis
- **Befund, Klinik:** Gemischt injizierte Bindehaut mit Blendungsgefühl, Tränen, stechenden oberflächlichen Schmerzen.
- **Ursachen:**
    - *Akute bakterielle Infektion* (meist Kokken) mit Hornhautinfiltrat (Trübung) und später Leukozytenansammlung in Vorderkammer (Hypopyon). Abstrich und Kultur wichtig, besonders bei Kontaktlinsenträgern (Achtung: evtl. Pseudomonas aeruginosa mit Polyresistenzen!).
    - *Virale Infektion:* Besonders häufig Herpes zoster ophthalmicus. Die Hornhaut ist meist nur dann betroffen, wenn der N. nasociliaris (Nasenwurzel) auch befallen ist. Typische dendritische Figur, meist nur an Spaltlampe nachweisbar. Hornhautsensibilität meist reduziert!
- **Therapie:** Spezifisch je nach Ursache. Achtung: Applikation von lokalen Kortisonpräparaten ist hoch gefährlich, besonders bei Herpes! Nur nach fachärztlicher Indikationsstellung.

Akute Iritis
- **Befund, Klinik:** Ziliare oder gemischte Injektion der Bindehaut mit Reizmiose. Der Augendruck kann erhöht sein. Subjektive Symptome: Lichtscheu, Tränen, Schmerzen.
- **Ursache:** Oft Begleitsymptom vieler Infektionen, oft diagnostisch nicht zu erklären.
- **Therapie:** Mit lokalen Steroiden; nur nach diagnostischer Abklärung durch Ophthalmologen.

Akutes Glaukom
- **Befund, Klinik:** Gemischt injizierte Bindehaut mit palpatorisch steinhartem Bulbus, mit Verflachung der Vorderkammer (Iris berührt Hornhaut), mit Hornhauttrübung (durch Epithelödem oder gar ödematöse Hornhautverdickung), mit eher weiter entrundeter und lichtstarrer Pupille.

28.2 Akut rotes Auge

> ◎ *Achtung:*
> - Bei Hochbetagten fehlen häufig die typischen starken Schmerzen (in der Tiefe der Augenhöhle lokalisiert, in den Kopf ausstrahlend) und das begleitende Unwohlsein (bis Erbrechen)!
> - Im Vordergrund kann allgemeine Unruhe und ein deliranter Zustand stehen!

➤ **Ursache:** Erhöhung des Augeninnendrucks infolge eines verschlossenen Kammerwinkels (Synonym: Winkelblockglaukom).

➤ **Therapie:**
  - Bei nicht sofort möglicher fachärztlicher Untersuchung und Behandlung sofortiger Therapiebeginn:
    - Acetazolamid (Diamox) 250 mg i. v. oder p. o.
    - Pilocarpin-Tropfen 1–2 % in beide Augen (verhindert akutes Engwinkelglaukom kontralateral).
  - Fachophthalmologische Kontrolle und Therapie so bald wie möglich.

28.3 Augenliderkrankungen

Altersptosis

- **Definition:** Durch Dehiszenz oder Desinsertion der Aponeurose und des Lidhebermuskels bedingtes Hängen des Oberlids.
- **Befund, Klinik:** Sehr dünnes Lid.
  - Oft gegen Abend ausgeprägtere Ptosis.
  - Lidheben nur vermindert möglich.
- **Differenzialdiagnose:** Auszuschließen ist eine Ptosis bei Myopathien, insbesondere Myasthenia gravis (evtl. Tensilon-Test, evtl. zusätzlich Doppelbilder oder andere myopathische Symptome, besonders nach Anstrengung).
- **Therapie:** Überweisung an Ophthalmologen bei beeinträchtigtem Sehen mit der Frage nach Operation.

Altersektropion

- **Definition:** Umstülpung des Lids nach außen.
- **Ursache:** Atonie und Dehnung der Muskelfasern des M. orbicularis oculi und der Bindegewebe des Unterlides mit sekundärer Verlängerung des Lidrands.
- **Befund, Klinik:** Das Unterlid ist nach außen gekehrt, sekundär konjunktivale Reizung, evtl. bis zur Entzündung.
- **Therapie:** Überweisung an Ophthalmologen mit der Frage nach chirurgischer Korrektur (meist in Lokalanästhesie möglich, selbst bei Hochbetagten).

Altersentropion

- **Definition:** Einwärtskehrung eines Lids, meist des Unterlids.
- **Ursache:** Ungleichgewichtiges Erschlaffen der verschiedenen Lidmuskeln.
- **Befund, Klinik:** Das Unterlid ist nach innen gekehrt, sekundär Reizung und Verletzungsgefahr der Hornhaut durch die Wimpernhaare.
- **Therapie:** Überweisung an Ophthalmologen mit der Frage nach chirurgischer Korrektur (meist in Lokalanästhesie möglich, selbst bei Hochbetagten).

28.4 Katarakt, Glaukom

Katarakt

- **Synonym:** Grauer Star.
- **Definition:** Trübung der Augenlinse durch verschiedene Ursachen.
- **Epidemiologie:** Häufigste (therapeutisch reversible) Form der Sehstörung im Alter.
- **Anamnese, Klinik:**
  - Schmerzlose, langsame Minderung der Sehleistung, besonders ausgeprägt bei hellem Licht.
  - 90 % der Betagten mit nachweisbarer Katarakt sind subjektiv oligo- oder asymptomatisch. Viele haben sich einfach an den Zustand gewöhnt.
- **Therapie:**
  - *Prävention oder wirksame konservative Behandlung:* Nicht möglich, eine optimale Brillenversorgung im Alter kann die Behinderung im Alltag jedoch vermindern oder beheben.
  - *Operation:*
    - Indikation: Beeinträchtigung im Alltag. Das Alter ist per se keine Kontraindikation zur Operation.
    - Vorgehen: Linsenextraktion meist mit Phakoemulsifikation (Ultraschall) und Implantation einer intraokulären Linse. Operation in Lokalanästhesie durchführbar.
- **Prognose:** Nach Operation in 90–95 % deutliche Besserung.

Offenwinkelglaukom

- **Synonym:** Grüner Star, Weitwinkelglaukom.
- **Geriatrische Bedeutung:** Das akute Offenwinkelglaukom ist selten, am häufigsten sind chronische Offenwinkelglaukome.
- **Pathogenese:** Verminderte Kammerwasserresorption führt zu gesteigertem Augeninnendruck. Der Augeninnendruck liegt normal ≤ 22 mmHg, bei Werten > 28 mmHg ist eine Schädigung der Nervenzellen durch Druck und eine Papillenexkavation mit sekundären Durchblutungsstörungen zu erwarten.
- **Prävalenz:** 0,1–0,5 % der 50–60-Jährigen, ansteigend bis 7–14 % der über 90-Jährigen.
- **Risikofaktoren:** Familiäre Belastung (bei Verwandten 1. Grades ist das Risiko 10-mal höher), Diabetes mellitus, Hypotonie.
- **Klinik:** Zwei der drei folgenden Symptome müssen nachgewiesen werden:
  - Druckatrophische Papillenexkavation in der Fundoskopie (wichtigster Hinweis).
  - Augeninnendruck > 22 mmHg, Druckmessung mit Applanationstonographie.
  - Peripheres Skotom mit erhaltener fovealer Sehkraft, Nachweis mittels systematischer Perimetrie (die Patienten bemerken das Skotom meist nicht).
- **Vorgehen:** Regelmäßige Kontrollen des Augeninnendrucks, damit die Schädigung des Opticus vermieden werden kann.
- **Fundoskopie** (Abb. 29) bei pathologischer Exkavation der Pupille:
  - Exkavation > 0,7 des vertikalen Papillendurchmessers.
  - Exkavation vertikal oval (normale Exkavation = rund oder horizontal oval).
  - Verschwinden der Blutgefäße unter der eingedellten Kante.
  - Nasale Verschiebung der Gefäße.
  - Evtl. kleine Blutung am Papillenrand.

28.4 Katarakt, Glaukom

- Neuroretinaler Rand < 10 % des vertikalen Papillendurchmessers.
- **Therapie:**
  - *Prinzip:* Primär Lokaltherapie unter regelmäßiger Kontrolle durch einen Ophthalmologen.
  - *Gebräuchlichste Lokaltherapeutika:* β-Blocker (z. B. Timolol 0,5 %, z. B. Timoptik AT, Timolol POS; *cave* können systemische Nebenwirkungen haben wie asthmoide Bronchitis, Bradykardie), Miotika (Pilokarpin, z. B. Spersacarpin AT 1–2 %), Carboanhydrasehemmer (Dorzolamid, z. B. Trusopt AT 2 %), Prostaglandinderivate (Latanoprost, z. B. Xalatan AT 0,05 %).
  - Bei ungenügendem Ansprechen auf die Lokaltherapie (Compliance?) können zusätzlich systemische Carboanhydrasehemmer eingesetzt werden.
- **Weitere Maßnahmen:**
  - Laserbehandlung des Kammerwinkels.
  - Gedeckte Glaukomoperation (Trabekulektomie, oder tiefe Sklerektomie).

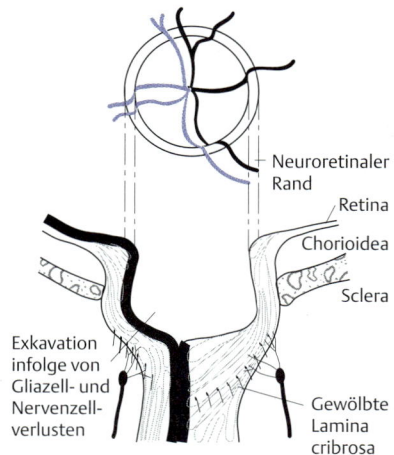

Abb. 29 Druckatrophische pathologische Papillenexkavation

29.1 Hörstörungen

Grundlagen

- **Definition:** Eine klinisch relevante Hörstörung, d. h. eine Schwerhörigkeit, liegt vor bei Nichthören des 40-dB-Tones von 1000 *oder* 2000 Hz mit beiden Ohren oder eines 40-dB-Tones von 1000 *und* 2000 Hz mit einem Ohr.
- **Epidemiologie:** Schwerhörigkeit steht bei den über 65-Jährigen bei den chronischen Leiden hinter Arthritis, Hypertonie und Herzkrankheiten an vierter Stelle. Prävalenz per 1000 über 65 Jahre: 295; über 75 Jahre: 347.
- **Folgen** von Hörstörungen: Permanente Schwierigkeiten zu verstehen, was in der Umgebung gesprochen wird, führen zu Frustration, Mutlosigkeit, Misstrauen, Passivität, sozialem Rückzug, verlangsamtem Denkvermögen, depressiver Verstimmung.
- **Ätiologie:**
  - *Schalleitungsschwerhörigkeit:* Mechanisch bedingte Störung der Schallübertragung im äußeren Ohr (Gehörgang) bzw. im Mittelohr (Mittelohrschwerhörigkeit).
  - *Schallempfindungsschwerhörigkeit:* Im Innenohr (Innenohrschwerhörigkeit = sensorische Schwerhörigkeit) oder im Hörnerv (Nervenschwerhörigkeit = neurale Schwerhörigkeit). Synonyme: Sensorineurale Hörstörung, kochleäre oder retrokochleäre Perzeptionsstörung. Am weitaus häufigsten findet man im Alter eine Schallempfindungsschwerhörigkeit.
- **Ursachen:** Neben mechanischem Verschluss des Gehörganges durch Cerumen obturans oder Fremdkörper sind physiologische Involution und exogen bedingte Degeneration (Lärm, Genußgifte, Krankheiten, Ernährung, Umwelteinflüsse) Hauptursachen der im Alter gefundenen Hörstörungen.
- **Diagnostik** (vgl. S. 103 Assessment der Hörfähigkeit):
  - Otoskopie, Ohrmikroskopie.
  - Stimmgabelprüfungen nach Weber und Rinne.
  - Prüfung des Umgangssprachverstehens.
  - Reinton-/Sprachaudiogramm.
  - Recruitmentbestimmung.

Presbyakusis

- **Definition:** Presbyakusis oder Altersschwerhörigkeit ist ein deskriptiver Begriff für die im Alter ab ca. 50 Jahren langsam progrediente, symmetrische Verschlechterung der Hörfähigkeit.
- **Ätiologie:** Physiologische Involution und exogen bedingte Degeneration der peripheren und/oder zentralen Hörbahn.
- **Pathogenese:** Degeneration von Haarzellen, kochleären Neuronen, der Stria vascularis und/oder des Hörnervs bzw. Nucleus cochlearis.
- **Klinik:** Zunehmende, vorwiegend symmetrische Schwerhörigkeit mit Einschränkung der Wortverständlichkeit vor allem bei Nebengeräuschen, Unbehaglichkeit in geräuschvoller Umgebung, gelegentlich Hochtontinnitus.
- **Diagnostik:**
  - *Otoskopie, Ohrmikroskopie:* Normalbefund.
  - *Stimmgabelprüfung:* Nach Weber keine Lateralisation, nach Rinne über Luft besser als über Mastoid gehört.
  - *Reinton-/Sprachaudiogramm:* Symmetrische Innenohrschwerhörigkeit, entweder auf den hohen Frequenzbereich beschränkt, in allen Frequenzen, oder über 1000 Hz flach abfallend. Schlechte Sprachdiskrimination.
  - *Recruitmentbestimmung:* Meist positiv, bei ausgeprägter pankochleärer Perzeptionsschwerhörigkeit auch negativ.

29.1 Hörstörungen

- **Therapie:**
  - Hörgeräteversorgung möglichst frühzeitig, monaural meist besser als binaural; Hörtraining (verlangt vom Patienten Geduld!) und bei hochgradiger Schwerhörigkeit Lippenablesetraining.
  - Ausschaltung möglicher exogener Noxen (Lärm, Genußgifte, Chemikalien, Medikamente, Krankheiten), bei rascher Progredienz oder störendem Tinnitus evtl. Versuch mit vasoaktiven Substanzen und/oder Vitamin A.

Hörmittelversorgung

- **Indikation:** Akustische Isolation führt zu einer Abnahme der intellektuellen Leistungsfähigkeit und zur psychosozialen Desintegration. Eine Hörmittelversorgung ist nötig, wenn die verbale Kommunikation infolge einer Schwerhörigkeit erheblich eingeschränkt ist und gleichzeitig (bei Innenohrschwerhörigkeit) operative und medikamentöse Maßnahmen nicht in Frage kommen.
- **Voraussetzungen:**
  - *Ausreichende Motivation:* Schlechte Motivation seitens des Patienten trotz intensiver Überzeugungsbemühungen und trotz versuchsweiser Anpassung sind schlechte Voraussetzungen für eine Hörgeräteanpassung, bei der später das Gerät auch wirklich getragen wird. Meist beeinflussbar mit einer Hörgeräteprobe.
  - *Ausreichender mentaler Status:* Schon nur leicht demente Personen haben Mühe, den Umgang mit einem Hörgerät zu lernen. Bei einer Hörgeräteneuversorgung bei Demenzkranken sind möglichst einfache, leicht zu bedienende oder sich automatisch regulierende Hörgeräte in Betracht zu ziehen, da das Umlernen Demenzkranken nicht mehr möglich ist.
  - *Abbau von Vorurteilen gegenüber einer Hörgeräteversorgung:* Sehr oft positiv zu beeinflussen mit einer einfachen Hörgeräteprobe.
- **Zeitpunkt der Versorgung:** Nach Möglichkeit sollte mit der Hörgeräteversorgung nicht zu lange gewartet werden.

Tabelle 82 Hörgerätetypen

Typ	Bedienbarkeit	Leistungsfähigkeit	Akzeptanz	Hauptindikation
Taschengerät (TG)	sehr gut	sehr gut	schlecht	– höchstgradige Hörstörung, Restgehör – manuell ungeschickter Patient
Hinter-dem-Ohr-Gerät (HdO)	gut	gut	mittel	– mittel- bis hochgradige Hörstörung
Im-Ohr-Gerät (IO)	beschränkt (gut mit Fernbedienung)	beschränkt	gut	– leicht- bis mittelgradige Hörstörung
selbst regulierende Hörgeräte	gut	gut	mittel	sinnvoll bei Patienten mit sensomotorischen Störungen im Bereich der Hände, welche eine manuelle Bedienung des Hörgerätes oder einer Fernbedienung verunmöglichen

29.1 Hörstörungen

➤ **Technischer Ablauf:**
1. Schritt: Abklärung der Schwerhörigkeit mit genauer otologischer Diagnose (Art, Schweregrad und Ursache der Schwerhörigkeit).
2. Schritt: Falls klinische und audiographische Indikationskriterien erfüllt sind, Wahl der geeigneten Hörhilfe (Tab. 82) durch den Facharzt in Zusammenarbeit mit einem Hörgeräteakustiker.
3. Schritt: Hörgeräteanpassung durch Akustiker.
4. Schritt: Überprüfung der Anpassung durch HNO-Facharzt, v. a. ob:
- das Hörgerät vom Patienten akzeptiert wird und zweckdienlich ist.
- das Hörgerät gut sitzt und keine Druckstellen verursacht.
- der Patient in der Lage ist, das Gerät zu bedienen.

30.1 Orale Probleme – Grundlagen

Geriatrische Bedeutung

- Der typische gerontostomatologische Patient (Alterszahnmedizinpatient) ist ein in seinen physischen und/oder psychischen Funktionen eingeschränkter über 65-jähriger Mensch, der meistens nicht institutionalisiert ist und dank präventiver Erfolge immer mehr eigene Zähne erhalten kann (USA 1930 20,3 Zähne/Person; 2030 25,9 Zähne/Person).
- Arztbesuche und Spitalaufenthalte nehmen mit dem Alter zu, Zahnarztbesuche aber ab. Hauptgrund: Funktionseinbußen auf allen Ebenen (physisch, psychisch, sozial), wodurch der logistische Zugang zu Prävention und Therapie erschwert wird (Transport, Bauliches).
- Vernachlässigte Mundhygiene und nicht mehr eingehaltene Kontrolluntersuchungen sowie orale Nebenwirkungen von Systemerkrankungen, chronischen Erkrankungen (Polymorbidität) und deren Therapie (Polypharmazie, Radiotherapie) erhöhen das Risikopotenzial für orale Strukturen und führen mit zunehmendem Alter zu erhöhter Inzidenz oraler Erkrankungen (Kronen- und Wurzelkaries, Parodontalerkrankungen, Mundschleimhauterkrankungen).
- Die Inzidenz oraler Tumoren steigt mit dem Alter an, wobei sie einen schlechten 5. Rang bei den Mortalitätsraten aller Malignome einnehmen.
- Die oralen Gesundheitsdefizite der geriatrischen Population (nicht-institutionalisiert und institutionalisiert) nehmen mit dem Alter zu, der Handlungsbedarf ist groß.

Geeignete Maßnahmen zur Erhaltung der oralen Gesundheit

- Geriatrische Ausbildung der Zahnärzte.
- Intensivierung der multidisziplinären Zusammenarbeit auf allen Stufen.
- Aufklärung aller in der Medizin tätigen Personen über mögliche negative Folgen ihrer Tätigkeit auf den oralen Gesundheitszustand betagter Menschen.
- Vermittlung spezifischer präventiver Strategien (Management Xerostomie, Ernährungsberatung, Mund- und Prothesenhygiene) an Patient, Pflegepersonal, soziales Umfeld, Volontäre.

Aufgaben und Ziele der Alterszahnmedizin (Gerontostomatologie)

- Die speziellen oralen Bedürfnisse einer alternden Bevölkerung erkennen, präventiv und therapeutisch angehen.
- Gerontostomatologisches Assessment.
- Die zahnmedizinische Gesamtbetreuung (multidisziplinär) entsprechend der Belastbarkeit des Menschen gewährleisten.
- Schwerpunktmäßig mobile Zahnmedizin.

Spezifische Probleme der Alterszahnmedizin

- Mehr Zähne und dadurch komplexere orale Probleme.
- Orale Nebenwirkungen von Systemerkrankungen, chronischen Erkrankungen und deren Therapie erschweren Diagnostik, Prophylaxe und Therapie.
- Hauptproblem ist die Xerostomie.
- Zahnärztliche Therapie schwieriger (Patientenfaktoren).
- Die Zahl Zahnloser wird konstant bleiben; sie werden aber immer älter, gehören einem niedrigen sozioökonomischen Status an und sind schwieriger zu behandeln.
- Hohe Kosten bei geringer Zahlungsbereitschaft („Es lohnt sich nicht mehr").

30.1 Orale Probleme – Grundlagen

Assessment: Zahnmedizinische funktionelle Kapazität

➤ **Dental Screening:** s. Tab. 83.

Tabelle 83 Dental Screening nach Bush 1996

trockener Mund	2
Schwierigkeiten beim Essen	1
kein Zahnarztbesuch seit 2 Jahren	1
Zahnschmerz oder Schmerz im Mund	2
Änderung der Ernährung	1
Entzündung, Schwellung, Druckstelle oder Beläge im Mund	2
Total Score (0–9)	
Bewertung: > 2 = orodentale Abklärung indiziert	

➤ **Therapiefähigkeit:** Kann eine Standardtherapie durchgeführt werden oder liegen Einschränkungen vor?
➤ **Mundhygienefähigkeit:** Kann ein Patient einer individualprophylaktischen Sitzung folgen? Sind die kognitiven und motorischen Fähigkeiten zur Umsetzung vorhanden?
➤ **Eigenverantwortlichkeit:** Kann ein Patient selbstständig entscheiden, dass er den Zahnarzt zur Therapie- oder Kontrollsitzung aufsuchen will? Kann er den Zahnarztbesuch auch selbstständig organisieren?

Krankheits- und therapieinduzierte orale Störungen

➤ **Speicheldrüsendysfunktion:** Die Speicheldrüsenfunktion ist primär sowohl bezüglich Menge als auch Zusammensetzung im normalen Alter stabil. Eine Speicheldrüsendysfunktion (subjektive und/oder objektive Xerostomie) ist immer pathologisch (s. S. 363)!
➤ **Depression:** Führt oft zu starker Vernachlässigung der Mundhygiene und Kontrollsitzungen werden nicht mehr eingehalten, was die negativen Folgen der durch die Medikamente (v. a. trizyklische Antidepressiva) verursachten Xerostomie verstärkt.
➤ **Demenz:** Führt zu zunehmender Abnahme aktiver und passiver oraler Präventionsmaßnahmen (der Patient vergisst sie, kann sie apraxiebedingt [s. S. 340] nicht mehr korrekt durchführen, fehlende Kooperation); zahnärztliche Behandlung wird immer schwieriger.

30.2 Orale Therapie und Prophylaxe

Mundhygiene

- **Mundhygieneproblematik:** Im Alter wird die Durchführung der Mundhygiene erschwert durch Verminderung der manuellen Geschicklichkeit (Motorik), reduzierte Sehkraft und verminderte kognitive Fähigkeiten.
- **Durchführung:**
  - *Mechanische Mundhygiene:* Zahn- und Prothesenreinigung 3-mal täglich, besonders nach den Hauptmahlzeiten, durch den Patienten selbst oder Drittperson. Chemische Hilfsmittel nur unterstützend anwenden!
  - *Bei erschwerter Mundhygiene:* Durch Pflegepersonal oder Familienangehörige 1-mal wöchentlich Zähne oder Prothesen mit Chlorhexidin-Gelee gründlich reinigen!
- **Mechanische Hilfsmittel:**
  - *Zahnbürste:* Evtl. elektrisch; evtl. mit individuellem Handgriff (Tennisball, Moosgummi, Abformmaterial!); für die Interdentalräume: Interdentalbürste.
  - *Keine Zahnseide oder Zahnstocher:* Verletzungsgefahr bei ungeschickten Patienten!
  - *Achtung:* Nur Fluorzahnpasten benutzen!
- **Chemische Hilfsmittel:**
  - *Bei starker Entzündung:* Spülen mit Chlorhexidin über 30 sek 2-mal täglich.
    - Kurzzeitapplikation (2 Wo): Chlorhexidin 0,2 %!
    - Langfristige Applikation: Chlorhexidin 0,1 %!
  - *Bei Spülschwierigkeiten und/oder Gefahr des Schluckens des Medikaments:*
    - Sprayapplikation von Chlorhexidin 0,2 %.
    - Oder Betupfen von Zähnen und Zahnfleisch mit in Chlorhexidin 0,2 % getränkten Tupfern!
  - *Bei Xerostomie/Oligosialie:* Spülen mit Chlorhexidin 0,01 %.
  - *Achtung:* Bei Anwendung von Chlorhexidin kann es zu reversiblen Geschmacksstörungen, brauner Verfärbung von Zunge, Zähnen und Prothesen und Schleimhautdesquamation (→ Konzentration reduzieren!) kommen.

Ernährungsberatung

- Nahrung mit wenig vergärbarem Zucker.
- Vermeidung von „süßen" Zwischenmahlzeiten.
- Ungezuckerte, wenig kohlensäurehaltige Getränke.
- Keine zu trockene, zu saure oder zu klebrige Nahrung.
- Verwendung von fluoridiertem Salz (wenn keine Wasserfluoridierung!).

Prothesenhygiene

- **Prothesenreinigung:**
  - Reinigung extraoral über mit Wasser gefülltem Waschbecken, zur Vermeidung von Prothesenbrüchen beim Fallenlassen!
  - Benutzung spezieller Prothesenzahnbürsten mit alkalifreier Seife oder Fluorzahnpasta.
  - Schwer zugängliche Stellen besonders beachten.
  - Nach Reinigung Prothesen leicht trocknen lassen, damit die Plaque sichtbar wird.
  - Brillenträger müssen Brillen benützen.
  - Haftpulver täglich entfernen (Retention von Plaque).

30.2 Orale Therapie und Prophylaxe

> ◯ *Achtung:* Reinigungstabletten sind kontraindiziert! → Geringe bis fehlende Reinigung, Bleichung des Prothesenkunststoffes!

- **Wegen Aspirationsgefahr von Haftpulver Anwendung überwachen:**
  - Richtige Dosierung und immer nass applizieren.
  - Im Zweifelsfall Haftcreme oder Haftkissen verwenden.
- **Prävention bei Prothesenträgern:** Nutzung des Zahnersatzes als Medikamententräger → Applikation von Fluorid- oder Chlorhexidingelees an Innenflächen von Klammern, Druckknopfmatrizen und Teleskopkronen.
- **Behandlung von Prothesenstomatitis:**
  - Genaue Prothesenreinigung.
  - Einlegen der Prothesen in Chlorhexidin 0,2 % für 10 Minuten.
  - Nachts Prothese herausnehmen und in Wasser oder 0,1 % Chlorhexidin einlegen.
  - Bürsten des Gaumens und der Zunge mit einer weichen Zahnbürste.
  - Spülungen mit Chlorhexidin (wie für Mundhygiene).
  - Bei Candidiasis-Nachweis (Kultur!): Antimykotika.

30.3 Orales Leitsymptom Xerostomie

Mögliche Ursachen und Verlauf

- **Krankheitsinduziert** (Systemerkrankungen): Progredient mit Zunahme der Symptome der Grundkrankheit (z. B. Sjögren-Syndrom: 90 % Frauen, meist postmenopausal), meist irreversibel.
- **Radiotherapie im Kopfbereich:** Primär irreversibel (immer, wenn beide Parotiden exponiert), sekundär reversibel (nach einigen Monaten).
- **Reduzierte Kaufunktion.**
- **Hormonelle Störungen:** z. B. Diabetes (sekundär als Folge metabolischer Veränderungen);
- **Neurologische Erkrankungen:** Fazialis-Lähmung, zerebrale Lähmung (Parkinsonismus nicht!).
- **Medikamente** (dosisabhängig, reversibel [im Alter evtl. verlangsamt]): Anorektika, Anticholinergika, trizyklische Antidepressiva, Antipsychotika, Sedativa, Hypnotika, Diuretika, Antihistaminika, Antihypertensiva, Antiparkinsonismusmedikamente (Polymorbidität, Polypharmazie).

Klinik, Befunde

- **Zunge:** Glossopyrosis (Zungenbrennen), Glossodynie (schmerzhafte Missempfindung).
- **Schleimhäute:** Fissuren, Rötungen, Blutungen, Infektionen (viral, bakteriell, mykotisch), Wirtrisiko!
- **Schlucken:** Dysphagie, Fremdkörpergefühl.
- **Geschmack und Geruch:** Dysgeusie, Hyposmie.
- **Zahnhalteapparat:** Gingivitiden, Parodontalerkrankungen, Zahnverlust.
- **Zähne:** Vermehrt Kronen- und Wurzelkaries, großflächige Demineralisationen, kreidig-brüchiger Schmelz, gummig-weiches Dentin als Folge verminderter Pufferkapazität des Speichels und gestörter Remineralisation der Zahnhartsubstanzen, Zahnschmerzen, Zahnverlust.
- **Kaufunktion:** Bolusbildung gestört, Schluckstörungen (s. o.); als Folge oft Änderung der Ernährungsgewohnheiten.
- **Prothesenträger:** Rezidivierende Druckstellen, mangelnder Halt durch fehlende Adhäsion.
- **Weitere Probleme:** Mangelernährung, Foetor ex ore, orales Unbehagen, nächtliches Erwachen, Kaubeschwerden, Sprechprobleme, soziale Probleme (Isolation), finanzielle Probleme (Zahnarztkosten).

Diagnostik

- **4 kritische Fragen:**
  1. Ist ihr Mund beim Essen trocken?
  2. Haben Sie Probleme, Speisen zu schlucken?
  3. Trinken Sie, um besser schlucken zu können?
  4. Haben Sie das Gefühl, zu wenig, zu viel Speichel im Mund zu haben oder fällt Ihnen nichts auf?
- **Korrelation mit objektiver Xerostomie** (Sialometrie): Positive Antworten auf 1–3 oder positive Antwort auf 4.
- Gerontostomatologisches Assessment.

30.3 Orales Leitsymptom Xerostomie

Therapie

- **Medikamenteninduzierte Xerostomie:** Medikamente wechseln oder, wenn möglich, absetzen.
- **Kariesprophylaxe:**
  - *Fluoridierung:* Gelees (z. B. Emofluor 0,% ZnF 1 × /d; Binaca 1,5 % 1 × /Woche), Lack (Bifluorid), Spülung (z. B. Meridol AminF und ZnF 1 × /d 10 ml), Medikamententräger (z. B. Binaca Fluor Gelee 1,25 % NaF; *cave* pH nicht neutral → nicht mit Augen oder Nasenschleimhaut in Kontakt bringen!).
  - *Chlorhexidin:* Lack (z. B. Cervitec 1 %), Spülung (z. B. Corsodyl 0,2 % 2 × /d 10 ml), Gelees (z. B. Corsodyl 1 % 1–2 × /d).
  - *Produkte auf Enzymbasis* (Lactoperoxidase, Lysozym, Lactoferrin): Biotene Produkte (Spülung 2–3 × /d; Kaugummi; Zahnpaste, enthält auch 0,4 % NaF).
  - Ernährungsanalyse, -beratung (S. 97).
  - Häufige Kontrollsitzungen bei Zahnarzt und Prophylaxepersonal (Dentalhygienikerin, Prophylaxeassistentin).
- **Stimulation der Speicheldrüsen:**
  - *Mechanisch:* Kaugummi (zuckerlos), Früchte, rohes Gemüse, Wachs.
  - *Gustatorisch:* Vitamin C (zuckerlos), Bonbons (zuckerlos).
  - *Chemisch:* Zitronensäure-Glycerin-Spülung, 3,5 % Zitronensäure Tropfen.
  - *Pharmakologisch:* Parasympathomimetika (Pilocarpin 3 × 5 mg/d), Anetholtriton (Sulfarlem S25 3 × 1 Drg./d vor den Mahlzeiten), Mukolytika (Bisolvon 3 × 2 Tbl. à 5 mg/d).
  - *Elektrisch.*
- **Speichelsubstitution:** Karboxymethylzellulose, Polyvinylalkohole, Muzine, Lactoperoxydase (Oralbalance Gel nach Bedarf), Kontainerprothesen.
- **Andere Symptome:**
  - *Schleimhautbrennen:* Spülen mit isotonischer Kochsalzlösung (mehrmals pro Tag), Tonex (2–3 × /d auf schmerzende Stellen auftragen), Oralbalance Gel (nach Bedarf auftragen);
  - *Candidiasis:* Daktarin Gel (4 × ½ Messlöffel/d), Nystatine Plan „200 000" Gel (2–3 × /d lokal auftragen), Biotène Spülung (3 × /d mit 2–3 ml spülen).

31.1 Obstipation

Grundlagen

- **Definition:**
  - *Subjektive und häufig schwankende Kriterien:* Zu harter, zu seltener, zu geringer, zu anstrengender Stuhlgang. Häufig besteht das Gefühl einer unvollständigen Entleerung.
  - *Ojektive Kriterien:* Gewicht < 35 g pro abgesetzte Portion (Norm 35–225 g), Frequenz < 3 Stühle pro Woche.
- **Epidemiologie:**
  - Obstipation ist ein chronisches und ubiquitäres medizinisches Problem.
  - Es gibt keine Hinweise für eine aktuelle Zunahme (Widerspruch zur Fasertheorie!).
  - Frauen : Männer = 2 : 1.
  - Exponentieller Anstieg nach dem 65. Lebensjahr.
- **Risikofaktoren:** Niedriges Familieneinkommen, kurze Schulbildung, untere Sozialklasse, ländliche Umgebung.
- **Ätiologie:**
  - *Medikamente:* Analgetika (Opiate), Anticholinergika, Neuroleptika (Clozapin), Antikonvulsiva, Antidepressiva, Antiparkinson-Präparate, Diuretika, Eisen, Antihypertensiva (besonders beim C^{2+}-Antagonisten Verapamil), Laxanzien (anthrachinonhaltige Präparate bei Gebrauch über Jahre), MAO-Hemmer, Schwermetallvergiftungen (z. B. Arsen, Blei, Wismut).
  - *Gastrointestinal:*
    - Organobstruktion extraluminal, Tumoren, Volvulus, Hernien, Briden, Rektumprolaps, intraluminale Tumoren, Divertikulitis, ischämische Kolitis.
    - Verletzungen nach Manipulationen, Fremdkörper.
  - *Systemisch:* Amyloidose, Diabetes mellitus, Hypokaliämie, Porphyrie, Urämie, Hypothyreose, Bewegungsarmut, Immobilität, Depression.

Diagnostik

Allgemeine Hinweise:
- Eine Obstipation, die bei einem sonst gesunden Patienten seit Jahren besteht, sollte nicht zu intensiver Abklärung führen. Die Ursache findet sich oft in der Vorgeschichte. Bei starkem Leidensdruck des Patienten sollte eine einmalige Koloskopie zum Ausschluss einer organischen Ursache erwogen werden.
- Bei einer Obstipation, die erst seit kurzem besteht und wenn eine Impaktierung ausgeschlossen wurde, sollten weitere Untersuchungen, unter anderem eine Koloskopie, erfolgen.

- **Anamnese:**
  - *Defäkations- und Kontinenzanamnese:* Dauer der Beschwerden, Stuhlfrequenz, Stuhlkonsistenz (flüssig/weich/hart) und -menge, inkomplette Stuhlentleerung, vermehrtes Pressen zur Entleerung, Obstruktion beim Pressen, Prolaps, manuelle Unterstützung, digitale Ausräumung, Fremdkörpergefühl im Rektum, Stuhlform (geformt/ungeformt/bleistiftförmig), Symptome beim Stuhlgang (Schmerzen, Blut, Meteorismus, Pruritus)?
  - *Allgemeine Erkrankungen:* Systemische Ursachen?
  - *Voruntersuchungen:* Koloskopie, Proktoskopie/Rektoskopie, Defäkographie, Transitmessung?

31.1 Obstipation

- *Vorbehandlung oder Behandlungsversuche:* Faserreiche Kost, orale Laxanzien, Suppositorien/Einläufe, Laktulose?
- *Voroperationen* an Anus, Rektum, Kolon, gynäkologische Eingriffe? Nach Rektopexien und Hämorrhoidenoperationen Entleerungsstörungen häufig.
- *Hinweise auf funktionelle anorektale Obstruktion:*
  - Fremdkörpergefühl in Ruhe.
  - Inkomplette Entleerung.
  - Verschlechterung beim Pressen.
  - Gefühl eines tiefsitzenden Hindernisses.
  - Manuelle Unterstützung der Perineums.
  - Digitale Ausräumung.
  - Aufgetriebenes, schmerzhaftes Abdomen.
  - Schmerzhafte Defäkation.
  - Blutauflagerungen.
  - Fissuren als Folge harten Stuhls.
  - Solitäres Rektum-Ulkus.

▶ **Stuhlinspektion** (bei stationären, falls möglich auch bei ambulanten, Patienten):
- Stuhlgewicht: Normal 35–225 g/d, Durchschnitt 200 g/d.
- Farbe, Menge, Konsistenz, Blut- und Schleimbeimengungen?

▶ **Digitale Untersuchung** (immer indiziert):
- Erfolgt zum Beweis oder Ausschluss von rektaler Impaktierung, analer oder perianaler Erkrankung sowie Läsionen im Rektum. Unter aktiver Mitarbeit des Patienten (Zwicken, Kneifen/Klemmen und Pressen) werden geprüft: Die Funktionen des Beckenbodens, das Vorhandensein von Rektozele und innerem Prolaps, Rektal- und Analprolaps.
- *Normalbefunde:*
  - In Ruhe: Analkanal für 1–2 Finger eingängig, zirkulärer Schluss um den Finger auch bei Zug, Puborektaliswulst vorspringend, Rektum praktisch leer.
  - Bei Zwicken: Zug des Puborektalis nach ventral, Tonuserhöhung des Analkanals.
  - Bei Pressen: Verstreichen des Puborektaliswulsts, Tonusminderung im Analkanal, kein Prolaps.
- *Pathologische Befunde:*
  - Analkanal für mehr oder weniger als 1–2 Finger eingängig.
  - Klaffen des Analkanals unter Zug: M.-sphincter-externus-Defekt.
  - Fehlender Puborektaliswulst.
  - Rektum: Mit Stuhl gefüllt, Fäkalom, Wanddefekt, Rektozele.
  - Verkürzter Analkanal: Tonuserhöhung im Analkanal, persistierender Puborektaliswulst, innerer Rektumprolaps, Rektozele, Klaffen des Analkanals unter Pressen, Prolaps.
- Das Fehlen von Stuhl im Rektum bei Obstipation weist eher auf eine rektale Füllungsstörung hin, nicht auf eine Entleerungsstörung.

▶ **Proktoskopie:** Schnell erhältliches und sinnvolles Diagnoseverfahren. Indiziert bei verdächtigem Befund bei der digitalen Untersuchung.

▶ **Labor:**
- *Obligat:* Schilddrüsenfunktion (TSH), Kalium, Kalzium, Glukose im Serum, Hämoccult 3-mal.

31.1 Obstipation

- *Fakultativ:* Toxikologische Urinuntersuchung auf Blei, Quecksilber, Arsen, Codein, Magnesium.
- ▶ **Transitzeit:**
  - *Normale Zeiten:* Ösophagus 10–30 sek, Magen 10 min bis einige h (je nach Art und Konsistenz/Partikelgröße), Dünndarm 30 min bis 3 h, Kolon 4–140 h.
  - *Messmethoden:* Nichtresorbierbare Farbstoffe (erlauben nur Gesamttransit, wenn im Stuhl bestimmt), nuklearmedizinische Transitmessung, röntgendichte Marker unterschiedlicher Form.
  - *Beurteilung:* Durch Transitzeitmessung kann eine mangelhafte Propulsion im Kolon als Ursache einer Obstipation objektiviert werden. Klinischer Stellenwert noch nicht genau bestimmt, wahrscheinlich gering.
- ▶ **Defäkographie:**
  - *Prinzip:* Röntgenkontrastmitteluntersuchung des Rektums während des Versuches zur Defäkation.
  - *Indikation:* a) Unauffällige digitale Untersuchung oder Proktoskopie und Verdacht auf funktionelle Obstruktion des Anorektums (z. B. Rectocele mit Abklemmen des Rektums beim Pressen), b) Versagen der konservativen Therapie ohne erkennbaren Grund.
- ▶ **Anorektale Manometrie:** Druckmessung im Rektum und Analkanal (anhaltsmäßig erfasst man das schon mit der simplen digitalen Untersuchung), erlaubt Rückschlüsse auf Funktionen des Kontinenzorgans. Störungen, die hauptsächlich funktioneller Natur sind, lassen sich quantifizieren. Aufwendige Untersuchung; nur an Orten sinnvoll, an denen sie häufig durchgeführt wird.
- ▶ **Koloskopie:** Indiziert bei kurzer Anamnese und positivem Hämoccult sowie bei jedem Verdacht auf Tumoren im Kolon und Rektum.
- ▶ **Röntgenkontrastmitteluntersuchung (Magen-Darm-Passage):** Indiziert bei nicht möglicher Koloskopie und Verdacht auf Tumoren im Rektum und Kolon.

Therapie

- ▶ **Ballast- und Quellstoffe:**
  - Höhermolekulare Nahrungsbestandteile, die durch körpereigene Enzyme nicht spaltbar sind, erhöhen das Stuhlvolumen durch Wasserbindung und/ oder durch Vermehrung der Bakterienmasse.
  - Risiko des Ileus bei zu geringer Flüssigkeitszufuhr.
  - Weizenkleie (z. B. Kousa D) 4 g (1–3 Esslöffel).
  - Leinsamen 10 g mit einem vollen Glas Wasser einnehmen.
  - Plantago Ovata Samen 2–5 g (1–2 Teelöffel), je nach Resistenz der Obstipation mit und ohne Senna (z. B. Agiolax, Colosan, Laxiplant).
- ▶ **Nicht resorbierbare Zucker und Alkohole** wie Laktulose 30 g/d (Eulac [D], Laevolac [CH], Lactilol (Importal [CH], Laktitol [D]).
- ▶ **Salze:**
  - Magnesiumhydroxid (Magnesia San Pellegrino [CH]), Magnesiumsulfat (Bittersalz), Natriumsulfat (Glaubersalz) 10 g/d; *cave* müssen sehr individuell dosiert werden und können in zu hoher Dosierung dehydrieren!
  - Isoosmotische Laxanzien mit einer Kombination aus nicht resorbierbaren Polyethylenglykol (PEG) und Elektrolyten (Isocolan, Transipeg, Cololyt, Movicol) 10–30 g/d.
- ▶ **Einläufe** bei Versagen der oralen Therapie: Glycerol 40 g in 1000 ml Wasser eventuell mit Zusatz von Bisacodyl (Dulcolax) und /oder Natrium-Phosphat

31.1 Obstipation

in hypertoner Lösung 100–200 ml (kontraindiziert bei Niereninsuffizienz mit einer Clearance unter 15 ml/min. *Cave* nicht wirksam bei Stuhlinkontinenz!
- **Flüssigkeitszufuhr:** Fast immer wird reichliche Flüssigkeitszufuhr empfohlen. Aber es gibt keine Daten kontrollierter Studien für diese Behauptung. Theoretisch ist die Wirkung fraglich, da oral aufgenommene Flüssigkeit, die nicht durch gelöste Stoffe im Darmlumen gebunden wird, im oberen Dünndarm resorbiert wird und somit nicht in den Dickdarm gelangt.
- **Körperliche Aktivität:** Untersuchungen an gesunden Freiwilligen zeigten, dass körperliche Anstrengung die jejunale Wasserresorption vermindert. Keine Untersuchung belegt, dass körperliche Aktivität eine Obstipation wirksam beeinflusst. Die Empfehlung rührt von der Beobachtung her, dass Immobilisation zur Obstipation führt, wobei unklar ist, ob nicht das zur Immobilisation führende Ereignis direkt obstipiert.
- **Toilettenkonditionierung:**
  - Patienten ermahnen, auf den Stuhlgang zu achten und möglichst unverzüglich eine Entleerung zu versuchen, ohne besonders zu pressen.
  - Unterdrückung des Stuhlganges bei Dehnung des Rektums kann bewirken:
    - Rücktransport des Stuhls in höher gelegene Kolonanteile.
    - Nicht mehr entleerbare Stuhlanhäufung im Rektum.
    - Verminderte rektale Sensibilität wie bei hochbetagten, geistig und körperlich Behinderten.
- **Pharmakotherapie** s. Tab. 84.

Tabelle 84 Medikamentöse „Differenzialtherapie" der Obstipation

Ursachen	Maßnahmen
verzögerter Transit	Anthrachinone/Diphenole (Bekunis, Darmol, Pursenid) Tabletten, Granula, Sirup 120–240 mg/d
verminderte Rektumsensibilität	rektale Entleerungshilfen
Anismus (nur bei jüngeren Patienten)	– Biofeedback – rektale Entleerungshilfen
innerer Rektumprolaps (oft Folge von 2 oder 3)	soweit keine Indikation zur Operation: – osmotische Laxanzien (Magnesiumhydroxid, Cololyt) 10–30 g/d – Anthrachinone/Diphenole (Bekunis, Darmol, Pursenid) Tabletten, Granula, Sirup 120–240 mg/d – rektale Entleerungshilfe
Rektozele	soweit keine Indikation zur Operation: Rektale Entleerungshilfen

- *Wirkprinzip, Kinetik:* Fast alle gebräuchlichen Laxanzien wirken lokal vom Lumen aus und werden (außer den diphenolischen Laxanzien) nicht wesentlich resorbiert.
- *Unerwünschte Wirkungen:*
  - Bei übermäßigem Gebrauch, wobei der Stuhl breiig oder flüssig gehalten werden muss, kann es durch Elektrolyt- und Wasserverlust zu schweren

31.1 Obstipation

Elektrolytstörungen kommen. Diese Veränderungen sind bei „normaler" Gabe nicht zu erwarten.
- Es ließ sich nicht bestätigen, dass intramurale Ganglien und Nerven des intrinsischen mukosalen Plexus irreversibel geschädigt würden.
- Isatine verursachten bei chronischer Einnahme schwere Leberschäden. Diese Medikamente sind seit einigen Jahren nicht mehr im Handel.
- Magnesiumhaltige salinische Abführmittel können bei langer Einnahme und Einschränkung der Nierenfunktion zu hohen Mg^{2+}-Serumspiegeln führen (kann Osteoporose begünstigen).
- Bei unzureichender Flüssigkeitszufuhr kann der Verlust an eingeströmtem endogenem Wasser eine hypertone Dehydratation verursachen (S. 385).
- Quellstoffe in hoher Dosierung ohne genügende Flüssigkeitszufuhr können bei immobilen Patienten zu Obstruktion im Gastrointestinaltrakt führen.

31.2 Stuhlinkontinenz

Grundlagen

- **Definition:** Zeitweise oder dauernde Unfähigkeit, den Verschluss des Enddarms zu kontrollieren. Bei der Unfähigkeit, Schleim und Flüssigkeit vollständig zurückzuhalten, spricht man von einer Feinkontinenzstörung (Mikroinkontinenz), von analer Inkontinenz, wenn die Ursache beim anus selbst liegt.
- **Geriatrische Bedeutung:**
  - Die Stuhlinkontinenz ist beim geriatrischen Patienten ein häufiges Problem. In Pflegeheimen und geriatrischen Langzeitstationen haben zwischen 20–30% der Patienten keine Kontrolle über ihren Stuhlgang.
  - Die Stuhlinkontinenz wird häufig vom Patienten verschwiegen. Das Problem muss spezifisch erfragt werden.
  - Die Lebensqualität ist durch Stuhlinkontinenz oft stark beeinträchtigt.

Ätiologie und Klinik

- **Wesentliche Ursachen der Inkontinenz:**
  - *Chronische Verstopfung:* Harte Skybala reizen die Darmwand, sondern Schleim ab und überdehnen den Schließmuskel. Häufige Entleerung von kleinen Stuhlmengen ist die Folge (paradoxe Diarrhö).
  - *Neurogene Störungen:* Bei geriatrischen Patienten, vor allem bei diffusen Hirnschädigungen. Die Rektum-Kapazität wird verändert. Dadurch wird der Tonus des M. sphincter int. reflektorisch gehemmt, und der M. sphincter ext. erschlafft. 1–3 geformte Stühle pro Tag werden unbemerkt, vor allem nach den Mahlzeiten, abgesetzt.
  - *Muskelatrophie:* Idiopathische anorektale Stuhlinkontinenz. Durch langjähriges Pressen wird der Beckenboden gesenkt (Descensus perinei) und die Pudendusnerven degenerieren. Dies führt zu einem Verlust der Analreflexe und zu einer klaffenden Analöffnung. Die Patienten leiden unter einem imperativen Stuhldrang.
  - *Durchfall:* Jegliche Art von Diarrhö kann im Alter durch die Abnahme der Kontinenzmechanismen zu einer Stuhlinkontinenz führen.
- **Ursachen von Feinkontinenzstörung:**
  - Analfissur.
  - Hämorrhoidalprolaps.
  - Lokale Veränderungen des Analkanals (Narben, Tumoren, Entzündungen).
  - Durchfall bei schwachem Sphinkter.
- **Ursachen analer Inkontinenz:**
  - *Neurogen:* Läsion des Nervus pudendus, spinale Läsionen, Cauda-equina-Läsionen, Demenz, Apoplexie.
  - *Sensorisch:* Verlust oder Irritation sensibler Rezeptoren (Morbus Crohn, Colitis ulcerosa).
  - *Muskulär:* Verletzung des Sphinkter-Apparates (Geburten, traumatisch, iatrogen).
  - *Rektumprolaps, Rektozele.*

Diagnostik

- **Anamnese** (ergibt wichtige Informationen zur Ätiologie):
  - Beginn der Inkontinenz: Nach Geburten, Trauma, Operationen?
  - Häufigkeit und Art der Inkontinenz: Wird der Abgang bemerkt, imperativer Stuhldrang, Feininkontinenzstörung?
  - Stuhlqualität: Hart, flüssig, Farbe?

31.2 Stuhlinkontinenz

- Chronische Obstipation?
- Diarrhö?
- **Inspektion:** Narben, Hautveränderungen, massives Tieferstehen des Beckenbodens, Hämorrhoiden, Anal-/Rektumprolaps, klaffender Anus, fehlender Kutaneoanalreflex?
- **Digitale Untersuchung:** Tumoren und Funktion der Puborektalis-Schlinge. (Bei einer funktionstüchtigen Puborektalis-Schlinge wird die Fingerspitze, welche in den Analkanal eingelegt ist, beim Zukneifen gegen die Symphyse gezogen.)
- **Proktoskopie:** Tumoren, Polypen, hypertrophe Papillen, entzündliche Veränderungen?
- Manometrie, Elektromyographie und Defäkographie sind nur in wenigen Zentren verfügbar und nur indiziert, wenn eine operative Sanierung in Frage kommt.

Konservative Therapie

Hinweis: Eine normale Darmtätigkeit und Stuhlkonsistenz sind die Grundvoraussetzungen der konservativen Therapie!
- **Möglichst kausal:**
  - Behandlung der Grundkrankheit wie Obstipation oder Diarrhö.
  - Analfissuren, Hämorrhoiden und Condylomata acuminata lassen sich meistens proktologisch behandeln.
- **Symptomatisch:**
  - *Verabreichung von Quellmittel* (Psyllium, z. B. Laxiplant soft 10–15 g oder Karaya-Gummi, z. B. Poly-Karaya 3 × 10 g) und *genügend Flüssigkeit* (1–1,5 l/d) als wichtige Erstmaßnahmen.
  - *Elektrolyt-Ersatz* bei akutem Durchfall: Glukose 4 g/NaCl 0,7 g/KCl 0,3 g/Na-Citrat 0,59 g pro 200 ml [z. B. Elotrans]. Die Menge richtet sich nach den intestinalen Verlusten.
  - *Evtl. Motilitätshemmer* bei nicht infektiösem Durchfall: Diphenoxylat (Reasec 3 × 2/d), Loperamid (Imodium 4–12 mg) oder Tinctura opii simplex 1–5 ml/d.
  - *Manuelle Ausräumung von Kopromen.*
  - *Beckenbodentraining* bei neurogener Inkontinenz zur Aktivierung der mangelnden Sphinkterfunktion: Der Patient muss versuchen, den in den Analkanal eingelegten Finger gegen die Symphyse zu ziehen (mehrere Sitzungen sind nötig).
  - *Evtl. Versuch mit Elektrostimulation* mit Faraday-Reizströmen. Die Resultate sind aber nicht sehr überzeugend.
  - *Biofeedback-Therapie:* Bei gut kooperativen Patienten Methode der Wahl, d. h. Beckenbodentraining mit visuell und/oder akustischer Rückmeldung der Intensität der Beckenbodenkontraktion an den Übenden.

Chirurgische Therapie

- Rektumprolaps: Transabdominale Rektopexie.
- Descensus perinei: Beckenbodenplastik nach Parks.
- Posttraumatische oder iatrogene Sphinkterläsionen benötigen je nach Schädigung eine differenzierte Sanierung.

32.1 Malnutrition

Grundlagen

- **Definition:**
  - *Weit gefasst:* Ungleichgewicht zwischen Nährstoffaufnahme und -verbrauch. Das Resultat sind Adipositas oder Kachexie oder Zwischenstufen davon.
  - *Eng gefasst:* Protein-Kalorien-Malnutrition mit den Unterformen Marasmus (Kalorienmangel), Hypalbuminämie (Kwashiorkor), Mischtyp Marasmus/Hypalbuminämie.
- **Folgen:** Mangel an Energie (Kalorien) und/oder Proteine und/oder essenzielle Fettsäuren und/oder Vitamine und/oder Mineralstoffe (Elektrolyte und Spurenelemente).
- **Geriatrische Bedeutung:**
  - Die obige Definition übersieht die in der Geriatrie typischen multiplen Mangelzustände. Eine reine Protein-Energie-Malnutrition ohne zusätzliche andere Mangelzustände kommt in der Geriatrie, in der Onkologie und bei AIDS-Patienten kaum vor.
  - Hohes Alter und Multimorbidität bedeuten ein großes Malnutritionsrisiko. Malnutrition ist daher die häufigste Diagnose bei geriatrischen Patienten: 40–60 % der stationären geriatrischen Patienten, 50 % in Pflegeheimen.
  - Eine Zusammenfassung der Resultate aus 18 Studien zeigt: 1–83 % der kranken älteren Menschen in Institutionen und 2–31 % der „gesunden", zu Hause lebenden älteren Menschen weisen einen oder mehrere subnormale Ernährungsparameter auf.

Malnutrition und Mortalität

- Subnormale Ernährungsparameter korrelieren mit erhöhter Mortalität.
  - *Achtung:* Korrelation heißt nicht Kausalität, d. h. Malnutrition und Mortalität sind oft beides Folgen von zum Tode führenden Krankheiten (z. B. Krebs, Demenz) bzw. von fehlendem Lebenswillen.
- **Beispiel:** Jährliche Sterberate von Pflegeheimpatienten:
  - 11,1 % mit einem Serum-Albuminspiegel > 40 g/l.
  - 50 % mit einem Serum-Albuminspiegel < 35 g/l.
  - Für Cholesterin, Körpergewicht, Hämatokrit und andere Parameter gelten ähnliche Beziehungen.

Risikofaktoren und Ursachen

- **Übersicht:** Tab. 85.

Tabelle 85 Übersicht über Risikofaktoren und Ursachen der Malnutrition

soziale Faktoren	– Armut
	– Unselbständigkeit beim Einkaufen und Kochen
	– belastendes Lebensereignis (→ Depression → Inappetenz)
psychosoziale Faktoren	– Vereinsamung, Isolation
	– Demenz
	– Depression
	– Alkoholismus

32.1 Malnutrition

Tabelle 85 Fortsetzung von Seite 372

körperliche Faktoren	– Krankheiten des oberen Gastrointestinaltraktes – Appetitmangel – Immobilität – Unselbständigkeit beim Essen – erhöhte Konzentration sättigender Substanzen
altersbedingte Faktoren	– geringerer Genuss beim Essen (geringer Appetit) – verminderter Geschmackssinn (bei Zinkmangel) – verminderter Geruchssinn (bei Malnutrition) – verminderter Visus (bei Abnahme von Neurotransmittern, z. B. endogenen Opioiden) – niedrige basale metabolische Rate → geringerer Energiebedarf (→ knappe kalorische Ernährung)
Krankheiten, Multimorbidität	– erhöhte Anstrengungsarbeit, z. B. COPD – Abdominalschmerzen, z. B. Mesenterialischämie – rezidivierende Infektionen, z. B. Cachektin – Medikamente (s. u.)

▶ Die **Hospitalisation** selbst bedeutet für ältere Menschen ein hohes Risiko für Malnutrition: Ungewohnte Krankenhausumgebung, salzarme Kost, Diabetesdiät, Bettruhe, kalte Speisen aufgrund langer Transportwege von Küche zu Patient usw.
▶ **Diäten,** v. a. Diabetesdiäten, sind wichtige Risiken für Malnutrition im Pflegeheim, wenn die bisherigen Vorlieben der Patienten keine Beachtung finden.
▶ **Medikamente** (sehr häufige Ursache einer Malnutrition):
  – Antirheumatika, Antibiotika.
  – Kardiovaskuläre Medikamente: Digoxin, Diuretika, Schleifendiuretika.
  – Disulfiram.
  – Antineoplastische Medikamente: Dactinomycin, Bleomycin, Cyclophosphamid, Methotrexat, Vincristin.
  – Sedativa: Haloperidol, Thiotixen.
▶ **Vereinsamung** bei zu Hause lebenden älteren Menschen, nach Verlust von Lebenspartner, Verwandten oder Bekannten, denn Isolation senkt den Appetit (Essen als soziale Funktion).
▶ **Beginnende Demenz** führt häufig zu Malnutrition, wegen abnehmender Fähigkeit der Betagten, adäquat einzukaufen und zu kochen. Bei fortgeschrittener Demenz kommt noch Apraxie beim Essen und Agnosie beim Geschmackssinn hinzu.
▶ **Raffinierte Kohlenhydrate,** praktisch nur aus reinen Kalorien bestehend, wie Weißmehlbrötchen, Grieß, Konfitüre, Biskuits, Zwieback usw., monatelang als einzige Nahrung eingenommen, weil leicht ess- und beschaffbar (hohes Risiko für Malnutrition).
▶ **Reduzierter totaler Energieverbrauch (TEE):** Der TEE wird maßgeblich bestimmt durch den Energieverbrauch für den Grundumsatz (ca. 50%), für Thermogenesis (ca. 10%) und für körperliche Aktivität (ca. 40%) und nimmt mit zunehmendem Alter wegen der stark reduzierten körperlichen Aktivität signifikant ab und ist bei geriatrischen Patienten 20–40% geringer. Konsequenz: Tendenz zu altersbedingter hypokalorischer Ernährung.
▶ **Hypokalorische Ernährung** (< 1500 kcal/d):

32.1 Malnutrition

- Risiko für Mangelversorgung an essenziellen Fettsäuren, Vitaminen und Spurenelementen, da die Zufuhr dieser Nährstoffe selbst bei ausgewogener Ernährung stark mit der aufgenommenen Kalorienzahl korreliert.
- Der Bedarf an essenziellen Fettsäuren, Vitaminen und Spurenelementen bleibt im Alter unverändert. Der Proteinbedarf steigt leicht an. → Strategie zur Vermeidung von Mangelzuständen bei hypokalorischer Ernährung älterer Menschen: Nahrung entsprechend reichhaltiger gestalten (höhere Nährstoffdichte, mehr Eiweiß) oder Eiweiß-Supplement und Multivitaminpräparat verordnen.

Klinik

- Reduzierter Allgemeinzustand, Gehschwäche und Gangstörungen, Adynamie, Anstrengungsdyspnoe/-tachykardie beruhen oft zusätzlich auf alimentär bedingter Muskelschwäche und Trainingsmangel.
- Kognitive Beeinträchtigung, Apathie, Depression.
- Erfolge der Physiotherapie werden verzögert.

Diagnostik

- Siehe Nutritives Assessment S. 97.
- *Hinweise:*
  - Die rechtzeitige Diagnose der Malnutrition ist äußerst wichtig, jedoch wegen schleichender Entwicklung und Oligosymptomatik stark erschwert.
  - Die Malnutritions-Diagnostik sollte deswegen routinemäßig in das geriatrische Assessment (S. 97) integriert werden!
  - Fehldiagnose der Malnutrition als Altersschwäche!

Differenzialdiagnose

- **Erkrankungen des oberen Gastrointestinaltrakts**: Ösophagitis, Gastritis, gastroösophagealer Reflux, Ulzera oder Karzinome von Magen und Ösophagus sind häufig und stellen weitere wichtige Ursachen für Appetitmangel mit Malnutrition dar.
- *Achtung:*
  - Geriatrische Patienten mit diesen Krankheiten klagen typischerweise selten über dyspeptische Beschwerden wie Magenschmerzen, Magenbrennen, saures Aufstoßen und Völlegefühl. Appetitmangel stellt das konstanteste Symptom der Erkrankungen des oberen Gastrointestinaltraktes dar.
  - Appetitmangel hat im Alter große diagnostische Bedeutung und darf nicht als altersbedingt hingenommen werden. Leichter Appetitmangel führt bei gesunden älteren Menschen bei ausgewogener Ernährung selten zu Malnutrition.

Prinzipien der Ernährungstherapie bei Malnutrition

- **Ursachen und Entstehungsmechanismen** der Malnutrition sollten bekannt sein.
- **Möglichst kausale Therapie** (z. B. Magenulkus-Therapie) einleiten und Umstände der Entstehung (z. B. soziales Umfeld) ändern.
- **Hochkalorische Ernährung** (40–45 kcal/kg KG) kombiniert mit Krafttraining gilt als wichtigste Therapiemaßnahme bei Malnutrition.
- **Diagnostizieren individueller Mangelzustände** bei der Versorgung mit Eiweiß, Kalorien, essenziellen Fettsäuren, Vitaminen und Spurenelementen (S. 97). Die Diagnose „Protein-Energie-Malnutrition" genügt nicht!

32.1 Malnutrition

▶ Bei Demenz mit Apraxie beim Essen mit Besteck Ernährung umstellen auf „Fingerfood", d. h. eine Diät, die sauber mit den Händen gegessen werden kann, was Gewichtsverlust bei apraktischen Patienten verhindert.

Allgemeiner Energie-/Nährstoffbedarf

▶ Der individuelle Nährstoffbedarf an Kalorien, Proteinen, essentiellen Fettsäuren und Mineralstoffen läßt sich folgendermaßen berechnen (der Kalorienbedarf [Energiebedarf] nimmt um 2 % pro Altersdekade ab):
  – *Erhaltungstherapie:*
    • *Männer:* 50–75-jährig: 34 kcal/kg KG; > 75-jährig: 30 kcal/kg KG.
    • *Frauen:* 50–75-jährig: 33 kcal/kg KG; > 75-jährig: 30 kcal/kg KG.
  – *Substitutionstherapie:*
    • 40–45 kcal/kg KG in Zeiten von starkem Mehrbedarf bei katabolem Metabolismus, z. B. aufgrund von Kachexie, großen Dekubitalulzera oder bei akuten Erkrankungen wie Pneumonie, Peritonitis, Hyperthyreose, perioperativ und bei Sepsis.
    • Genaue Berechnung des Energiebedarfs bei Krankheit: Tab. 86.

Tabelle 86 Energiebedarf bei Krankheit

BEE × AF × KF × TF	
BEE = basaler Energiebedarf: 25 kcal/kg KG	
AF = Aktivitätsfaktor:	
bettlägerig	1,2
teilmobil	1,25
mobil	1,3
KF = Krankheitsfaktor:	
komplikationsloser Patient	1,0
Peritonitis	1,2–1,5
Frakturen	1,2–1,35
schwere Sepsis	1,4–1,6
Dekubitalulkus < 50 cm^2	1,3–1,5
Dekubitalulkus > 50 cm^2	1,5–1,9
Hyperthyreose	1,1–2,0
künstliche Beatmung	0,8–0,9
Koma	0,9
TF = Temperaturfaktor:	
bis 38° C	1,1
bis 39° C	1,2
bis 40° C	1,3
bis 41° C	1,4

es können mehrere Faktoren miteinander multipliziert werden, z. B. Bettlägerigkeit, Fieber von 39° C und Schenkelhalsfraktur: 1,2 × 1,2 × 1,35 = 1,94

32.1 Malnutrition

○ *Korrekturfaktor bei variablem Nährstoffbedarf:* Bei akuten Krankheiten (Infektionen), Fieber und perioperativ steigt der Bedarf an allen Nährstoffen an. Eine bis dahin adäquate Ernährung kann unter diesen Umständen insuffizient werden und bei langer Dauer (chronische Infektion, Dekubitalulzera, Tumorfieber usw.) zu Malnutrition führen. Der Nahrungsbedarf ist variabel und muss stets der klinischen Situation angepasst werden.

Proteine

- Der Proteinbedarf nimmt mit dem Alter zu. Die Albuminsynthese in der Leber sistiert bei akuten Krankheiten und Stress durch Krankheit. Dies erhöht den Proteinmetabolismus: der Proteinbedarf steigt stärker an als der Gesamtkalorienbedarf, und der Proteinnachschub aus der Leber bleibt aus.
- **Normaler Proteinbedarf:** 15 % der täglichen Kalorienmenge.
  - *Erhaltungstherapie:* 0,8–1,0 g/kg bei < 50-Jährigen; 1,2–2,0 g/kg bei > 50-Jährigen.
  - *Substitutionstherapie:* Höhere Dosierung, je nach Mangel bestimmt durch die Messung der lean body mass (Oberarm-Zirkumferenz) und der viszeralen Proteinreserven (Albumin, Transferrin, Cholinesterase, Präalbumin).
- Der individuelle tägliche Proteinbedarf kann abgeschätzt werden mittels Berechnung des Proteinverlustes: Stickstoffgehalt des 24-Stunden-Urins = täglich metabolisierte Proteinmenge.

Essenzielle Nährstoffe

- **Fett:**
  - *Gesamtfettbedarf:* 30 % der täglichen Kalorienaufnahme.
  - *Bedarf an essenziellen Fettsäuren:* 2 % der Gesamtkalorienmenge pro Tag.
- **Vitaminbedarf** (bleibt im Alter konstant und ist bei Krankheit erhöht):
  - *Erhaltungsbedarf:* Wird durch die meisten Multivitaminpräparate gedeckt.
  - *Substitutionsbedarf:* Wird durch Multivitaminpräparate im Allgemeinen nicht gedeckt. Daher müssen einzelne Vitamine separat verabreicht werden. Beispiel: Vitamin-B_{12}-Mangel: Gesamtdosis ca. 20 000 μg über 12–20 Wochen verteilt; dies füllt die Speicherreserven der Leber auf (ausreichend für 6–8 Jahre).
- **Bedarf an Spurenelementen** (bleibt im Alter konstant und ist bei Krankheit erhöht):
  - *Erhaltungsbedarf:* Wird nur durch spezielle Multivitaminpräparate gedeckt. Daher vor Therapie genaue Kontrolle der Zusammensetzung der verwendeten Präparate.
  - *Substitutionsbedarf:* Die Dosierung in Kombinationspräparaten genügt nicht. Einzelne Spurenelemente müssen separat substituiert werden. Beispiel Zinkmangel: 45 mg Zink (entsprechend 200 mg Zinksulfat) 3-mal täglich über 3 Wochen.

Enterale Ernährung

- **Vorbemerkung:** Enterale Ernährung = normale perorale Ernährung (NPE) oder Magensondenernährung (perkutane endoskopische Gastrostomie [PEG]; selten nasogastrische Sonde oder perkutane Junalsonde). Die normale perorale Ernährung sollte bevorzugt werden, wenn keine Schluckstörungen oder gastrointestinale Krankheiten dies verbieten. Die Intensitätsstufen sind je nach Grad der Malnutrition zu wählen.

32.1 Malnutrition

- **Intensitätsstufen der normalen peroralen Ernährung (NPE):**
  - Stufe 0: NPE mit/ohne Esshilfe.
  - Stufe 1: NPE + flüssige vollbilanzierte Supplement-Nahrung (FVSN).
  - Stufe 2: NPE + FVSN + Multivitamin-Spurenelement-Präparate (MVS).
  - Stufe 3: NPE + FVSN + MVS + Proteinsupplement (PS).
  - Stufe 4: NPE + FVSN + MVS + PS + gezielte Substitution (GS); GS = gezielte Substitution einzelner ausgeprägter Mangelzustände wie Zinkmangel, Vitamin-B_{12}-Mangel, Folsäuremangel, Mangel bei Vitamin-B-Komplex (B_1, B_2 und B_6), Vitamin-D-Mangel etc. mit therapeutischen Dosierungen von Vitaminen und Spurenelementen. Erhaltungsdosen wie in Multivitaminpräparaten genügen hier anfänglich nicht.
- **Intensitätsstufen der normalen enteralen Sondenernährung (NESN):** Indiziert bei Schluckstörung:
  - Stufe 0: NESN Standard-Sondennahrung.
  - Stufe 1: NESN + Multivitamin-Spurenelement-Präparat (MVS).
  - Stufe 2: NESN + MVS + Proteinsupplement (PS).
  - Stufe 3: NESN + MVS + PS + Gezielte Substitution (GS); zu GS s.o.

Parenterale Ernährung

- **Indikationen:** Schlucken gestört oder unmöglich, z.B. bei Tumoren, Morbus Parkinson, Aspiration, Lähmungen.
- **Zugangsweg:** Via Zentralvenenkatheter.
- **Unerwünschte Wirkungen:**
  - *Überdosierungen von Nährstoffen:* Die Gefahr der Überdosierung besteht bei Multivitamin-Spurenelement-Präparaten mit zu hohen Dosen an Vitamin A (> 3000 IE entsprechend > 1 mg Retinol) und Vitamin D (> 1000 IE) bei täglicher Verabreichung über Monate.
  - *Unterdosierung von Nährstoffen:*
    - Bei hypokalorischer Ernährung: Zufuhr von Vitaminen und Spurenelementen ist kalorienabhängig.
    - Bei Verwendung von Kombinationspräparaten bei eigentlichen Mangelzuständen, weil deren Dosierung an Multivitaminen und Spurenelementen für die Erhaltungstherapie konzipiert ist.
- **Ausgleich von Mangelzuständen:** Therapeutische Tages-Dosierungen:
  - Folsäure: 1–3 mg.
  - Eisen: 100–300 mg Fe^{2+}.
  - Zink: 15 mg Zn^{2+}/d. Organisch gebundenes Zink verwenden, z.B. Burgerstein Zinkglukonat 3×30 mg, je 1 h vor oder 2 h nach dem Essen.
  - Vitamin D 1000–3000 IE.
  - B-Komplex (B_1, B_2, B_6) mit B-Komplexpräparaten oder als einzelne Vitamine.
  - Vitamin B_{12} mit 1000 µg wöchentlich bis total ca. 10 000–20 000 µg.

Verlaufskontrollen

- **Vorbemerkung:** Ernährungstherapie ist nur sinnvoll, wenn deren Ziele und Effizienz dauernd überprüft werden.
- **Ziele der Ernährungstherapie:**
  - Anaboler Proteinmetabolismus.
  - Verbesserung von nutritiven Mangelzuständen.

32.1 Malnutrition

> **Kontrollparameter:**
> - *Früh* (nach 2–8 Tagen): Klinik, Gewichtskontrolle, Stickstoffgehalt im 24-h-Urin und Serumproteine: Cholinesterase und Präalbumin (Anstieg nach zwei Tagen), Transferrin (Anstieg nach 8 Tagen).
> - *Spät* (nach 2–3 Wochen): Bestimmung von Albumin (Anstieg nach 10–20 Tagen), Vitaminen und Spurenelementen, Messen der Trizepshautfaltendicke und der Oberarm-Zirkumferenz.

33.1 Fettstoffwechselstörungen

Allgemeine Hinweise

- Bei alternden Menschen (45–60 Jahre) hat die Ernährung einen großen Einfluss auf den Beginn/Ablauf der Alterungsvorgänge und den Erhalt von physiologischen Funktionen mit Auswirkungen auf Multimorbidität und Mortalität. Vorteilhaft ist eine Restriktion der Kalorienzufuhr, ein erhöhter Anteil an pflanzlicher/balaststoffreicher Nahrung und von einfach ungesättigten Fettsäuren (Raps-/Olivenöl).
- Im Alter auch geringerer Bedarf an Kohlenhydraten, wegen Multimorbidität aber häufig erhöhter Bedarf an Spurenelementen, Mineralstoffen, Vitaminen u. a.
- Bis in die 7. Lebensdekade nimmt der Fettanteil am Gesamt-Körpergewicht zu. Danach kommt es häufig zu einer Abnahme des Gesamt-Körpergewichts und der Fettmasse.
- Multimorbidität ist im Alter stark von der Konstellation von Risikofaktoren und der Zunahme von Folgeerkrankungen der Atherosklerose beeinflusst. Deshalb sind sekundär präventive Maßnahmen bei alternden Menschen mit entsprechender Indikation besonders sinnvoll. Andererseits sind aggressive diätetische oder pharmakologische Behandlungen für ältere Menschen oft nicht akzeptabel. Schonende Umstellung erforderlich.
- Die Plasmakonzentrationen der Lipide und Lipoproteine variieren im Verlaufe des Lebens. Bis zum Alter von ca. 50 Jahren steigen sie an, parallel dazu die Inzidenz der Atherosklerose, danach flacht die Kurve ab oder erniedrigt sich leicht. Diese Beziehung besteht für die Gesamtlipide bei älteren Menschen nicht. Auch der angiographisch dokumentierte Verlauf der koronaren Atherosklerose zeigt keine signifikante Korrelation zu den Plasmalipidspiegeln. Dies ist insofern nicht verwunderlich, da der überwiegende Anteil an stenosierendem Gewebe aus proliferierten fibromuskulären Gefäßwandzellen besteht mit einer unterschiedlich stark ausgeprägten Produktion der Matrix, jedoch nur zu einem kleinen Teil ($< 5\%$) aus Lipiden.
- Ein lebensverlängernder Einfluss hoher HDL-Konzentrationen ist noch nicht ausreichend gesichert. Andererseits unterliegt der Lipidstoffwechsel zahlreichen ererbten (z. B. Proteine für den Fetttransport, Apolipoproteine, Rezeptoren der Zellmembran, Enzyme) und erworbenen (z. B. Steroid-Therapie, Fettmenge und -qualität in der Nahrung, Schilddrüsenfunktionsstörungen, Insulin) Einflüssen.
- Unzweifelhaft ist, dass Cholesterin eine Rolle bei der Entwicklung der Atherosklerose spielt. So hängt der Erfolg einer Prävention der koronaren Herzerkrankung auch von Ausmaß und der Dauer der Reduktion des Cholesterins ab, nicht aber von dem Weg (Ernährung, Medikamente), auf dem diese Effekte erreicht wurden. Der günstige Einfluss des HDL-Cholesterins gilt ebenfalls als bewiesen. Epidemiologische Studien haben gezeigt, dass ein Anstieg der HDL-Cholesterin-Konzentration um 0,026 mmol/l des Risikos einer koronaren Herzerkrankung um 2-3 % senkt. Diese Beziehung ist nicht altersabhängig.
- Studien mit positivem Effekt einer medikamentösen Senkung der Plasmacholesterin-Konzentration auf tödliche und nicht tödliche Herzinfarkte sowie Abnahme der Progression von Koronararterienläsionen und Anzahl neuer Läsionen überwiegend an Probanden mittleren Alters durchgeführt. Extrapolation dieser Befunde auf ältere, alte und sehr alte Patienten nicht möglich.

33.1 Fettstoffwechselstörungen

Klassifikation der Lipide

- **Allgemein:** Heterogene Substanzgruppe mit hoher Löslichkeit in organischen Lösungsmitteln, wie z. B. fettlösliche Vitamine, Steroide, Wachse, komplexe Lipide (Phospholipide, Sphingolipide, Glykolipide).
- **Fettsäuren:**
  - *Allgemein:* Bestandteil der meisten Lipide. Langkettige Fettsäuren in Zellmembranen haben Einfluss auf deren Fluidität und das Immunsystem. Quantitativ wichtig sind Fettsäureverbindungen wie Triglyzeride („Neutralfette"; Veresterung von 3 Fettsäuren mit Glyzerin; bedeutender Energiespeicher).
  - *Essenzielle Fettsäuren:* Im menschlichen Organismus nicht synthetisierbare Fettsäuren; enthalten in pflanzlichen Lebensmitteln.
  - *Einteilung:*
    - Nach der Kettenlänge: Kurzkettige (bis 4 C-Atome), mittelkettige (6-12 C-Atome) und langkettige ($>$ 12 C-Atome).
    - Nach der Anzahl der Doppelbindungen: Gesättigt (z. B. Palmitinsäure), einfach ungesättigt (z. B. Ölsäure), zweifach ungesättigt (z. B. Linolsäure), mehrfach ungesättigt (z. B. Arachidonsäure, α-Linolensäure, Docosahexaensäure).
  - *Quellen:*
    - Gesättigte und einfach ungesättigte Fettsäuren: Tierische Fetten mit Ausnahme von Meeresfischen (Öle reich an ungesättigten Fettsäuren).
    - Linolsäure (Ausgangssubstanz für die Synthese der ω-6-Fettsäuren, wie z. B. Arachidonsäure): Keimöle, Distelöl, Rapsöl, Sojabohnenöl.
    - α-Linolensäure (dreifach ungesättigt; Ausgangssubstanz für die Synthese langkettiger ω-3-Fettsäuren (z. B. Eicosatriensäuren): Fische und Meeresfrüchte.
- **Lipoproteine** (bestehend aus unterschiedlichen Anteilen von Cholesterin und Triglyzeriden):
  - Chylomikronen, Low Density Lipoprotein (LDL), Very Low Density Lipoprotein (VLDL), Intermediate Density Lipoprotein (IDL), High Density Lipoprotein (HDL).
  - Konstellationen mit besonders hohem atherogenen Risiko:
    - LDL erhöht, HDL erniedrigt (LDL/HDL-Cholesterin-Quotient $>$ 5).
    - LDL erhöht.
    - LDL und VLDL erhöht.
- **Hyperlipidämie:** Erhöhung der Konzentration des Cholesterins (Hypercholesterinämie), der Triglyzeride (Hypertriglyzeridämie) oder beider Lipide im Serum.
- **Lipoprotein (a)** hat Einfluss auf die Entstehung von Atherosklerose und Thrombophilie. Die Molekülstruktur ist ähnlich der von LDL mit Bindung an Apoprotein (a) über Disulfidbrücke (hohe Homologie zu Plasminogen). Der Stoffwechsel von Lipoprotein (a) ist noch unbekannt. Es gibt noch keine gesicherten Kenntnisse über eine Beeinflussung der Lipoprotein-(a)-Konzentration durch Ernährung/Medikamente. Eine Senkung erhöhter Lipoprotein-(a)-Konzentrationen ist bisher nur durch extrakorporale Elimination von LDL möglich. Das relative Risiko für eine koronare Herzerkrankung steigt bei einer Lipoprotein-(a)-Konzentration $>$ 30 mg/dl von 2 auf 6.

33.1 Fettstoffwechselstörungen

- **Normwerte:** Die Gesamt-Cholesterin-, LDL-Cholesterin- und mit abgeschwächter Intensität auch die Triglyzerid-Konzentrationen weisen einen altersabhängigen Anstieg bis zum 70. Lebensjahr auf, der bei Frauen etwas stärker als bei Männern ausfällt. Danach sinken die Konzentrationen wieder um ca. 5% ab. Nachfolgend sind Medianwerte (50. Perzentile) für Personen ≥ 70 Jahre angegeben:
  - *Gesamt-Cholesterin:* < 200 mg/dl (< 5,2 mmol/l).
  - *LDL-Cholesterin:* 145 mg/dl.
  - *HDL-Cholesterin:* Männer 50 mg/dl, Frauen 60 mg/dl.
  - *Triglyzeride:* Serum-Triglyzeride 130 mg/dl.

Ätiologie, Einteilung

- **Primäre Hyperlipidämie:** Hypercholesterinämie, gemischte Hyperlipidämie, Hypertriglyzeridämie. Genetische Disposition bei familiärer Hyperlipidämie, früh einsetzender koronarer Herzerkrankung bei Patient/Familienangehörigen, klinischen Symptomen (z. B. Arcus senilis, Xanthome) sowie hohem Schweregrad der Hyperlipidämie.
- **Sekundäre Hyperlipidämie:** Folge von Diabetes mellitus, Hypothyreoidismus, Alkohol, Medikamente u. a.

Klinik

- Haut: Xanthome (Sehnen, plantar, eruptiv, Handlinien).
- Kornea: Arcus lipoides corneae.
- Leber: Fettleber (bei Hypertriglyzeridämie).
- Komplikationen: Arteriosklerose mit erhöhtem Risiko für KHK, Herzinfarkt, pAVK, Apoplex bei Lipoprotein-Risikokonstellationen (s. o.).

Diagnostik

- **Anamnese:**
  - Kardiovaskuläres Risikoprofil: KHK, arterielle Hypertonie, Diabetes mellitus, Nikotingenuss, familiäre Hyperlipidämien bekannt?
  - Hinweise auf sekundäre Hyperlipoproteinämie: Alkoholgenuss, Medikamente, bekannte Nieren-/Schilddrüsenerkrankung?
- **Vollständiger Lipidstatus:**
  - *Parameter:* Cholesterin, Triglyzeride, LDL- und HDL-Cholesterin, Lipoprotein (a).
  - *Indikationen:*
    - Plasmacholesterin ≥ 5,2 mmol/l (≥ 200 mg/dl), Diabetes mellitus, arterielle Hypertonie.
    - Vor jeder medikamentösen Behandlung.
    - Langzeitkontrollen 1-mal jährlich unter medikamentöser Behandlung: Orientierung der medikamentösen Therapie am LDL-Cholesterin (stärkstes atherogenes Lipoprotein) und nicht primär am Plasmacholesterin (Abweichungen der Werte im HDL-/VLDL-Anteil).
  - *Vorgehen:* i.v.-Blutentnahme nach 12–14-stündiger Nahrungskarenz. 2 übereinstimmende Analysen im Intervall von wenigen Tagen.
- Ausschluss einer sekundären Hyperlipoproteinämie und Objektivierung weiterer kardiovaskulärer Risikofaktoren:
  - Labor: Blutzucker-Profil, TSH basal, Kreatinin, Bilirubin, aP, γGT, GPT, Urinstatus.

33.1 Fettstoffwechselstörungen

- RR-Messung, EKG, Abdomensonographie (Arteriosklerose, Cholestase, Fettleber?).

Therapeutische Zielwerte

- **Quelle:** Europäische Atherosklerose Gesellschaft und Task Force for Prevention of Coronary Heart Disease unter Berücksichtigung des atherogenen Gesamtrisikos.
- **Leicht erhöhtes Risiko:** Cholesterin vor Therapie 5,2–7,8 mmol/l (200–300 mg/dl), Plasmacholesterin/HDL-Cholesterinverhältnis 4,5–5,0, keine weiteren Risikofaktoren:
  - Cholesterin 5–6 mmol/l (195–230 mg/dl).
  - LDL-Cholesterin 4–4,5 mmol/l (155–175 mg/dl).
- **Mäßig erhöhtes Risiko:** Cholesterin s. leicht erhöhtes Risiko und ein weiterer Risikofaktor oder gleichzeitig HDL-Cholesterin < 1 mmol/l (< 39 mg/dl):
  - Cholesterin 5 mmol/l (195 mg/dl).
  - LDL-Cholesterin 3,5–4 mmol/l (135–155 mmol/l).
- **Hohes Risiko:** Koronare/periphere arterielle Erkrankung oder familiäre Hypercholesterinämie/Plasmacholesterin > 7,8 mmol/l (> 300 mg/dl) oder Plasmacholesterin 5,2–7,8 mmol/l (200–300 mg/dl) und 2 weitere Risikofaktoren oder 1 ausgeprägter weiterer Risikofaktor:
  - Cholesterin 4,5–5 mmol/l (175–195 mg/dl).
  - LDL-Cholesterin 3–3,5 mmol/l (115–135 mg/dl).
- *Hinweis:* Derartige Empfehlungen liegen für Triglyzerid-Konzentrationen noch nicht vor → Richtwert: 2,3 mmol/l (200 mg/dl).

Konservative Therapie

- **Diät:** Reduktion des Übergewichts durch energiereduzierte lipidsenkende Ernährung (Mittelmeerkost!):
  - ca. 1000 kcal/d.
  - Verzicht auf Nahrungsbestandteile mit hoher Energiedichte, z. B. hoher Fett-/Zuckeranteil, Alkohol.
  - Fettanteil ≤ 30 % der gesamten täglichen Energieaufnahme mit Anteil an gesättigten Fettsäuren < 10 % der gesamten Fettzufuhr und < 300 mg Cholesterin/d.
  - Nahrung reich an löslichen Faserstoffen.
- **Regelmäßige körperliche Aktivität**, z. B. zügiges Gehen/Walking 30–45 min 5–7-mal pro Woche.
- **Verlaufskontrollen** zur Förderung von Motivation und Therapietreue.
- Behandlung/Beseitigung der Ursachen bei sekundärer Hyperlipidämie.

Medikamentöse Therapie

- **Indikation:** Erfolglose konservative Therapie.
- **Ionenaustauscherharze:**
  - *Präparate:* Colestyramin, Colestipol.
  - *Wirkung:* Senken LDL-, erhöhen HDL-Cholesterin leicht.
  - *Dosierung:* Colestyramin: 4–24 g/d, Colestipol: 5–30 g/d. 2 h vor/nach Einnahme anderer Medikamente.
  - *Laborkontrollen:* Kontrolle der Triglyzeride erforderlich (Anstieg möglich).
  - *Hinweis:* Bei schwerer Hypercholesterinämie mit Statin kombinieren.

33.1 Fettstoffwechselstörungen

- *Nebenwirkungen:* Unangenehmer Geschmack, Obstipation, Flatulenz, Völlegefühl, Übelkeit.
- *Kontraindikationen:* Wirkverlust anderer Medikamente, Anstieg der Triglyzeridkonzentration.

▶ **HMG-CoA-Reduktase-Inhibitoren (Statine):**
- *Präparate:* Lorvastatin (Mevinacor), Pravastatin (Liprevil, Pravasin), Simvastatin (Denan, Zocor), Atorvastatin (Sortis), Cerivastatin (Lipobay, Zenas).
- *Wirkung:* Kompetetive Blockierung der Cholesterinsynthese in der Leber.
- *Dosierung:* Bei Therapiebeginn einschleichende Dosierung; Dosierung: *Lovastatin:* 10–80 mg/d 1 × abends oder über den Tag verteilt, *Pravastatin:* 5–40 mg abends, *Simvastatin:* 5–40 mg abends, *Atorvastatin:* Mit 10 mg beginnen, bei Bedarf steigern, *Cerivastatin:* Mit 0,1 mg abends beginnen, bei Bedarf steigern.
- *Laborkontrollen:* Kontrolle von Serumlipiden und Alanin-Aminotranspherase (ALT) in 6–8-wöchigen Intervallen wünschenswert;
- *Hinweis:* Sehr wirksam bei LDL-Cholesterin-Erhöhung (Mittel der ersten Wahl bei familiärer Hypercholesterinämie); bei sehr hohen Cholesterin-Werten Kombination mit Ionenaustauscherharzen angezeigt.
- *Nebenwirkungen:* Kopfschmerzen, Diarrhö, Obstipation, Völlegefühl, Flatulenz, Übelkeit, Gewichtszunahme, Anstieg der Transaminasen, Myopathie.
- *Kontraindikationen:* Hypersensitivitätsreaktion (z. B. Urtikaria, angioneurotisches Ödem, Anaphylaxie, Arthralgie, hämolytische Anämie, Leuko-/Thrombozytopenie), Rhabdomyolyse.

▶ **Fibrate:**
- *Präparate:* Bezafibrat (Azufibrat, Cedur), Clofibrat, Fenofibrat (Lipanthyl, Normolip), Gemfibrozil (Gevilon), Etofibrat (Lipo-Merz).
- *Wirkung:* Bei kombinierter Hyperlipidämie und bei Hypertriglyzeridämie deutliche Erniedrigung der Serumtriglyzeride und Erhöhung des HDL-Cholesterin; Senkung des LDL-Cholesterin bei geringer bis mäßiggradiger Hypercholesterinämie.
- *Dosierung: Bezafibrat:* 3 × 200 mg/d; Retardform: 400 mg/d. *Clofibrat:* 100–200 mg/d. *Fenofibrat:* 3 × 100 mg/d; mikronisierte Form: 200 mg/d. *Gemfibrozil:* 2 × 450–600 mg/d; Retardform: 900 mg/d. *Etofibrat:* 500 mg/d.
- *Laborkontrollen:* Kontrolle von ALT empfohlen.
- *Nebenwirkungen:* Bei 5–10 % der Behandelten im Sinne von Völlegefühl, Oberbauchschmerzen, Übelkeit, Urtikaria, Haarausfall, Müdigkeit, Kopf- und Muskelschmerzen, Anämie u. a.
- *Kontraindikationen:* Hepatitis, Leber-/Niereninsuffizienz, Gallensteine (nur Benzafibrat).

▶ **Nikotinsäure:**
- *Präparate:* Acipimox (Olbemox), Complamin.
- *Wirkung:* Erniedrigt Serumcholesterin- und Triglyzeridspiegel.
- *Dosierung: Complamin:* Einschleichend mit 3 × 100 mg/d, allmählich auf 2–6 g/d steigend. *Acipimox:* 2 × 250 mg/d.
- *Nebenwirkungen:* z. B. kutaner Flush, abdominelle Symptome → cave reduzierte Compliance.
- *Kontraindikationen* (relativ): *Complamin:* Lebererkrankungen, Gicht, Diabetes mellitus. *Acipimox:* Magen-Darm-Ulzera, akute Blutungen, frischer Herzinfarkt, dekompensierte Herzinsuffizienz.

33.1 Fettstoffwechselstörungen

Behandlungsstrategien

- **Hypercholesterinämie:**
  - *LDL-Cholesterin bis 5,5 mmol/l (215 mg/dl):* Konservativ, medikamentös in der Regel nur bei KHK oder erhöhtem Risiko sowie nach 3–6-monatiger erfolgloser konservativer Behandlung.
  - *LDL-Cholesterin > 5,5 mmol/l (> 215 mg/dl):* Konservative Therapie nur sehr selten erfolgreich, medikamentöse Therapie bei hohem Risiko unverzichtbar.
  - Bei guter Einstellung Kontrollen in 6-monatigen Intervallen angezeigt.
- **Kombinierte Hyperlipidämie:**
  - *LDL-Cholesterin bis 5,5 mmol/l (215 mg/dl) und Plasmatriglyzeride bis 4,6 mmol/l (400 mg/dl):*
    - Konservativ, medikamentös bei KHK oder hohem Gesamtrisiko (Fibrate und Nikotinsäure bevorzugt, stärkster Einfluss auf Senkung der Triglyzeride und Erhöhung des HDL-Cholesterin; HMG-CoA-Reduktasehemmer mit stärkstem Einfluss auf LDL-Cholesterin).
    - Zunächst 3-monatige, dann jährliche Kontrollen.
  - *LDL-Cholesterin > 5,5 mmol/l (> 215 mg/dl) und Plasmatriglyzeride > 4,6 mmol/l (> 400 mg/dl):* Seltene Konstellation, konservative Maßnahmen nur selten wirksam, medikamentöse Therapie erforderlich mit empirischer Erprobung der günstigsten Kombination.
- **Hypertriglyzeridämie:**
  - *LDL-Cholesterin < 3,5 mmol/l (< 135 mg/dl) und Plasmatriglyzeride bis 4,6 mmol/l (400 mg/dl):* Konservative Therapie; bei KHK oder hohem Risiko sowie Kombination mit erniedrigtem HDL-Cholesterin Empfehlung für Fibrate, Nikotinsäure oder Fischöl-Präparate.
  - *Plasmatriglyzeride > 4,6 mmol/l (≥ 400 mg/dl):* Konservative Therapie (*Cave:* Plasmatriglyzeride > 6 mmol/l mit Gefahr der akuten Pankreatitis), medikamentös nach 3-monatiger konservativer Therapie ohne wesentliche Erniedrigung der Triglyzeride (Fibrate, Nikotinsäure oder Fischöl-Präparate).

34.1 Dehydratation

Grundlagen

- **Definition:** Verminderte H_2O-Aufnahme (oder selten H_2O-Verlust) mit den Folgen Volumenmangel, orthostatische Hypotonie, Sturzgefahr und mit erhöhtem Serum-Na (> 145 mmol/l).
- **Geriatrische Bedeutung:**
  - *Inzidenz:* 18 % aller geriatrischen Langzeitpatienten erleben mindestens einmal im Jahr Dehydratationsepisoden mit einem Serumnatrium > 146 mmol/l.
  - *Veränderungen des Wasser- und Na^+-Haushalts im (hohen) Alter:*
    - Vermindertes Durstempfinden.
    - Verminderte Konzentrationsfähigkeit der Nieren.
    - Verminderte Na^+-Sparfähigkeit der Nieren.
    - Verminderte Sekretion von antidiuretischem Hormon (ADH) (jedoch auch verminderte Fähigkeit, die ADH-Sekretion zu reduzieren).
    - Verminderte Sekretion des atrialen natriuretischen Hormons (ANH).
- **Ursachen:**
  - Verminderter Durst im Alter.
  - Unfähigkeit zu trinken als Folge von Invalidisierung, Delir, Schluckstörung, Neglect.
  - Vermehrter H_2O-Verlust durch starkes Schwitzen (Fieber), über die Lungen bei Tachypnoe (Fieber), bei Nephropathie mit Polyurie, durch rezidivierendes Erbrechen, Durchfälle und Fisteln.
  - Endokrinopathien: Bei dekompensiertem Diabetes mellitus mit osmotischer Diurese (Glukosurie), bei Diabetes insipidus centralis oder renalis.

Klinik

- Trockene Schleimhäute.
- Oligurie.
- Delirium (ab $Na^+ > 153$ mmol/l).
- Orthostatische Hypotonie mit Sturzgefahr.
- Verminderter Speichelfluss.
- Fieber.
- Koma (ab $Na^+ > 158$ mmol/l).
- Bei älteren Menschen typischerweise fehlendes Durstgefühl!

Therapie

- **Forciertes Trinken:** Therapie erster Wahl! Meist ausreichend; regelmäßig trinken bzw. etwas zum Trinken anbieten.
- **Rehydrierung durch subkutane Infusion:** Zweite Wahl in der geriatrischen Langzeitpflege. Vorteile gegenüber intravenöser Infusion:
  - Unproblematische Applikation auch bei unruhigen Patienten. Kann im Oberschenkel-, Abdomen- oder Thoraxbereich appliziert werden.
  - Dünne Verweilkanüle s.c. wird schmerzfrei gut toleriert (Durchmesser 0,6–0,8 mm, 25 mm Länge genügt).
  - Keine regelmäßige Überwachung nötig.
  - Geringe Gefahr der Volumenüberlastung mit Dekompensation bei latenter Herzinsuffizienz.
  - Wechsel der Infusionsstelle ad libitum (Verweildauer von mehreren Tagen möglich).
  - Bei Dehydratation optimale Resorption.

34.1 Dehydratation

> **Intravenöse Rehydrierung:** Nur unter Akutkrankenhaus-Bedingungen; *cave* Gefahr der kardialen Dekompensation.

Besonderheiten der Dehydratation bei seniler Demenz

> **Ursache:** Zusätzlich zu den Altersveränderungen im Wasser- und Natriumhaushalt ist bei Patienten mit seniler Demenz der Tagesrhythmus der ADH-Sekretion gestört.
> **Typische Befunde:** s. Tab. 87.
> **Therapie:** Normalisierung des ADH-Sekretions-Rhythmus.
> – *Indikation:* Nächtliche Inkontinenz bei SDAT mit sekundärer Ruhestörung und Belastung der Angehörigen sowie morgendlicher orthostatischer Hypotension (bedingt durch forcierte Diurese mit Hypovolämie mit Stürzen).
> – *Kontraindikation:* Herzinsuffizienz, (latente) Hypertonie, Diabetes mellitus, Therapie mit Diuretika, Tegretol, Antidepressiva, Opiaten.
> – *Vorgehen, Dosierung:* Verabreichung einer Dosis ADH nasal am Abend (5–10 µg Desmopressin).
> ◐ *Achtung:* Gefahr des hyponatriämischen Delirs (S. 387).

Tabelle 87 Verteilung der Urinmenge bei gesunden Betagten und bei Patienten mit seniler Demenz

	Urinmenge tagsüber	Urinmenge nachts
gesunde Betagte	80 ml/h	60 ml/h
senile Demenz	40 ml/h	75 ml/h

34.2 Hyponatriämie

Grundlagen

▶ **Definition:** Wasservergiftung = Wasserüberschuss extrazellulär mit Symptomen der Hypervolämie, der zellulären Überwässerung (Zellschwellung vor allem im ZNS) und der Hyponatriämie (< 135 mmol/l).

▶ **Epidemiologie:**
  – *Prävalenz:* Bis 4% aller Betagten, bis 6% aller Dementen vom Alzheimer-Typ, bis 12% aller Multiinfarktdemenzen.
  – *Inzidenz* (hyponatriämische Episode innerhalb eines Jahres): Bei 7–10% ambulanter Betagter, 10–20% hospitalisierter und nach Hause entlassener Betagter, ca. 50% der Pflegeheim-Patienten.

▶ **Ursachen:**
  – Vermehrte Zufuhr von freiem Wasser (Glukoseinfusion, forciertes Trinken von Wasser oder Tee).
  – Bei reduziertem Ausscheidungsvermögen meist durch inadäquate ADH-Sekretion (Schwartz-Bartter-Syndrom) – mögliche Ursachen:
    • Karzinom (paraneoplastisch).
    • Pneumonie.
    • ZNS-Erkrankung (Hirntumor, Hirnschlag, Demenz).
    • Postoperativer Zustand.
    • Medikamente: Carbamazepin, Thiaziddiuretika, Narkotika, Anästhetika, Antidepressiva, Tolbutamid, Chlorpropamid (orale Antidiabetika).

Klinik

▶ **Bei Serum-Na$^+$ 115–125 mmol/l:**
  – Anorexie.
  – Kopfschmerzen.
  – Benommenheit.
  – Bradykardie.
  – Verwirrtheit bis Delir.
  – Nausea, evtl. Erbrechen.

▶ **Bei Serum-Na$^+$ < 110 mmol/l:** Koma und Konvulsion; *Achtung:* Mortalität 40%!

Therapie

▶ Wenn möglich Behebung der auslösenden Ursache!
▶ Absetzversuch möglicher auslösender Medikamente.
▶ Einschränkung der Wasseraufnahme (Infusionsstopp).
▶ Wenig, nur Natriumreiches zu trinken geben (Bouillon) und salzig essen.
▶ Bei Serum-Na < 125 mmol/l ist Infusionstherapie indiziert, primär mit NaCl 0,9%, bei Na$^+$ < 115 mmol/l mit NaCl 2%. Die Korrektur sollte 2,5 mmol/l/h und 20 mmol/l/24 h nicht überschreiten, sonst Gefahr irreversibler ZNS-Schädigung (zentrale pontine Myelinolyse).

35.1 Urininkontinenz – Grundlagen

Grundlagen

- **Definition:** Objektivierbarer unwillkürlicher Urinabgang, der für die Betroffenen und/oder ihre Umgebung zum Problem wird (International Continence Society).
- **Geriatrische Bedeutung:**
  - Sie ist eine der wichtigen Funktionsstörungen in der Geriatrie mit erheblichen psychosozialen Konsequenzen und trägt wesentlich zur Institutionalisierung Betagter bei.
  - Harninkontinenz ist ein Symptom, kein Schicksal. Nach adäquater Diagnostik, Klassifikation und Therapie sind überwiegend gute oder befriedigende Therapieerfolge zu erzielen.
- **Klassifikation nach Schweregrad** (Deutsche Gesellschaft für Harninkontinenzhilfe):
  - Sporadische Urininkontinenz: ≤ 10 ml/h.
  - Belastende Urininkontinenz: 10–25 ml/h.
  - Schwere Urininkontinenz: 25–50 ml/h.
  - Absolute Urininkontinenz: > 50 ml/h.
- **Epidemiologie:**
  - Ca. 7 % der zu Hause lebenden Männer und 15 % der Frauen über 65 Jahre.
  - 20–25 % der zu Hause lebenden Männer und Frauen über 80 Jahre.
  - 40–50 % der Pflegeheim-Bewohner.
  - In Deutschland sind insgesamt ca. 4–5 Millionen Menschen betroffen.

Psychosoziale Gesichtspunkte

- **Psychologische Faktoren:**
  - Tabuisierung des urogenitalen Bereiches, der Sexualität und der Inkontinenz.
  - Wahrnehmungsstörungen.
  - Lebenskrise als Inkontinenzauslöser.
  - Depression.
  - Stressreaktion.
- **Psychosoziale Faktoren:**
  - Beziehungsstörungen.
  - Sexuelle Erregung bei Inkontinenzpflege.
  - Kommunikation mit der Umgebung durch Inkontinenz.
- **Soziale Faktoren:**
  - Soziale Isolation.
  - Armut, ungünstige Wohnverhältnisse (Toilette außerhalb der Wohnung).
  - Mangelhafte Information.

Physiologie kontinenzerhaltender Faktoren

- **Äußerer Sphinkter:** Der durch den quergestreiften, somatisch innervierten N. pudendus (S4) versorgte Sphinkter dient durch seine reflektorisch ausgelöste Kontraktion dem Verschluss der Harnröhre bei intraabdomineller Drucksteigerung.
- **Beckenbodenmuskulatur:** Die identisch innervierte Beckenbodenmuskulatur hält Blase und Harnröhre in der richtigen Lage, damit die komplexen Verschlussmechanismen zum Tragen kommen.
- **Innerer Sphinkter:** Die glatte Muskulatur des die hintere Harnröhre umschließenden inneren Sphinkters, parasympathisch aus den Segmenten S2–4, sym-

35.1 Urininkontinenz – Grundlagen

pathisch aus Th_{12}–L_2 versorgt, bewirkt den Verschluss durch α-adrenerge Stimulation.
- **Paraurethrales Bindegewebe und Urethralschleimhaut:** Passive Komponente mit dem reichlich elastische Fasern enthaltenden paraurethralen Bindegewebe und der intakten Urethralschleimhaut (deren regelrechter Aufbau, Turgor und Innervation östrogenabhängig ist).
- **Detrusor:** Aus einem Netzwerk glatter Muskulatur bestehender, parasympathisch aus S2–4, sympathisch aus Th12–L2 versorgte M. detrusor vesicae, bei dem eine β-adrenerge Stimulation zur Relaxation und somit zur Gewährleistung der Reservoir-Funktion der Blase führt.
- **Intakte neurale Steuerung,** in Regelkreisen organisiert:
  – Übergeordnetes kortikales Zentrum fronto-parietal: Willentliche Beeinflussung der Vorgänge.
  – Untergeordnete Zentren im Pons und im Kerngebiet des Detrusors im Sakralmark: Integration der komplexen Steuermechanismen der Miktion.
- Zur Inkontinenz kommt es, wenn einer oder mehrere dieser Faktoren nicht gewährleistet sind.

Prädisponierende Faktoren

- Hohes Alter (> 75 Jahre).
- Gynäkologische/urologische Erkrankung aktuell oder in der Vorgeschichte, v. a. Zustände nach Operationen/Bestrahlungen.
- > 3 Geburten.
- Rezidivierende Harnwegsinfekte.
- Resturin > 100 ml.
- Medikamente:
  – > 3 Medikamente insgesamt.
  – Ein Medikament folgender Wirkungsklassen: Narkotika, Sedativa, Neuroleptika, Antidepressiva, Anticholinergika, Antiparkinsonmittel, α-Adrenergika/-blocker, β-Adrenergika/-blocker, Diuretika, Ca^{2+}-Antagonisten.
- Multimorbidität (> 3 aktive Diagnosen oder > 5 abnorme Laborwerte).
- Krankheitsbilder mit Polyurie (Diabetes mellitus/insipidus, Hyperkalzämie).
- ZNS-Erkrankungen (zerebrovaskuläre Insuffizienz [CVI], Hydrozephalus, Multiple Sklerose, Morbus Parkinson).
- Mentale Erkrankungen (Demenz, Depression, Psychose).
- Autonomie-Verlust (ADL-Funktionseinbuße, verminderte Sozialkompetenz).

Inkontinenzformen und -ursachen (Tab. 88)

35.1 Urininkontinenz – Grundlagen

Tabelle 88 Die für die Geriatrie relevanten Inkontinenzformen (in Anlehnung an die Einteilung der International Continence Society)

Inkontinenzform/Symptomatik	Pathogenese/Ursachen
Urge (Drang) Inkontinenz (häufigste Form in der Geriatrie, ca. 60 %)	Detrusor-Instabilität/Hyperaktivität
„sensorische" Form: Gehäufter, nicht beherrschbarer Urinabgang von oft großen Portionen unter heftigem Harndrang tagsüber und nachts (gelegentlich nur nachts)	nicht unterdrückbare Detrusorkontraktion. Der Blasendruck übersteigt den Druck des Sphinktersystems, das an sich intakt ist. Mögliche Ursachen: Vermehrte afferente Nervenimpulse aus der Blase, z. B. bei Zystitis, Blasenstein, Tumor, Koprostase, gelegentlich postoperativ. Genese oft unklar (psychogen?)
„motorische" Form: Häufiger Abgang von wechselnden Urinportionen. Harndrang vermindert oder fehlend bzw. nicht wahrgenommen	primäre Insuffizienz der zerebralen Kontrolle. Miktion infolge fehlender oder unzureichender zentraler Kontrolle ausgelöst, v. a. bei Frontalhirnschädigung, z. B. bei Demenz, Delir, neurologischen Erkrankungen (zerebrovaskuläre Insuffizienz, Multiple Sklerose, Morbus Parkinson, Tumor). Oft unerwünschte Medikamentennebenwirkung!
Stressinkontinenz Abgang von kleinen bis mittelgroßen Urinportionen (je nach Schweregrad) bei Erhöhung des intraabdominellen Drucks (Pressen, Husten, Heben von Lasten etc.)	Insuffizienz des Verschlussmechanismus an Blasenhals und Urethra – durch Schädigung des Beckenbodens mit Abflachung des vesikourethralen Winkels nach Geburten mit Deszensus/Prolaps – nach Operationen/Bestrahlungen – durch verminderten Turgor des periurethralen Gewebes und Schleimhautatrophie im Urogenitalbereich infolge Östrogenmangel oder chronisch entzündlichen Prozessen
Überlaufinkontinenz Entleerung von kleinen und mittelgroßen Urinportionen, z. T. bei Erhöhung des intraabdominellen Drucks (Achtung: nicht mit einfacher Stressinkontinenz verwechseln)	
obstruktive Form	Blasenauslassobstruktion mit Überdehnung der Blase durch Prostatahyperplasie, -karzinom, Blasentumoren, Steine, Strikturen, Koprostase
ungehemmt neuropathische Blase	Wegfall der zerebralen Kontrolle des Miktionszentrums im Hirnstamm bei Apoplexie oder Demenz
Reflexinkontinenz	Verlust der Blasen-Schließmuskel-Koordination (Detrusor-Sphinkter-Dyssynergie) durch spinale Läsion
atone Blase	autonome Neuropathie (z. B. bei Diabetes) oder anticholinerge Medikamente
autonome Blase	Cauda-equina-Syndrom

35.1 Urininkontinenz – Grundlagen

Tabelle 88 Fortsetzung von Seite 390

Inkontinenzform/Symptomatik	Pathogenese/Ursachen
„funktionelle" Inkontinenz Urinabgang zu unerwünschter Zeit an unerwünschtem Ort	intakte Anatomie/Physiologie der ableitenden Harnwege, Inkontinenz aus Gründen, die ein (rasches) Erreichen der Toilette verunmöglichen: – bauliche Barrieren (Treppen, unzweckmäßige Wohnungseinrichtung etc.) – Immobilität des Patienten bei Erkrankungen des Bewegungsapparates, neurologischen Erkrankungen, allgemeiner Schwäche (v. a. bei terminal Kranken) – sensorische Defizite (Sehbehinderung!) – Motivationsdefizit (Depression, Psychosen, Delir)
urethrale Hyperaktivität (bei Männern zweithäufigste Ursache): Erschwerte, verzögerte oder unterbrochene Miktion (Stakkato-Harnfluss) Restharn mit unwillkürlichem Urinabgang	Urethra relaxiert beim Miktionsversuch nicht oder kontrahiert sich unwillkürlich gegen die Detrusorkontraktionen; am häufigsten verursacht durch mechanisches Abflusshindernis wie Prostatahyperplasie oder -karzinom, Urethrastriktur oder Zysto-Ureterozele, seltener neurologische Ursachen wie Multiple Sklerose, Myelitis oder andere spinale Schädigung, Morbus Parkinson

- ➤ Mischformen, v. a. zwischen Urge- und Stressinkontinenz, sind in der Geriatrie sehr häufig.
- ➤ Inkontinenz durch ADH-Rhythmusstörung bei Demenz → s. Störungen des Wasserstoffwechsels S. 385.

Diagnostik

- ➤ **Anamnese:**
    - Wenn nötig immer ergänzen durch Fremdanamnese.
    - Ausdrücklich festhalten: Beginn, Zeitpunkt, Häufigkeit, auslösende Faktoren, Menge des Urinverlustes, Beschaffenheit des Harnstrahls, Begleitsymptome (Dranggefühl, Brennen, Schmerz).
    - Berücksichtigung der Risikofaktoren.
    - Anfertigung eines Miktionsprotokolls durch Patient/Pflegeperson während mindestens 72 Stunden (vgl. Tab. 89).

Tabelle 89 Beispiel eines Miktionsprotokolls

Miktionsprotokoll		Name:		
Uhrzeit	Trinkmenge (in dl)	Wasser gelassen (in dl)	eingenässt +/++/+++	Bemerkungen (Medikamente etc.)
7 h				
8 h				
9 h				
10 h				
11 h				
etc. (24 h)				

35.1 Urininkontinenz – Grundlagen

- **Klinische Untersuchung:** Genaue Untersuchung mit folgenden Schwerpunkten/Ergänzungen:
  - Hinweise für konsumierende Krankheit (Kachexie etc.)?
  - Herz-Kreislauf: Ausschluss einer Herzinsuffizienz (S. 236).
  - Abdomen: Blase palpabel?
  - Rektal: Sphinktertonus, Koprostase, Prostata.
  - Gynäkologisch: Manuelle Untersuchung und Inspektion Vulva/Vagina (Atrophie? Entzündung?).
  - Stresstest: Urinabgang bei Husten im Liegen und Stehen. Bedingungen: Blase voll, Urethralöffnung sichtbar.
  - Neurologisch: Ausführlicher Neurostatus mit Sensibilitätsprüfung in den sakralen Dermatomen, Analreflex und Bulbokavernosusreflex.
- **Labor:**
  - Urinstatus + Bakteriologie, evtl. mit Resistenzprüfung.
  - Serum: Na^+, K^+, Harnstoff, Kreatinin, Ca^{2+}, Blutzucker.
- **Zusatzuntersuchungen:**
  - *Abdomen-Sonographie (obligatorisch!):* Restharnbestimmung, Beurteilung von Nieren, ableitenden Harnwegen und Prostata.
  - *CT-Schädel (CCT):* Nur bei besonderen Fragestellungen, z. B. wenn Demenz, Gangstörung und Urininkontinenz sich gleichzeitig entwickeln zum Ausschluss eines Hydrocephalus malresorptivus.
  - *Urodynamische Abklärung:* Nur in Ausnahmefällen → Indikationen:
    - Chirurgischer Eingriff indiziert, medizinisch vertretbar und vom Patienten gewünscht.
    - Diagnose bleibt unklar, eine probatorische Therapie schlägt fehl, und es besteht von Patient und Arzt der Wunsch, sich alle therapeutischen Optionen offenzuhalten.

○ *Diagnose-Algorithmus* (Abb. 30): Die oft multifaktorielle Ätiologie der Urininkontinenz beim alten Menschen verlangt eine multidimensionale Abklärung, die auch probatorische Therapieversuche beinhalten kann.

35.1 Urininkontinenz – Grundlagen

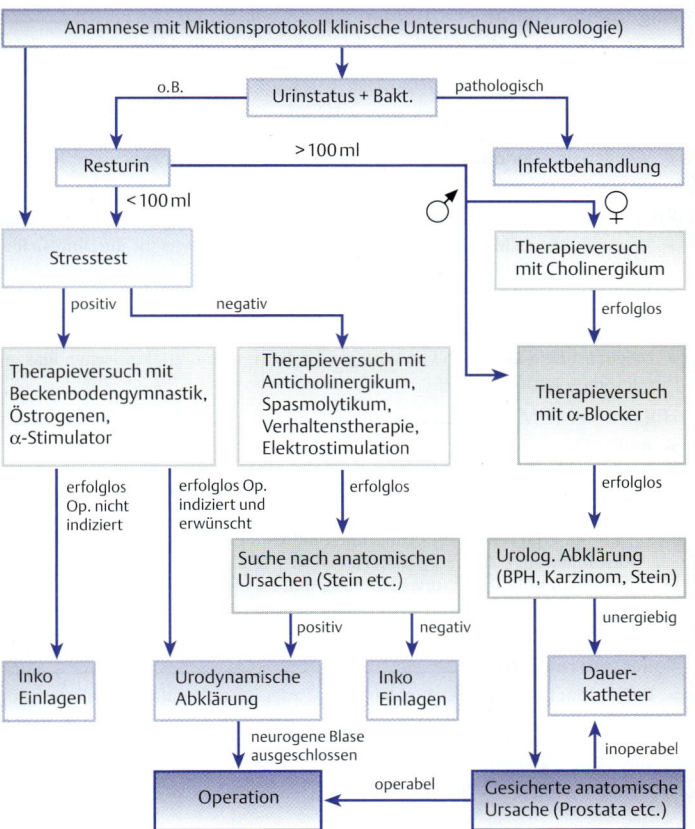

Abb. 30 Urininkontinenz: Algorithmus zur Abklärung und für therapeutische Optionen

35.2 Urininkontinenz – Therapie

Allgemeine Therapierichtlinien
- Zur Entwicklung der therapeutischen Strategie ist die Einhaltung der Folge Diagnostik – Klassifikation – Therapie von ausschlaggebender Bedeutung.
- Maßvolle Zuwendung mit Vermeiden von Überfürsorglichkeit, Verständnis, Motivation zur Eigenverantwortung, Schutz der Intimsphäre, soziale Kontakte und aktivierende Pflege sind Voraussetzungen für den Therapieerfolg.
- Vielfach ist es erforderlich, diese Maßnahmen in das therapeutische Konzept im Sinne eines ganzheitlichen Behandlungsansatzes zu integrieren.

Prophylaktische Maßnahmen
- Vermeidung von Medikamenten und Nahrungsmitteln, welche die Diurese fördern (z. B. Diuretika, Kaffee, Tee).
- Vermeidung von Koprostase.
- Regelmäßige Reinigung: Milde Seifen! Keine Waschlotion, parfümierte Seifen oder Deodorants. Gründliches Trocknen zur Vermeidung von Intertrigo.
- Möglichst kein Gebrauch von Vorlagen (Induktion von reflektorischen Blasenkontraktionen!).

Hilfsmittel (HM)
- **Indikation:** Nur nach Ausschöpfung aller Rehabilitationsmöglichkeiten.
- **Formen, Möglichkeiten:**
  - *Absorbierende HM:* Binden, Vorlagen, Windelhosen. Diese müssen an den Inkontinenzgrad und die Beweglichkeit der Patienten angepasst werden. Das Material muss den Urin schnell aufnehmen (Saugfähigkeit und Dichte des Materials). Zu wenig Material wirkt wie eine feuchte Kammer, zu viel begünstigt die Dekubitusentstehung und ist nicht komfortabel.
  - *Auffangvorrichtungen für Urin:* Kondomurinal, Incogyn (Urinal für Frauen). Anpassung an Inkontinenzgrad und Beweglichkeit der Patienten.

Toilettentraining
- **Definition:** Instruktion von Inkontinenz-Patienten zu regulärem Toilettengang und Miktion in kurzen Intervallen (initial stündlich tagsüber und zweistündlich nachts) mit langsam zu steigerndem Intervall bis zum Wiederauftreten von Inkontinenz.
  - *Aktive Form* bei Patienten *ohne* kognitives Defizit: Sie gehen selbständig zur Toilette.
  - *Passive Form* bei Patienten *mit* kognitivem Defizit: Patienten werden regelmäßig erinnert, auf die Toilette zu gehen oder werden regelmäßig dorthin geführt.
- **Ziele:**
  - Selbstversorgung der betroffenen Patienten.
  - Vermeidung von Hautschäden (dadurch Schmerzfreiheit).
  - Freie Beweglichkeit für aktive Menschen.
- **Indikation:** Wirkungsvoll bei Stress- und Dranginkontinenz.
- **Kontraindikation** (weil wirkungslos): Bei Patienten mit schweren Sphinkterdefekten (z. B. konstantem Urintröpfeln nach radikaler Prostatektomie) und bei Überlaufblase mit ständigem Tröpfeln.
- **Voraussetzungen:** Abklären des Unterstützungsbedarfs:
  - Hilfsmittelabklärung: Gehhilfen, Haltegriffe nötig?
  - Ausreichende Motivation aller Beteiligten?

35.2 Urininkontinenz – Therapie

Blasentraining

- **Indikation:** Besonders effektiv bei Detrusor-Instabilität und Detrusor-Hyperreflexie. (Erfolge auch bei dementen Patienten!)
- **Vorgehen:**
  - Konditionierung der Blasenfunktion durch festgelegte Zeiten für Blasenentleerung (Miktionsprotokoll), anfangs eventuell 1- bis 2-stündlich, dann langsam zunehmende Zeitintervalle. Nicht warten, bis die Blase gefüllt ist!
  - Manöver zur Erleichterung der Blasenentleerung (reflektorisch oder mechanisch): Kneifen in die Bauchhaut, Beklopfen der suprapubischen Region, Wasser laufen lassen u. a.; Credé-Handgriff.

Training der Beckenbodenmuskulatur der Frau

- **Voraussetzungen:** Mental kompetent (kein kognitives Defizit), Kontraktion der Perivaginalmuskulatur möglich.
- **Indikation:** Stressinkontinenz, Dranginkontinenz.
- **Vorgehen:** Training des M. pubococcygeus (sog. Kegel-Übungen) mit dem Ziel, einen bestimmten Druck in der Urethra aufzubauen, ohne gleichzeitig den intraabdominalen Druck zu erhöhen. Bewusstwerden der Perivaginalmuskulatur. Übung mit kurzzeitiger (10 sek; bei älteren Patientinnen 5 sek) Kontraktion und Relaxation (10 sek bzw. 5 sek) der Perivaginalmuskulatur. Andauernde muskuläre Kontraktionen und Relaxationen. Lernen, die Miktion willkürlich zu unterbrechen.
- **Mögliche Kombination mit:**
  - Blasentraining (s. o.).
  - Biofeedback: Dieses Verfahren stellt über akustische oder optische Signale die Entwicklung einer unbehinderten Blasenkontraktion dar und hilft dadurch den Patientinnen, die Kontraktion erfolgreich zu unterdrücken. Ein zweites Verfahren misst die Kontraktionsbereitschaft des M. pubococcygeus.
  - Elektrostimulation: Adjuvante Maßnahme für Training der Beckenbodenmuskulatur.
  - Verhaltenstherapie.

Intermittierender Blasenkatheterismus

- **Voraussetzung:** Kooperation und Motivation seitens der Patienten oder des Pflegepersonals.
- **Indikation:** Blasenabflussstörung durch Sphinkterspasmus (z. B. bei Paraplegie) oder obstruktiven Prozess (z. B. Prostatahyperplasie oder -karzinom) bei fehlender Zustimmung oder bei Kontraindikation für operative Sanierung.
- **Vorgehen:**
  - Katheterisieren der Blase bei Bedarf mit einem Einmalkatheter.
  - Sterilität ist im häuslichen Milieu nicht erforderlich, jedoch ist Sauberkeit zwingend notwendig.
  - Keine antibiotische Dauertherapie! Begleitende symptomatische Harnwegsinfekte mit Antibiotika behandeln.
  - *Hinweis:* Blasen-Dauerkatheter nach Möglichkeit unbedingt vermeiden!

Behandlung der Dranginkontinenz

- **Prinzip:** Domäne der medikamentösen Therapie mit dem Ziel, den hyperaktiven Blasenmuskel ruhigzustellen und die sensible Reizschwelle für den Harn-

35.2 Urininkontinenz – Therapie

drang herabzusetzen. Grundlage ist die nervale motorische und sensible Versorgung der Blase sowie die Verteilung von cholinergen, α- und β-adrenergen Rezeptoren. Der Erfolg dieser Therapie ist auch abhängig von der Behandlung eventuell bestehender morphologischer Veränderungen (z. B. Infekte, Prostata, Striktur, Tumor).

▶ **Behandlung der motorischen Detrusor-Hyperaktivität:**
   – *Allgemeine Maßnahmen:*
     • Absetzen zentral wirksamer Medikamente und Diuretika.
     • Verhaltenstherapie (Blasentraining, Miktionsprotokoll).
   – *Medikamentöse Maßnahmen:*
     • *Spasmolytika,* z. B. Flavoxat (CH: Urispas, D: Spasuret) 3–4 × 200 mg/d p. o.
     • *Anticholinergika* mit direkt muskelrelaxierender Wirkung, z. B. Oxybutynin (CH: Ditropan, D: Oxybuton) 3 × 5 mg/d p. o. *oder* Trospiumchlorid (Spasmo-lyt, Spasmex, Spasmo-Urgenin Neo) 2 × 20 mg/d p. o. bzw. 3 × 10 mg/d p. o. *oder* Tolterodin (Detrusitol) 2 × 2 mg/d p. o. *oder* N-Butylscopolamin (Buscopan) 3–5 × 10–20 mg/d p. o.
     • *Bei depressiver Symptomatik Kombination* mit anticholinerg und α-adrenerg wirkenden Antidepressivum, z. B. Imipramin (z. B. Tofranil) 1–3 × 10 mg/d p. o.
     • ◉ *Achtung:* Regelmäßige Restharnkontrollen durchführen!
     • *Probatorisch* mit wechselndem Erfolg eingesetzt: Ca^{2+}-Antagonisten, $β_2$-Antagonisten und Prostaglandininhibitoren (z. B. Diclofenac, Indometacin oder Kombination).
   – *Unerwünschte Wirkungen der medikamentösen Behandlung:*
     • Spasmolytika und Anticholinergika: Mundtrockenheit, Sprech- und Schluckbeschwerden, Übelkeit, Obstipation, Bradykardie, Benommenheit, Schwindel, Verwirrtheit, Unruhe, Erregungszustände, Sehstörungen, Glaukom, verminderte Schweißsekretion u. a.
     • Imipramin: s. o., exzessives Schwitzen, Müdigkeit, Schläfrigkeit, Tremor, Schlafstörungen u. a.
   – *Bewertung, Prognose:* Bei diesem stufenweisen Vorgehen können Therapieerfolge in mehr als 80 % der Fälle erzielt werden.

▶ **Behandlung der sensorischen Detrusor-Hyperaktivität:**
   – *Operative Behandlung* der morphologischen Veränderungen (z. B. Obstruktion im Bereich des Blasenauslasses).
   – *Elektrostimulation* (Applikation von elektrischen Impulsen über vaginale und rektale Sonde, z. B. MS-103, Medtronc AS, Trondheim).
   – *Verhaltenstherapie* (s. o.).
   – *Intermittierender Blasenkatheterismus (s. o.):* Gelegentlich bei medikamentös induzierter Harnretention erforderlich.
   – *Hilfsmittel:* Indiziert, wenn die Therapieempfehlungen nicht ansprechen.
   – *Suprapubische Blasendrainage oder transurethraler Dauerkatheter:* Nur zu erwägen bei Versagen aller Therapieformen! Inkontinenz allein ist keine Indikation für Dauerkatheter!

▶ **Behandlung der Dranginkontinenz der Frau:**
   – *Normales Restharnvolumen:* Es empfiehlt sich über das konservative Vorgehen eine Beratung und Entscheidungsfindung:
     • Blasentraining (s. o.).
     • Verhaltenstherapie mit/ohne Biofeedback.

35.2 Urininkontinenz – Therapie

- Und/oder Pharmakotherapie, vorzugsweise mit Anticholinergika (s. o., Harnretention beachten!).
- *Restharnvolumen erhöht* (z. B. in Verbindung mit einem Prolaps der Scheide oder des Uterus, einer Zystozele, Rektozele oder Enterozele): Es empfiehlt sich ein chirurgisches Verfahren. Ist das Risiko für die Patientin zu groß:
  - Ebenfalls verhaltenstherapeutische Maßnahmen.
  - Intermittierende Blasenkatheterisierung (S. 395).
  - Und/oder das Einlegen eines Pessars.

Behandlung der Stressinkontinenz

▶ **Behandlung der einfachen Stressinkontinenz der Frau:**
  - Verhaltenstraining.
  - Training der Beckenmuskulatur.
  - Blasentraining mit/ohne Biofeedback.
  - Vaginalcone (Konus zum Einlegen in die Vagina als verhaltenstherapeutische Maßnahme).
  - Medikamente: α-adrenerge Agonisten (z. B. Midodrin 2 × 2,5 mg/d p. o.), Östrogene (v. a. bei Vaginalatrophie, z. B. Estriol vaginal 0,5 mg n. V.).
  - Chirurgische Verfahren nur nach eingehender Diagnostik zur Korrektur der urethralen Hypermotilität.

▶ **Behandlung der Stressinkontinenz des Mannes:**
  - Bei relevant erhöhtem Restharnvolumen sind chirurgische Verfahren indiziert.
  - Bei nicht vertretbarem Risiko für den operativen Eingriff empfehlen sich unter der Annahme einer Detrusor-Instabilität: Wechsel der Miktionsroutine, Pharmakotherapie (s. o.), Behandlung einer eventuell vorhandenen benignen Prostatahyperplasie (BHP).

Behandlung komplexer Formen und Mischformen (Stress- und Dranginkontinenz)

▶ Bei niedrigen Restharnvolumina: Verhaltenstherapie und/oder medikamentöse Therapie.
▶ Bei niedrigen Restharnvolumina und positivem Stresstest: Verhaltenstherapie oder medikamentöse oder chirurgische Therapie, abhängig von den individuellen Verhältnissen.

Behandlung der Überlaufinkontinenz

▶ **Vorbemerkung:** Eine Überlaufinkontinenz ist bei allen Männern auszuschließen. Bei der Überlaufblase betragen die Restharnvolumina in der Regel über 500 ml.
▶ **Medikamentöser Behandlungsversuch:**
  - *Blasenhalseröffnung:* Sympatholytika (α_1- und α_2-adrenerge Blocker), z. B. Terazosin 5–10 mg/d p. o. in einschleichender Dosierung oder Tamsulosin 0,4 mg/d p. o.
  - *Detrusortonisierung:* Parasympathomimetika, z. B. Distigminbromid 1–2,5 mg/d p. o.; unerwünschte Wirkungen: Schweißausbruch, Übelkeit, Erbrechen, Bradykardie u. a.
▶ **Obstruktive Form:** Therapie der Wahl ist die Operation. Bei zu hohem OP-Risiko empfehlen sich andere, nichtoperative Verfahren (z. B. Pessar, Miktionstechniken, intermittierender Katheterismus/Eigenkatheterismus).

35.2 Urininkontinenz – Therapie

- **Ungehemmt neuropathische Blase:** Rehabilitation durch intensives Blasen- und Toilettentraining (s. o.).
- **Reflexinkontinenz:** Blasentraining, eventuell kombiniert mit Medikamenten oder operativer Therapie.
- **Atone Blase:** Blasentraining, Medikation absetzen, intermittierender Blasenkatheter.
- **Autonome Blase:** Blasentraining, in Einzelfällen medikamentöser Behandlungsversuch mit α-adrenergen Antagonisten.

Behandlung der urethralen Hyperaktivität

- Operative Verfahren bei mechanischer Störung.
- Bei gering ausgeprägter Symptomatik Blasentraining.
- Bei begleitender Detrusor-Hyperaktivität medikamentöse Therapie (s. unter Behandlung der Stressinkontinenz der Frau), eventuell auch intermittierender Katheterismus.

Behandlung der benignen Prostatahyperplasie

- **Folge:** Überlaufinkontinenz oder urethrale Hyperaktivität.
- **Medikamentöse Therapie:**
  - *Bei Detrusor-Instabilität* Oxybutynin (s. o.), selektive $α_1$-adrenerge Rezeptorenblocker (Tamsulosin [Pradif] 0,4 mg/d postprandial, Alfuzosin [Uroxetral, Xatral, Urion] 2,5–5 mg/d, Terazosin [Flotrin, Hytrin] initial 1 mg/d, wöchentliche Steigerung bis 5–10 mg/d) mit geringeren Nebenwirkungen als bei nicht selektiven α-Blockern. Therapieerfolge bis 50%. Indikation v. a. bei irritativer Symptomatik, rascher Wirkungseintritt (nach 1 Woche).
  - *5-α-Reduktasehemmer*, z. B. Finasterid (Proscar) 5 mg/d; unerwünschte Wirkung: Impotenz. Wirkung v. a. bei großer Prostata (> 50 ml), volle Wirkung nach 6 Monaten. PSA wird durch Finasterid gesenkt!
  - In Stadium I–II (I = typische Prostatikerbeschwerden, II = zusätzlich Restharn, III = zusätzlich Niereninsuffizienz) oder zur Prävention eignen sich Phyto-Pharmaka (z. B. Extrakt aus Brennnesselwurzel, Extrakt aus Sägepalmenfrüchten, Extrakt aus Kürbissamen).
  - **Hinweis:** Optimaler als Phyto-Pharmaka, aber gleich wirksam, ist die Anreicherung der Nahrung mit 1 Esslöffel Kürbissamen pro Tag (z. B. in Salatsauce).
- **Chirurgische Verfahren:** Transurethrale Verfahren, offene Prostatektomie, wenn die medikamentöse Therapie nicht mehr ausreicht.

35.3 Transurethraler Dauerkatheter

Grundlagen

- **Indikation:**
  - Medikamentös nicht beeinflussbares hohes Restharnvolumen.
  - Nicht operables distales Abflusshindernis.
  - Pflegerische Indikation ist in der Langzeitpflege obsolet, in seltenen Akutsituationen oder in der terminalen Pflege jedoch gelegentlich sinnvoll.
  - *Hinweis:* Inkontinenz als solche ist *keine* Indikation für einen Dauerkatheter!
- **Welcher Katheter?** Nach Möglichkeit sollte anstelle des transurethralen Katheters eine suprapubische Harnableitung gewählt werden, welche signifikant weniger Katheterprobleme verursacht.
- **Komplikation:** Katheterzystitis (s. u.).

Pathogenese der Katheterzystitis

- **Permanente Bakteriurie:**
  - Der Harnblasen-Urin aller Dauerkatheterträger ist 10–20 Tage nach Kathetereinlage mit Bakterien kolonisiert. Von da an tritt eine permanente Bakteriurie auf. Permanente Bakteriurie ist ein Normalzustand bei Langzeitkatheterträgern (Katheter > 6 Wochen in situ) und somit keine Indikation für eine Antibiotikatherapie.
  - *Bedeutung:*
    - Permanente Bakteriurie bedeutet nicht Zystitis, sonst müsste man von einer „Dauerzystitis" sprechen.
    - Bei einer asymptomatischen Bakteriurie liegt keine Urothelläsion vor und somit höchstwahrscheinlich auch keine Zystitis. Eine Behandlung ist daher nicht notwendig.
- **Urotheltraumatisierung mit Urothelläsionen:**
  - Der „Fremdkörper" Dauerkatheter führt permanent zu einer mehr oder weniger ausgeprägten Traumatisierung der Urethralmukosa. Dadurch wird die Mukosabarriere lokal umschrieben sowohl mechanisch als auch immunologisch zerstört, es entsteht eine Urothelläsion. Diese wird durch Bakterien entzündlich verändert und führt zu lokal umschriebener Zystitis, die sich meist submukös auf weitere Harnblasenwandabschnitte ausdehnt.
  - *Bedeutung:* Beim Vorliegen einer Urothelläsion ist das Eindringen von Urinkeimen in tiefere Mukosaschichten und somit das Vorliegen einer Infektion sehr wahrscheinlich. Eine Urothelläsion wird am besten mittels Zystoskopie nachgewiesen. Es gibt jedoch auch indirekte Zeichen und Hinweise (s. u. bei Lokalsymptomatik).

35.3 Transurethraler Dauerkatheter

Tabelle 90 Pathogenese der Zystitis

	ohne Dauerkatheter	mit Dauerkatheter (> 6 Wochen in situ)
Urothelmukosa	primär intakte Immunglobulin-Produktion normale Mukusproduktion	permanent traumatisiert → dauernde Urethelläsion
Bakteriurie	nicht permanent	permanent
Entstehung einer Infektion	nur wenn Bakterien mit Adhäsionsfähigkeit, Invasionsvermögen, Penetrationsfähigkeit auf Mukosa gelangen → selten Zystitis ohne prädisponierenden Faktor	auch wenig virulente Bakterien können Infektion verursachen → dauernd lokale Infektion → oft symptomatische Zystitis

Symptomatik bei Katheterzystitis

- **Lokalsymptomatik:**
  - *Bypassing* (Urinfluss neben dem Katheter): Häufigstes und frustrierendstes Symptom der Katheterzystitis, denn wegen Inkontinenz wird ein Katheter eingelegt, trotzdem bleibt der Patient nass.
    - Hauptursache (75 %) des Bypassing ist die Zystitis mit Detrusorkontraktionen, nur bei 25 % der Patienten liegt eine Obstruktion vor.
    - Mechanismus: Bypassing ist ein Zeichen des entzündlich stark gereizten Detrusors, der sich nun auf geringste zusätzliche Stimulation hin (Husten, Umlagern im Bett, emotional bei Arztvisite oder Angehörigenbesuch, bei Defäkation, beim Mobilisieren und anderen Tätigkeiten) heftig kontrahiert (uninhibited detrusor waves) und in der Harnblase einen Druck von 100–130 cm H_2O erzeugt. Dadurch entsteht ein Urinflow, den auch ein Katheter der Größe Charrière 22 nicht zu drainieren vermag, ein Teil der Urinmenge wird neben dem Katheter herausgepresst (= Bypassing).
    - Das Einlegen eines größeren Katheters kann das Bypassing nicht beheben.
  - *Schmerzen* in Urethra, Harnblase oder suprapubisch als Hinweis auf eine entzündlich gereizte Harnblasen- oder Urethramukosa.
  - *Fremdkörpergefühl* (so genannte Katheterunverträglichkeit) meistens nach Kathetereinlage, verliert sich später.
  - *Tenesmen* mit oder ohne Urinfluss neben dem Katheter (Bypassing) bei entzündlich gereiztem Detrusor (Mechanismus s. o.).
  - *Dauerharndrang* bei Entzündung der Blasenmukosa. Oft in der ersten Zeit nach Kathetereinlage.
  - *Urinfluss:* Geringer bis ganz sistierender Urinfluss als Zeichen zunehmender Katheterinkrustation bei Zystitis.
  - *Inkrustation* des Katheters weist immer auf eine Zystitis hin. Sie bildet sich aufgrund klebriger Infektionsprodukte (Fibrinogen; Fibrin; Albumin; α_2-Makroglobulin etc.), welche aus dem entzündeten Areal in den Urin austreten und an der Innen- und Außenwand des Katheters schichtweise mit Zellen, Bakterien und Kristallen vermengt verkleben. Dies führt allmählich zur Katheterinkrustation und Obstruktion.

35.3 Transurethraler Dauerkatheter

- *Obstruktionsentstehung:* s. o. unter Inkrustation. Obstruktion ist immer ein Zeichen einer Zystitis. Durch fachgerechte Behandlung der Zystitis (siehe Therapie) kann die Obstruktionstendenz vermindert werden. Zur frühzeitigen Erfassung einer Obstruktion: 4-stündliche Kontrolle des Pegels im Urinbeutel. Verändert sich dieser nicht, erfolgt automatisch ein Katheterwechsel (kein Katheterspülen!).
▶ **Systemische Symptomatik:**
- *Unspezifische Veränderungen* während einer Zystitis beobachtet man bei alten Patienten oft: Ob koinzident oder als Folge der Zystitis, ist kaum feststellbar.
- *Kognitive Funktionen:* Abnahme der Hirnleistung im Mini-Mental-Status.
- *Aktivität und Mitarbeit* nehmen oft ab, die Patienten verweigern Ergo- und Physiotherapie, Nahrungsaufnahme, Teilnahme an sozialen Ereignissen etc.
- *Apathie und Depression:* Bei schwerer Zystitis (ausgedehntes Areal) kann die Abnahme der Aktivität in eine Apathie oder sogar eine Depression übergehen.
- *Angetriebenheit, Delirium, Aggressivität:* Nur selten gegenteilige Reaktion: Anstelle von Apathie tritt eine Steigerung aller Aktivitäten auf mit Aggression, Delirium, Davonlaufen, unruhigem Schlaf etc.
- *Allgemeinzustand:* Wird auch bei leichter Zystitis beeinträchtigt.
- *Fieber:* Ist ein sehr seltenes Zeichen der Katheterzystitis. Es kommt nur bei ausgedehnter Zystitis oder bei Katheterzwischenfällen (Herausreißen; nicht erkannte Obstruktion; Setzen einer Via falsa etc.) oder bei Pyelonephritis vor.
- *Sepsis:* Bei Harnblasenverletzung, Setzen einer Via falsa, Pyelonephritis, Prostataabszess etc. Nur sehr selten auch bei ausgedehnter Zystitis.

Diagnostik der Katheterzystitis

▶ **Klinische Symptomatik (s. o.) und Urinbefunde** sind für die Diagnose entscheidend. Die Bakteriurie ist dabei für die Diagnostik kaum relevant, jedoch zur Gestaltung der Therapie wichtig.
▶ **Urinbefunde bei Katheterzystitis:**
- *Erythrozyturie:* Wichtigster Hinweis auf eine Urotheläsion und damit auf eine Zystitis. Erythrozyten treten aus der hämorrhagischen Läsion in den Urin über.
- *Leukozyturie < 20 pro GF (Gesichtsfeld):* Wird bei permanenter Bakteriurie immer auch ohne Urotheläsion beobachtet. Sie ist daher nicht unbedingt Zeichen der Zystitis.
- *Leukozyturie > 40 pro GF:* Hinweis auf entzündlich veränderte Urotheläsion, aus der nun vermehrt Leukozyten in den Harnblasenurin austreten. In großer Zahl („massenhaft") sind sie immer ein Zeichen der Infektion.
- *Urothelzellen:* Durch Reib- und Druckwirkung von Katheterspitze und Ballon sowie durch die Entzündung abgetötete Urothelzellen schilfern in den Urin ab.
- *Zylinder:* Nachweis im Urin bei Pyelonephritis.
- *Urin-pH:* Oft Anstieg auf 8–9, da die häufigsten Zystitiskeime Urease produzieren, welche den Harnstoff hydrolytisch zu Ammoniak abbaut.
- *Kristalle:* Urat-, Harnsäure-, Struvit-, Kalziumphosphatkristalle etc. haften am Katheter, wenn eine Entzündung vorliegt, bei der immer auch Fibrin, Fibrinogen und andere klebrige Produkte in den Urin gelangen.

35.3 Transurethraler Dauerkatheter

- *Makroskopische Befunde:* Trüber, flockiger, brauner, hämorrhagischer Urin; nach Ammoniak riechender Urin.
- *Bakterien und Pilze:* Als Zeichen der permanenten Bakteriurie immer in großer Zahl (> 100 000 cfu/ml; cfu = colony forming units) vorhanden. Ohne klinische Symptome kein Hinweis auf eine Infektion. Zur Identifikation der Bakterien und deren Resistenzverhalten wird der Urin bakteriologisch untersucht. Dies sollte vor der Therapie erfolgen.
- *Sonstige Diagnostik:* Bei rezidivierenden Zystitiden Ultraschall-Untersuchung der Blase zum Ausschluss von Blasensteinen.

Therapie der Katheterzystitis

- **Vorbemerkung:** Beim Auftreten von klinischen Symptomen (siehe Symptomatik) ist eine Therapie einzuleiten, welche den Circulus vitiosus unterbricht, damit die Schleimhautläsion abheilen kann. Eine Schleimhautläsion kann auch ohne Antibiotikatherapie abheilen.
- **Therapieprozedere:**
  - *Katheterwechsel* beim Auftreten von Zystitissymptomen (= symptominduzierter Wechsel!), z. B. bei Bypassing oder Obstruktion etc.
  - *Urinentnahme* aus dem neu eingelegten Katheter für Bakteriologie und Antibiogramm, sowie für Urinanalyse (Urinstatus).
  - *Allgemein konservative Maßnahmen* in den ersten 3 Tagen, bis Antibiogramm eintrifft, denn eine Urothelläsion kann spontan abheilen:
    - Diurese kontrollieren, Trinkmenge auf 1,5 l/d steigern.
    - Antipyretika, Analgetika, wenn notwendig (Blasenschmerzen etc.).
    - Anticholinergika (harnblasenspezifische), bei heftigen Tenesmen und bei Bypassing zur Dämpfung der Detrusorkontraktionen.
    - Evtl. empirische Antibiotikatherapie (vgl. S. 407).
  - *Systemische Antibiotikatherapie* gemäß Antibiogramm für 5 Tage, falls Symptome nach 3 Tagen konservativer Therapie persistieren. Systemische Antibiotikatherapie erneut, aber für 10 Tage, gemäß neuem Antibiogramm aufgrund von Urin aus dem gleichen Katheter, falls Symptome unter der ersten Antibiotikatherapie persistieren.
  - *Urologische Abklärung* zum Ausschluss von Harnblasensteinen, Divertikel, Neoplasien, Ureterreflux, Fremdkörper etc., falls die Symptome unter der zweiten, 10-tägigen Antibiotikatherapie persistieren.

Prophylaxe der Katheterzystitis

- **Vermeiden allgemeiner Maßnahmen,** welche Urethra und Harnblase traumatisieren: Routinekatheterwechsel, Katheterspülen, Blaseninstillationen, Katheterabklemmen, Obstruktion, Herausreißen des Katheters durch unruhige Patienten. Wirksame und unwirksame Maßnahmen zur Prophylaxe s. Tab. 91.
- **Symptominduzierter Katheterwechsel:** Kein wöchentlicher Routinekatheterwechsel, sondern symptominduzierter Wechsel, d. h. Wechsel beim Auftreten von Symptomen (s. o.). Denn jeder Katheterwechsel traumatisiert erneut die Harnblasenmukosa.
- **Kontrolle des Urinpegels alle 4 Stunden.** Bleibt dieser 4 Stunden unverändert, wird der Katheter gewechselt (kein Blasenspülen!).
- **Tägliche Trinkmenge auf 1,5 Liter halten.** Eine ausreichende Diurese ist die beste Zystitisprophylaxe: Verdünnung der Bakterienkonzentration und aller

35.3 Transurethraler Dauerkatheter

am Areal der Entzündung ausgeschiedener Substanzen, welche zur Inkrustation führen.

Tabelle 91 Prophylaxemaßnahmen zur Reduktion von Harnwegsinfektionen bei Patienten mit einem transurethralen Katheter

wirksame Maßnahmen	unwirksame Maßnahmen
– Hände waschen vor und nach jeder Kathetermanipulation – aseptische Technik bei Katheterisieren – Katheterisieren nur durch Fachpersonal – Trinkmenge auf 1,5 Liter festlegen – geschlossenes, steriles Urin-Ableitungssystem – sterile Urinentnahme zur bakteriologischen Kultur – Urinentnahme aus dem neu eingelegten Katheter zur Kultur – Abknicken des Ableitungssystems vermeiden – Anheben des Urinbeutels über Patientenniveau vermeiden – strikte Anweisungen zum Kathetermanagement – Protokollführung bei jedem Katheterwechsel – periodische Schulung des Fachpersonals – Katheterindikation kennen und periodisch überprüfen – symptominduzierter Katheterwechsel	– mit Antibiotika imprägnierte Katheter – Antibiotikasalben an der Katheterverbindung – Antibiotikaprophylaxe systemisch und lokal – Antibiotika oder Desinfektionsmittel im Urinbeutel – Urethramündung: Applikation von Desinfektionsmitteln oder Antibiotikasalben – Rückschlagventile im Ableitungssystem – Urinentnahme aus altem Katheter zur Kultur – dreilumige Katheter zur kontinuierlichen Blasenspülung – dreilumige Katheter zur periodischen Spülung – Jegliches Blasenspülen – großlumige Katheter > Charrière 14 – Kondomurinale anstelle des Katheters – Verordnung von ansäuernden Substanzen – jeglicher Routinekatheterwechsel

35.4 Harnwegsinfektionen (ohne Dauerkatheter)

Grundlagen

- **Bakteriurie:**
  - Wird mit steigendem Alter und mit zunehmendem Behinderungsgrad häufiger. Frauen sind häufiger betroffen.
  - Häufigkeit der Bakteriurie in der Bevölkerung nach neueren Daten:
    - Allgemein: 6–33 % der Frauen, 11–13 % der Männer.
    - In Altersheimen: 27 % der Frauen, 11 % der Männer.
    - In Pflegeheimen: 61 % der Frauen, 20–33 % der Männer.
- **Signifikante Bakteriurie:**
  - *Definition:* 100 000 cfu/ml; für langsam sich vermehrende Bakterien gelten bereits 10 000 cfu/ml als signifikant; für Mycobacterium tuberculosis, Mykosen, z. B. Candida albicans etc. gilt jede Zahl als signifikant.
  - Symptomatische Bakteriurie und Bakteriämie entwickeln mindestens einmal nach dem 65. Lebensjahr ca. 25 % der Frauen und ca. 10 % der Männer.
- **Asymptomatische Bakteriurie:** Sie erhöht die Mortalität nach neueren prospektiven Studien offensichtlich nicht, deshalb wird eine Antibiotikatherapie allgemein abgelehnt. Dauerkatheterträger weisen permanent eine signifikante Bakteriurie auf, die – solange asymptomatisch – nicht behandlungsbedürftig ist.
- **Symptomatische Harnwegsinfektion** (Urethritis; Prostatitis; Zystitis; Pyelonephritis): Wegen der permanenten Bakteriurie und der Traumatisierung der Mukosa durch den Katheter erkranken Dauerkatheterträger wesentlich häufiger als Patienten mit Bakteriurie ohne Dauerkatheter.

Pathogenese

- **Vorbemerkung:** Bei Nichtkatheterisierten entsteht die eigentliche Infektion (Urethritis; Prostatitis; Zystitis; Pyelonephritis) immer nach starrem Schema: Aszension von Keimen → Adhärenz → Invasion und Penetration → Multiplikation → Kontakt zum Kreislauf → Lokale Reaktion → Systemische Reaktion.
- **Phase 1:** Aszension von Bakterien oder Pilzen der Perianalgegend und der Vagina via Urethra (selten hämatogene Streuung) in die Harnblase und selten von dort via Ureter (Reflux) in die Nieren.
- **Phase 2:** Adhärenz der Keime am Urothel von Urethra, Harnblase oder Nierenbecken.
- **Phase 3:** Invasion zwischen und durch Urothelzellen in tiefere Mukosa- und Detrusorschichten.
- **Phase 4:** Keimvermehrung in den tieferen Mukosa- und Detrusorschichten und Kontaktnahme der Keime und Toxine mit Lymph- und Blutgefäßen.
- **Phase 5:** Systemische Reaktionen des Körpers: Fieber; Leukozytose; erhöhte Blutsenkungsreaktion; erhöhtes C-reaktives Protein; Kreatininanstieg; Tachykardie; Hypotonie. Mögliche systemische Symptome: Verschlechterung des Allgemeinzustands; Verwirrtheit; Abnahme kognitiver Funktionen; Apathie; Depression.
- **Phase 6:** Lokale Reaktionen am Urothel: Gesteigerte Schleimproduktion; Abstoßung von infizierten Urothelzellen; Hyperämie, Vasodilatation und erhöhte Permeabilität der kleinen Mukosagefäße mit Austritt von Fibrinogen, Erythrozyten, Leukozyten und anderen Blutzellen ins Lumen und in den Urin (Urinstatus; Urinzytologie). Ungehemmte Kontrakturen des Blasendetrusors mit Tenesmen der Blase und unwillkürlichem Urinabgang (Inkontinenz). Mög-

35.4 Harnwegsinfektionen (ohne Dauerkatheter)

liche lokale Symptome: Dysurie; Pollakisurie; Schmerzen in Harnblase oder Nierenbecken; Tenesmen; Nierenkoliken; Inkontinenz. Für die Diagnose sind lokale wie systemische Reaktionen und Symptome sowie die Bakteriurie von Bedeutung.

Prädisponierende Faktoren

- Katheterisieren zur Resturinvolumenbestimmung etc.
- Hohes Residualvolumen (häufige Ursache).
- Inkontinenz.
- Anatomische und funktionelle Veränderungen der Harnblase.
- Zerebrovaskuläre Insulte.
- Urologische Instrumentationen zu diagnostischen Zwecken.
- Häufige Hospitalisation wegen Multimorbidität.
- Urothelzellveränderungen (altersbedingt) führen zu schlechter oder fehlender Clearance an der Zelloberfläche und zu vermehrter Adhäsinproduktion.
- Virulenz der Bakterien: Hängt vom Potenzial der Bakterien zur Adhäsinproduktion ab. Adhäsine sind bakterielle Produkte, die das Anhaften der Bakterien an entsprechenden bakterien- und adhäsinspezifischen Glykoprotein-Rezeptoren der Urothelzellmembran ermöglichen.
- Bakterielle Adhärenz: Wichtigster initialer Wegbereiter der Infektion. Ohne Adhärenz keine Infektion. Im Alter sind die Abwehrmechanismen gegen die Adhärenz stark vermindert, weil sich die lokale Schleimhaut-Clearance verschlechtert, d. h. weil die lokale Mukus- und IgA-Produktion der Urothelzelle abnehmen und der normalerweise rasche Zellumsatz der Oberflächenzellen stark vermindert ist.
- Verminderte Glykogenproduktion und ansteigender pH in der Vagina.
- Prostatitis und Prostatahyperplasie mit erhöhtem Resturinvolumen fördern eine Infektion.
- Kurze Urethra bei der Frau erleichtert Kolonisation von Urethra und Harnblase durch perianale und vaginale Keime.
- Weitere prädisponierende Faktoren: Tumoren, Steine, Urethrastrikturen, Divertikel der Harnblase, Ureterreflux und Hydronephrose, verminderter Urinfluss oder verminderte Urinproduktion (bei Dehydratation, Herz- und Niereninsuffizienz), Diabetes mellitus (Residualvolumen bei sensory loss bladder), allgemeine Immunschwäche.

Klinik, Befunde

- **Lokal:** Häufiger als systemisch; können bei geriatrischen Patienten auch fehlen oder werden von diesen nicht wahrgenommen und daher nicht angegeben.
  - *Bei akuter Zystitis:* Bei isolierter Zystitis meistens kein Fieber; Tenesmen, Schmerzen, Brennen in der Harnblase; Brennen in der Urethra; Pollakisurie; Nykturie; Mikro- bis Makrohämaturie; Brennen beim Wasserlassen; Inkontinenz; Harnretention; Ausfluss aus Urethra; Intertrigo; chemische, durch Urin ausgelöste, bakterielle oder durch Mykosen bedingte intertriginöse Dermatitis.
  - *Bei chronischer Zystitis:* Im Allgemeinen quantitativ minimal ausgeprägte Symptomatik; sonst qualitativ wie bei akuter Zystitis.
  - *Bei Pyelonephritis:* Nierenkoliken; Druckdolenz der Nierenlogen.

35.4 Harnwegsinfektionen (ohne Dauerkatheter)

> **Systemisch:**
> – *Fieber:*
>   - Bei Zystitis im Allgemeinen kein Fieber, selten subfebrile Temperaturen.
>   - Bei Pyelonephritis: Plötzlicher, hoher Fieberanstieg (39°C); (positive Blutkulturen).
> – *Nierenfunktion:*
>   - Bei Zystitis selten Verschlechterung der Nierenfunktion.
>   - Bei Pyelonephritis immer leichter, selten starker Anstieg des Kreatinins (bei Urosepsis).
> – *Allgemeinzustand (AZ):*
>   - Bei Zystitis wenig verändert; jedoch bei bereits eingeschränkten kognitiven Funktionen zunehmende Verschlechterung; selten Apathie, Anorexie, Stürze.
>   - Bei Pyelonephritis: AZ immer verschlechtert: häufig Anorexie, Apathie, Verschlechterung kognitiver Funktionen, Stürze.
> – *Blutchemische Werte:*
>   - Bei Zystitis selten leichte Leukozytose oder leichter Anstieg des C-reaktiven Proteins.
>   - Bei Pyelonephritis: Leukozytose mäßig bis stark ausgeprägt, ebenso C-reaktives Protein hoch. Oft positive Blutkulturen.
>   - Bei Urosepsis, oft durch Setzen einer Via falsa beim Katheterisieren: massive Leukozytose, Kreatininanstieg, hohes Fieber, positive Blutkulturen, Blutdruckabfall, Sensorium getrübt, soporös. Letalität hoch.

Diagnostik

> **Vorbemerkung:** Entscheidend sind Urinbefund, Zytologie und Bakteriologie.
> **Urindiagnostik:**
> – *Bei Zystitis:*
>   - Leukozyturie bis > 40 pro GF.
>   - Diagnostisch wichtiger ist die Erythrozyturie 20 bis > 40 pro GF, da sie, zusammen mit Urothelzellen, hinweist auf eine Urothelläsion, welche die bakterielle Invasion erleichtert.
>   - Urin-pH > 8: Hinweis auf Infektion mit ureasespaltenden Bakterien, z. B. Proteus mirabilis. Hoher Urin-pH ≥ 9 schädlich für Harnblasenmukosa. Urin-pH > 8 ist immer bakteriell bedingt, äußerst selten alimentär.
>   - Keine Zylinder.
>   - Entscheidend: Bakterielles Wachstum in der Urinkultur und Befund der Resistenzprüfung.
> – *Bei Pyelonephritis:*
>   - Leukozyturie und Erythrozyturie obligat.
>   - Diagnostisch am wichtigsten: Zylinder im Urin, insbesondere Leukozytenzylinder und granulierte Zylinder; oft finden sich in den ersten Tagen lediglich hyaline Zylinder, auch als Zeichen einer Exsikkose.
>   - Entscheidend: Bakterielles Wachstum in der Urinkultur und Befund der Resistenzprüfung.
> **Restharnbestimmung:** Sie gehört zu jeder Zystitisdiagnostik, da bei Zystitis im Alter immer eine Retentionsblase (Überlaufblase) vor allem bei Männern, bei Zustand nach zerebrovaskulärem Insult und bei Diabetes mellitus vorliegen kann.

35.4 Harnwegsinfektionen (ohne Dauerkatheter)

- **Blutkulturen:** Sie sollten bei Verdacht auf Pyelonephritis und Urosepsis immer durchgeführt werden. Wichtig zur Kenntnis des verursachenden Keims und dessen Resistenzverhalten, sowie zur Beurteilung des Verlaufs.
- **Ultraschalluntersuchung und/oder i.v.-Urographie:** Indiziert bei akuter und rezidivierender Pyelonephritis.

Prophylaxe

- Prophylaktische Maßnahmen zur Reduktion der Anzahl der Harnwegsinfektionen beinhalten das Ausschalten bzw. Beachten der oben erwähnten prädisponierenden Faktoren.

Therapie

- **Prinzipien:**
    - Trinkmenge auf 1,5 l/d steigern.
    - Lokale Therapien (Spülungen jeglicher Art) sind obsolet.
    - Antibiotikatherapie ist nur bei symptomatischer Bakteriurie und/oder bei Bakteriämie indiziert.
    - Empirische oder gemäß Antibiogramm geplante Antibiotikatherapie bei bakterieller Harnwegsinfektion oder, bei Infektionen durch Pilze, antimykotische, systemische Therapie.
    - Spasmolytika, Analgetika bei starken Schmerzen (s. S. 396, 1. Stufe).
    - Anticholinergika bei starken Blasentenesmen (s. S. 396, 1. Stufe).
    - Ursachen und prädisponierende Faktoren (s.o.) ausschalten und/oder behandeln.
- **Empirische Antibiotikatherapie:** In der ambulanten Praxis, wenn kein Antibiogramm zur Verfügung steht. In der ambulanten Praxis ist die Resistenzlage der Urinkeime besser als im Krankenhaus, und man kann auf das allgemeine Wirkungsspektrum der Antibiotika vertrauen. Beispiel: Cotrimoxazol (z.B. Cotrim, Bactrim) 2×160 mg TM/800 mg SMZ oder Norfloxacin (Noroxin) 2×400 mg.
- **Resistenzgerechte Antibiotikatherapie:** Falls irgend möglich, sollte zur Therapie eine Urinbakteriologie mit Antibiogramm vorliegen.
- **Dauer der Antibiotikatherapie:**
    - *Bei akuter Zystitis:* Oft Einmal-Dosis-Therapie genügend. Bei rezidivierender Zystitis jeweils Behandlungszyklen von 5 Tagen.
    - *Bei chronischer Zystitis* (ohne Dauerkatheter) jeweils 10 Tage behandeln. Wenn immer noch Rezidive auftreten: urologische Abklärung indiziert.
    - *Bei akuter Pyelonephritis:* Mindestens 10 Tage Antibiotikatherapie, bei Rezidiven 3 Wochen.

36.1 Altersdiabetes – Grundlagen

Definition
- Relativer oder absoluter Mangel an Insulin.
- Resultat ist in beiden Fällen eine Hyperglykämie.

Klassifikation, Pathogenese
- **Diabetes mellitus Typ 1:** Absoluter Insulinmangel (Autoimmuninsulitis, nach Virusinfektionen), beim älteren Patienten fast immer schon länger bestehend.
- **Diabetes mellitus Typ 2:** Erworbener Defekt der Insulinrezeptoren und der Insulinsekretion → periphere Insulinresistenz, inhibierte hepatische Glykogenolyse, relative Insuffizienz der Insulinsekretion (häufig Hyperinsulinämie!).
  - *Unterformen:*
    - *Typ 2a:* Ohne Adipositas.
    - *Typ 2b:* Mit Adipositas.
  - Ein *metabolisches Syndrom* gilt als Vorstadium des Diabetes mellitus Typ 2: Angeborene, vorwiegend muskuläre Unterempfindlichkeit gegenüber dem körpereigenen Insulin, verstärkt durch erworbene Insulinresistenz infolge Übergewicht und Bewegungsmangel. Insulinresistenz führt zu kompensatorischer Mehrsekretion von Insulin und Einschaltung adrenerger Mechanismen. Dadurch entsteht eine Prädisposition zu Hypertonie und Arteriosklerose.

Epidemiologie
- **Häufigkeit:** 10% aller > 65-Jährigen leiden an Diabetes mellitus.
  - Bei zusätzlichen 10% ist der Diabetes mellitus unerkannt.
  - Bei zusätzlichen 20% besteht eine verminderte Glukosetoleranz.
  - Bis zu 40% der < 80-Jährigen leiden an Diabetes mellitus.
- **Altersstruktur:** Mehr als 40% aller Diabetiker sind > 65 Jahre alt.
  - 20% aller Diabetes mellitus werden nach dem 65. Lebensjahr diagnostiziert.
  - Im Alter besteht ein Verhältnis von 9 : 1 zugunsten des Typ-2-Diabetes. Die meisten Altersdiabetiker sind übergewichtig und ketosenegativ (90%).
- **Mortalität:** Diabetes mellitus ist die sechsthäufigste Todesursache des Menschen > 65 Jahre.
- **Interferenz-Faktoren beim Altersdiabetes:**
  - *Medizinisch:* Konkomittierende Krankheiten, hepatische/renale Insuffizienz, Medikamente, defizitäre Sinnesleistungen.
  - *Psychosozial:* Depression, verminderte Kognition, soziale Isolation, Armut.

Klinik – altersspezifische Symptome
- Typische Symptome der akuten Stoffwechselentgleisung (Polyurie, Polydipsie) fehlen oder werden fehlgedeutet (z. B. Polyurie als Inkontinenz oder Herzinsuffizienz).
- Appetitlosigkeit, Gewichtsverlust oder Müdigkeit werden oft eher dem Alter als einem Diabetes mellitus zugeschrieben.
- Altersdiabetiker klagen häufig über subjektive Vergesslichkeit und Depression. Mnestische Störungen können oft festgestellt werden, es besteht jedoch kein statistisch signifikant erhöhtes Demenzrisiko.
- Verwirrtheitszustände sind häufig, besonders bei Infektionen und/oder Stoffwechselentgleisungen (Hypo- oder Hyperglykämie).
- Häufig führt erst eine Spätkomplikation zur Diagnose des Diabetes mellitus.

36.1 Altersdiabetes – Grundlagen

- Bei Hypertonie, Übergewicht und/oder positiver Familienanamnese sollte aktiv nach Diabetes mellitus gesucht werden.

Diagnostik

◻ Diagnostische Kriterien:
- Es gelten neue, verschärfte Empfehlungen der amerikanischen Diabetes-Gesellschaft (sie entsprechen den neuen Empfehlungen der WHO-Diabetes Study Group, s. Tab. 92).
- Es gibt keine altersspezifischen Kriterien zur Frühdiagnostik des Diabetes mellitus.

▸ **Labor:**
- *Nüchtern-Blutzucker:* Hohe Spezifität, einfach durchführbar, geringe Sensitivität.
- *Oraler Glukosetoleranztest (OGTT):* Hohe Sensitivität, geringe Spezifität, wenig Bedeutung in der Geriatrie.
- *HbA_{1c}* (normal < 6,5 %, abhängig von der Labormethode):
  - Keine sichere Screeningmethode der gestörten Glukosetoleranz.
  - Überwachung der Qualität der Langzeiteinstellung des Diabetes mellitus (letzte 2 Monate).
  - Eingeschränkte Aussagekraft bei Niereninsuffizienz (Geriatriepatient!).
- *Fruktosamin:* Gibt Auskunft über Einstellung des Diabetes mellitus/Stoffwechsellage in den letzten zwei Wochen. Bei guter Blutzucker-Einstellung < 285 µmol/l.
- *C-Peptid:* Gibt Auskunft über Restsekretion von Insulin (Indikation: Umstellung der Therapie).

Tabelle 92 Diagnostische Kriterien des Diabetes mellitus

	nüchtern[1] (mmol/l)			beliebiger Zeitpunkt (mmol/l)			2 h nach 75 g Glukose p. o. = OGTT (mmol/l)		
	Vollblut kapillär	Vollblut venös	Plasma venös	Vollblut kapillär	Vollblut venös	Plasma venös	Vollblut kapillär	Vollblut venös	Plasma venös
normal	< 5,3	< 5,3	< 6,1				< 7,8	< 6,7	< 7,8
gestörte Glukose-Homöostase[2]	5,3–6,0	5,3–6,0	6,1–6,9				7,8–11,0	6,7–9,9	7,8–11,1
Diabetes mellitus	≥ 6,1	≥ 6,1	≥ 7,0	≥ 11,1	≥ 10,0	≥ 11,1	≥ 11,1	≥ 10,0	≥ 11,1

[1] *nüchtern* = keine Kalorienzufuhr in den letzten 8 h
[2] = *impaired fasting glucose* bzw. bei pathologischem 2-h-Wert im OGTT = *pathologische Glukosetoleranz*

- Nüchtern-Blutfette: Gesamtcholesterin, LDL-Cholesterin, HDL-Cholesterin, Triglyzeride.
- Serum-Kreatinin, Elektrolyte (v. a. N^+, K^+).
- pH-Wert, Base-excess bei Nachweis von Ketonkörpern im Urin (s. u.).

36.1 Altersdiabetes – Grundlagen

- **Urindiagnostik:**
  - Glukose (die normale Nierenschwelle für Glukose liegt bei 150–180 mg/dl Glukose im Blut; bei diabetischer Nephropathie kann sie ansteigen), Ketonkörper, Protein, Sediment.
  - Untersuchung auf Proteinurie/Mikroalbuminurie.
  - Urinkultur bei pathologischem Sediment oder klinischen Hinweisen auf eine Harnwegsinfektion.
- **Klinische Untersuchung mit besonderer Aufmerksamkeit auf:**
  - Größe und Gewicht (auch im Vergleich mit Normwerttabellen).
  - Blutdruckmessung (evtl. mit Orthostasetest) und Vergleich mit altersentsprechenden Normwerten.
  - Funduskopie: Hinweise auf diabetische Retinopathie?
  - Palpation der Schilddrüse: Hinweise auf assoziierte Erkankungen der Schilddrüse?
  - Kardiale Untersuchung: Hinweise auf koronare Herzkrankheit?
  - Abdominale Untersuchung (Hepatomegalie?).
  - Peripherer Pulsstatus (Palpation und Auskultation).
  - Inspektion der Hände und Füße: Schwielen, Nagelwachstum, Ulzera, Trophik?
  - Inspektion der Haut (inklusive eventuelle Insulin-Injektionsorte): Verletzungen, Entzündungen, Ulzera, Infektionen?
  - Neurologische Untersuchung: Sensibilitätsstörung, trophische Störungen, Hinweis auf autonome Störung?

36.2 Altersdiabetes – Therapie

Grundlagen

- **Festlegung des Behandlungsziels:**
  - *Immer individuell definieren* unter Berücksichtigung der Polymorbidität und des Nutzen/Risikos einer Therapie!
  - *Erste Priorität:* Vermeidung von Akutkomplikationen (insbesondere von Hypoglykämien!) und Verbesserung der Lebensqualität.
  - *Langfristige Optimierung der Stoffwechsellage* zur Vermeidung von Spätkomplikationen notwendig (v. a. wegen der ständig steigenden Lebenserwartung des älteren Menschen).
- **Therapieplanung** (Abb. 31) anhand Blutzucker-Zielwerten:
  - *Nüchtern (NBZ):* Zwischen 5,5 und 7,7 mmol/l (100–110 mg/dl).
  - *Postprandial (PPBZ):* < 11,0 mmol/l (< 200 mg/dl).

Körperliche Bewegung

- Gemäßigte körperliche Bewegung spielt eine zentrale Rolle in der Behandlungsstrategie, sie verbessert die Glukosetoleranz und das Lipidprofil!
- Dies gilt nicht für Leistungssport, hier besteht die Gefahr der Hypoglykämie, besonders für insulinpflichtige Diabetes-mellitus-Patienten. Empfehlung für betagte Leistungssportler mit Insulinpflicht: Diätetische Kohlenhydrat-Zulage von 1 g/min Leistungssport.

Diät

- **Grundlagen:**
  - *Oberstes Gesetz:* Gewichtsreduktion beim Übergewichtigen (Diät nicht < 1000 kcal/d!). Oft erfolgt dadurch bereits eine dramatische Verbesserung der Stoffwechsellage!
  - Im Gegensatz dazu profitiert der malnutritive Diabetiker von einer Gewichtszunahme!
  - Die Diät des Altersdiabetikers muss einfach zu handhaben und den individuellen Essgewohnheiten angepasst sein. Eine quantitative Diät ist beim Altersdiabetiker in der Regel nicht praktikabel und meist auch nicht indiziert.
  - Vor jeder Diät sollte das ideale Körpergewicht, die totale Kalorienzufuhr, die Kalorienzusammensetzung und Ernährungszusätze bestimmt werden.
- **Zusammensetzung der Diät:**
  - *Kohlenhydrate:*
    - Komplexe, ballaststoffreiche Kohlenhydrate (oft limitiert wegen Zahnproblematik oder mangelnder Flüssigkeitszufuhr!).
    - Vermeidung von Zuckern vom Glukosetyp (Glukose, Maltose, Saccharose), v. a. bei Getränken.
    - Zuckeraustauschstoffe (Sorbit/Xylit) führen rasch zu Diarrhö, deshalb zurückhaltend einsetzen!
    - Süßstoffe (Saccharin, Zyklamat, Aspartan, Acesulfat) kommen dem Süßigkeitsbedürfnis alter Menschen entgegen und können bei Geriatriepatienten bedenkenlos eingesetzt werden.
  - *Fette:* Zurückhaltung mit tierischen und gehärteten pflanzlichen Fetten.
  - *Proteine:* Mäßige Eiweißzufuhr (0,8 g/kg KG/d, Kompromiss zur Verhinderung einer Nephropathie oder Malnutrition).
  - *Zusatz von Vitaminen, Mineralien und Spurenelementen:*
    - Multivitamingabe bei Kalorienzufuhr < 1000 kcal/d.

36.2 Altersdiabetes – Therapie

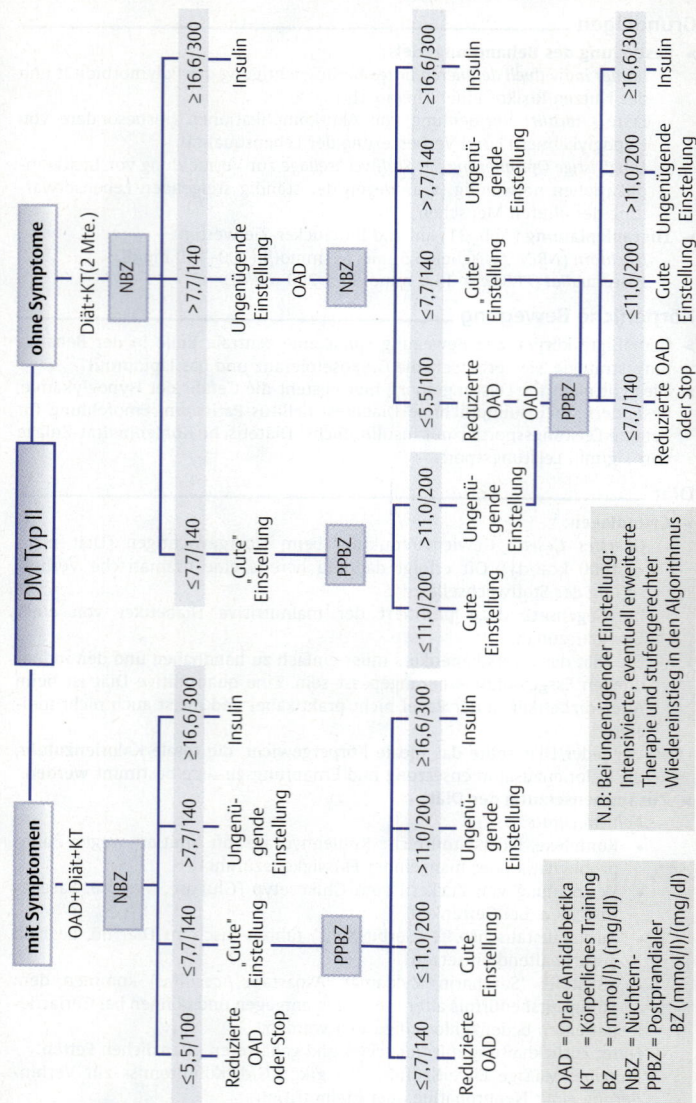

Abb. 31 Algorithmus zur Einstellung des Diabetes mellitus Typ 2 mittels Blutzuckerkontrollen

36.2 Altersdiabetes – Therapie

- Vitamin B_1 und B_6 bei Polyneuropathie, Vitamin C-Gabe bei verletzter Haut.
- Zink bei Ulzera, Dermatitis, gehäuften Infektionen oder Impotenz.
- Ausreichende Kalzium-Zufuhr bei möglichst allen Patienten.
- *Frisches Obst und Gemüse:* Beliebige Zufuhr.
▶ **Viele kleine Mahlzeiten** (6–7/d) zur Schonung der Insulinsekretion.

Sulfonylharnstoffe

▶ **Wirkung:** Freisetzung des Insulins aus B-Zellen (nur beim Diabetes mellitus Typ 2!).
▶ **Indikation:**
- Erfolglose Behandlung mit Diät, dann erste Wahl bei Typ-2-Diabetes.
- Diabetes mellitus mit geringem Insulinbedarf (< 20 IU/d).
- Insulin-Allergie, Insulin-Resistenz (Behandlungsversuch indiziert!).

▶ **Vorteil:** Gute antidiabetische Wirksamkeit.
▶ **Nachteil:** Ungünstige Wirkung auf Lipidprofil mit möglichen Folgen für das kardiovaskuläre System, Mehrsekretion von Insulin als Wirkprinzip, Behinderung der Gewichtsabnahme, Gefahr von Hypoglykämie.
▶ **Präparate:** Bei der Wahl stets 4 Kriterien abwägen: Wirksamkeit, Nebenwirkungen, Compliance-Fähigkeit, Kosten. Zu Dosierungen s. Tab. 93.
- *Idealer Sulfonylharnstoff für Geriatriepatient:* Glimepirid (Amaryl).
  - Vorteile: Dualer Wirkungsmechanismus (sowohl β-zytotrop mit Verstärkung der Insulinsekretion als auch extrapankreatisch).
  - Verminderte Stimulation der Insulinsekretion unter körperlicher Belastung führt zu weniger unerwünschten Hypoglykämien.
  - Kein unerwünschter gefäßaktiver Effekt (wichtig für Geriatriepatient!).
  - Einmaldosierung morgens mit schnellem Wirkungseintritt und lang dauerndem Blutzucker senkenden Effekt.
- *Zweite Wahl in der Geriatrie:* Glibornurid (Glutric/Gluborid) oder Gliclazid (Diamicron).
- *In der Geriatrie wenig geeignet* (Gefahr von Hypoglykämien mit langer Persistenz!): Glibenclamid (Daonil/Euglucon).
- *Nicht mehr zu empfehlen* (sog. Erstgenerationssubstanzen):
  - Tolbutamid (Artosin/Rastinon): Kurze Halbwertzeit und geringes Hypoglykämierisiko, aber viele Interaktionen!
  - Chlorpropamid (Diabiformin): Für die Geriatrie ungeeignet wegen sehr langer Halbwertzeit und vieler Nebenwirkungen.

36.2 Altersdiabetes – Therapie

Tabelle 93 Sulfonylharnstoffe

Wirkstoff	Handels-name (Beispiele)	Wirk-beginn*	Wirk-dauer (h)*	Anfangs-dosis (mg), morgens	maximale Einzel-dosis (mg)	Tagesdosis (mg)
Glibornurid	Glutril	schnell	6–12	12,5	50	12,5–75
Gliclazid	Diamicron	schnell	6–12	40–80	160	160–240
Glimepirid	Amaryl	schnell	12–24		6	1–4
Glipizid	Glibinese	sehr schnell	6–12	2,5–5	10	2,5–30
Gliquidon	Glurenorm	schnell	6–24	15	60	15–120
Glisoxepid	Pro-Diaban	–	12–24	2–4	8	2–16
Glibenclamid	Euglucon	langsam	12–24	1,75	7	1,75–10,5

*unterschiedliche Angaben in der Literatur, von der Galenik abhängig

- **Kontraindikation:** Niereninsuffizienz, Ketose.
- **Dosierung:** Tab. 93. „Start low, go slow". Stets Hypoglykämiegefahr beachten!
- **Wechselwirkungen:**
  - *Wirkungsverlängerung/-verstärkung → erhöhtes Hypoglykämierisiko:* Phenylbutazon, Kumarinderivate, Chloramphenicol, Sulfadiazin, Fibrate, Sulfonamide, Anabolika, Ranitidin, Alkohol, β-Blocker, Clofibrat, ASS, Clonidin.
  - *Wirkungsabschwächung → reduzierte blutzuckersenkende Wirkung:* Thiaziddiuretika, Nikotinsäurederivate, Glukokortikoide, Barbiturate, Gestagene, Östrogene, Schilddrüsenhormone.
- **Therapiekontrolle:** Die Sulfonylharnstoff-Therapie des Altersdiabetikers und ein evtl. Absetzversuch sollten alle 6–12 Monate neu evaluiert werden.
- **Problem des sog. Sekundärversagens:** Ständige Dosiserhöhung der Sulfonylharnstoffe kann zur Erschöpfung der B-Zellen und zur Verschlechterung der Stoffwechsellage führen. Gewichtsreduktion führt oft zur Besserung. Temporäre Insulinbehandlung kann Erholung bringen. Evtl. definitive Insulinbehandlung nötig.

Biguanide

- **Wirkung:** Verzögerung der enteralen Glukoseresorption, Hemmung der hepatischen Glukosefreisetzung sowie Steigerung der hepatischen Glukoseaufnahme.
- **Indikation:**
  - Metabolisches Syndrom (Insulinresistenz, Hypertonie, Fettstoffwechselstörung und Adipositas).
  - Monotherapie beim adipösen Diabetes mellitus Typ 2 wird vermehrt auch beim nicht übergewichtigen Geriatriepatient empfohlen bei fehlender Kontraindikation.
  - Kombinationstherapie bei mit Sulfonylharnstoffen allein ungenügend eingestelltem Diabetes mellitus Typ 2.

36.2 Altersdiabetes – Therapie

- **Vorteil:** Erleichtert die Gewichtsabnahme, günstige Wirkung auf Lipidprofil (antiatherogene Wirkung), kein Hypoglykämierisiko, nicht insulinotrop.
- **Nachteil:** Gastrointestinale Nebenwirkungen und bei Missachtung der Kontraindikationen Laktatazidose möglich.
- **Präparate, Dosierung:** Heute nur noch Metformin (Glucophage) gebräuchlich. Dosis: 1–3 × 500 mg/d zu oder nach den Mahlzeiten. Andere Biguanide sollten wegen der höheren Gefahr der Laktatazidose nicht mehr eingesetzt werden.
- **Kontraindikationen:** Kreatinin > 1,2 mg/dl, Herzinsuffizienz, respiratorische Insuffizienz, schwere Leberfunktionsstörungen, Nahrungsaufnahme von weniger als 1000 kcal/d.

α-Glukosidasehemmer

- **Indikation:** Als Monotherapie, wenn Diät alleine nicht ausreicht, oder als Kombinationstherapie mit oralen Antidiabetika oder Insulin.
- **Vorteil:** Keine Hypoglykämie, keine Kontraindikationen, auch beim polymorbiden Patienten.
- **Nachteil:** Gastrointestinale Nebenwirkungen (bei 25 %!), teuer.
- **Präparat, Dosierung:** Acarbose (Glucobay) 50–300 mg/d vor dem Essen, langsam einschleichen. Oder Miglitol (Diastabol) mit initial 1–3 × 50 mg/d p.o.; maximal 3 × 100 mg/d p.o.
- **Wirkung:** Verminderte Kohlenhydratresorption und Abflachung des postprandialen Blutzuckers. Günstig bei Diabetes mellitus Typ II.

Andere orale Antidiabetika

- **Thiazolidindione** (sog. Glitazone):
  - *Präparate:* Pioglitazon (Actos), Rosiglitazon (Avandia).
  - *Wirkung:* „Insulinsensitizer" (Nebeneffekt auf Fettstoffwechsel: Triglyzeride sinken, HDL-Cholesterin steigt an, LDL bleibt unverändert).
  - *Dosierung:* Bei Troglitazon Einmalgabe von maximal 600 mg/d p.o., bei Pioglitazon 30–45 mg/d p.o.
  - *Kontraindikationen:* Herzinsuffizienz (NYHA I–IV), Leberinsuffizienz, Kombination mit Insulin.
- **Repaglinid** (NovoNorm):
  - *Wirkung:* Stimulation der Insulinsekretion im Pankreas. Im Gegensatz zu den Sulfonylharnstoffen ist die Sekretionssteigerung glukoseabhängig.
  - *Dosierung:* Initial 0,5(–1) mg/Mahlzeit, Erhaltungsdosis max. 4 mg/Mahlzeit. Tägliche Maximaldosis 16 mg. Einnahme ca. 30 min vor Mahlzeiten.
  - *Kontraindikationen:* Schwere Nieren- oder Leberfunktionsstörungen.
  - *Nebenwirkungen:* Hypoglykämie, Abdominalschmerzen, Diarrhö, Erbrechen, Obstipation, Leberenzymerhöhung.
- **Nateglinide** (Starlix):
  - *Wirkung:* Glukoseabhängige Insulinsekretionssteigerung.
  - *Dosierung:* 120 mg 30 min vor jeder Hauptmahlzeit.
  - *Kontraindikationen:* Schwere Leberinsuffizienz.
  - *Nebenwirkungen:* Hypoglykämie, v.a. bei der möglichen Komedikation mit Metformin.

Insulin

- **Indikation:**
  - Immer bei Diabetes mellitus Typ 1 (auch im Alter!).

36.2 Altersdiabetes – Therapie

- Indikationen zur Anwendung bei Diabetes mellitus Typ 2:
  - Schlanker Patient mit Neigung zu Ketose.
  - Sekundäres Versagen einer Therapie mit oralen Antidiabetika.
  - Akute Verschlechterung wegen zusätzlicher Erkrankung.
  - Verhältnis Nüchtern-C-Peptid (pmol/l) zur Blutglukose (mmol/l) < 70 → relativer Insulinmangel wahrscheinlich.
- **Vorteil:** Sehr gute antidiabetische Wirksamkeit.
- **Nachteil:** Hypoglykämiegefahr, bei Betagten Probleme mit Injektionen und Kontrolle der Diabeteseinstellung, Konservierung oder Verstärkung der Adipositas.
- **Präparate:**
  - Bei Wahl und Anwendung der Präparate zu berücksichtigen:
    - Reinheitsgrad und Konzentrationsstärke des Präparates.
    - Herkunft des Insulins: Humaninsuline, tierische Insuline.
    - Wirkungsprofil: Wirkungseintritt, Wirkungsdauer, Peak.
  - Diabetes-Therapie mit Insulin muss individuell eingestellt werden. Dazu stehen zur Verfügung (siehe auch Tab. 94):
    - Schnell wirksame Insuline mit kurzer Wirkungsdauer: Altinsuline.
    - Intermediäre Insuline mit mittlerer Wirkungsdauer: NPH, Semilente-Insuline.
    - Langwirkende Insuline mit verzögertem Wirkungseintritt: PZI, Lente-Insuline.

Tabelle 94 Insulin-Pharmakokinetik

Präparat	Beginn (h)	Peak (h)	Dauer (h)
Altinsulin	1/2–1	2–4	5–7
Semilente	1–2	4–6	12–16
NPH*	1–1 1/2	4–12	24
Lente	1–2 1/2	7–15	24
PZI**	4–8	14–24	36
Ultralente	4–8	10–30	> 36

* NPH = Neutrales Protamin-Hagedorn-Insulin (Isophan-Insulin)
** PZI = Protamin-Zink-Insulin

- **Therapieprinzipien:**
  - Je älter der Patient, desto einfacher darf die Therapie werden (Langzeitschäden sind nicht mehr relevant).
  - Dosis individuell einstellen, Hypoglykämie unbedingt vermeiden.
  - Präparatewahl den Essensgewohnheiten anpassen.
- **Patienteninstruktion** und -training durch den Arzt oder eine Diabetesschwester:
  - Patient über Dosisreduktion bei Appetitmangel aufklären.
  - *Umgang mit Insulinpräparaten und Injektionsgeräten:* Lagerung, Sterilität.
  - *Injektionsmethodik:* Ort, Zeit, Dosierung, Technik.
  - *Nebenwirkungen:* Symptomerkennung, Notmaßnahmen (Hypoglykämie!).

36.2 Altersdiabetes – Therapie

- *Blutzuckerkontrolle:* Auch bei Betagten eigenständig, sofern genügend Sehkraft vorhanden ist und die Methodik erlernt werden kann.
- **Kontrolle der Diabeteseinstellung:**
  - *Blutzuckerbestimmung:* Frequenz abhängig von individuellen Notwendigkeiten und Therapiezielen.
  - *Für ambulante Patienten empfohlene BZ-Kontrollen:*
    - Täglich (immer zu verschiedenen Zeitpunkten!).
    - oder alle 14 Tage ($4 \times$ /d an 2 Tagen).
  - HbA_{1c}-Bestimmung: Alle 3 Monate, zur Kontrolle der Langzeiteinstellung.
- **Kombinationstherapie mit Sulfonylharnstoffen:** Obwohl eine Kombination von Insulin und Sulfonylharnstoffen umstritten ist, ist sie in der Geriatrie pathophysiologisch sinnvoll. Es gelingt eine Einsparung von exogenem Insulin unter Ausnützung der endogenen Insulinsekretion. Etwa 30 % der Patienten haben unter dieser Kombinationstherapie eine deutlich bessere BZ-Einstellung.
- Im Allgemeinen gilt die Regel, dass man die ursprüngliche Tablettendosis beibehält und mit kleinen Dosen Insulin (Misch- oder Verzögerungsinsulin) beginnt (4–6 IE). Das Insulin kann vor dem Frühstück, aber auch vor dem Schlafengehen verabreicht werden. Besonders zu empfehlen ist die Kombination Insulin/Glimepirid (gute Compliance der Alterspatienten, da nur einmalige Verabreichung vor dem Frühstück!).

36.3 Altersdiabetes – Komplikationen

Hyperosmolares Koma

- **Definition:** Typische Stoffwechselentgleisung des Altersdiabetikers mit marginaler Insulinsekretion. Häufig Erstmanifestation des Diabetes mellitus!
- **Prädisponierende Faktoren:** Infektion, Dehydratation, hohes Alter, weibliches Geschlecht, Pflegeheimpatient.
- **Diagnose:**
  - Serum-Glukose > 30 mmol/l.
  - Osmolarität > 320 mosm/l.
  - Azidose fakultativ bei fehlender Ketose.
- **Differenzialdiagnose:** Apoplexie (fokale neurologische Defizite!).
- **Warnzeichen:** Müdigkeit, Schwäche, Polyurie, Polydipsie, GI-Störungen.
- **Therapie:**
  - *Sehr wichtig:* Hydrierung (NaCl 0,9%, maximal 1000 ml in der 1. Stunde, maximal 500–1000 ml/h in den folgenden 6 h, ab der 8. Stunde 250 ml. Kontrolle der Diurese!).
  - *Korrektur einer Hypokaliämie* (unter Insulineinfluss!) nach Einsetzen der Diurese.
  - *Azidosekorrektur* (ab pH < 7,1) mit 1/3 des errechneten Bikarbonatbedarfs.
  - *Insulintherapie:* Anfänglich i.v. mit 10–15 IE Altinsulin, in den folgenden Stunden zwischen 2–10 IE über Infusionspumpe. Der BZ-Spiegel sollte nicht schneller als 100 mg/dl in einer Stunde sinken. Später Umstellung auf s.c.-Gaben des Insulin, evtl. kann das Insulin später ganz abgesetzt werden.
  - *Thromboseprophylaxe* mit Low-dose Heparin (S. 317).
- **Prophylaxe:**
  - Diabetesscreening auch beim älteren Patienten.
  - Aggressive Infekttherapie und gute Hydrierung.
  - Möglichst Vermeidung von blutzuckersteigernden Medikamenten.
- **Mortalität:** Hoch (ca. 20%)! Zweifach höher als beim ketoazidotischen Koma.

Hypoglykämie

- **Klinik:**
  - Typische Hypoglykämiesymptome fehlen beim älteren Diabetiker häufig. Verhaltensveränderung, Verwirrtheitszustände (insbesondere nachts), Stürze und zerebrovaskuläre Störungen stehen im Vordergrund.
  - Bei Therapie mit β-Blockern sind die Symptome häufig weniger auffällig oder maskiert.
  - *Hinweis:* Die Indikation zur blutzuckersenkenden medikamentösen Behandlung muss deshalb beim alten, polymorbiden Diabetiker kritisch erfolgen!
- **Diagnose:** Blutzucker unter 2,8 mmol/l (bei Diabetikern evtl. symptomatisch unter 4,4 mmol/l).
- **Therapie:** 40–80 ml Glukose 20% i.v. (auch wenn unklar, ob eine Hypo- oder Hyperglykämie vorliegt). Alternativ 1 mg Glukagon i.v., i.m. oder s.c.

Chronische Komplikationen – Grundlagen

- **Makroangiopathie:** Besonders beim Diabetes mellitus Typ 2. In Kombination mit Hypertonieerkrankung bei 70% der Diabetes-mellitus-Typ-2-Patienten. Die Hypertonie geht dem Diabetes mellitus meist um Jahre voraus. Es besteht oft eine Hypertonie ohne Nephropathie. *Zur Prophylaxe entscheidend ist hier die konsequente Diabetes-Therapie und frühzeitige Hypertoniebehandlung.*

36.3 Altersdiabetes – Komplikationen

- **Mikroangiopathie:** Klassische diabetische Atherosklerose: Multilokalisatorisch, Bevorzugung der kleinen Arterien, rasches Fortschreiten. Lokalisation und Folgen:
  - Koronare Herzkrankheit mit oft stummer Ischämie.
  - Vaskuläre Nephropathie.
  - Vaskuläre Retinopathie.
  - Vaskuläre (Poly-)Neuropathie.

  Entscheidend ist hier die konsequente Diabetesbehandlung.

Diabetische Nephropathie

- **Prävalenz:** Beim Diabetes mellitus Typ 2: 15–20%.
- **Risikofaktoren:** Hohes Alter bei Diagnosestellung des Diabetes mellitus, männliches Geschlecht, bekannte makrovaskuläre Erkrankung, Vorhandensein einer Retinopathie.
- **Diagnostik:**
  - Eiweißausscheidung ist erhöht; dies kann auch im Rahmen einer Herzinsuffizienz, generalisierten Arteriosklerose oder Hypertonie auftreten. Deswegen ist Mikroalbuminurie beim Diabetes mellitus Typ 2 für die Diagnose einer beginnenden Nephropathie nicht spezifisch!
  - Makroalbuminurie und/oder Anstieg des Serum-Kaliums machen das Vorhandensein einer Nephropathie auch beim Typ-2-Diabetiker wahrscheinlich.
- **Therapie:**
  - Optimale Blutzuckereinstellung wünschenswert, beim Typ-2-Diabetiker aber häufig nicht erreichbar.
  - Antihypertensiva auch bei nur leicht erhöhtem Blutdruck.
  - ACE-Hemmer wirken nicht nur antihypertensiv, sondern auch antiproteinurisch (*cave* Hyperkaliämie bei Niereninsuffizienz!).
  - Kalzium-Antagonisten sind geeignet (außer Nifedipin, dies erhöht die Proteinurie!).
  - Diuretika und β-Blocker sind wegen nachteiliger Wirkung auf Kohlenhydrat- und Fettstoffwechsel und Maskierung der Hypoglykämie nicht optimal.

Diabetische Augenprobleme

- **Formen:**
  - Retinopathie; Prävalenz beim Diabetes mellitus Typ 2: 5–10%, hohes Erblindungsrisiko (bis zu 20%).
  - Proliferative Retinopathie beim Diabetes mellitus Typ 2 selten.
  - Katarakt- und Glaukomhäufigkeit beim Diabetes mellitus zweifach erhöht.
- **Kontrollen:** Jährliche Augenkontrollen auch beim Altersdiabetiker indiziert.
- **Therapie:**
  - Die rechtzeitige Behandlung der Retinopathie (Laser) ist von großer Wichtigkeit.
  - Thrombozytenaggregationshemmung ist ohne sichere Wirkung.
  - Antihypertensive Therapie s. S. 257 und möglichst optimale BZ-Einstellung.

Diabetische Neuropathie

- **Formen und Klinik:**
  - *Sensorische Neuropathie:* Führt beim polymorbiden Patient zu Sturzgefährdung und Fußproblemen.

36.3 Altersdiabetes – Komplikationen

- *Motorische Neuropathie:* Zu wenig beachtetes Krankheitsbild, ist oft Ursache von Immobilität und Sturz des Altersdiabetikers!
- *Autonome Neuropathie:* Leitsymptome sind regionale Schweißsekretionsstörungen, orthostatische Hypotonie und Darmmobilitätsstörungen. Die autonome Neuropathie kann zu Sturz, Malnutrition, Darm- und Blasenfunktionsstörungen, Fußproblematik u. a. führen. Sie ist im Rahmen der polymorbiden Erkrankung des Altersdiabetikers sehr zu beachten
- *Fokale Neuropathie:* Häufig akutes Auftreten. Typische Erkrankung des Altersdiabetikers. Führt auch zu Paresen von Hirnnerven (Nn. III + VI mit Augenmuskellähmung, N. VII mit Fazialisparese).

▶ **Diagnostik:**
- Neurologische Untersuchung.
- Neurophysiologische Untersuchung mit Elektromyographie, Elektroneurographie, evtl. Thermotestung und Vibratometrie.
- Evtl. „Autonome Testung" mit Bestimmung der Herzfrequenzvariabilität in Ruhe, Orthostasereaktion und Valsalva-Manöver.
- Eine Gastroparese kann nuklearmedizinisch oder mit Hilfe des ^{13}C-Oktansäure-Atemtests nachgewiesen werden.
- Sonographische Restharnbestimmung, urodynamische Untersuchungen.

▶ **Differenzialdiagnose:** Evtl. andere Polyneuropathie, diabetischer Fuß angiopathischer Genese.

▶ **Therapie:**
- *Allgemein:* Optimierung der Glukosestoffwechsel-Einstellung.
- *Therapie der sensomotorischen Neuropathie:*
  - α-Liponsäure (z. B. Thioctacid) 600 mg/d in 100 ml NaCl 0,9 % i. v. für 10–15 Tage. Danach evtl. Umstellung auf orale Therapie mit 600 mg/d p. o. (Nutzen ist nicht bewiesen!). Keine wesentlichen Nebenwirkungen, auch bei autonomer Neuropathie wirksam.
  - Bei schmerzhaften Neuropathien: Antidepressiva oder Carbamazepin, wenn schlecht toleriert, evtl. selektive Serotonin-Reuptake-Hemmer (Citapralam, Paroxetin). Topisch evtl. Capsaicin-Creme (0,075 %, 3–4-mal täglich für 4–8 Wochen).
- *Therapie der autonomen Neuropathie:*
  - Orthostatische Hypotonie: S. 264.
  - Gastrointestinale Funktionsstörungen: Vorübergehend Prokinetika wie Metoclopramid, Domperidon oder längerfristig Cisaprid. Bei diabetischer Diarrhö können Doxyzyklin oder Clonidin, bei Obstipation ballaststoffreiche Kost sowie Laktulose oder Prokinetika (s. o.) versucht werden.
  - Postprandiale Hypoglykämie bei Gastroparese: Vor den Mahlzeiten ein Glas Orangen- oder Apfelsaft.
  - Atonische Blasenstörung: Auslösung der Miktion durch manuelle suprapubische Druckerhöhung, Phenoxybenzamin ist meist nur schwach wirksam. Nur in Extremfällen suprapubische Harnableitung.
  - Erektile Dysfunktion: SKAT (Schwellkörper-Autoinjektionstherapie mit Papaverin/Phentolamin oder PGE$_1$), mechanische Hilfen (z. B. Vakuumpumpen) bzw. intrakavernöse Penisprothesen, Sildenafil (Viagra; KI beachten!), gefäßchirurgische Eingriffe (ggf. bei vaskulären Ursachen), psychologische Betreuung (bei psychischen Ursachen vorschlagen).

36.3 Altersdiabetes – Komplikationen

Der diabetische Fuß

- Problem des Altersdiabetes!
- Komplexes Zusammenwirken unterschiedlicher, krankheitsverursachender Faktoren (siehe Abb. 32). Auslösender Faktor: Oft Bagatelltrauma. Arterielle Verschlusskrankheit als Entstehungsfaktor wird oft überschätzt: 50 % alleinige neuropathische, ungefähr 10 % alleinige ischämische, ungefähr 40 % neuroischämische Ursache.

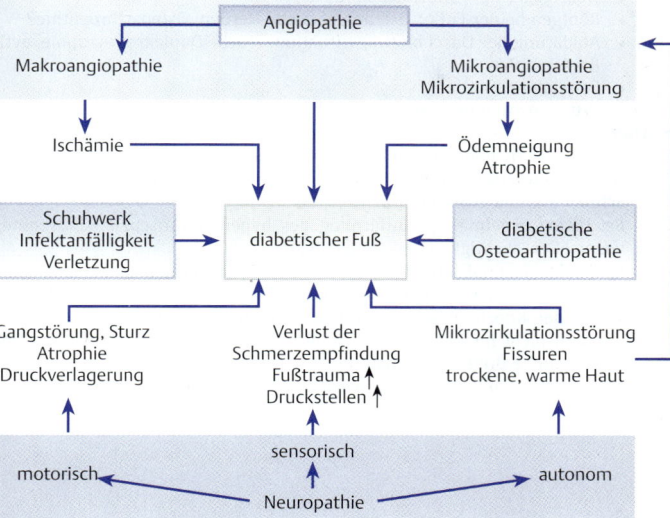

Abb. 32 Der diabetische Fuß

- **Klinik, Klassifikation:** Tab. 95.

Tabelle 95 Klassifikation der diabetischen Fußläsionen (nach Wagner)

Grad	Kriterien
0	keine Läsion, evtl. Fußdeformität und Hyperkeratosen
I	oberflächliches Ulkus
II	tiefes Ulkus bis zur Gelenkkapsel, zu Sehne oder Knochen
III	tiefes Ulkus mit Abszedierung, Osteomyelitis, Infektion der Gelenkkapsel
IV	begrenzte Vorfuß- und Fersennekrose
V	Nekrose des gesamten Fußes

36.3 Altersdiabetes – Komplikationen

➤ **Diagnostik:**
- *Anamnese:* Schmerzhaftigkeit der Läsion, Kinetik der Entwicklung, erinnerliches Trauma, Claudicatio-Symptome, Risikofaktoren, Dauer der Diabetes-Erkrankung?
- *Erhebung des Lokalbefunds:* Inspektion, Pulspalpation und Auskultation der versorgenden Arterien (→ angiopathisch, neuropathisch?), Ratschow-Lagerungsprobe (S. 283).
- *Apparative Diagnostik:*
  - Neurologische Untersuchung (S. 15).
  - Röntgen beider Füße: Osteomyelitische Herden, Osteoarthropathie?
  - Abklärung der Durchblutungssituation: (Farb-)Duplexsonographie, evtl. Angiographie.
  - Fotodokumentation.
  - Wundabstrich mit bakteriologischer Untersuchung.

➤ **Therapie:**
- *Prophylaxe:* Hygiene, regelmäßige Fußinspektion (durch Patient mit Handspiegel), Einfetten der Haut, richtige Nagelpflege, kein Barfußgehen, gutes Schuhwerk und Einlagen u. a.
- *Bei Ulkus:* Regelmäßige Entfernung des hyperkeratotischen Randsaumes von großer Wichtigkeit!
- *Bei Infekt:* Hospitalisation und Bettruhe oft nicht vermeidbar!
  - Oberflächlicher Wundabstrich nicht aussagekräftig.
  - DD der Knochenläsion sowohl radiologisch wie auch szintigraphisch meist nicht möglich. Deswegen: Vorgehen wie bei Osteomyelitis: Probatorische Breitspektrumantibiose (Mischinfektion, auch Anaerobier!).
- *Bei therapierefraktären ischämischen Läsionen:* Amputation oft unumgänglich.

37.1 Hyperthyreose

Grundlagen

- **Definition:** Klinischer Zustand resultierend aus Überproduktion oder übermäßiger exogener Zufuhr von Schilddrüsenhormonen.
- **Geriatrische Bedeutung:**
  - Prävalenz bei Geriatriepatienten um 2%!
  - 15–20% aller hyperthyreoten Patienten sind aus der Altersgruppe der über 60-Jährigen.
  - Frauen : Männer = 4–10 : 1.
- **Ätiologie:**
  - *In den meisten Fällen:* Multinoduläre toxische Struma oder Morbus Basedow.
  - *Weniger häufig:* Toxisches Schilddrüsenadenom oder hyperthyreote Dekompensation nach Aufnahme pharmakologischer Dosen von Jod, meist Röntgenkontrastmittel oder Amiodaron („Jod-induzierte Hyperthyreose").
  - *Selten:* Subakute Thyreoiditis, Schilddrüsenkarzinom oder iatrogen (bei jahrelang gleichbleibenden Levothyroxin-Substitutionsdosen, altersabhängiger Verlangsamung des Thyroxinmetabolismus und unterlassenen Laborkontrollen.
  - *Sehr selten:* Exzessive TSH-Sekretion durch TSH-sezernierendes Hypophysenadenom oder durch selektive Hypophysenresistenz gegen Schilddrüsenhormone.

Klinik

- Ältere hyperthyreote Menschen haben in aller Regel weniger typische Symptome und Zeichen als jüngere Patienten. Oft findet sich z. B. keine Struma und keine typische endokrine Ophthalmopathie.
- **Häufigere Symptome:**
  - Gewichtsverlust, Unwohlsein.
  - Muskelschwäche, Muskelschwund.
  - Palpitationen.
  - Vorhofflimmern, Extrasystolie.
  - Angina pectoris, Herzinsuffizienz.
  - Verwirrtheit, Delir.
- **Seltenere Symptome:**
  - Wärmeintoleranz.
  - Polyphagie, Hyperdefäkation.
  - Nervosität.
  - Sinustachykardie.
  - Ophthalmopathie.
  - Diffuse Struma.
- **Spezifisch geriatrische Symptome:** „Apathische Hyperthyreose", welche mit Schwäche, Gewichtsverlust, Lethargie und Depression eine chronisch-konsumierende Erkrankung vortäuscht.

Diagnostik

- **Vorbemerkung:**
  - Klinische Symptome und Zeichen sind atypisch, Laboruntersuchungen sind deshalb entscheidend wichtig.
  - Euthyroid sick-Syndrom als DD stets in Erwägung ziehen (S. 426).

37.1 Hyperthyreose

- **Laborscreening:** Bei allen in eine geriatrische Institution eintretenden Patienten sowie beim Vorliegen von auch nur vagen und unspezifischen Symptomen: TSH-Bestimmung als Screening-Test (TSH-Test der 3. Generation-Sensitivität bis 0,01 mU/l!).
- **Laborkonstellation:** TSH vermindert (< 0,1 mU/l), fT4 erhöht (> 26 pmol/l), T3 erhöht (> 2,8 nmol/l), TRH-Test abnorm. Ein TSH < 0,1 mU/l ergibt den Verdacht auf Hyperthyreose, welcher durch das Resultat eines erhöhten fT4 bestätigt wird. Bei supprimiertem TSH und normalem fT4: T3-Bestimmung.
- **TRH-Test:** Bestimmung des TRH-stimulierten TSH bei grenzwertigen TSH- bzw. fT4-Werten. Signifikanter TSH-Anstieg schließt Hyperthyreose aus.
- **Antikörper:** Bestimmung der Thyreoidea-stimulierenden Immunglobuline (TSI, Synonym: TSH-Rezeptor-Autoantikörper = TRAK), der antimikrosomalen Antikörper (MAK) zur ätiologischen Zuordnung einer Hyperthyreose (M. Basedow bzw. hyperthyreote Phase einer Hashimoto-Thyreoiditis).
- **Schilddrüsensonographie:** Bei allen hyperthyreoten Patienten zum Nachweis von Knoten oder einer diffus vergrößerten Struma.
- **Schilddrüsenszintigraphie:** Bei Hyperthyreose und sonographisch oder klinisch festgestellten Schilddrüsenknoten.

Therapie

- **Die Therapie ist abhängig von der Ätiologie der Hyperthyreose:**
  - *Radiotherapie:* Therapie der Wahl bei älteren Patienten mit Morbus Basedow, multinodulärer toxischer Struma oder einem toxischen Adenom.
    - Bis zu deren Wirkungseintritt (ca. 6–12 Wochen) thyreostatische Therapie: z. B. Thiamazol (Tapazole, Favistan) 3 × 5 mg/d *oder* Propylthiouracil (Propythiouracil Lederle, Propycilin) 3 × 50 mg/d, Carbimazol 20–45 mg/d.
    - Bei Tachykardie mit β-Blocker (s. u.) kombinieren.
  - *β-Blocker:* z. B. Propranolol (Inderal, Dociton) 3–4 × 10–40 mg/d zur symptomatischen Therapie (kardiovaskuläre Protektion!); auch dann frühzeitig, wenn die Ätiologie der Hyperthyreose noch nicht klar ist. *Cave* Kontraindikationen beachten (vgl. S. 244)!
  - *Therapie transienter Hyperthyreose-Formen* (nach Einnahme zu hoher Dosen Levothyroxin, nach Jod-Ingestion oder bei subakuter Thyreoiditis): Protektive Therapie mit β-Blockern (z. B. Propranolol [Inderal, Dociton; s. o.] oder Atenolol [Tenormin 25–50 mg/d]), evtl. Thyreostatika (wie Thiamazol, Carbimazol oder Propylthiouracil; s. o.). Thyreostatika sind bei subakuter Thyreoiditis unwirksam, hier symptomatisch nicht steroidale Antirheumatika/Salicylate.
  - *Chirurgische Therapie (Strumektomie):* Nur beim Vorliegen einer großen Knotenstruma mit Trachealkompression. Die Operationsrisiken sind im Alter besonders sorgfältig abzuwägen.
- **Kontrollen:** Nach Therapiebeginn 2–3-wöchentliche Kontrollen von TSH und fT$_4$ bis zur Normalisierung, dann in größeren Abständen. Beachte therapieinduzierte Hypothyreose und Nebenwirkungen der Thyreostatika (z. B. regelmäßige Kontrolle der Leukozyten wegen Gefahr der Agranulozytose).

37.2 Hypothyreose

Grundlagen

- **Definitionen:**
  - *Hypothyreose:* Klinischer Zustand resultierend aus mangelnder Versorgung der Körperzellen mit Schilddrüsenhormonen.
  - *Primäre Hypothyreose:* Verminderte Schilddrüsenhormon-Ausschüttung wegen Erkrankung/Dysfunktion der Schilddrüse (Mehrzahl der Fälle).
  - *Sekundäre und tertiäre Hypothyreose:* Schilddrüsendysfunktion wegen mangelnder TSH- resp. TRH-Sekretion.
  - *Subklinische Hypothyreose:* Erhöhter basaler und TRH-stimulierter TSH-Wert bei normalem Serumthyroxin und unauffälliger Klinik.
- **Geriatrische Bedeutung:** Prävalenz mit dem Alter stetig zunehmend:
  - Bei > 80 J. Hypothyreose in 3–6 %, subklinische Hypothyreose in ca. 10 %
  - Frauen >> Männer.

Ätiologie

- **Häufigste Ursache beim älteren Menschen:** Schilddrüsenatrophie bei/nach chronischer Thyreoiditis Hashimoto.
- **Etwas seltener:** Iatrogene Hypothyreosen:
  - Zustand nach subtotaler Thyreoidektomie bzw. Radiojodtherapie. Risiko für nachfolgende Hypothyreose ca. 20–40 % im 1. Jahr, dann ca. 2–4 % pro Jahr.
  - Therapie mit Thyreostatika bei mangelnder Therapiekontrolle.
  - Aufnahme größerer Mengen Jod (Röntgenkontrastmittel, Amiodaron), die Hemmung der Schilddrüsenhormonsynthese ist dann üblicherweise reversibel.
- **Selten bis sehr selten:** Hypothyreosen unter Lithium-Therapie, bei Jodmangel (heute v. a. in Ländern der Dritten Welt) sowie sekundäre und tertiäre Hypothyreosen bei krankhaften Prozessen in Hypophyse/Hypothalamus: Tumoren, Traumata, Radiotherapie, Morbus Boeck, Tuberkulose, Amyloidose.

Klinik

- **Vorbemerkung:** Die Diagnose einer Hypothyreose wird oft diagnostisch verpasst (Begleiterkrankungen, „Alter"!).
- **Allgemeine Leitsymptome:**
  - Müdigkeit, Schwäche, Schlafbedürfnis, mentale Verlangsamung.
  - Kälteintoleranz und vermindertes Schwitzen.
  - Aber auch: Stürze, neu auftretende Inkontinenz.
- **Mögliche Organmanifestationen:**
  - Depressive bzw. demenzielle oder paranoid-delirante Zustandsbilder.
  - Einklemmungsneuropathien (Karpaltunnel-Syndrom).
  - Herzinsuffizienz infolge vermindertem Schlagvolumen bzw. verminderter Herzfrequenz; Dilatation des Herzens, Perikarderguß.
  - Ödeme, Hyponatriämie bei reduzierter glomerulärer Filtration.
  - Anämie infolge verminderter Erythropoetin-Produktion.
  - Extreme Obstipation.
  - (Aggravierte) Schwerhörigkeit.
  - Muskelschwäche, Arthralgien.

Diagnostik

- **Vorbemerkung:** Klinische Symptome und Zeichen sind oft atypisch, Laboruntersuchungen sind deshalb entscheidend wichtig.

37.2 Hypothyreose

- **Laborscreening:** Bei allen in eine geriatrische Institution eintretenden Patienten sowie beim Vorliegen von auch nur vagen und unspezifischen Symptomen: TSH-Bestimmung als Screening!
- **Klassische Laborkonstellation:** TSH erhöht (> 10 mU/l), fT_4 erniedrigt (< 10 pmol/l).
- **Reserve-Labortests:**
  - T3-Bestimmung (u. a. bei Diskrepanz zwischen TSH- und fT_4-Werten, Kontrolle der Schilddrüsenfunktion unter Amiodaron-Therapie).
  - Bestimmung der antimikrosomalen Antikörper (bei erhöhtem TSH und normalem fT_4 zur Zuordnung einer subklinischen Hypothyreose).
  - TRH-Test: TRH-stimuliertes TSH zur Differenzierung zwischen primärer und sekundärer Hypothyreose.

Differenzialdiagnose

- **Euthyroid-sick-syndrome:** Abnorme Schilddrüsenfunktionswerte in Euthyreose bei akuter oder chronisch konsumierender Krankheit (Laborkonstellation TSH normal bis leicht erniedrigt, fT4 normal bis erniedrigt, T3 erniedrigt, TRH-Test normal bis erniedrigt!). (Leichte) Erhöhung von Gesamt-T4 resp. fT4 möglich. Vorkommen bei Psychiatriepatienten (ZNS-Stimulanzien) oder bei akuter Hepatitis.

Therapie

- **Bei manifester Hypothyreose:**
  - Orale Gabe von Levothyroxin (z. B. Eltroxin, Euthyrox). Die übliche Ersatzdosis ist bei älteren Menschen geringer als bei jüngeren (altersabhängige Reduktion der T4-Clearance und Zunahme der T4-Halbwertszeit um ca. 50 % auf 9 Tage). *Dosierung:* Therapiebeginn (außer im hypothyreoten Koma!) Levothyroxin 0,0125–0,025 mg/d. Dosis-Erhöhung um 0,0125 mg alle 2–3 Wochen. Erhaltungsdosis: In der Regel 0,05–0,15 mg/d.
  - Kortison-Substitution bei Zeichen konkomitierender Nebenniereninsuffizienz.
- **Bei sekundärer/tertiärer Hypothyreose:** 6–12-monatliche TSH-Kontrollen. Levothyroxinsubstitution in der Regel bei TSH > 10 mU/l, v. a. bei gleichzeitigem Vorliegen von antimikrosomalen Antikörpern (in dieser Konstellation Entwicklung einer manifesten Hypothyreose in ca. 7 % der Fälle pro Jahr).
- **Kontrollen:** Die Kriterien der Therapie-Steuerung sind der TSH-Wert (sollte bei primärer Hypothyreose unter Therapie im Normalbereich liegen!) und der klinische Zustand des Patienten (kardiovaskuläre Stabilität und Symptomfreiheit; gesteigerter Antrieb!). Nach Kompensation der Schilddrüsenfunktion: 6–12-monatliche Kontrollen des klinischen Zustandes und des TSH-Wertes.

37.3 Schilddrüsenknoten

Grundlagen

- **Definition:** Palpable oder sonographisch nachweisbare Bezirke in der Schilddrüse mit veränderter Gewebestruktur.
- **Geriatrische Bedeutung:**
  - Knotige Schilddrüsenveränderungen sind bei Geriatriepatienten und in Jodmangelgebieten häufig. Bei Hochbetagten: Bis zu 90% der Frauen und 50% der Männer.
  - Es ist folgendes zu bedenken:
    - Schilddrüsenkarzinome sind in allen Altersgruppen generell sehr selten (ca. 4 pro Jahr pro 1 Million Menschen).
    - Bei einem singulären Knoten ist die Wahrscheinlichkeit des Vorliegens eines Malignoms höher als bei einer multinodulären Struma.
    - Nur ca. 10% der singulären Knoten sind maligne, wobei über die Hälfte dieser Malignome unter Therapie eine gute Prognose haben.
    - So genannte klinisch-solitäre Schilddrüsenknoten sind in Wahrheit oft Teil einer multinodulären Struma.
    - So genannte neue Schilddrüsenknoten sind oft neu entdeckte, aber schon länger bestehende Knoten.
- **Ätiologie:**
  - Meist knotige Umwandlung einer euthyreoten Struma in Jodmangelgebieten.
  - Schilddrüsenadenome mit euthyreoter oder hyperthyreoter Stoffwechsellage.
  - Benigne Veränderungen thyreoidalen Ursprungs: Adenome, Zysten, akute und subakute Thyreoiditis, Thyreoiditis Hashimoto.
  - Maligne Knoten: Von den malignen Schilddrüsenveränderungen beim älteren Patienten sind ca. 35% papilläre, je 20% follikuläre und anaplastische und 15% medulläre Karzinome. Die restlichen 10% entsprechen Lymphomen, Sarkomen und Metastasen.

Klinik

- **Akute, eitrige Thyreoiditis:** Rasche Entwicklung eines schmerzhaften, druckdolenten Schilddrüsenknotens mit Fieber und Leukozytose.
- **Subakute Thyreoiditis de Quervain:** Hinweise sind eine schmerzhafte, dolente, derbe Schwellung mit/ohne Fieber und Leukozytose und eine Anamnese eines Infektes der oberen Luftwege mit Halsschmerzen.
- Eine schmerzhafte, dolente Schwellung kann auch einer akuten Blutung in eine vorher symptomlose Zyste oder in ein Adenom entsprechen.
- **Besonderer Malignomverdacht bei:**
  - Männlichem Geschlecht.
  - Anamnese: Frühere Bestrahlung der Halsregion.
  - Wachstum des Knotens oder neu aufgekommener Heiserkeit.
  - Sehr hartem Knoten bei Palpation.

Differenzialdiagnose

- Benigne Veränderungen nichtthyreoidalen Ursprungs: Lymphknoten, Aneurysmen, parathyreoidale Adenome und Zysten, Ductus-thyreoglossus-Zysten.

37.3 Schilddrüsenknoten

Diagnostik

- **Sonographie und Feinnadelpunktion:**
  - Bei positiver Zytologie: Zur chirurgisch-onkologischen Therapie überweisen!
  - Bei verdächtiger Zytologie: Schilddrüsenszintigraphie.
  - Bei nichtdiagnostischer Zytologie: Wiederholung der Feinnadelpunktion.
  - Bei bezüglich Malignität negativer Zytologie: Sonographische Kontrolle in 6 Monaten und Abschluss, wenn kein Wachstum erfolgt ist. Sonst Wiederholung der Feinnadelpunktion.
- **Schilddrüsenfunktionstests:**
  - TSH, fT$_4$, evtl. fT$_3$ zur Diagnose einer begleitenden Hyper-/Hypothyreose.
  - *Hinweis:*
    - Maligne Knoten sind in der Regel hormonell inaktiv (Euthyreose).
    - Begleitende Hyperthyreose: Bei toxischen Adenomen, multinodulärer toxischer Struma, akuter Phase einer Thyreoiditis de Quervain oder Hashimoto-Thyreoiditis.
    - Begleitende Hypothyreose: Bei chronischer Thyreoiditis Hashimoto.
- **Calcitonin** (erhöht bei medullärem Schilddrüsenkarzinom!).

Therapie

- **Zytologisch maligne Knoten:** Meist eine Kombination von mehr oder weniger radikaler Thyreoidektomie, Radiojodbehandlung, perkutaner Strahlentherapie und medikamentöser Therapie. Besondere Aspekte für jeden individuellen Fall.
- **Zytologisch verdächtige Knoten:** Bei szintigraphisch kalten oder warmen Knoten ist eine differenzierte individuelle Behandlung einzuleiten (s. o.). Bei szintigraphisch heißen Knoten: Sonographische Kontrolle in 6 Monaten. Falls eine Hyperthyreose vorliegt, sollte diese therapiert werden.
- **Akute, eitrige Thyreoiditis:** Punktion bei Abszessen. Breitbandantibiotikatherapie. Lokal kühlende Maßnahmen. Schmerztherapie.
- **Subakute Thyreoiditis:** Nichtsteroidale Antirheumatika/Salizylate. Ausnahmsweise Glukokortikoide in abfallender Dosierung über 2–3 Monate. Bei Hyperthyreose Betablocker; Thyreostatika sind wirkungslos.

38.1 Arthrose

Grundlagen

- **Definition:** Chronisch verlaufender Prozess mit primär fokalem Schaden des hyalinen Knorpels. Später Einbezug der Synovialis, des subchondralen Knochens sowie des periartikulären Gewebes. Am häufigsten betroffen sind kleine Wirbelgelenke, Fingergelenke, Knie und Hüften. Nur ein Teil der radiologischen Arthrosen sind symptomatisch.
- **Einteilung:**
  - *Nach der Ursache:* Primäre Arthrose (ohne erkennbare Ursache), *sekundäre* Arthrose (Ursache nachweisbar).
  - *Klinisch: Latent/manifest* (mit subjektiven Beschwerden), *aktiviert* (mit Entzündungszeichen).
- **Allgemeine Klinik:** Anlauf-, Ermüdungs- und Belastungsschmerz, oft mit Steifigkeitsgefühl, Kraftverminderung (spät).

Gonarthrose

- **Definition:** Arthrose des Kniegelenkes.
- **Häufigkeit:** Häufigste Arthrose der großen Gelenke. Einzeln oder in Kombination sind betroffen: Femoropatellares (50%), mediales (75%) und laterales (25%) femorotibiales Kompartiment. Meist sind beide Knie befallen. Überwiegend sind Frauen betroffen.
- **Klinik:**
  - *Symptome:* Schmerzen entsprechend der Lokalisation der Arthrose: Anterior bei Femoropatellararthrose (Schmerzen beim Treppabgehen), im ganzen Knie (femorotibial). Frühzeichen sind Anlauf- und Belastungsschmerz, später bei Ermüdung, Kauern; Gangunsicherheit, Einknicken.
  - *Befunde:* Schmerzauslösung durch Verschieben der Patella unter Druck, eingeschränkte Gelenksfunktion, endgradig schmerzhafte Flexion (aktivierte Arthrose). Spätzeichen sind Bandinstabilität, Fehlstellung und Deformierung.
- **Therapie:**
  - *Medikamentös:* Analgesie mittels Paracetamol, bis 4 g/d, wenn ungenügend wirksam, nichtsteroidale Antirheumatika (NSAR), Lokalinfiltration (bei Periarthropathie), intraartikuläre Steroide (bei aktivierter Arthrose).
  - *Physikalische Therapie:* Kryotherapie bei Überwärmung und starker Periarthropathie; Wärmemaßnahmen bei chronischer Arthrose ohne Aktivierungszeichen. Gymnastik, sobald Aktivierung abgeklungen, dabei Kräftigung und Ausdauertraining (Quadrizepsmuskulatur). Gehbad hilfreich.

Koxarthrose

- **Definition:** Arthrose des Hüftgelenks.
- **Häufigkeit:** Starke Zunahme nach 50. Lebensjahr, Frauen = Männer. Adipositas beschleunigt Progredienz.
- **Klinik:**
  - *Symptome:* Frühsymptom ist Schmerz, insbesondere inguinal. Früh Anlauf- und Belastungsschmerz, später Ermüdungs- und Dauerschmerz. Schmerzlokalisation über Trochanter major als Hinweis für Periarthropathie. Funktionelle Einschränkung spät.
    - *Achtung:* Häufig in das Kniegelenk projizierte Schmerzen!
  - *Befunde:* Früh eingeschränkt sind Innenrotation und kombinierte Abduktion/Außenrotation (Viererzeichen, Schneidersitz). Flexion erst in Spät-

38.1 Arthrose

stadien eingeschränkt. Schmerz und Muskelatrophie führt zu Duchenne- bzw. Trendelenburg-Hinken. Flexionskontraktur mit sekundärer Beckenkippung und kompensatorisch verstärkter Lendenlordose.

▶ **Therapie:**
- *Medikamentös:* s. Gonarthrose, Periarthropathie an der Hüfte häufiger.
- *Physikalische Therapie:*
  • Periarthropathie: Akut Kryotherapie. Im subakuten chronischen Stadium Wärmemaßnahmen.
    Ultraschall bei Periarthropathie, insbesondere peritrochantär.
  • Gymnastik und Massage zur Muskulaturlockerung (Muskeldehnung, Triggerpunkt-Behandlung).
  • Anschließend Kräftigung und Ausdauertraining. Bewegungsbad.
  • Weiche Sohlen als Schockabsorber.
- *Gelenkersatz:* Bei therapieresistentem Schmerz und/oder starker funktioneller Einschränkung rasche Operation (bei gutem Allgemeinzustand), um Sekundärfolgen vorzubeugen (Muskelatrophie!).

Finger- und Zehenarthrose

▶ **Definition:**
- Distales Interphalangealgelenk (DIP): Heberden-Arthrose.
- Proximales Interphalangealgelenk (PIP): Bouchard-Arthrose.
- Karpometakarpalgelenk I (CM I): Rhizarthrose.
- Metatarsophalangealgelenk (MCP) der Großzehe: Hallux valgus.

▶ **Klinik:**
- *Fingerarthrosen:* Polyartikulär symmetrisch, oft beschwerdearm. Bei aktivierter Arthrose Druck- und Bewegungsschmerz, besonders schmerzhaft Rhizarthrose.
- *Hallux valgus:* Arthrose infolge Fehlstellung und Fehlbelastung.

▶ **Therapie:**
- *Hallux valgus:* Einlagen mit retrokapitaler Abstützung, keine weichen Sohlen. Chirurgische Behandlung bei Therapieresistenz.
- *Finger:* Fingerübungen zur Kräftigung in handwarmem Wasser. NSAR bei Bedarf. Bei stark schmerzhafter Rhizarthrose Daumen-Stabilisationsschiene nachts, bei Bedarf intraartikuläre Steroidapplikation.

38.2 Kristallarthropathien

Grundlagen

- **Definition:** Akute und chronische Arthro-/Periarthropathien durch Ablagerung von Mikrokristallen.
- **Einteilung:** Arthritis urica (Gicht), Kalziumpyrophosphat-Arthropathie (Pseudogicht, Chondrokalzinose), Hydroxyapatitkrankheit.
- **Prädilektionsstellen:**
  - Gicht: Großzehengrundgelenk, Kniegelenk.
  - Kalziumpyrophosphat-Arthropathie: Hand-, Knie- und Schultergelenk.
  - Hydroxyapatitkrankheit: Hand-, Finger-, Schultergelenk.

Gicht (Arthritis urica)

- **Definition:** Hyperurikämie bei Störung des Purinstoffwechsels mit Ablagerung von Natriumuratkristallen in Gelenken, subkutanem Gewebe und Organen (Niere).
- **Häufigkeit:** > 90 % Männer, Altersgipfel 40–50 Jahre; bei Frauen erst nach der Menopause.
- **Diagnose:** Uratkristallnachweis im Gelenkspunktat, Hyperurikämie (kann im Schub fehlen).
- **Klinik:**
  - *Akut:* Äußerst schmerzhafte Schwellung und Rötung.
  - *Chronisch:* Oft mit Gelenksdestruktionen und extraartikulären Manifestationen (Nieren).
- **Therapie:** Vermeiden von Alkohol und purinreichen Mahlzeiten.
  - *Akut:* NSAR (z. B. Diclofenac [z. B. Voltaren] 3 × 50 mg/d oder Ibuprofen [z. B. Porfen] 3 × 400 mg/d), allenfalls intraartikuläre Steroide.
  - *Chronisch:* NSAR (s. o.) und Behandlung der Hyperurikämie mit Allopurinol (Zyloric) 100–300 mg/d.

Kalziumpyrophosphat-Arthropathie (Pseudogicht)

- **Definition:** Arthropathie durch Ablagerung von Kalziumpyrophosphat-Kristallen in Knorpel und periartikulärem Gewebe.
- **Häufigkeit:** Eine der häufigsten Arthritisformen im Alter über 70 Jahre. Frauen = Männer.
- **Diagnose:** Kristallnachweis im Gelenkspunktat, radiologisch typische kontrastreiche Kalkablagerungen (besonders Handgelenke und Knie).
- **Klinik:**
  - *Akut:* Wie Gicht (→ „Pseudogicht"!) mit stark schmerzhafter Schwellung und Rötung.
  - *Chronisch:* Mäßig schmerzhaft oder asymptomatisch. Hohes Fieber und Entzündungszeichen möglich (besonders bei Schultererkrankung). Auslösung einer Pseudogicht gelegentlich durch Trauma, Operationen und Infekte.
- **Therapie:**
  - *Akut:* Kryotherapie, NSAR, intraartikuläre Steroide.
  - *Chronisch:* Magnesiumsalze (bessere Löslichkeit der Kalzium-Pyrophosphat-Kristalle).

Hydroxyapatitkrankheit

- **Definition:** Entzündliche, oft rezidivierende, vorwiegend periartikuläre Schübe bei kapsulären und periartikulären Hydroxyapatitablagerungen (radiologisch nachweisbar).

38.2 Kristallarthropathien

- **Klinik:** Anfälle von akuten Periarthritiden, seltener Arthritiden. Bevorzugt Schultergelenk (Periarthritis humero-scapularis calcarea), Hüftgelenk (besonders Trochanter major) und Hände. Fieber und Entzündungszeichen möglich.
- **Diagnostik:** Röntgen (Verkalkungen periartikulär).
- **Therapie:** Kälte, NSAR oder Kortikosteroide (peri-/intraartikulär).

38.3 Degenerative Wirbelsäulenerkrankungen

Grundlagen

- **Definition:** Chronischer degenerativer Prozess der Wirbelsäule mit teils regressiven, teils produktiven Veränderungen des Bewegungssegments (Bandscheibe, Wirbelkörper, Intervertebralgelenke, Ligamente). Degenerative Veränderungen: Chondrose, Osteochondrose, Spondylose und Spondylarthrose.
- **Häufigkeit:** Hohe Prävalenz, > 80% der Erwachsenen haben ab und zu Rücken- und Kreuzschmerzen, beständige Beschwerden bei 50%, mit dem Alter zunehmend bis > 70%.
- **Einteilung:**
  - *Nach Befundlokalisation:* Zervikal, thorakal, lumbal, sakral (am häufigsten betroffen: Untere LWS, lumbosakraler Übergang, untere und obere HWS).
  - *Nach pathologischem Befund:* Vertebral, spondylogen, radikulär, Kompression.

Vertebrales Syndrom

- **Definition:** Erkrankung von Bewegungssegmenten mit daraus folgenden segmentalen Funktionsstörungen.
- **Symptome:** Dumpfer Schmerz mit Provokation durch Lagewechsel/Belastung, Funktionsstörung mit Blockierung und Muskelverspannung.
- **Befunde:**
  - Segmentale Haltungsveränderung: Skoliose, Streckhaltung, Kyphose, Lordose.
  - Funktionsstörung (Blockierung: Hypomotilität, Lockerung: Hypermotilität), reaktive Weichteilveränderungen, Irritationszonen im Bereich des gestörten Segmentes.
- **Therapie:** Siehe Tab. 96.

Spondylogenes Syndrom (pseudoradikulär)

- **Definition:** Erkrankung des Bewegungssegmentes mit sekundären peripheren Irritationserscheinungen (vasomotorisch, sensorisch, vegetativ, muskulär).
- **Symptome:** Schmerz mit pseudoradikulärer (nicht dem Nervenverlauf folgender) Ausstrahlung. Schmerzprovokation durch Lagewechsel/Belastung. Muskelverspannung. Nicht klar definierbare Parästhesien.
- **Befunde:** Zusätzlich zu vertebraler Symptomatik: Weichteil-Symptome (Kettentendinosen!), positives Pseudo-Lasègue-Zeichen.
- **Therapie:** Siehe Tab. 96.

Kompressionssyndrome (radikulär)

- **Definition:** Mechanische Kompression im Wirbelsäulenbereich (Nervenwurzel, Medulla, Gefäße).
- **Symptome:** Radikuläre Schmerzausstrahlung, Schmerzprovokation durch Husten, Niesen, Pressen und Flexion/Hyperextension.
- **Befunde:**
  - *Spinale radikuläre Symptomatik:* Motorische und sensible Ausfälle, positives Lasègue-Zeichen. Bei medianer Diskushernie: Vorwiegend vertebrale Symptomatik (s. o. vertebrales Syndrom).

38.3 Degenerative Wirbelsäulenerkrankungen

- *Cauda-equina-Kompressionssyndrom:* Fußheber/Fußsenker-Parese, Reithosen-Anästhesie, Achillessehnenreflexe bds. fehlend, Blasenlähmung (Harnverhaltung, Harn/Stuhl-Inkontinenz).
- *Spinalkanalstenose:* (s. u.).
▶ **Therapie:** Siehe Tab. 96. Chirurgische Therapie nur mit größter Zurückhaltung erwägen, v. a. bei Blasenlähmung, da sich die neurologischen Defizite meist auch unter konservativer Therapie zurückbilden.

Syndrom des engen Spinalkanals (radikulär)

▶ **Definition:** Therapierefraktäre Lumboischialgie mit Claudicatio intermittens und lage- und haltungsabhängigen Parästhesien der Beine durch Kompression im Spinalkanal zentralmedullär und/oder lateral-radikulär.
▶ **Häufigkeit:** 5 % der Bevölkerung. Mit dem Alter zunehmend. Männer/Frauen = 1 : 4. Geriatrisch wichtigste degenerative Wirbelsäulenerkrankung!
▶ **Klinik:**
- *Symptome:* Ischialgieforme Rückenschmerzen, bei längerem Stehen oder Gehen: Claudicatio intermittens (90 % der Patienten) und Parästhesien der Beine (55 %).
- *Befunde:* Positiver Positionstest: Schmerzprovokation durch Reklination, Schmerzlinderung durch Inklination!
- *Diagnose:* Radiologie (beweisend): CT, MRT.
▶ **Klinische Formen:**
- *Laterale Kanalstenose:* Radikulopathie mit mitigierter Ischiassymptomatik (Einengung von Recessus lateralis/Foramina intervertebralia durch Facettenarthrose und/oder Pseudospondylolisthesis mit Drehgleiten der Wirbelkörper).
- *Zentrale Kanalstenose:* Kompression von Medulla oder Cauda equina mit neurogener Claudicatio intermittens (Osteoligamentäre Einengung durch Wirbelkörperosteophyten, Bogenhypertrophie, dorsomedialen Bandscheibenvorfall oder Hypertrophie der Ligamenta flava).
- *Mischtyp:* Gleichzeitig laterale und zentrale Kompression (50 % der Patienten).
▶ **Therapie:** Medikamentöse und physikalische Therapie: s. Tab. 96.
- *Konservativ-medizinisch:* Epidurale Injektion von Anästhetika mit/ohne Steroidzusatz, Infiltrationen interspinal und im Bereich der Insertionstendinosen und Irritationszonen (oft nur temporär erfolgreich!).
- *Chirurgisch:* Indikation: Immobilität bei erhaltenen kognitiven Fähigkeiten, wenn die konservative Behandlung erfolglos war. Facetektomie, Foraminotomie und/oder Hemilaminektomie (bis ins höchste Alter durchführbar, gute Langzeitresultate bei > 85 % der Patienten).

38.3 Degenerative Wirbelsäulenerkrankungen

Tabelle 96 Konservative Therapie der degenerativen Wirbelsäulenerkrankungen

	Erkrankungstyp					
	vertebral		spondylogen		radikulär	
	akut	chronisch	akut	chronisch	akut	chronisch
medikamentöse Therapie						
Analgetika						
– peripher wirksam	+	++	+	++	+	++
– zentral wirksam	(+)	–	+	–	+	–
NSAID	++	++	++	++	++	++
Muskelrelaxanzien	++	++	++	++	++	++
Antidepressiva	–	+	–	++	+	+
physikalische Therapie						
passiv:						
– kalte Packungen	++	–	++	–	+++	(+)
– warme Packungen (Heublumen, Fango usw.)	–	++	–	++	–	++
– Massage	+	+	+	+	+	+
– Elektrotherapie, Diathermie	+	+	+	+	++	++
– TENS	+	+	+	+	+	+
– Traktion	–	–	+	+	+	+
aktiv: Gymnastik	(+)	++	(+)	++	+	++

38.4 Metabolische Osteopathien – Grundlagen

Grundlagen

- **Definition:** Erworbene generalisierte Knochenerkrankung durch knochenspezifische Stoffwechselstörungen.
- **Einteilung:** Osteoporose, Osteomalazie, Hyperparathyreoidismus, Renale Osteodystrophie und andere komplexe Störungen.

Differenzialdiagnose (Tab. 97)

Tabelle 97 Differenzialdiagnose der Osteomalazien: Laborchemische und röntgenologische Kriterien

	DD	Osteo-porose	Osteo-malazie	Hyperparathyreoidismus		
				pHPT	sHPT	
					intestinal	renal
Labor (Serum)	- Ca^{2+}	$\rightarrow$	$\downarrow, \rightarrow$	$\uparrow$	$\downarrow$	$\downarrow, \rightarrow$
	- Phosphat	$\rightarrow$	$\downarrow, \rightarrow$	$\downarrow, \rightarrow$	$\downarrow, \rightarrow$	$\uparrow$
	- AP	$\rightarrow, (\uparrow)$	$\uparrow$	$\uparrow, \rightarrow$	$\uparrow$	$\uparrow$
	- PTH	$\rightarrow$	$\uparrow, \rightarrow$	$\uparrow$	$\uparrow$	$\uparrow$
Röntgen	Strahlentransparenz $\uparrow$	+	+	+	+	+, $\emptyset$
	Keil-/Fischwirbel	+	+	+	+	+
	Looser-Umbauzonen	$\emptyset$	+	$\emptyset$	+	+
	subperiostale Resorption	$\emptyset$	$\emptyset$	+	(+)	+
	Zysten	$\emptyset$	$\emptyset$	+	(+)	(+)

$\uparrow$ = erhöht; $\downarrow$ = erniedrigt; $\rightarrow$ = normal; + = vorhanden bzw. möglich; $\emptyset$ = fehlt; pHPT = primärer Hyperparathyroidismus; sHPT = sekundärer HPT; AP = alkalische Phosphatase; PTH = Parathormon

38.5 Metabolische Osteopathien – Osteomalazie

Grundlagen

- **Definition:** Generalisierte Skeletterkrankung mit Mineralisationsstörung der Knochenmatrix durch Störung im Kalziumphosphatstoffwechsel.
  Vermehrung des nichtmineralisierten Osteoids bei Verminderung des Mineralgehaltes der Knochen. Als Folge: Verbiegung, Fischwirbelbildungen und Pseudofrakturen an typischen Lokalisationen: Femur, Becken, Skapula, proximale Fibula und Metatarsalia.
- **Häufigkeit:** 4 % der hospitalisierten Erwachsenen, bei Hüftfraktur 10–20 % der Patienten, bei > 90 J. gar 30 %.
- **Ursache:** Bei älteren Menschen am häufigsten Vitamin-D-Mangel (Mangel an Sonnenlicht, intestinale/renale Krankheit, Therapie mit Antikonvulsiva oder Fluoriden).

Klinik, Diagnostik

- **Symptome:** Generalisierte Schmerzen am Skelett und unbestimmt in der Muskulatur, beim Gehen oft in der Leistengegend. Gehstörung (Schmerz/Muskelschwäche!).
- **Befunde:** Varisierung der Schenkelhälse, Muskelschwäche, Watschelgang; bei Frakturen akute Immobilität.
- **Diagnose:** Klinische Symptomatik, Labor, Radiologie (WS: Deformierungen und diffuse Atrophie, Becken: Looser-Umbauzonen, Rippen: Frakturen), Knochenbiopsie.

Therapie

- **Medikamentöse Therapie:** 300 000 E Vit. D i. m. alle 6–12 Monate oder 1000 E p. o./d, evtl. Zugabe von Kalzium 1000 mg/d.
- **Physikalische Therapie** (für alle metabolischen Osteopathien):
  - *Akute Schmerzphasen* (meist frische Frakturen!): Ruhigstellung (so kurz wie möglich; Mobilisation nach Fraktur, sobald Schmerzen es zulassen!), lokale Kryotherapien, Elektrotherapie mit transkutaner Nervenstimulation, Ultraschall.
  - *Chronisches Stadium:* Muskelrelaxierende Wärmeapplikation, detonisierende leichte Massage, Interferenzstromtherapie. Aktive Maßnahmen: Schwimmen, stabilisierende und kräftigende Gymnastik. Orthopädische Lendenstützbandage. Rückenschule.

38.6 Metabolische Osteopathien – Osteoporose

Grundlagen

- **Definition:** Verlust von Knochenmasse, -struktur, -funktion einhergehend mit Schmerzen und gesteigertem Frakturrisiko bevorzugt in der Wirbelsäule.
- **Epidemiologie:**
  - In der Geriatrie spielt fast ausschließlich die primäre Osteoporose eine Rolle.
  - Nur etwa 5 % aller Osteoporosen sind sekundär verursacht, meist durch Immobilisation und iatrogen (s. u.). Es besteht eine deutliche Verteilung zugunsten des weiblichen Geschlechts, etwa 85 % aller Osteoporosen betreffen Frauen.
- **Pathogenetische Einteilung:**
  - *Primäre Osteoporose:* Sie wird unterteilt in einen postmenopausalen Typ I und einen senilen Typ II (Tab. 98).
  - *Sekundäre Osteoporose:* Im Rahmen anderer Erkrankungen kommt es zu Osteoporose – mögliche Ursachen:
    - Hereditäre Erkrankungen: Marfan-Syndrom, Osteogenesis imperfecta.
    - Endokrine Erkrankungen: Hyperthyreose, Diabetes mellitus, Hyperkortisolismus, Gonadendysfunktion.
    - Kalzium- und Vitamin D-Mangel bei Malabsorption.
    - Immobilisation, z. B. auch bei der zirkumskripten Osteoporose bei Morbus Sudeck, rheumatoider Arthritis.
    - Medikamentös bedingt durch Kortison und Heparin.

Tabelle 98 Grundtypen der altersbezogenen Osteoporose

	Typ I (postmenopausal)	Typ II (altersbedingt)
Alter (Jahre)	50–75	> 75
Geschlechtsverteilung F : M	6 : 1	2 : 1
Typ des Knochenverlusts	hauptsächlich trabekulär	trabekulär + kortikal
Knochenverlustrate	beschleunigt	nicht beschleunigt
Frakturorte	Wirbelkörperkompression	multiple Keilwirbel
	distaler Radius	Hüfte
Nebenschilddrüsenfunktion	↓	↑
Ca^{2+}-Absorption	↓	↓
Metabolismus von $25(OH)$-D_3 in $1,25(OH)_2D_3$	sekundär ↓	primär ↓

Risikofaktoren bei Frauen

- Postmenopause (bis 20 Jahre nach Menopause).
- Frühe Menopause.
- Nullipara.
- Positive Familienanamnese hinsichtlich Osteoporose.
- Kleine Statur, kleine Knochen.
- Geringe Kalziumeinnahme.
- Inaktivität und Immobilität.

38.6 Metabolische Osteopathien – Osteoporose

- Status nach Magen- oder Dünndarmresektionen.
- Langzeittherapie mit Steroiden oder Antiepileptika.
- Hyperparathyreoidismus.
- Thyreotoxikose.
- Rauchen.
- Exzessiver Alkoholkonsum.

Diagnostik

- **Akute Schmerzphase** (späte Postmenopause):
  - Anamnese: Akute Rückenschmerzen ohne Trauma
  - Klinik: Lokale, akute Rückenschmerzen mit Klopfschmerz.
  - Labor: Alkalische Phosphatase, Phosphor, Kreatinin, Kalzium, Leukozytendifferenzierung, Eiweißelektrophorese, evtl. Osteocalcin, Hydroxyprolin (Urin), Kalzium (Urin).
  - Röntgen (Wirbelkörperfraktur).
- **Altersosteoporose:**
  - Anamnese: Nach Stürzen wiederholt Frakturen, statische Rückenbeschwerden.
  - Labor: Alkalische Phosphatase, Phosphor, Kreatinin, evtl. Kalzium (Urin).
  - Röntgen: Status nach Wirbelkörperfrakturen, evtl. Schenkelhalsfrakturen oder andere Frakturen ohne schwere Traumata.
  - Knochendensitometrie in 2 Messungen (3–48 Monate Abstand); Indikation: Persistierende und/oder progressive Beschwerden trotz Interventionen.

Differenzialdiagnose

- Siehe Tab. 97 S. 436.

Therapie

- **Akute Schmerzphase** (späte Postmenopause):
  - *Ziel:*
    - Schmerz bekämpfen (s. S. 191).
    - Mobilisierung.
    - Weiteren Verlust der Knochenmasse stoppen (Hemmung der Resorption).
    - Nach 8–12 Wochen Behandlung wie unten einleiten.
  - *Intervention:*
    - Basis: Kalziumreiche Ernährung und/oder Kalziumsupplementation, Physiotherapie und „Rückenschulung".
    - Medikamentös: Analgetika/Antirheumatika zur symptomatischen Schmerzbekämpfung; Calcitonin für 4–6 Wochen, initial 2×100 IU/d, später 1×100 IU/d.
- **Altersosteoporose** (ab 80 Jahren):
  - *Ziel:*
    - Schmerz und Immobilität bekämpfen (s. S. 191).
    - Weiteren Verlust der Knochenmasse stoppen.
    - Knochenbildung fördern.
    - Lebensqualität verbessern.
    - Mangelernährung bekämpfen.
    - Risiko von erneuten Frakturen vermindern.

38.6 Metabolische Osteopathien – Osteoporose

- *Intervention:*
  - Basis: Kalzium- und proteinreiche Ernährung und/oder bei ungenügender Zufuhr (Kostanamnese) Kalzium- und Proteinsupplementation; Bewegung; Physiotherapie mit Rückenschulung.
  - Medikamentös: Vitamin-D-Supplementation (1 × 400–1000 IU/d); Calcitonin beim akuten Schmerzsyndrom; Analgetika zur Schmerzbehandlung.

Prophylaxe

- **Prophylaxe bis 50 Jahre:**
  - *Ziel:* Anbau der Knochenmasse fördern.
  - *Intervention:*
    - Kalziumreiche Ernährung.
    - Adäquate körperliche Aktivität.
    - Während Schwangerschaft und Stillzeit Vitamin-D-Supplementation.
- **Prophylaxe in der frühen Postmenopause** (ab 50 Jahren):
  - *Ziel: Verlust der Knochenmasse verhindern.*
  - *Diagnostik:*
    - Anamnese, Risikofaktoren.
    - Labor: Initial alkalische Phosphatase, Phosphor, Kreatinin, Kalzium (Kontrolle nach pathologischem Ausgangswert, bei Hochrisiko und/oder zunehmender Symptomatik nach 1 Jahr), evtl. Osteocalcin, Hydroxyprolin (Urin), Kalzium (Urin).
    - Röntgen, Knochendensitometrie 2 Messungen in 3–24 Monaten.
    - Indikation zur Knochendichtemessung: bei Hochrisiko und/oder zunehmender Symptomatik.
  - *Intervention:*
    - Basis: kalziumreiche Ernährung und/oder Kalziumsupplementation, körperliche Aktivität.
    - Medikamentös: Hormone: 1–2 mg Östradiol/d + Progesteron gemäß Empfehlung des Gynäkologen, Kalzium 1000 mg/d, Calcitonin 100 IU/d bei Ablehnung oder bei Kontraindikation für die Hormontherapie sowie bei zunehmender Schmerzsymptomatik der Wirbelsäule, Anwendungszeit 1–2 Monate.
- **Prophylaxe in der späten Postmenopause** (ab 60 Jahren):
  - *Ziel:* Den weiteren Verlust an Knochenmasse stoppen. Erhöhte Resorption selektiv hemmen und so Knochenmasse gewinnen (bei hoher Umsatzrate), oder Förderung der Knochenbildung (bei tiefer Umsatzrate), Risiko von weiteren Frakturen vermindern.
  - *Diagnostik:*
    - Anamnese.
    - Labor: initial alkalische Phosphatase, Kreatinin, Kalzium, Phosphor (wiederholen nach pathologischem Ausgangswert, bei zunehmender Symptomatik, nach 6–12 Monaten), evtl. Osteocalcin, Hydroxyprolin (Urin), Kalzium (Urin).
    - Röntgen, Knochendensitometrie (Indikation bei Hochrisiko und/oder zunehmender Symptomatik) 2 Messungen, die 2. nach 6–48 Monaten.

38.6 Metabolische Osteopathien – Osteoporose

- *Intervention:*
  - Basis: Kalziumreiche Ernährung und Kalziumsupplementation, Bewegung.
  - Vitamin D 800 E/d + 1,2 g Kalzium/d.
  - Hormone in seltenen Fällen, evtl. Calcitonin.
  - Bisphosphonate in schweren Fällen und raschem Knochenmasseverlust, z. B. Alendronat (Fosamax) 10 mg/d, Etidronat (Didronel, Diphos) zyklische Gabe mit Kalzium (nicht gleichzeitig) über Jahre. Nebenwirkungen: Übelkeit, Diarrhö, Urtikaria, Pruritus, Exantheme, Angioödem, Blutbildveränderungen u. a.

38.7 Chronische Polyarthritis

Grundlagen

- **Definition:** Systemische Autoimmunerkrankung mit symmetrischem Befall der kleinen und großen Gelenke sowie Sehnenscheiden; Erkrankung innerer Organe möglich (Pleura, Perikard, Augen, viszerale und kutane Gefäße). Synonym: Rheumatoide Arthritis.
- **Häufigkeit:** 1 % der Bevölkerung. Nach 60. Lebensjahr Frauen = Männer.

Klinik

- So genannte klassische „Alters-cP": Nach 60. Lebensjahr oft akuter entzündlicher Beginn mit symmetrischem Befall von kleinen und großen Gelenken, besonders Schultergelenke.
- Ausgeprägte Allgemeinsymptome. Rheumafaktoren nicht zwingend positiv.
- Oft Begleitpolymyalgie: Diese kann das Bild initial beherrschen.
- Später typische Polyarthritis, insbesondere Finger- und Schultergelenke.

Diagnostik

- **Serologische Befunde:** Positive Rheumafaktoren, CRP und BSG erhöht.
- **Röntgendiagnostik der betroffenen Gelenke:** Initial gelenknahe Demineralisation, später Destruktion der Gelenke.

Therapie

- **Medikamentös:** Initial Steroide, damit meist rasche Besserung innerhalb weniger Tage. Rasche Basistherapie (Methotrexat, Salazopyrin). Tiefdosierte Steroidtherapie (Prednison < 7,5 mg/d) oft genügend. Symptomatisch NSAR.
- **Physikalische Therapie:** Instruktion in Gelenkschutz, allenfalls Hilfsmittel. Förderung der Gelenkbeweglichkeit, Ausdauerleistung und Kräftigung. In akutem Stadium Kälteapplikation und kurzfristige Ruhigstellung (Nachtschienen). Wichtig: Rasche und intensive Behandlung, damit Lebensstil aktiv bleibt.

38.8 Proximale Femurfraktur

Grundlagen

- **Epidemiologie:** Bei den typischen Frakturpatienten, nämlich Frauen > 50-jährig:
  - Verdoppelung der Inzidenz alle 5 Jahre.
  - ein Drittel aller über 90-jährigen Frauen hatten eine proximale Femurfraktur.
  - Verhältnis Frau : Mann = 2–4 : 1
- **Primärer Risikofaktor:** Verlust der trabekulären Knochenmasse und Abnahme der Knochenstärke im Rahmen der postmenopausalen Osteoporose:
  - 50 % der 65-jährigen Frauen haben einen Knochenmineralgehalt um die Frakturschwelle.
  - Infolge zusätzlichen Verlusts der kortikalen Knochenmasse bei 85-jährigen Frauen: nahezu 100 % im Bereich der Frakturschwelle.
- **Geriatrische Bedeutung:** 50 % aller Krankenhaustage, die durch Frakturen verursacht werden, sind auf proximale Femurfrakturen zurückzuführen. Proximale Femurfrakturen sind die häufigsten Frakturen im Alter und gesundheitsökonomisch von größter Bedeutung.

Einteilung, Klinik

- **Schenkelhalsfraktur:**
  1. *Abduktionsfraktur* (Valgus), meist verkeilt, Belastungsfähigkeit einige Wochen reduziert, geringes Kopfnekroserisiko.
  2. *Adduktionsfraktur* (Varus), Dislokation mit Verkürzung des Beines und Abkippen des Kopfes nach hinten, Femurkopfnekroserisiko erheblich.
  3. *Abscherfraktur:* sehr instabil, biomechanisch ungünstig, Pseudarthrosegefahr, Kopfnekroserisiko sehr groß.
  4. *Laterale Schenkelhalsfraktur.* Kopfnekrosegefahr gering.
- **Pertrochantäre Fraktur:**
  - *Symptome:* Schmerzhafte Fehlstellung, Verkürzung und Außenrotation häufig. Prädilektionsstelle für Frakturen, die durch Metastasen bedingt sind.
  - *Einteilung:*
    1. Einfache, sog. stabile Fraktur.
    2. Mehrfragmentfraktur instabil.
    3. Mehrfragmentfraktur mit subtrochantärem Verlauf (höchster Grad der Instabilität).

Allgemeine Diagnostik

- Anamnese: Sturz mit Fraktur ist oft das vorherrschende Symptom einer akuten oder akut dekompensierten inneren Erkrankung!
- Körperliche Untersuchung.
- Röntgen: Beckenübersicht, Hüfte axial.
- *Hinweis:* Frakturbedingte Immobilität verursacht höchste Dekubitusgefahr. Deshalb ist sorgfältige Dekubitusprophylaxe schon ab Einlieferung auf die Notfallstation zwingend notwendig und Aufgabe des Arztes und des Pflegeteams (S. 482).

Konservative Therapie

- **Indikation:**
  - Eingekeilte Abduktionsfraktur, sofern der Patient unter Teilbelastung mobilisierbar ist. Vollbelastung nach 4–8 Wochen je nach Röntgenbildverlauf.

38.8 Proximale Femurfraktur

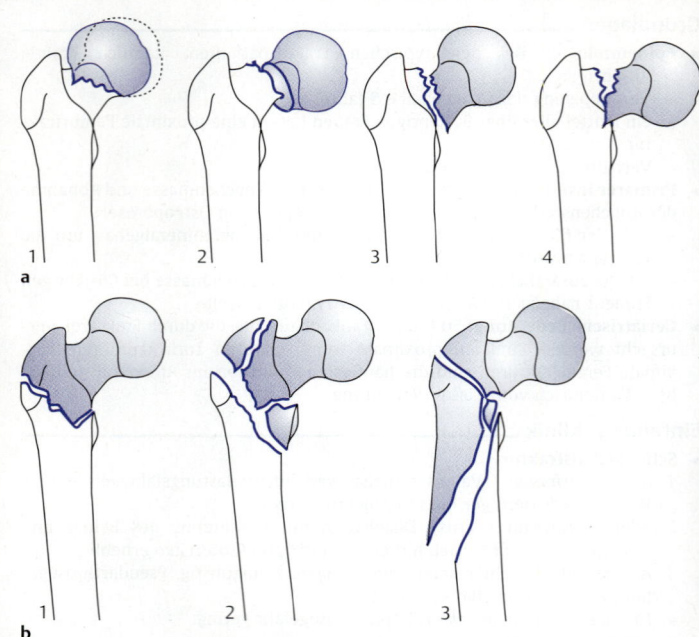

Abb. 33 a) Schenkelhalsfraktur. b) Pertrochantäre Fraktur

- Vorgehen erster Wahl bei bereits vor der Fraktur vollständig immobilen Pflegeheimpatienten. Achtung: Dekubitusprophylaxe, gute Analgesie (Opiate s. S. 194).
- **Vorgehen:**
  - *Bei eingekeilter Fraktur:* Mobilisation mit Gehhilfen zur Entlastung, Analgetika Stufe 1 (evtl. 2; S. 192).
  - *Bei vorbestehener Immobilität:* Analgesie initial mit Fentanyl-Pflaster (Durogesic TCS 24 μg/h; vgl. S. 195). Nach Bedarf rasch erhöhen bis zur Schmerzfreiheit, superweiche Lagerung und regelmäßiges Umlagern (S. 485).

Operative Therapie und Nachbehandlung

- **Vorbemerkung:** Die operative Therapie sollte möglichst früh nach dem Unfall erfolgen.
- **Präoperative Abklärung:**
  - Internistische Abklärung von Herz/Kreislaufsituation, pulmonaler Situation, Stoffwechsel, insbesondere Nierenfunktion (einschließlich Harnblasensituation), diabetische Stoffwechsellage, bestehendem Infekt zur raschmöglichsten Herstellung der Operabilität.

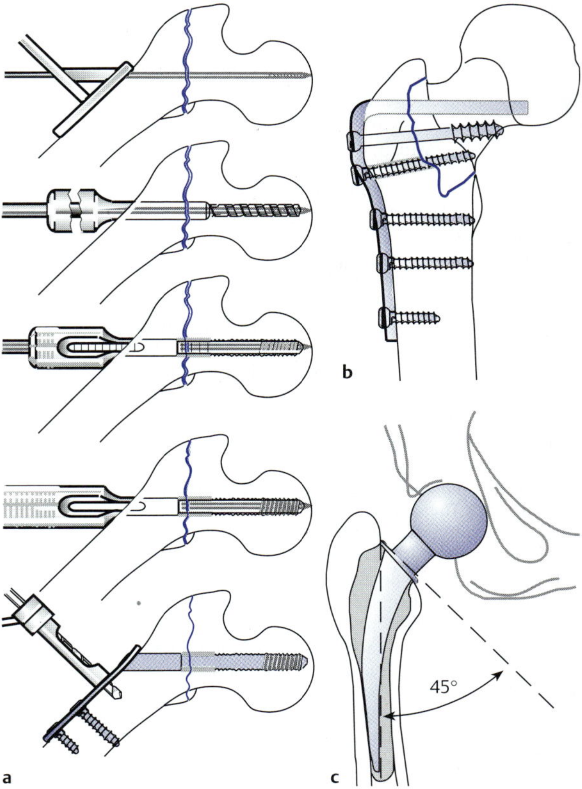

38.8 Proximale Femurfraktur

Abb. 34 a) Dynamische Hüftschraube (DHS). b) Kondylenplatte.
c) Kopfendoprothese

- Evaluation der aktuellen Pharmakotherapien hinsichtlich Indikation und Dosierung.
▶ **Dynamische Hüftschraube (DHS) und Kondylenplatten** (Abb. 34 a, b):
  - *Indikation:* Bei pertrochantärer Fraktur: DHS; Früh-Mobilisation mit Belastung erlaubt. Bei intertrochanteren und subtrochanteren Frakturen sind Kondylenplatten die besser geeigneten Implantate. Die Belastung kann damit erst nach 6–8 Wochen erreicht werden.
  - *Nachbehandlung:*
    • Hospitalisationsphase: Lagerung: Bett flach, kleines Kissen unter Hüfte. Aufstehen und Hinlegen über die operierte Seite. Bein unterstützt. Belas-

38.8 Proximale Femurfraktur

tung rasch aufbauen. Gehhilfe Eulenburg wegen Gefahr der Plexusdruckläsion, so kurz wie möglich, Gehbock oder Amerikaner-Stöcke zum Erreichen des sicheren Ganges und des selbständigen Treppensteigens.
- Ambulante Phase: Beweglichkeit verbessern, volles Bewegungsausmaß möglich, Außenrotation, Innenrotation können von Anfang an geübt werden. Abduktion ist in den ersten 3 Wochen zu vermeiden, alternierendes Treppensteigen ab der 6. Woche postoperativ.

▶ **Kopfendoprothese** (Abb. 34 c):
  – *Indikation:* Schenkelhalsfraktur bei älteren Patienten, die an Krücken nicht entlasten können.
  – *Nachbehandlung:* Teilbelastung ab 1. postoperativen Tag, Vollbelastung sehr rasch erreichbar:
    • Hospitalisationsphase: Rückenlage mit leicht abduziertem Bein, Seitlage mit Kissen zwischen den Beinen. Sitzen während der ersten 2 Wochen erhöht auf Sitzkeil, Aufbau des sicheren Gangs an Amerikanerstöcken, Treppen selbständig.
    • Ambulante Phase: Muskelgleichgewicht erarbeiten durch Dehnen und Kräftigen. Aktive Abduktion bereits ab der 3. Woche postoperativ sowie Innenrotation ab 7. Woche postoperativ, Handstock ab 7. Woche.

▶ **Totalendoprothese:**
  – *Indikation:* Bei vorbestehender Coxarthrose.
  – *Nachbehandlung:* Wie bei Kopfendoprothese.

▶ **Adjuvante Therapien:**
  – Herzinsuffizienz, Pneumonie, Urininfekt bzw. Urosepsis nach rascher Diagnose, Wahl der adäquaten Medikation.
  – Achtung: Viele Betagte mit proximaler Femurfraktur haben bereits präoperativ ein verkleinertes Extrazellulärvolumen (z. B. infolge Diuretikamedikation, Dehydratation) → große Gefahr des akuten Blutdruckabfalls während und unmittelbar nach Operation ohne spezielle Maßnahmen. Deshalb prä-, sub- und postoperativ adäquate Flüssigkeitszufuhr.

▶ **Prophylaxe:**
  – Dekubitus durch Hautpflege, Druckentlastung (schon perioperativ!), Frühmobilisation, Ernährung.
  – Thromboembolieprophylaxe (S. 320) bis 3 Monate nach dem Unfall.
  – Korrektur der Ernährung: Vor allem auf ausreichende Zufuhr von Eiweiß und Proteinen achten. Ggf. Zugabe von eiweißreicher Nahrung, selbsthergestellt als Frappé oder konfektioniert, z. B. Meritene.

▶ **Achtung:** Ohne andauernde, nachhaltige Nachbehandlung nach der stationären Rehabilitation besteht die Gefahr einer progredienten Mobilitätsstörung.

Rehabilitation

▶ **Geriatrische Bedeutung:**
  – Jede Fraktur der unteren Extremitäten hat einschneidende Folgen.
  – Beeinträchtigung der Bewegung infolge oder mit Schmerzen.
  – Gehunsicherheit durch reduzierte Gelenksbeweglichkeit.
  – Muskelschwäche infolge Atrophie, Inaktivitätsosteoporose.
  – Behinderung von Funktionen: Gehen in der Wohnung, Behinderung der Aktivitäten des täglichen Lebens, verstärkt durch Angst vor erneutem Trauma.

38.8 Proximale Femurfraktur

- Soziale Benachteiligung: Reduzierter Aktionsradius führt zu Isolation, Reduktion der Sozialkontakte, Vereinsamung, depressiven Zuständen.

▶ **Spezielle Maßnahmen:**
- Gelten für jeden betagten Patienten unabhängig davon, ob er im Krankenhaus, in einer Institution oder zu Hause lebt.
- Beweglichkeit der Gelenke (z. B. Knie-, Sprunggelenke) wenn immer möglich aktiv, initial unter Anleitung und Führung durch Physiotherapeutin aufrechterhalten bzw. wiederherstellen. Unterstützende Lagerungen zur Kontrakturprophylaxe, zum Beispiel Bauchlage.
- Beseitigung der muskulären Dysbalance durch gezielte Dehn- und Kräftigungsübungen. Unterstützende Maßnahmen wie Wärme- sowie Kälteanwendungen, die den Muskeltonus günstig beeinflussen.
- Dehnung und Kräftigung der gesamten Bein- und Fußmuskulatur. Dehnung speziell des M. iliopsoas, M. rectus femoris, Kniebeuger, Adduktoren, M. triceps surae. Kräftigung speziell der Abduktoren, der Glutäalmuskulatur und des Quadrizeps.
- Schmerztherapie (s. S. 191), Osteoporosetherapie (s. S. 438).
- Kondition und Ausdauer aufbauen durch:
  - wiederholte Kraftübungen (Heimprogramme),
  - Aktivitäten im Ausdauerbereich wie Gangtraining/Treppensteigen, ergänzend Fahrradfahren auf dem Hometrainer.
- Kontrolle der Hauttrophik, Vorbeugen von Druckläsionen (s. S. 485).
- Postoperative Maßnahmen wie Dauerkathetereinlage soll, wenn irgend möglich, rückgängig gemacht werden.
- Vermeiden von Malnutrition (Protein und Energie) durch Aufbau bzw. Korrektur der Ernährung.
- Erstellen, Instruieren und Üben eines Heimprogramms, möglichst Einbeziehung der ambulanten Betreuer, Einbau des Trainings in die Aktivitäten des täglichen Lebens.

▶ **Hilfsmittel:**
- *Gehhilfen:* Einsatz, Vorteile und Nachteile s. Abb. 35. Adäquate Hilfsmittel auswählen und adaptiert einsetzen: Gehbock, Rollator, Gehwagen, Stöcke (Höhe beachten), Rollstuhl (Sitzstellung beachten). Die Art des Hilfsmittels richtet sich danach, ob der Patient voll belasten darf oder entlasten muss. Das Gleichgewicht, die Stützkraft, Schmerzen in der oberen Extremität, Zusatzerkrankungen sowie die häusliche Situation bestimmen die Auswahl der Hilfsmittel.
- *Schuhadaptationen:*
  - Schuherhöhung bei Beinlängendifferenz.
  - Abrollhilfe am Schuh bei eingeschränkter Beweglichkeit im OSG.
  - „Valenserschuh" bei neurologischen Patienten.
  - Einlagen.
- *Orthesen:*
  - Valenserschiene, Heidelbergerschiene, Yustoschiene bei Fußheberschwäche und/oder Spastizität.
  - Knieorthesen zur Stabilisation.
- Die Hilfsmittel sollen dem Ziel des Konditionsaufbaus dienen und Autonomie ermöglichen.
- Erkennen und Berücksichtigung von Leistungsgrenzen der betagten Patienten (z. B. Herz/Kreislauf, Respirationssystem).

38.8 Proximale Femurfraktur

Erkrankungen des Bewegungsapparats

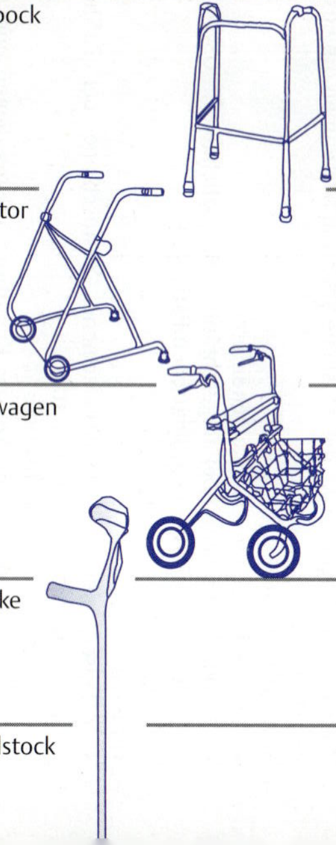

Gehhilfsmittel	Vorteile	Nachteile	Einsatz
Gehbock	– große Unterstützung viel Sicherheit – bei Schwellen zu Hause einsetzbar – Entlastung möglich	– Bock muss gehoben werden, erfordert gutes Gleichgewicht – Gangrhythmus unterbrochen – bei Treppe nicht einsetzbar	– bei Teilbelastung oder Nichtbelastung, wenn Gang an Stöcken noch unsicher – Nicht geeignet bei Parkinsonpatienten sowie Patienten mit einer Ataxie
Rollator	– viel Sicherheit, kann geschoben werden – kleiner Kraftaufwand – normaler Gangrhythmus	– Schwellen schwierig zu passieren – draußen ungeeignet – bei Treppe nicht einsetzbar	– Parkinsonpatienten – Ataxiepatienten – Nicht möglich, wenn entlastet werden muss
Gehwagen	– draußen einsetzbar – kleiner Kraftaufwand – sehr wendig mit Sitzgelegenheit	– Schwellen schwierig zu passieren – bei Treppe nicht einsetzbar	– Patienten, die unsicher gehen und auf eine Sitzgelegenheit angewiesen sind (Schwindel, schnelle Ermüdbarkeit)
Stöcke	– überall einsetzbar drinnen/draußen/Treppe	– erfordert gutes Gleichgewicht	– Patienten, die entlasten müssen – ungeeignet bei Gleichgewichtsstörungen
Handstock	– Hinkmechanismen können vermindert werden	– asymmetrisches Gangbild, wenn der Patient sich zu fest auf den Stock stützt	– nur wenn der Patient voll belasten darf

Abb. 35 Auswahl geeigneter Hilfsmittel

38.8 Proximale Femurfraktur

- Anpassung der häuslichen Situation an die Leistungsfähigkeit des Patienten und als Sturzprophylaxe.
- Autonomie und Wohlbefinden des Patienten können günstig beeinflusst werden durch optimales Hilfsmittel.
- *Hüftprotektoren:* Schutz der gesunden Seite, Schutz vor einer periprothetischen Fraktur.

◉ *Cave:* Jeder Sturz mit Fraktur verlangt eine genaue Abklärung der Ursachen. Wenn sich keine eindeutige identifizieren und beheben lässt, sind Schutzmaßnahmen indiziert.

Diese nicht vorzuschlagen kann haftpflichtrechtliche Folgen haben!

Hüftprotektoren schützen ideal, wenn sie getragen werden. Um eine gute Compliance zu erreichen, ist eine intensive Beratung und Motivation der Betroffenen und der sie Pflegenden nötig!

38.9 Physikalische Therapie – Grundlagen

Definition
- Unter Physikalischer Therapie versteht man alle Maßnahmen, die durch physikalische Einwirkung die Funktionen des Organismus günstig beeinflussen.
- Kurzformel: Anwendung physikalischer Mittel in der Therapie.

Ziele
- Schmerzbekämpfung.
- Erhaltung und Wiederherstellung der Funktionen des Bewegungsapparates:
  - Verbesserung der Beweglichkeit von Gelenken und Wirbelsäulenabschnitten.
  - Schmerzfreie Belastungsfähigkeit.
  - Erhaltung und Verbesserung der muskulären Kraft.
- Verbesserung von Durchblutung und Trophik.
- Verbesserung der allgemeinen Reaktionslage und der körperlichen „Fitness".

Einteilung
- **Nach den natürlichen Energieformen:**
  - *Mechanische Energie:* (Mechanotherapie): Krankengymnastik, Massage, manuelle Medizin, Ultraschalltherapie.
  - *Thermische Energie* (Thermotherapie): Wärme/Kälte-Therapie: Hydrotherapie, Diathermie, Infrarotbestrahlung.
  - *Elektrische Energie* (Elektrotherapie): Nieder/Mittel/Hochfrequenz-Therapie.
  - *Elektromagnetische Strahlen* (Phototherapie): Künstliche Lichtquellen, Ultraviolettlampen.
  - *Kombinierte thermische und mechanische Energie* (Auftrieb, Wasserdruck, Widerstand): Balneotherapie, Hydrotherapie.
- **Nach Mitarbeit des Patienten:** In passive (Thermotherapie, Massagen, Extensionen, passive Bewegungsübungen) und aktive physikalische Maßnahmen (Gymnastik).

Durchführungsprinzipien
- Vor jeder Therapie genaue Befunderhebung.
- Definition der Behandlung bezüglich Ziel, anzuwendender Methoden, Intensität und Dauer.
- Umfassende, sachgerechte Patienteninformation und -instruktion.
- Bei jeder Maßnahme Überforderung vermeiden (insbesondere Schmerzgrenzen und Fehl- und Ausweichbewegungen beachten!).
- Die Nachbarstrukturen des Erkrankungsgebietes in die Therapie einbeziehen.
- Hilfsmittel bedenken! Allenfalls zusammen mit anderen Diensten, v. a. Ergotherapie, Abgabe/Anpassung, Eintrainierung durchführen.
- Training eines einfachen häuslichen Übungsprogramms.

Physiotherapie im Alter
- **Probleme:**
  - Veränderter Hautturgor, herabgesetzte Hautsensibilität.
  - Leicht zerreißbare Gefäße, Starre des Gefäß-Systems.
  - Leicht reizbare und überdehnbare Muskulatur, verminderte Elastizität des Bindestützgewebes.
  - Einschränkung der pulmonalen und kardiovaskulären Leistungsfähigkeit.
  - Multimorbidität.

38.9 Physikalische Therapie – Grundlagen

➤ **Besonderheiten:**
- Physiotherapeutische Maßnahmen sind zunächst nicht entlastend, sondern belastend. Deshalb: Individuelle Belastungslimits bei der Auswahl/Anwendung der Methoden genau beachten!
- Physiotherapie ist in der Geriatrie Teil der multidisziplinären geriatrischen Rehabilitation, welche durch einen Rehabilitationsplan mit erklärten Therapiezielen geregelt ist. Deshalb: Rehabilitationsziele kennen und therapeutische Maßnahmen (mit Kooperations- und Kompromissbereitschaft!) danach ausrichten.
- Mobilität ist für ein selbständiges und unabhängiges Leben im Alter von überragender Bedeutung. Deshalb ist aktive Krankengymnastik, besonders auch in Gruppentherapie zu bevorzugen.
- Besonders zu trainieren: Muskuläre Kraft, Gleichgewicht, Gehfähigkeit, Händigkeit und Ausdauer: Grundfunktionen für Befähigung in den instrumentierten Alltagsaktivitäten, die über Selbständigkeit und Entlassung aus der Institution entscheidet!
- Stets die Notwendigkeit eines Hausbesuches prüfen! Evtl. zusammen mit anderen Diensten (Ergotherapie, Sozialdienst, Übergangspflege!) häusliches Assessment (Funktionstüchtigkeit zu Hause!) durchführen. Dabei Sicherheitsfragen lösen und häusliche Übungsprogramme (therapeutisch/präventiv) eintrainieren.

38.10 Physikalische Therapie – Thermotherapie

Grundlagen

- **Definition:** Therapeutische Anwendung von Kälte/Wärme bei Erkrankungen/Störungen des Bewegungsapparats.
- **Allgemeine Therapieregel:**
  - Kältetherapie für akute, entzündliche Prozesse.
  - Therapie mit milder Wärme für subakute, entzündliche Prozesse.
  - Therapie mit intensiver Wärme für chronisch-versteifende Prozesse.

Wärmetherapie

- **Methoden:**
  - Lokale warme Hydrotherapie (Wickel, Rollen, Dampfbehandlung).
  - Warme Peloide (Fango, Schlamm, Torf, Moor).
  - Infrarotbestrahlung.
  - Hochfrequenz- und Ultraschalltherapie.
  - Warme Bäder.
- **Therapeutische Effekte:**
  - Schmerzlinderung.
  - Muskeldetonisierung.
  - Verbesserte Dehnbarkeit des Kollagenbindegewebes.
  - Verbesserung der Durchblutung.
  - Abnahme der Viskosität der Synovialflüssigkeit.
  - Bei chronischen Entzündungen: Antiphlogistische Wirkung.
  - *Damit:* Wirkung auf Gelenksteifigkeit, Kontrakturen, Spastizität und Muskelverspannungen.
- **Indikationen:**
  - Arthrosen und degenerative Wirbelsäulenerkrankungen im subakuten und chronischen Stadium.
  - Lokalisierter und generalisierter Weichteilrheumatismus, Fibromyalgie-Syndrom.
  - Bewegungsstörungen nach Unfällen, Sudeck-Reflexdystrophie (Stadium III).
  - Nachbehandlung von orthopädischen und neurochirurgischen Operationen.
  - Osteoporose.
  - Nicht floride ankylosierende Spondylitis (M. Bechterew).
- **Kontraindikationen:**
  - Akute Arthritiden und Periarthropathien.
  - Aktivierte Arthrose.
  - Akutes Stadium des Weichteilrheumatismus.
  - Akutes lumbovertebrales und lumboradikuläres Syndrom.
  - Sudeck-Reflexdystrophie Stadium I.
  - Floride Vaskulitis.
- **In der Geriatrie zu bevorzugen:** Heublumen-Wickel, Sole-Wickel, Elektrotherapie. Alternativen: Kohlensäurebad, Stangerbad (Schmerzzustände!), Zellenbad (Behinderte mit Kontraindikationen für Vollbad!).

Kältetherapie

- **Kryotherapie**: Lokale Kältetherapie (Temperaturspanne: Von +15 °C (kalte Hydrotherapie) bis –180 °C (eigentliche Kryotherapie).
  - Kurzfristig applizierte Kältetherapie: Kaltreiztherapie mit reaktiver Hyperämie.

38.10 Physikalische Therapie – Thermotherapie

- Länger einwirkende Kryotherapie: Wärmeentzug aus tiefen Gewebsstrukturen.
- **Hypothermie:** Allgemeine Temperaturabsenkung, Anwendung z. B. in der Anästhesiologie und zur Fieberabsenkung.
- **Methoden:**
  - Wickel mit leicht verdunstenden Flüssigkeiten (Verdunstungskälte!).
  - Kalte Hydrotherapie (Wickel, Packungen).
  - Kalte Peloide (Fango, Parafango).
  - Eis (Bäder, Packungen, Massagen, Abreibungen).
  - Tiefgefrorene Gele (Cold Pack, Kryogel).
  - Kälte- und Vereisungssprays.
  - Thermoelektrische Kühlung.
- **Therapeutische Effekte:**
  - Analgesie, Anästhesie, Entzündungshemmung.
  - Antihämorrhagische, ödemhemmende Wirkung.
  - Muskeldetonisierung.
  - Verringerung der Nervenleitgeschwindigkeit.
  - Erhöhung der Viskosität von Gewebe und Synovia.
  - *Beachte:* Fernwirkungen: Konsensuelle Reaktionen, kutiviszerale Reaktion, Blutdruckerhöhung, Bradykardie.
- **Indikationen:**
  - Akute Arthritiden (Stark aktivierte Arthrose, akuter Pseudogicht- und Gichtanfall).
  - Akutes Stadium des Zervikal- und Lumbalsyndroms.
  - Akute Periarthropathien, akute Bursitis, Epikondylitis.
  - Sudeck-Reflexdystrophie Stadium I.
  - Frische Traumafolgen (Distorsionen, Prellungen, Hämatome).
- **Kontraindikationen:**
  - Raynaud-Syndrom, Vaskulitis.
  - Kälteurtikaria, Kälteüberempfindlichkeit.
  - Schwere Herzkreislaufkrankheiten.
  - Nieren- und Blasenaffektionen.
- **In der Geriatrie zu bevorzugen:** Kalte Hydrotherapie (Priessnitz-Wickel!), lokale Eistherapie (Cold Pack!), kalte Peloide (Fango, Parafango).

38.11 Physikalische Therapie – Mechanotherapie

Grundlagen

- **Definition:** Therapeutische Anwendungen von mechanischen Kräften bei Erkrankungen/Störungen des Bewegungsapparates.
- **Ziele:**
  - Vergrößerung der Gelenkmotilität.
  - Steigerung der Muskelkraft und -ausdauer.
  - Verbesserung der Koordination des muskulären Zusammenspiels.
  - Erhaltung/Wiedererlangung der Gehfähigkeit.
  - Verbesserung der Trophik.
  - Richtiges Sitzen, Heben und Tragen und richtige Haltung, insbesondere am Arbeitsplatz, zur Vermeidung von Langzeitschäden (Ergonomie).
  - Verbesserung der Atemfunktion (Atemgymnastik).
  - Förderung der Mobilität (Bewegungstherapie, körperliches Training).
  - Sachgerechter Einsatz von Hilfsmitteln (Mobilitätshilfen).
- **Indikationen:**
  - Krankheiten/Funktionsstörungen am Bewegungsapparat mit Schmerzen und/oder Behinderung (insbesondere rheumatische Erkrankungen!).
  - Neuromuskuläre Störungen/Lähmungen (insbesondere zerebrovaskuläre Krankheiten!).
  - Orthopädisch-chirurgische Rehabilitation (insbesondere Amputationen, Hüftfrakturen, postoperative Zustände!).
  - Medizinische Rehabilitation (insbesondere kardiale, pulmonale und vaskuläre Krankheiten!).
  - Venöse und lymphatische Abflußstörungen.
- **Methoden:** Krankengymnastik, Massagen (zusammen in D als Physiotherapie bezeichnet), Medikomechanik, körperliches Training.

Krankengymnastik (als Teil der Physiotherapie)

- **Definition:** Befundgerechte Anwendung ausgewählter Übungen, die, adäquat und in angepaßter Reizfolge eingesetzt, eine Funktion am Bewegungsapparat verbessern.
- **Passive Maßnahmen:**
  - Lagerungen (Schonlagerung, Funktionslagerung, Korrekturlagerung, Dehnlagerung).
  - Manipulationen (Manualtherapie).
  - Zugbehandlungen an Gelenken und Wirbelsäule (Extensionen).
  - Passive Bewegungsübungen (Therapeut, nicht Patient bewegt!) zur Vermeidung sekundärer Kapselfibrosen und muskulärer Kontrakturen.
- **Aktive Maßnahmen:**
  - Kraft- und Muskeltherapie (Verbesserung von Kraft, Ausdauer und Entspannung der Muskeln durch isometrische und der Koordination des Muskelzusammenspiels durch isotonische Übungen).
  - Kreislauftherapie.
  - Atemgymnastik.
  - Widerstandsübungen (Kräftigung, Mobilisationvorbereitung).
  - Mobilisation (Transfer-Übungen).
  - Mobilitätstherapie (Gehen, Treppensteigen u. Ä.).

38.11 Physikalische Therapie – Mechanotherapie

- **Kontraindikationen:** Wenn die individuellen Limits beachtet werden, keine.

Körperliches Training im Alter

- **Vorbemerkung:** Die Trainierbarkeit körperlicher Funktionen bleibt bis ins höchste Alter erhalten!
- **Definition:** Planmäßige, therapeutische oder präventive, körperliche Übungen zur Stärkung von Grundfunktionen der Motilität und Mobilität.
- **Methoden:**
  - Gymnastikprogramme.
  - Programme mit Geräteeinsatz: Medizinisches Laufband, Fahrrad- und Ruderergometer, isokinetische Trainingsmaschinen und Zugapparate u. a.
- **Vorteile:** Positive Effekte auf physische, psychische und soziale Parameter:
  - Verbesserung von neuromuskulären Funktionen: Koordination, Kraft, Flexibilität, Schnelligkeit und Ausdauer.
  - Optimierte Hirnleistung: Kurzzeitgedächtnis, Merkfähigkeit, Konzentration, Neurotransmitterkonstellation.
  - Verbesserung der sozialen Kompetenz: Kompetition, Partizipation.
- **Indikation:**
  - Therapieunterstützung bei: Demenz, Depression, Malnutrition, Inkontinenz, Instabilität, Immobilität und sozialer Desintegration sowie in der kardiopulmonalen Rehabilitation.
  - Prävention altersbedingter kardiopulmonaler und vaskulärer Veränderungen.
- **Kontraindikationen:**
  - Herzkrankheit: Dekompensierte Herzinsuffizienz, akuter Herzinfarkt, instabile Angina pectoris, unstabile Herzrhythmusstörungen.
  - Dekompensierte Hypertonie.
  - Akute Thrombophlebitis.

Medikomechanik

- **Definition:** Anwendung mechanischer Geräte zu Heilzwecken.
- **Geräte:**
  - Geräte zur Traktion von Frakturen, der größeren Gelenke und der Wirbelsäule.
  - Geräte zum Training von Muskelkraft, Motilität und Mobilität.
- **Ziele:** Entlastung der Bandscheibe, Lösung von Muskelverspannungen und Kontrakturen, Ruhigstellung und Reposition von Fragmenten bei Frakturen, „Fitness".

Massagen

- **Definition:** Anwendung von Druck- und Zugreizen mit der Hand oder über Geräte in verschiedenen Gewebsabschnitten zu therapeutischen und rehabilitativen Zwecken.
- **Wirkung:** Hyperämisierung (lokal–mechanisch, reflektorisch, humoral); muskuläre Detonisierung; Verminderung von Schmerzen durch Muskelverspannung; allgemeine Relaxierung, vegetative Stimulierung, psychische Entspannung (roborierende Wirkung).

38.11 Physikalische Therapie – Mechanotherapie

- **Einteilung:**
  - *Manuelle Massagen:* Klassische Massage, Reflexzonenmassage, Bindegewebsmassage, Lymphdrainage.
  - *Apparative Massagen:* Unterwasserdruckstrahlmassage, Druckluftmassage, apparative Vibrationsmassage.
- **Methoden und Indikationen:**
  - *Klassische Massage:* Unterstützende Therapie bei vertebrogenen Syndromen, Tendomyosen, Periarthropathien.
  - *Reflexzonenmassage* (kutiviszeraler Reflexbogen!): Funktionelle arterielle Durchblutungsstörungen, Raynaud-Syndrom, vaskuläre Kopfschmerzen.
  - *Entstauungsmassage:* Förderung des Rückflusses in Venen und Lymphgefäßen bei venösen und lymphatischen Stauungen.
  - *Bindegewebemassage:* Zugreiz in den verschiedenen Gewebsschichten zur Einwirkung auf das Bindegewebe.
  - *Periostbehandlung:* An- und abschwellender Druck am Periost zur Schmerzbehandlung, als örtliche Belebungstherapie, als Reflexzonenmassage.
- **Kontraindikationen:**
  - Entzündliche und tumoröse Hautveränderungen.
  - Thrombosen, Arthritis, Phlebitis.
  - Frische Traumen, Sudeck-Reflexdystrophie Stadium I.
  - Schwere Osteoporose/Osteomalazie.
  - Schwere allgemeine Infektion, Status febrilis.
  - Herzkreislauferkrankungen.

38.12 Physikalische Therapie – Elektrotherapie

Grundlagen

- **Definition:** Gezielte Anwendung elektrischer Energie zur medizinischen Behandlung krankhafter Zustände.
- **Wirkungen:** Hyperämie, Analgesie.
- **Kontraindikationen:** Metallimplantate im Behandlungsgebiet, Herzschrittmacher, Infektionskrankheiten, schwere Sensibilitätsstörungen.
- **In der Geriatrie zu bevorzugen:** Interferenzstromtherapie, TENS, Quergalvanisation nach Kowaschick, Alternative: Hydroelektrische Behandlung in Stangerbad/Zellenbad.

Einteilung und Indikationen

- **Niederfrequenztherapie** (Ströme von 0–1000 Hz):
  - *Therapie mit galvanischem Strom:*
    - Prinzip: Galvanisation, Iontophorese, hydroelektrische Behandlung.
    - Indikation: Arthrosen (hyperämisierende, analgetische Wirkung); Angioneuropathien (durchblutungsfördernde Wirkung); radikuläre, spondylogene Syndrome; Neuralgien (analgetische Wirkung).
  - *Niederfrequente Reizstromtherapie* (Gleich- oder Wechselstromimpulse):
    - Prinzip: Diadynamische Therapie (Rhythmisch unterbrochene Gleichströme), Schwellstromtherapie, Wyomoton, TENS (Transkutane elektrische Nervenstimulation, Rechteckwechselstrom mit Impulsfrequenz von 12–180 Hz).
    - Indikation: Chronische Schmerzzustände; diagnostisch zur Beurteilung der neuromuskulären Funktion.
- **Mittelfrequenztherapie** (Ströme von 100 000 Hz–100 kHz):
  - *Interferenzstromtherapie:* 2 überkreuzende Mittelfrequenzwechselströme unterschiedlicher Frequenz. Indikation: Siehe Niederfrequenztherapie.
  - *Amplitudenmodulierendes Verfahren* (Wymoton): Indiziert speziell bei Muskelatrophien.
- **Hochfrequenztherapie** (Elektromagnetische Wellen von 500 kHz–5000 Mhz):
  - *Methoden:* Tiefenwärmeproduzierende Hochfrequenzstromtherapie; Kurzwellentherapie (Kondensatorenfeldmethode, Spurenfeldmethode); Dezimeterwellentherapie; Mikrowellentherapie.
  - *Indikation:* Nicht aktivierte Arthrosen, Weichteilrheumatismus.
- **Ultraschalltherapie** (Hochfrequente Mikrovibrationsmassage):
  - *Prinzip:* Wirkung an den Grenzschichten der Gewebe, am stärksten am Periost.
  - *Indikation:* Arthrosen, Periarthropathien, Tendoperiostosen; Weichteilrheumatismus; Schäden nach Überlastung/Trauma.
- **Hydroelektrische Bäder:**
  - *Formen:* Stangerbad (konstanter elektrischer Gleichstrom im Wasserbad), Zellenbad (Wasserelektroden in 2–4 Wannen für periphere Extremitäten).
  - *Indikation:* Schmerzhafte Zustände am Bewegungsapparat (Stangerbad); Polyneuropathien oder Bewegungsbehinderte mit Kontraindikationen für Vollbad (Zellenbad).

39.1 Altershaut – Physiologie/Pathophysiologie

Grundlagen

- **Vorbemerkung:**
  - Auch im Alter sind Hauterkrankungen häufig. Viele der Altersdermatosen sind Ausdruck der Alterungsvorgänge der Haut und deren Komplikationen. Andere entstehen durch altersbedingte Insuffizienz oder Krankheiten anderer Organe, z. B. bei Niereninsuffizienz.
  - Die Dermatosen können wie in früheren Lebensabschnitten verlaufen, aber auch – bedingt durch die physiologische Situation des Alters – ein verändertes klinisches Bild, Verlauf und Prognose aufweisen.
- **Formen der Hautalterung** (meist Mischbild):
  - *Intrinsische Alterung:* Vorprogrammierter physiologischer Alterungsprozess, der individuell unterschiedlich beginnt und voranschreitet.
  - *Extrinsische Alterung:* Folge kumulativer UV-Belastung und in geringerem Maße anderer physikalischer Einflüsse, daher auf die lichtexponierten Areale beschränkt und bei Hauttyp I intensiver ausgeprägt. Sie wirkt als Verstärker der intrinsischen Alterung.

Intrinsische Alterung (biologische Alterung)

- **Strukturelle Veränderung:**
  - *Epidermis:* Dünn, Stammzellpopulation verringert, reduzierte Mitoserate → langsamere Reepithelisation nach Verletzung.
  - *Hornschicht:* Normale Zellschichtung, langsamerer Turnover, unregelmäßiger Aufbau → Rauigkeit, Risse, verstärkte Irritabilität.
  - *Dermis:* Insgesamt dünner durch Abnahme der Zell- und Gefäßdichte, der Pacini-Körperchen und Meissner-Tastscheiben. Proteolyse des Elastins, Zunahme des Vernetzungsgrades des Kollagens.
- **Funktionelle Veränderung:**
  - *Verminderte immunologische Abwehr* durch Abnahme von Anzahl und Aktivität der Langerhans-Zellen (20–50 %) und T-Zellen.
  - *Reduktion* der Anzahl und Funktion von Talgdrüsen und Schweißdrüsen.
  - *Verminderte Schweißsekretionsleistung* und Abnahme des subkutanen Fettgewebes → Beeinträchigung der Thermoregulation.
  - *Reduktion* der Bildung von Vitamin D aus 7-Dihydrocholesterin und verminderte Abgabe (um 75 %) ins Blut.
- **Klinische Merkmale** s. Tab. 99, **histologische Veränderungen** s. Tab. 100.

39.1 Altershaut – Physiologie/Pathophysiologie

Tabelle 99 Klinische Merkmale der intrinsisch gealterten Haut (modifiziert nach Fritsch)

Symptom, Befund	Ursache
– trocken	vermindertes Wasserspeicherungsvermögen der Hornschicht
– schlaff, faltig	verminderter Gewebsturgor, Reduktion elastischer Fasern
– dünn	Atrophie aller Gewebsschichten
– rau	unregelmäßige Anordnung der Hornzellen, Reduktion der Talgsekretion
– weniger dehnbar	geringerer Verflechtungsgrad der Kollagenfaserbündel
– weniger reißfest	Reduktion kollagener Fasern, Kapillarfragilität
– verzögerte Wundheilung	Proliferationsschwäche der beteiligten Zellen
– entzündungsschwach	Reduktion der Immunkompetenz
– blass	Reduktion der Gefäßdurchblutung
– weniger schmerzempfindlich	Reduktion der Anzahl der freien Nervenendigungen

Tabelle 100 Histologische Merkmale der alternden Haut (modifiziert nach Orfanos)

	intrinsisch gealtert	extrinsisch gealtert
Epidermis	– verdünnt, keine Atypien	– Zellatypien, Akanthose
Dermis	– dünne Grenzzone	– deutliche Akanthose mit verdickter Grenzzone
	– verdünnt, weniger Fibroblasten mit geringer Aktivität, weniger Mastzellen	– Elastose, verdickt, vermehrt Fibroblasten mit erhöhter Aktivität, Mastzellvermehrung
Kollagenfasern	– vermindert, Zunahme der Quervernetzung mit Verdichtung	– degenerative Veränderungen und Verringerung von Fasern und Bündeln
elastische Fasern	– normal bis leicht vermindert	– Gewebsvermehrung
Mukopolysaccharide	– leicht vermindert	– deutlich vermindert
dermale Gefäße	– mäßige Verringerung	– erhebliche Rarefizierung, Teleangiektasien

Extrinsische Alterung (Lichtalterung)

- **Pathogenese:** Durch UV-Einwirkung kommt es zur *direkten* DNA Schädigung (Überlastung der Reparaturvorgänge, Kumulation mutagener Schäden) und zur *indirekten* Schädigung (Bildung freier Radikale mit nachfolgender Freisetzung von Entzündungsmediatoren. Durch diese molekularen Mikrotraumen werden die biologischen Alterungsvorgänge erheblich beschleunigt.
- **Klinisches Erscheinungsbild** dieser degenerativen Veränderungen (Tab. 101):
  - Faltenbildung durch Elastizitätsverlust.
  - Verstärkte Hautfelderung durch Bindegewebsdegeneration.

39.1 Altershaut – Physiologie/Pathophysiologie

- Scheckige Pigmentierung.
- Verhornungsstörung und Teleangiektasien.

➤ **Histologie** (Tab. 100): Im Gegensatz zur intrinsischen Alterung ist hier der Alterungsprozess durch eine zunächst exzessive Vermehrung von Gewebebestandteilen gekennzeichnet. Erst während des Endstadiums kommt es zur Atrophie und Degeneration.

Tabelle 101 Hautveränderungen der extrinsisch gealterten Haut (modifiziert nach Fritsch)

strukturelle Veränderungen	Erkrankungen
– fokale Hypo- und Hyperpigmentierungen	aktinische Lentigines, senile Lentigines, seborrhoische Keratosen, Epheliden, Hypomelanosis guttata
– Elastosis cutis	Favre-Racouchot-Syndrom, Cutis rhomboidalis nuchae
– Teleangiektasien	Erythrosis interfollicularis colli
– Karzinogenese	aktinische Keratosen, aktinische Cheilitis, maligne Hauttumoren

39.2 Altershaut – Krankheitsbilder

Cutis rhomboidalis nuchae
- **Definition, Klinik:** Aktinische Alterung der Haut im hinteren Nackenbereich: Tiefe Faltenbildung in sich gegenseitig tangenzial schneidender Verlaufsrichtung („rhombisches" Hautmuster).
- **Therapie** (indiziert bei kosmetischer Bedeutung): Lichtschutz, evtl. Schälbehandlung.

Morbus Favre-Racouchot
- **Definition, Klinik:** Aktinisch bedingte Alterungserscheinung der Haut mit Komedonen und nodulären, teils zystischen Läsionen im lateralen Wangen- und Periorbitalbereich.
- **Therapie** (indiziert bei kosmetischer Bedeutung): Komedonenextraktor, lokale Vitamin-A-Säure-Therapie (0,05–0,1 %ige Vitamin-A-Säure), Dermabrasio, chemische Schälbehandlung, Lichtschutz.

Lentigo solaris, Lentigo senilis, Altersfleck
- **Definition, Klinik:** Hellbraune bis graubraune hyperpigmentierte Maculae mit scharfer Begrenzung auf lichtexponierter Haut. Entstehung durch chronischen UV-Schaden. Lentigines beruhen auf Vermehrung der Melanozyten.
  - *Cave:* Übergang in Lentigo maligna möglich!
- **Therapie** (indiziert bei kosmetischer Bedeutung): Exzision, Lasertherapie, ggf. chemisches Peeling, Camouflage (Abdeckcreme, Schmuckstück, Kleidungsstück). Lichtschutz, Vermeidung weiterer Sonnenexposition.
- **Differenzialdiagnose:** Lentigo simplex, seborrhoische Keratose, Lentigo maligna, pigmentierte aktinische Keratose.

Alterung der Hautanhangsgebilde
- **Haare:** Rarefizierung der Haarfollikel, Verlangsamung des Wachstums. Umwandlung der Lang- in Vellushaare sowie Abnahme der Kräuselung von Scham- und Achselhaaren. Die Melanozyten reduzieren sich (10–20% in jeder Dekade). Auffallend v.a. in Regionen erheblicher Zellteilung wie am Haarbulbus, daher ergrauen Langhaare auch früher als Körperhaare.
- **Nägel:** 30–50% langsameres Wachstum, Nagelplatte wird dünner, weicher und weniger eben und glatt.
- **Talgdrüsen:** Abnahme der Talgproduktion.

39.3 Altershaut – Pflege und ästhetische Behandlung

Pflege der Altershaut

- **Vor Austrocknung schützen** (Folge des Alterns sind Flüssigkeitsverlust und Austrocknung, daher sind feuchtigkeitsspendende Externa äußerst wichtig, z. B. Excipial-U, Remederm):
  - *Befeuchtung:* Saure Mukopolysaccharide, Kollagen, Elastin, harnstoffhaltige Externa, andere Biopolymeren mit Mukopolysaccharidkomponenten.
  - *Verhinderung des transepidermalen Wasserverlusts:* Hautpflegeöle, Fettsalben, Wasser-/Öl-Emulsionen. (*Hinweis:* Die zu empfehlenden Externa sollten – je nach Hautkonsistenz – abwechselnd aus Fettsalben und W/Ö-Emulsionen bestehen.) Beispiele: Mandelölsalbe (Excipial), Panfinbrin (Locobase, Neribas).
- **Hautreinigung** mit alkalifreien Syndets.
- **Vor Auskühlung schützen.**
- **Vor UV-Licht schützen (Sonnenschutz):** Verhindert Lichtalterung, reduziert Wahrscheinlichkeit lichtinduzierter Hauttumore. Es muss ein dem Hauttyp und Sonneneinfluss angepasstes Sonnenschutzmittel aufgetragen werden.
- **Antihistaminika** gegen Juckreiz.

Ästhetische Behandlung der Altershaut – Grundlagen

- Manche Patienten verspüren einen starken Leidensdruck aufgrund der physiologischen Faltenentstehung der alternden Haut.
- Diesen Menschen kann mit verschiedenen kosmetischen Behandlungen geholfen werden, wobei starke Gewichtung im Aufklärungsgespräch über mögliche Nebenwirkungen gelegt werden und der Anspruch auf das zu erwartende Ergebnis angepasst werden soll.

Ästhetische Behandlung – Tretinoin (Vitamin-A-Säure)

- **Mögliche Indikation:** Feinere Falten, aktinische Keratosen, Aussackungen, Verdickungen, senile Lentigines, aktinische Keratosen.
- **Anwendung:** Vitamin-A-Säure (z. B. Roaccutan Gel) 0,01–0,1 % über 6–12 Monate täglich applizieren, nach 8–12 Monaten Applikationsfrequenz auf 2–3 × wöchentlich reduzieren (→ Dauer unbegrenzt). Ein Behandlungserfolg (Glättung der Falten) zeigt sich oft erst nach Monaten.
- **Nebenwirkungen:** Trockenheit der Haut, Schälen der Epidermis, Rötung bis zur Blasenbildung.

Ästhetische Behandlung – Schälbehandlung („Peeling")

- **Mögliche Indikation:** Feinere und gröbere Gesichtsfalten (Epidermis und obere Dermis).
- **Methoden:**
  - *Chemisch:* Phenol, Trichloressigsäure, α-Hydroxysäuren u. a.
  - *Physikalisch:* Dermabrasio, Kryopeeling.
- **Nebenwirkungen:** Superinfektion der wunden Haut, toxische Reaktionen, Narbenbildung, Hyper- und Hypopigmentierungen.

Ästhetische Behandlung – Hydrochinon (5–20 %)

- **Prinzip, Indikation:** Altersfleck-Aufhellung durch Hemmung des Schlüsselenzyms der Melaninbildung (Tyrosinase).
- **Anwendung** (oft in Kombination mit Tretinoin und Hydrocortison, dadurch verbesserte therapeutische Ansprechrate): z. B. Pigmanorm 7–10 Tage 2 × täg-

39.3 Altershaut – Pflege und ästhetische Behandlung

lich, danach 1 × täglich. Therapieerfolg ab 4–6 Wochen, Durchführung in sonnenarmer Jahreszeit.
- **Nebenwirkungen:** Permanente Depigmentierung, Irritation, Sensibilisierung, resorptive Effekte bis zur exogenen Ochronose mit schwerer Nierenschädigung.

Ästhetische Behandlung – Bindegewebsersatz

- Auffüllung atrophischer Defekte, z. B. mit Kollagen oder Fibrel.
- Meist gute Akzeptanz des Füllmaterials als Bindegewebsmatrix, wenn keine Immun- oder unspezifische entzündliche Reaktion auftritt. Zusätzlich soll es die Neubildung von autogenem Kollagen stimulieren.
- *Cave:* Allergische Reaktion in ca. 1 % der Fälle. Daher vor Einsatz Testinjektion der Substanz in Unterarm mit 4-wöchiger nachfolgender Beobachtungsperiode.

Ästhetische Behandlung – dermatochirurgische Maßnahmen

- **Methoden:** Face lifts, z. B. Rhytidektomie, Blepharoplastik.
- **Mögliche Indikation:** Stärkere Faltenbildung, einschließlich erschlaffter mimischer Muskulatur. Lichtgealterte Haut und Haut von Rauchern sind schlechter geeignet.
- **Anästhesiemethode:** Bei ausreichender Sedierung können fast alle gesichtschirurgischen Operationen in lokaler Infiltrationsanästhesie durchgeführt werden.
- **Komplikationen:** Operativ induzierte Hämatome (2–3 %), Hautnekrosen (v. a. bei Rauchern), postoperative Sensibilitätsstörung, Nervenverletzung.

Ästhetische Behandlung – Lasertherapie

- *Allgemeine Hinweise:*
  - Nach Laserbehandlung immer auf konsequenten Lichtschutz achten!
  - Als mögliche Nebenwirkungen können Narbenbildung, Pigmentverschiebungen und Superinfektionen auftreten.
  - Bei Patienten mit bekannter, rezidivierender Herpeserkrankung Lasertherapie nur unter Aciclovir p. o. anwenden!
- **Argonlaser:**
  - *Mögliche Indikationen:* Teleangiektasien, senile Angiome.
  - Nach Therapie Weißfärbung im Behandlungsareal mit Krustenbildung, nach einigen Tagen Abfall der Krusten, nach ca. 14 Tagen Abheilung der Läsion. Narbenbildung auch bei sorgfältiger Durchführung möglich.
- **Gepulster Farbstofflaser:**
  - *Mögliche Indikationen:* Teleangiektasien, senile Angiome.
  - Nach Behandlung unmittelbare blau-schwarze Verfärbung des behandelten Areals. Die entstehende Purpura entwickelt sich nach einigen Tagen zurück. Beurteilung erst nach 6–8 Wochen möglich, erst dann endgültiger Aufhellungseffekt abgeschlossen. Durchführung unter Anästhesie.
- **CO_2-Laser:**
  - *Mögliche Indikationen:* Seborrhoische Keratosen, epidermale Nävuszellnävus, Leukoplakien im Schleimhautbereich, Verrucae vulgares.
  - Unmittelbar nach Therapie Weißverfärbung des Gewebes, vor erneuter Applikation Entfernung des Materials. Abheilung des Gewebedefektes wie eine Erosion. Schmerzhafte Behandlung, Durchführung nur unter Anästhesie.

39.3 Altershaut – Pflege und ästhetische Behandlung

- **Erbium-YAG-Laser:**
  - *Mögliche Indikationen:* Lentigines, seborrhoische Keratosen, aktinische Keratosen, Xanthelasmen, Syringome.
  - Geringere thermische Nekrosen im Vergleich zum CO_2-Laser. Bei kleinen Flächen auch ohne Anästhesie möglich.
- **Ultrapuls-Laser:**
  - *Mögliche Indikationen:* Skin-Resurfacing bei Aknenarben, Unfallnarben, lichtinduzierter Hautschädigung, Faltenbildung.
  - Mit kurzen Pulszeiten ermöglicht er gewebeschonende Abtragung mit geringer thermischer Tiefenwirkung.

39.4 Hautläsionen durch mangelnde Pflege

Ursache
- Alte Menschen sind oft nicht mehr in der Lage, die erforderliche Hautpflege durchzuführen.
- Daraus können Dermatosen resultieren.

Intertrigo
- **Definition:** Sammelbegriff für irritative Dermatitiden im Bereich der in Kontakt stehenden Hautbereiche (submammär, inguinal, axillär, zwischen Fettfalten), meist bei stark schwitzenden adipösen Patienten.
- **Klinik:** Umschriebene Erosion, ggf. Mazeration, oft schmerzhaft.
- **Komplikation:** Übergang in intertriginöses Ekzem.
- **Diagnostik:** Klinisches Bild, Abstrich.
- **Differenzialdiagnose:** Erythrasma, Psoriasis inversa, Kontaktdermatitis, Tinea.
- **Therapie:** Antiseptische Seifen, evtl. kurzfristig Steroidsalben (z. B. Locacorten, Scheviproct).

Exsikkose
- **Geriatrische Bedeutung:** Eine der häufigsten Dermatosen im Alter, abhängig von Pflege, Grunderkrankung, Hauttyp, Klima und Lebensgewohnheiten.
- **Klinik:** Trockene, raue Haut („Status sebostaticus"), matt und diffus mit feinen Schuppen bedeckt. Am stärksten betroffen sind Unterschenkel und Unterarme.
- **Komplikation:** Exsikkationsekzem.
- **Diagnostik:** Klinisches Bild.
- **Therapie:** Pflegesalben (z. B. Mandelölsalbe [Excipial-U], eventuell mit Harnstoffzusatz, rückfettende Zusätze beim Baden, Bewusstmachen der Ursachen und Änderung der Waschgewohnheiten (keine heißen und langen Bäder).

39.5 Altersdermatosen

Senile Vulvaatrophie

- **Definition, Klinik:** Rückbildung der Labia majora, minora und der Klitoris mit Exsikkation der Schleimhaut. Zum Teil quälender Juckreiz. Kohabitationsschwierigkeiten. Keine Sklerose oder Leukoplakien.
- **Diagnostik:** Klinisches Bild.
- **Therapie:** Östrogenhaltige Externa (z. B. Ovestin Ovula), gewissenhafte Genitalhygiene zur Vermeidung von Superinfektionen.

Lichen sclerosus et atrophicans

- **Definition:** Chronisch progrediente lichenoide, vorwiegend die Genitalien betreffende chronische Krankheit unbekannter Ursache. Fakultative Präkanzerose (z. T. auch als somatoforme Störung erscheinend).
- **Histologie:** Epidermisatrophie mit Orthohyperkeratose. Geschwollene papilläre Dermis, zellarm und hyalinisiert.
- **Lokalisation:**
  - *Genital:* Bei Frauen kleine Labien, Introitus vaginae und Perianalgegend (Kraurosis vulvae). Beim männlichen Genitale führen Veränderungen zu einer Induration und Schrumpfung des Präputiums, Verengung der Urethralöffnung (Kraurosis penis).
  - *Extragenital:* Oberer Rumpf und obere Extremitäten.
- **Klinik:** Solitäre oder gruppierte, scharf begrenzte elfenbeinweiße hyperkeratotische Papeln. Chronisch progrediente Ausdehnung/Konfluenz. Schubweiser quälender Pruritus. Nach monatelangem Verlauf Atrophie der Haut/Schleimhaut.
- **Komplikation:** 3–6 % maligne Entartung.
- **Diagnostik:** Klinischer Befund, Probebiopsie.
- **Differenzialdiagnose:** Leukoplakien, Keratosen, Lichen simplex chronicus.
- **Therapie:** Lokale Kortikosteroide, östrogenhaltige, evtl. auch testosteronhaltige Creme 2 × täglich, intraläsionale Depotsteroidinjektionen bei unerträglichem Juckreiz, Balneophototherapie, Kryochirurgie, Lasertherapie (CO_2 Laser). Psychotherapeutische/-somatische Abklärung. Ultima ratio: Vulvektomie. Klinische Kontrollen in 6-monatigen Abständen.
- **Prognose:** Chronisch schubartiger Verlauf.

Pruritus senilis

- **Definition:** Sammelbegriff für Juckreiz ohne erkennbare Hautläsion im Alter. Beruht auf altersbedingter Exsikkose der Haut und Sekundärfaktoren, z. B. exzessiver Hygiene, Irritationen, kaltem trockenem Klima.
- **Klinik:** Trockene Haut, Schuppung, meist Kratzartefakte (Exkoriationen), Superinfektion, diffuse Ekzematisation, Lichenifikation und nummuläre Streuherde. Bei Dehnung, z. B. Unterschenkel, reißt Hornschicht ein, die Haut zeigt craqueléartige Hautfelderung. Juckreiz v. a. in talgdrüsenarmen Arealen, Verschlechterung im Winter.
- **Diagnostik:** Ausschluss innerer Erkrankungen (z. B. okkulte Neoplasien, Lymphome, Leber-Nierenerkrankung, Diabetes, Schilddrüsenerkrankung), Medikamentenanamnese.
- **Differenzialdiagnose:** Sézary-Syndrom, Pruritus anderer Genese (die Diagnose Pruritus senilis erfordert dringlich den Ausschluss anderer im Alter gehäuft auftretender Ursachen von Juckreiz, v. a. allergische Reaktionen).

39.5 Altersdermatosen

- **Therapie:** Rückfettende Pflegepräparate, antipruriginöse Externa (z. B. Polidocanol), Korticosteroid- und Pflegesalben, Badeöle, keine übertriebene Körperpflege.

Hyperhidrosis

- **Definition:** Fokale oder generalisierte pathologische Schweißproduktion.
- **Ursachen, Formen** (inklusive Therapieoptionen):
  - *Hitzewallungen mit sekundärem Schwitzen:* Typisch für Postmenopause. Wenn subjektiv stark störend, kann mit Östrogensubstitutionstherapie das Auftreten verhindert werden.
  - *Hyperhidrosis bei Schilddrüsenüberfunktion:* Sistiert mit Behandlung der Hyperthyreose (S. 423).
  - *Hyperhidrosis der Axillae, Hände oder Fußsohlen:* Wenn stark störend, kann eine Lokalbehandlung mit Botulinustoxin das Symptom für 9–12 Monate erfolgreich unterdrücken.

39.6 Benigne Hyperplasien und Tumoren

Ursachen der Entstehung
- Akkumulation karzinogener Noxen, verminderte Immunkompetenz, altersbedingte Reduktion des DNA-Repair, Störung der Wachstumskontrolle epidermaler und dermaler Zellverbände.

Talgdrüsenhyperplasie
- **Definition, Klinik:** Kleine flach erhabene gelbliche Knötchen mit gelapptem Aufbau im Gesicht (Stirn > Wange > Nase).
- **Histologie:** Voll ausgereifte Talgdrüsenläppchen mit einschichtiger Basalzellage. Öffnung in einem Haarfollikeltrichter.
- **Diagnostik:** Klinisches Bild.
- **Differenzialdiagnose:** Basaliom (inhomogen, ulzerierend).
- **Therapie** (nur aus kosmetischen Gründen!): Exzision, Lasertherapie, Elektro-Kauterisation.

Klavus/Kallus (Hühnerauge, Schwiele)
- **Definition, Klinik:** Umschriebene Hyperkeratose an mechanisch belasteten Arealen (meist Fuß- oder Handbereich). Bei punktförmiger Belastung *Klavus*, bei flächiger Belastung *Kallus*. Bei Belastung meist schmerzhaft.
- **Diagnostik:** Klinischer Befund.
- **Differenzialdiagnose:** Verruca vulgaris, Plattenepithel-Karzinom, seborrhoische Keratose. Entscheidend ist die Lokalisation ausschließlich an belasteter Stelle.
- **Therapie:** Druckentlastung, salizylathaltige Pflaster (z. B. Guttaplast), Exzision, Laserabtragung.

Stukkokeratosen
- **Definition, Klinik:** Hautfarben-bräunliche, warzenähnliche, flache Hyperkeratosen v. a. an Unterschenkeln, Unterarmen und Handrücken.
- **Histologie:** Umschriebene Verdickung des Stratum corneum.
- **Diagnostik:** Klinisches Bild (homogener Aspekt).
- **Differenzialdiagnose:** Verruca vulgaris, Plattenepithel-Karzinom, seborrhoische Keratose. Bei Inhomogenität oder Ulzeration mit Karzinomverdacht Probeexzision zur histologischen Untersuchung notwendig.
- **Therapie:** Keratolytische Salben, Kürettage.

Verruca seborrhoica (seborrhoische Warze, Alterswarze)
- **Definition:** Benignes Papillom. Häufigster Tumor der Haut, Auftreten bei fast jedem Menschen ab zweiter Lebenshälfte.
- **Histologie:** Mächtige Akanthose und Orthohyperkeratose. Monotoner basaloider Zelltyp ohne Kernatypien. Die Epidermis wird durch reichlich Hornzysten durchsetzt.
- **Klinik:** Meist keine subjektiven Symptome, gelegentlich Juckreiz, lediglich kosmetische Bedeutung. Vorkommen überall außer an den Akren, v. a. im Gesicht, Rumpf mit einer Zahl von wenigen bis zu Hunderten. Beginnend als hautfarbene, manchmal zart rötlich-bräunliche, matte, scharf begrenzte regelmäßig (rund, oval) konturierte Flecken. Langsame periphere Vergrößerung, eventuell Zunahme der Pigmentierung. Maligne Entartung kommt nicht vor, gelegentlich Abfallen unter Hinterlassen normaler Haut.

39.6 Benigne Hyperplasien und Tumoren

- **Diagnostik:** Klinisches Bild, Auflichtmikroskopie (Pseudohornzysten, „gepunzte" Oberfläche), ggf. Probeexzision.
- **Differenzialdiagnose:** Basaliom, malignes Melanom, Compoundnävus. Bei Inhomogenität in Farbe oder Oberfläche oder bei Ulzeration zum Ausschluss von Malignität Probeexzision zur histologischen Untersuchung.
- **Therapie:** Im Prinzip nicht erforderlich, aber häufig erwünscht. Kürettage mit scharfem Löffel nach oberflächlicher Vereisung mit Ethylenchlorid, Elektrokaustik, oberflächliche Kryotherapie, Laserchirurgie in Lokalanästhesie.

Keratoakanthom

- **Definition:** Relativ häufiger benigner Tumor des Haarfollikels, Männer > Frauen.
- **Hauptrisikofaktoren:** UV-Licht, chemische Karzinogene (Teer).
- **Histologie:** Kugelige Hornzyste, deren Zentrum von orthokeratotischem Hornmaterial erfüllt ist. Zystenwand besteht aus solide geschichtetem Plattenepithel. Das Zystendach besitzt einen zentralen Porus, der beidseits von einem Epidermiskragen begrenzt ist.
- **Klinik:** Schnell wachsender (Wochen, Monate) derber, glatter, regelmäßig geformter halbkugeliger hautfarbener bis rötlicher Knoten. Im Zentrum oft kraterförmige Einsenkung, in der derber Hornpfropf erscheint. Abstoßung des Hornpfropfes spontan möglich. Entstehung und Abheilung dauern zwischen 6 Wochen und 6 Monate.
- **Diagnostik:** Anamnese (kurze Bestandsdauer), Probebiopsie.
- **Differenzialdiagnose:** Plattenepithel-Karzinom (langsames Wachstum, irregulärer Aspekt).
- **Therapie:** Exzision.

Senile Angiome

- **Definition, Klinik:** Meist multipel auftretende, v. a. am Rumpf, stecknadelkopfgroße, hellrote Gefäßtumoren.
- **Diagnostik:** Klinisches Bild.
- **Therapie:** Wenn kosmetisch störend, Elektro- oder Laserkoagulation.

Aktinische Keratose (Präkanzerose)

- **Definition:** Häufigste Präkanzerose, meist multipel auf chronisch UV-Licht-geschädigter Haut und in Abhängigkeit von Hauttyp und kumulativer UV-Belastung. Prädilektionsstellen sind das Gesicht, insbesondere Stirn, Glatze, Nase, Ohrmuschel, Wangen, Oberlippe.
- **Klinik:** Als linsengroßer Fleck beginnend mit gelblicher oder rötlicher Oberfläche und etwas aufgerauter leichter Keratose. Später periphere Vergrößerung, Umwandlung in unregelmäßig höckrige, warzige Läsionen. Im weiteren Verlauf können diese Läsionen in hornartige Höcker auswachsen (Cornu cutaneum).
- **Histologie:** Variable Kern- und Zellatypien der Epidermis. Basophile Degeneration des Kollagens.
- **Diagnostik:** Inspektion, Palpation, Probebiopsie.
- **Differenzialdiagnose:** Seborrhoische Keratose, Naevuszellnaevus, Läsionen eines chronisch-diskoider Lupus erythematodes. Sichere Abgrenzung nur histologisch!

39.6 Benigne Hyperplasien und Tumoren

> **Therapie:**
> – Abhängig von Anzahl und Lokalisation: Exzision, Kürettage mit histologischer Sicherung, Kryotherapie, Laser, Elektrokoagulation solitärer Herde.
> – Ausgedehnte Keratosen und anatomisch schwierige Regionen:
>   - Fluorouracil-haltige Externa 2 × täglich über 4–6 Wochen und Lichtschutz während dieser Zeit.
>   - Podophyllin 25 %: Einmalige Pinselung in 10-tägigem Abstand 2–3 × (Abwaschen der Lösung nach ca. 6–24 h, sonst toxische Kontaktdermatitis).
>   - Vitamin-A-Säure 0,05 % lokal jeden 2. Tag dünn auftragen für 3–4 Monate, tagsüber Lichtschutzmittel wegen Photosensibilität.
> **Prophylaxe:**
> – Systemisch Retinoide 0,5 mg/kg KG als Langzeittherapie, z. B. Isotretinoin (z. B. Roaccutan) 20–30 mg/d. Indiziert bei großer Zahl an mehreren Lokalisationen.
> – 6-monatige Kontrollen.
> – Allgemeiner Lichtschutz: Kopfbedeckung, Lichtschutzmittel.

Morbus Bowen (Präkanzerose)

> **Definition:** Intraepidermales Carcinoma in situ, relativ häufige obligate Präkanzerose.
> **Ursachen:** UV-Licht, chemische Karzinogene (Arsen), wahrscheinlich auch humane Papillomaviren.
> **Histologie:** Epidermis verbreitert, Verlust der normalen Schichtung, starke Kernpolymorphie, reichlich Mitosen, dyskeratotische Zellen.
> **Klinik:** Scharf und unregelmäßig begrenzter, meist hellroter Herd mit schuppender Oberfläche. Subjektive Beschwerden fehlen. Über Jahre langsames peripheres, dann plötzlich einsetzendes invasives Wachstum. *Cave:* Übergang in Bowen-Karzinom. Prädilektionsstellen am Rumpf, distale Extremitäten.
> **Diagnostik:** Klinik, Probebiopsie.
> **Differenzialdiagnose:** Psoriasis vulgaris (lebenslange Anamnese, Prädilektion für Streckseiten der Gelenke), superfizielles Basaliom (mit Ulzeration).
> **Therapie:**
> – Exzision mit histologischer Schnittrandkontrolle, Kürettage.
> – CO_2- oder Erbium-Yag-Laser nach histologischer Kontrolle.
> – Kontrollen: 3-monatige Kontrollen nach Lasertherapie, da keine histologische Überprüfung möglich. Ansonsten 6-monatige Kontrollen.
> – Wenn keine andere Therapie möglich: 5-Fluorouracil-haltige Externa 2 × täglich über 21 Tage bis zum Auftreten flächenhafter Rötungen oder Bestrahlung (3–5 Gy/Behandlung, Gesamtdosis ca. 50 Gy).

Erythroplasie Queyrat (Präkanzerose)

> **Definition:** Ein dem Morbus Bowen analoges Carcinoma in situ im Bereich der Schleimhaut und Übergangsschleimhaut.
> **Histologie:** Akanthose, Dyskeratosen, große atypische Zellelemente in der oberen Epidermis.
> **Klinik:** Scharf begrenzte, düster rote, polyzyklische Makula von mattem Glanz und samtiger Oberfläche. Langsame Vergrößerung über Jahre, keine subjektiven Beschwerden. Vorkommen an der Glans penis, Präputium, seltener an den Labien, Analbereich, Mundschleimhaut.
> *Cave:* Übergang in Karzinom möglich.

39.6 Benigne Hyperplasien und Tumoren

- **Diagnostik:** Klinik, Probebiopsie.
- **Differenzialdiagnose:** Soorbalanitis, Psoriasis, Lichen ruber. Abgrenzung histologisch notwendig!
- **Therapie:** Exzision, Kryotherapie, lokale Chemotherapie mit 5-Fluouracil, Röntgenweichbestrahlung. Langfristige Nachsorge notwendig.

Leukoplakie (Präkanzerose)

- **Definition:** An Schleimhäuten und Übergangsschleimhäuten vorkommende dysplastische Veränderung.
- **Ursachen:** Chronischer, mechanischer, physikalischer oder chemischer Reiz.
- **Histologie:** Epithelhyperplasie mit Einzelzellverhornung, Zell- und Kernpolymorphie, Hyperkeratose, Parakeratose, Akanthose.
- **Klinik:** Nicht abstreifbare schmerzlose, scharf begrenzte weißliche Veränderung. Primär plan, Übergang in verruköse Form möglich. *Cave:* Persistierende Herde. Übergang in Spinaliom möglich. Entartungsrisiko 5–15% der Fälle. Bevorzugtes Auftreten im Bereich der Mund- und Wangenschleimhaut, Lippen, Zunge und Genitale (Vagina, Portio uteri, Präputium und Glans).
- **Diagnostik:** Klinisches Bild, Probebiopsie.
- **Differenzialdiagnose:** Lichen ruber mucosae, orale Candidainfektion, orale Haarleukoplakie Lichen sclerosus et atrophicans. Abgrenzung histologisch!
- **Therapie:** Abheilung nach strikter Meidung der Noxe nach 2–4 Wochen. Persistierende Leukoplakie, erosive und ulzerierte Form bedürfen Therapie (Exzision, Kürettage, Kryotherapie, lokale Anwendung von Vitamin-A-Säure).

Tabelle 102 Ätiologische Einteilung der Leukoplakien (modifiziert nach Altmeyer)

exogen-irritativ	– physikalische Noxen: Zahnfehlstellung, Prothesen – chemische Noxen: Rauch-, Kau- oder Schnupftabak
erblich	Dysceratosis follicularis, white-sponge-naevus, Leuködem
endogen-irritativ	Mykosen, Lichen ruber planus, Lichen sclerosus et atrophicans, fixes Arzneimittelexanthem, vernarbendes Schleimhautpemphigoid

39.7 Maligne Tumoren

Basaliom

- **Definition:** Semimaligner Tumor, Männer > Frauen. Inzidenz steigend, Korrelation mit Hauttyp (Typ I am höchsten) und Lebensalter.
- **Hauptrisikofaktoren/Karzinogenese:** UV-Licht, Naevus sebaceus, genetische Disposition (Basalzellnaevussyndrom, Xeroderma pigmentosa), Arsen.
- **Histologie:** Basaloide Zellen mit seltener Kernatypie und Mitosen. Zusammensetzung aus lappigen strang- oder fingerförmigen Zellnestern. Periphere Zelllage ist palisadenförmig. Um Tumor Bindegewebe schalenartig verdickt.
- **Formen:** Knotiges, zystisches, pigmentiertes, superfizielles, sklerodermiformes Basaliom sowie Ulcus rodens und Ulcus terebrans. Eine Metastasierung von Basaliomen wurde beschrieben, kommt aber sehr selten vor (< 0,1 %).
- **Klinik:** Am gesamten Integument mit Ausnahme der Handflächen und Fußsohlen, Mund- und Genitalschleimhaut auftretend. Bevorzugt Kopfbereich (90 %, „Sonnenterrasse"), superfizielle Basaliome v. a. am Rumpf. Beginn als halbkugeliges, derbes, hautfarbenes Knötchen, von kleinen Teleangiektasien überzogen. Später aggregieren mehrere Knötchen in kranzförmiger Anordnung (Randwall). Wachstum erfolgt langsam (Jahre) sowohl peripher als auch vertikal. Im späteren Verlauf zentrale Atrophie und fibrotische Schrumpfung des Umgebungsgewebes und Exulzeration möglich.
- **Diagnostik:** Klinik, Probebiopsie.
- **Differenzialdiagnose:** Talgdrüsenhyperplasie, Nävuszellnävus, Histiozytom, aktinische Keratose, Morbus Bowen, malignes Melanom. Abgrenzung erfolgt definitiv nur histologisch.
- **Therapie:**
  - Therapie der Wahl: Exzision in toto, Nachsorge alle 6 Monate, später jährlich.
  - Alternative bei hohem OP-Risiko: Superfiziell spreitende großflächige Basaliome: 5-Fluorouracil-haltige Externa über 6 Wochen, Strahlentherapie 60 Gy, fraktioniert mit Sicherheitsabstand von 1 cm.
- **Prophylaxe:** Lichtschutz, Acitretin (präventive Wirkung bisher noch nicht eindeutig bewiesen).

Plattenepithelkarzinom (Spinaliom, spinozelluläres Karzinom)

- **Definition:** Zweithäufigster maligner Hauttumor, v. a. im 7.–8. Lebensjahrzehnt auftretend.
- **Hauptrisikofaktoren:** Chronischer UV-B-Lichtschaden, Röntgenbestrahlung, Immunsuppression, selten chronische Wunden oder Verbrennungsnarben. Entstehen in der Regel aus Präkanzerosen, nur selten de novo.
- **Histologie:** Strangförmige Proliferation spinozellulärer Zellen mit Zellpolymorphie, dyskeratotischen Zellen, parakeratotischen Hornperlen; atypische Mitosen bis in die oberen Epithellagen.
- **Metastasierung:** Lymphogen, in aller Regel spät und daher kaum beobachtet. Fernmetastasen nur sehr selten.
- **Klinik:**
  - *Frühe Läsion:* Ekzemähnliche Hautveränderung mit ggf. erosiver Oberfläche.
  - *Spätere Läsion:* Schuppende, unscharf begrenzte tumoröse Hautveränderung, ggf. knotig oder ulzeriert. Der Knoten wächst langsam peripher und exophytisch und zerfällt schließlich geschwürig. Prädilektionsstellen v. a. im Gesicht und Unterlippe. Geringe oder fehlende subjektive Beschwerden.

39.7 Maligne Tumoren

- **Diagnostik:** Klinik, Probebiopsie.
- **Differenzialdiagnose:** Präkanzerosen, Keratoakanthom, atypische seborrhoische Keratose, amelanotisches malignes Melanom, Basaliom. Abgrenzung histologisch.
- **Therapie:** Exzision in toto unter Schnittrandkontrolle mit Sicherheitsabstand abhängig vom Befund. Nachbestrahlung mit schnellen Elektronen bei nicht in sano operablen Tumoren. Staging abhängig vom Befund.

Lentigo maligna (Melanom)

- **Definition:** Maligner Tumor der Melanozyten, Inzidenzgipfel im 9. Lebensjahrzehnt.
- **Risikofaktoren:** UV-Licht-Exposition, genetische Disposition, Immunsuppression.
- **Histologie:** Basalschicht mit vakuolisierten, teils melanisierten Zellen mit deutlicher Kernatypie und Mitosen.
- **Klinik:** Scharf begrenzte polyzyklische Makula unregelmäßiger Gestalt, dunkelbrauner bis schwarzer Farbe und von scheckigem Aussehen mit tastbarer Erhabenheit, Knötchen. Fast ausschließlich in sonnenexponierten Körperregionen, Entwicklung auf jahrelang bestehender Lentigo maligna.
- **Diagnostik:** Anamnese (Familienanamnese, Größenzunahme, Farbänderung, unregelmäßige Begrenzung, Nässen, Blutung), Inspektion, Palpation, B-Symptomatik, ABCD-Regel (s. Tab. 103), Auflichtmikroskopie, hochauflösender Ultraschall, Lymphknoten-Status.

Tabelle 103 ABCD-Regel für Inspektion (modifiziert nach Altmeyer)

A	Asymmetrie, unregelmäßig
B	Begrenzung, unscharf
C	Kolorit, variables Muster
D	Durchmesser > 5mm

Je mehr Kriterien zutreffen, desto höher die Wahrscheinlichkeit eines malignen Melanoms

- **Differenzialdiagnose:** Lentigo senilis, seborrhoische Keratose, aktinische Keratose, pigmentiertes Basaliom. Abgrenzung histologisch.
- **Therapie:** Exzision abhängig vom Tumorstadium und Lokalisation, Chemo- und Immuntherapie, Strahlentherapie.

39.8 Maligne Lymphome

Grundlagen

- **Definition:** Lymphome sind klonale Proliferationen lymphatischer Zellen. In der Dermatologie sind v. a. die Non-Hodgkin-Lymphome von Bedeutung. 5% aller Lymphome befallen die Haut, der überwiegende Teil der Hautlymphome sind T-Zell-Lymphome.
- **Allgemeine Klinik:** Hautläsionen zeigen sich in Form von groß- oder kleinknotigen, plattenartig derben Infiltraten, mit einer Farbe von hautfarben bis lividrot oder rotbraun. Eine weitere charakteristische Hautveränderung ist die Erythrodermie, v. a. bei leukämisch verlaufenden Lymphomen. Eine wichtige Rolle spielen die unspezifischen dermatologischen Begleitsymptome wie Pruritus sine materia, Prurigo, uncharakteristische Exantheme, Erythrodermie. Bei fortgeschrittenem Stadium können Pseudoichthyosis und Infekte hinzukommen.

Morbus Hodgkin (Lymphogranulomatose)

- **Definition:** Von Lymphknoten ausgehendes, stadienhaft verlaufendes Lymphom.
- **Histologie:** Nachweis von Sternberg-Riesenzelle und Hodgkinzelle.
- **Klinik:** Allgemeinsymptome, B-Symptomatik, Lymphknotenschwellung, Primär kutane Manifestation selten < 1% der Patienten.
  - *Spezifische Hautveränderungen* (selten; 10%): Kutane oder subkutane knotige oder plattenartige, teils exulzerierte Infiltrate, meist in Umgebung befallener Lymphknoten-Stationen am Rumpf.
  - *Unspezifische paraneoplastische Hautveränderungen* (wesentlich häufiger; 30%): Pruriginöse Knötchen, Pruritus, diffuse Hyperpigmentierung.
- **Diagnostik:** BSG, Differenzialblutbild (oft Lymphopenie, Eosinophilie), Alkalische Phosphatase, CT-Thorax, CT-Abdomen, Skelettszintigraphie, Knochenmark-Biopsie, Haut-Probebiopsie, Lymphknoten-Biopsie, ggf. Leberbiopsie und exploratorische Laparotomie.
- **Differenzialdiagnose:** Hautmetastasen anderer kutane Non-Hodgkin-Lymphome. Abgrenzung histologisch.
- **Therapie:**
  - *Spezifische Herde:* Polychemotherapie sowie Strahlentherapie.
  - *Unspezifische Herde:* Wie betreffende Dermatose therapieren. Pruritus ist häufig therapierefraktär, Versuch mit Antihistaminika und Lichttherapie.
- **Prognose:** Abhängig von systemischer Ausdehnung des Lymphoms.

Mycosis fungoides (Granuloma fungoides)

- **Definition:** Kutanes niedrigmalignes T-Zell-Lymphom. Häufigstes kutanes Lymphom.

39.8 Maligne Lymphome

Tabelle 104 Stadieneinteilung der Mycosis fungoides (modifiziert nach Jung)

	Aspekt	Symptome	Ausdehnung
I = Prämykosidstadium	entzündlich gerötete psoriasiform schuppende scharf begrenzte Herde	Juckreiz möglich	nummuläres Ekzem, Psoriasis, Parapsoriasis en plaque
II = Infiltratstadium	infiltrierte Plaques mit bräunlich-roter Eigenfarbe. Inseln gesunder Haut in Mykosis fungoides Bezirken	starker Juckreiz	
III = Tumorstadium	halbkugelige, teils exulzerierte Tumoren mit schwammartiger Konsistenz		Lymphknotenbefall (dermopathisch / tumorös)
IV = Organstadium	Organbeteiligung		Lymphknotenbefall Organbeteiligung

- **Diagnostik:** Probeexzision.
- **Differenzialdiagnose:** Ekzem, Psoriasis, Parapsoriasis en Plaque, nodöse Arzneimittelreaktionen, Pseudolymphome. Abgrenzung histologisch.
- **Therapie:** Hautbeschränkte Stadien: PUVA, evtl. Retinoide, Kortikosteroide, Tumorknoten-Dermopanbestrahlung und schnelle Elektronen-Bestrahlung, evtl. Exzision. Bei Organbefall Polychemotherapie (z. B. CHOP).
- **Prognose:** Gute Progression im kutanen Stadium.

Sézary-Syndrom (T-Zell-Erythrodermie)

- **Definition:** Leukämische Form der Mycosis fungoides (s. o.).
- **Histologie:** Zelluläre Infiltrate ähnlich Mykosis fungoides, Immunhistologie (CD 3+, CD 4+, CD 45R0+, CD 8–, CD 3O–).
- **Klinik:** Uncharakteristischer Beginn, erst später Erythrodermie, Lymphadenopathie und generalisierter Juckreiz. Livid-rötlich-bräunliche Erythrodermie, diffuse Infiltration der Haut (charakteristische Verdickung der Hautfalten). An Hand- und Fußsohlen treten ekzemähnliche Hyperkeratosen mit Nagelveränderungen auf.
- **Diagnostik:** Haut-Probebiopsie, Lymphknoten-Exstirpation, Blutausstrich (Nachweis von atypischen T-Zellen = Sézary- oder Lutzner-Zellen), Differenzialblutbild (Leukozytose mit relativer Lymphozytose) BSG ↑↑, Lymphozytendifferenzierung: CD-4+-Zellen ↑, selten CD-8+-Zellen ↑.
- **Differenzialdiagnose:** Handekzem mit Streuung, Erythrodermie anderer Genese (S. 477), atopische Dermatitis, kutane Lymphome und Pseudolymphome.
- **Therapie** (abhängig vom Krankheitsstadium):
  - *Hautbefall allein:* Phototherapie, rePUVA, Röntgenbestrahlung, schnelle Elektronen.
  - *Erythrodermie-Stadium:* Phototherapie, rePUVA, Chemotherapie, Kortikosteroide, Interferon.

39.8 Maligne Lymphome

- *Organbefall bzw. Befall hautnaher Lymphknoten:* Polychemotherapie, Radiotherapie, Phototherapie, Interferon-α.
▶ **Prognose:** Deutlich schlechter als bei Mycosis fungoides.

Hochmalige Non-Hodgkin-Lymphome

▶ **Definition, Klassifikation:**
  - Lymphoproliferative Zustände sehr verschiedener morphologischer und klinischer Expression und Prognose.
  - Die genaue Klassifikation erfolgt aufgrund histologischer, histochemischer und immunhistologischer Befunde. Man unterscheidet B- und T-Zell-Lymphome. Im Gegensatz zur Mikromorphologie sind die spezifischen klinischen Läsionen der Hautlymphome nur bei Mykosis fungoides und verwandten kutanen T-Zell-Lymphomen charakteristisch. Bei den übrigen Lymphomen findet sich keine eindeutig zuordenbare Klinik vor. Etwa 20 % aller kutanen Lymphome sind hochmaligne.
▶ **Klinik:** Plattenartige Infiltrate, tumoröse Knoten. Auftreten solitär oder disseminiert möglich. Lymphknoten und Milz sind meist mitbeteiligt. Oft auch Befall innerer Organe wie Lunge und Leber.
▶ **Diagnostik:** Histologie, Immunhistologie, molekularbiologische Methoden (Gen-Rearrangement, Gen-Translokationen).
▶ **Differenzialdiagnose:** Hautmetastasen.
▶ **Therapie:** Röntgenbestrahlung, Polychemotherapie.
▶ **Prognose:** Der Verlauf ist foudroyant, viele Patienten sterben schon im ersten Jahr der Diagnosestellung.

39.9 Entzündliche Dermatosen

Atopisches Ekzem des hohen Alters (spät-exsudatives Ekzematoid Rost)

- **Definition:** In der Intensität schwankende Form der atopischen Dermatitis im Alter.
- **Klinik:** Variiert zwischen einzelnen Ekzemherden und ausgeprägter Erythrodermie mit starkem Juckreiz und Irritabilität der Haut, z.T. extrem trockene Haut.
- **Diagnostik:** Abstrich, Probebiopsie, Epikutantestung, RAST, Prick, Stuhlprobe (Candida).
- **Differenzialdiagnose:** Lymphom, Erythrodermie, Kontaktekzem (weniger lange Anamnese).
- **Therapie:**
  - *Schwere Form:* Kortikosteroid-Stoß (Prednison 40–50 mg/d einige Tage, schnell ausschleichen), Antihistaminika (z.B. Astemizol [Hismanal] 3 × 10 mg/d).
  - *Leichtere Form:* Kortikosteroide lokal, pflegende Ölbäder und Externa.

Parapsoriasis en plaque

- **Definition:** Exanthematische Erkrankung unklarer Genese.
- **Histologie:** Uncharakteristische dermale Rundzellinfiltrate mit lymphozytärer Exozytose in die Epidermis. Fokale Parakeratose.
- **Klinik:** Kleinfleckiges, aus runden bis ovalen, scharf begrenzten makulösen Herden bestehendes Exanthem mit zarter hellrot-gelblicher Farbe und kleieförmiger Schuppung. Stammbetont an den Spaltlinien der Haut ausgerichtet. An den Extremitäten vorwiegend an den Beugeseiten. Geringer Juckreiz. *Formen:*
  - Kleinherdige Form = chronic superficial dermatitis (selten maligne Entartung).
  - Großherdige Form = Prämykose, die in 40% in ein kutanes T-Zell-Lymphom übergehen kann.
- **Diagnostik:** Anamnese (Verschlechterung im Winter, Verbesserung im Sommer), klinisches Bild, ggf. Probebiopsie.
- **Differenzialdiagnose:** Hautmykosen, seborrhoisches Ekzem, Pityriasis rosea.
- **Therapie:** Phototherapie, Photochemotherapie, Kortikosteroide lokal.
- **Prognose:** Gut bei Therapie im prämalignen Stadium.

Leitsymptom Erythrodermie

- **Grundlagen:**
  - Der Begriff Erythrodermie steht für universelle Rötungen der gesamten Körperhaut ungeachtet der zugrunde liegenden Ursachen.
  - Die Bezeichnung ist ein deskriptiver Sammelbegriff für eine Vielzahl verschiedener Dermatosen.
  - Sie bedeutet für den Organismus eine erhebliche Belastung (Aufrechterhaltung der Durchblutung des gesamten Hautgefäßsystems; durch Wärmeabstrahlung und erhöhte Abdunstung bedingter hoher Energieverlust; über gesteigerte epidermale Proliferation und Desquamation Verlust von Serumprotein).
  - Erythrodermien sind daher stets Anlass zu einer intensiven Abklärung und Therapie.

39.9 Entzündliche Dermatosen

> **Formen:**
> - *Primäre Erythrodermien:* De novo entstehend.
> - *Sekundäre Erythrodermien:* Entstehung durch universelle Ausbreitung präexistenter Dermatosen.
>
> **Diagnostik:** Blutbild und Differenzialblutbild, Elektrolyte, Gesamteiweiß, Kreatinin, Kreatinin-Clearance, Immunelektrophorese des Serums, Rö-Thorax, Sono-Abdomen, Sono-Lymphknoten, EKG, Probebiopsie, ggf. Lymphknoten-Biopsie.
>
> **Differenzialdiagnose:** Tab. 105.

Tabelle 105 Differenzialdiagnose der Erythrodermie im Alter (modifiziert nach Altmeyer)

	Häufigkeit	Juckreiz
Arzneimittelreaktion	++++	+++
Kontaktdermatitis	+++	+++
atopische Dermatitis	++	+++
seborrhoische Dermatitis	+	+
Lymphome	++	+++
paraneoplastisch	++	+++
Psoriasis	+++	+
Lichen ruber	+	+++
Pemphigus foliaceus	+	–
Pityriasis rubra pilaris	+	+

> **Therapie:** Stationäre Aufnahme zur Diagnostik und Therapie. Flüssigkeits- und Elektrolytdefizit ausgleichen, Kortikosteroide i.v. (Prednison 100 mg/d), Antihistaminika (z. B. Promethazin [Phenergan] 3 × 50 mg/d) gegen Juckreiz, Kortikosteroidsalben, antiseptische Lokaltherapie.

39.10 Dermatosen durch Alterung des Gesamtorganismus

Herpes zoster (Zoster, Gürtelrose)

- **Definition:** Endogene Reinfektion mit Varizella-Zoster-Virus.
- **Klinik:** Stechende, einseitig segmental begrenzte Schmerzen und Parästhesien. Nach einigen Tagen Auftreten mehrerer erythematöser entzündlicher Herde mit herpetiform gruppierten wasserklaren Bläschen. (Bläschen innerhalb einer Gruppe im gleichen Entwicklungsstadium.) Eintrüben der Bläschen, Aufplatzen und Verkrusten: Abfallen der Krusten nach ca. 2–3 Wochen.
- **Komplikationen:** Zoster ophthalmicus und oticus, bakterielle Superinfektion, Ramsay-Hunt-Syndrom, motorische Ausfälle, postzosterische Neuralgien, Zoster hämorrhagicus, gangraenosus, generalisatus.
- **Diagnostik:** Klinisches Bild typisch (!), Blutbild (Leukopenie). Nur im Zweifel Serologie, Probebiopsie, PCR-Diagnostik. Bei Mitbeteiligung anderer Organe entsprechende Konsiliaruntersuchungen anmelden.
- **Differenzialdiagnose:** Kontaktekzem.
- **Therapie:** Äußerlich antiseptisch, intern Aciclovir (z. B. Zovirax als Kurzinfusion 5 mg/kg KG alle 8 h i. v. für 5 Tage *oder* 5 × 800 mg/d p. o. für 7 Tage) oder Valaciclovir (Valtrex) 3 × 1000 mg/d p. o. für 7 Tage. Bei Komplikation Dosiserhöhung, zur Schmerztherapie Paracetamol (S. 192).

Verruca vulgaris (vulgäre Warzen)

- **Definition:** Infektion mit humanem Papillomavirus (Haupterreger HPV Typ 1, 2, 3, 4).
- **Histologie:** Hyperkeratose, mächtige Akanthose, Papillomatose, ballonierte Retezellen mit basophilen Kerneinschlüssen.
- **Klinik:** Stecknadelkopf- bis erbsgroßer derber hautfarbener Tumor mit aufgerauter Oberfläche. Oft Tochterwarzen in Umgebung.
- **Diagnostik:** Klinisches Bild, nur im Zweifel Probebiopsie.
- **Differenzialdiagnose:** Klavus (S. 468).
- **Therapie:** Keratolyse mit salizylhaltigem Pflaster → danach Kürettage, wenn ungenügend 5-Fluorouracil-Lösung, Exzision, Laser.

Onychomykose (Tinea unguium)

- **Definition:** Chronische Dermatophyteninfektion der Finger- oder Zehennägel.
- **Formen, Lokalisation:**
  - *Distolaterale subunguale Onychomykose:* Häufigste Form, von distal nach proximal wachsend. Anhebung der Nagelplatte und gelbliche Verfärbung.
  - *Proximale subunguale Onychomykose:* Infektion von proximalem Angelwall aus.
  - *Weiße superfizielle Onychomykose:* In den obersten Schichten der Nagelplatte, die durch Lufteinschluss weiß verfärbt sind.
- **Diagnostik:** Kultureller und mikroskopischer Pilznachweis von Nagelfeilspänen.
- **Differenzialdiagnose:** Psoriatische Onychodystrophie, Lichen ruber.
- **Therapie:** Antimykotische Lokaltherapie (Nagellack), antimykotische Systemtherapie bei Befall der Nagelmatrix.

39.10 Dermatosen durch Alterung des Gesamtorganismus

Perlèche (Faulecke, Cheilitis angularis)

- **Definition, Ursachen:** Mazeration und Entzündung der Mundwinkel mit schmerzhaften Fissuren. Häufige Läsion, entsteht bei tiefer überhängender Faltenbildung im Mundwinkelbereich, schlecht sitzender oder fehlender Zahnprothese → ständige Durchfeuchtung durch Speichel → Mazeration.
- **Diagnostik:** Nur wenn „einfache Therapie" (Rückfetten, Trockenlegen) erfolglos. Wundabstrich (bakteriell und mykologisch), Zungenabstrich (Candida), zahnärztliches Konsil bei Prothesenträgern.
- **Differenzialdiagnose:** Candida-Mykose, Ekzeme, Angulus infectiosus, syphilitische Papeln.
- **Therapie:** Aufklärung (Ursachen bewusst machen), austrocknende und ggf. antibiotische Lokalbehandlung.

Tinea corporis

- **Definition:** Infektion durch Dermatophyten. Wichtigste Erreger: Trichophyton rubrum, T. mentagrophytes, T. verrucosum, Epidermophyton floccosum, Microsporum canis.
- **Klinik:** Zentrifugal sich ausbreitendes schuppendes Erythem mit scharfer Begrenzung. Rand deutlich betont, manchmal mit Pusteln. Befall am gesamten Integument möglich.
- **Diagnostik:** Nativpräparat, Pilzkultur (vor Bestimmung Absetzen der antimykotischen Therapie > 2 Wochen).
- **Differenzialdiagnose:** Candidose, Erythrasma, Ekzeme, chronisch diskoider Lupus Pityriasis rosea.
- **Therapie:**
  - Dermatophytenwirksame, z. B. imidazolhaltige Externa (z. B. Miconazol [Daktarim, Monistat]). (Fortführung nach Erscheinungsfreiheit für weitere 4 Wochen zur Rezidivvermeidung.)
  - Ausgedehnter Befall: Systemische Therapie mit Terbinafin (z. B. Lamisil) oder Fluconazol (z. B. Sempera) 250 mg/d oder Diflucan 50 mg/d für 2–4 Wochen. Behandlung von Grundkrankheit (z. B. Diabetes mellitus).
- **Prognose:** Gut bei Compliance für ausreichend lange Therapie.

Bullöses Pemphigoid (Alterspemphigus, Parapemphigus)

- **Definition:** Zirkulierende Autoantikörper gegen zwei Strukturproteine der Hemidesmosomen führen zur subepidermalen Blasenbildung.
- **Ursachen:** Medikamente (Antibiotika, β-Blocker, Furosemid, Phenazetin, nichtsteroidale Antiphlogistika etc.), UV-Licht, Paraneoplasien, z. T. unbekannt.
- **Histologie:** Subepidermale Blasenbildung mit zahlreichen eosinophilen Granulozyten im Blasenlumen und Papillarkörper, starkes Ödem.
  - *Direkte Immunfluoreszenz:* Bandförmige Ablagerung von IgG und C3 an der Basalmembranzone.
  - *Indirekte Immunfluoreszenz:* In 50–70 % Nachweis zirkulierender Antikörper vom IgG-Typ gegen die Basalmembran.
- **Klinik:** Beginn mit erythematöser, z. T. urtikarieller Hautveränderung. Später Entwicklung von festen prallen, teils hämorrhagischen Blasen auf erythematöser oder gesunder Haut. V. a. Befall der seitlichen Halspartien, Axillen, Beugeseiten der Oberarme und Oberschenkel, Nabel. Schleimhäute sind selten befallen. Meist Juckreiz (Juckreiz kann dem Ausbruch der Hautefloreszenzen vorausgehen).

39.10 Dermatosen durch Alterung des Gesamtorganismus

- **Komplikation:** Superinfektion, großflächige Exfoliationen mit Intensivpflicht, Nebenwirkungen der immunsuppressiven Dauertherapie.
- **Diagnostik:** Histologie und Immunhistologie, Labor (Autoantikörper 70% gegen bullöses Pemphigoid Antigen 1, 55% gegen bullöses Pemphigoid Antigen 2), oft periphere Eosinophilie und erhöhter IgE-Wert.
- **Differenzialdiagnose:** Epidermolysis bullosa acquisita, Erythema exsudativum multiforme, bullöse Kontaktdermatitis.
- **Therapie:**
  - Absetzen der verdächtigen Medikamente, Tumorsuche.
  - Kortikosteroide intern (z. B. Decortin H 75–100 mg/d), zusätzlich Azathioprin 100–150 mg/d.
  - Bei therapierefraktären Fällen Versuch mit Diaminodiphenylsulfon 100–150 mg/d, Ciclosporin A, Plasmapherese.
  - Extern Kortikosteroide, antiseptisch austrocknend (z. B. Farbstoffe).
- **Prognose:** Schubweiser chronischer Verlauf. Wenn Malignom erkannt und therapiert wird, sistiert bullöses Pemphigoid oft, rezidiviert in Tumorprogression. Letalität ohne Therapie 30%.

Ulcus cruris venosum

- Siehe S. 307.

40.1 Dekubitus – Grundlagen

Definition, Prädilektionsstellen

- **Definition:** Ein Dekubitalulkus ist eine kompressiv-ischämische Hautläsion.
- **Prädilektionsstellen und Entstehungsmechanismus:**
  - Os sacrum (sakraler Dekubitus): Entsteht in Rückenlage.
  - Tuber calcanei (Fersendekubitus): Entsteht in Rückenlage.
  - Trochanter major (Trochanterdekubitus): Entsteht in 90°-Seitenlage.
  - Malleolus externus (Knöcheldekubitus): Entsteht in 90°-Seitenlage.
  - Tuber ischiadicum (Sitzbeindekubitus): Entsteht im Sitzen.

Geriatrische Bedeutung

- **Epidemiologie:** Dekubitalulzera sind häufig: Ohne besondere Anti-Dekubitus-Programme bei 8 % der Patienten auf chirurgischen Abteilungen, 10 % in Allgemeinkrankenhäusern, 15 % in Pflegeheimen, 30 % in orthopädischen Abteilungen.
- **Konsequenzen für den Betroffenen:** Für die betroffenen Patienten bedeuten Dekubitalulzera chronische Schmerzen, lange Bettruhe, Immobilisation, Unterbrechung der Rehabilitationsmaßnahmen, Apathie, Depression, Obstipation, Osteoporose, Risiko für Pneumonie, Thrombosen und Lungenembolie.
- **Qualitätsindikator:** Das Auftreten von Dekubitus ist immer ein Hinweis für ungenügende Pflegequalität irgendwann im bisherigen Verlauf.

Pathogenese

- **Pathogeneseformel:** Für die Entstehung eines Dekubitalulkus ist die dekubitogene Wirkung Wd, ein Produkt aus dem Auflagedruck Pi und der kontinuierlichen auf die gleiche Hautstelle wirkenden Druckwirkzeit Tc, von entscheidender Bedeutung. Ausgedrückt wird dies in der Pathogeneseformel: $Wd = Pi \times Tc$ (mmHg × min).
- **Entstehungsmechanismus:** Mit zunehmendem Druck auf die Haut (> 32 mmHg) wird der intramurale Kapillardruck (30–35 mmHg) überwunden und der Blutfluss in der Mikrozirkulation auf Null gedrosselt. Der Sauerstoffpartialdruck sinkt auf Null und es entsteht eine Hautischämie, welche nach zwei Stunden eine ischämische Hautnekrose, das Dekubitalulkus, erzeugt.

Prädisponierende Faktoren (Tab. 106, 107)

- **Immobilität** (eine Druckverweilzeit $Tc > 2$ h führt zu Dekubitalulkus) durch:
  - Paraplegie/Hemiplegie nach zerebrovaskulärem Insult.
  - Altersrigor bei dementen oder depressiven Patienten.
  - Komatöse Zustände.
  - Fieber $> 38°$ C.
  - Schenkelhalsfraktur.
- **Sensibilitätsverlust:** Beim gesunden Mensch führt der Ischämieschmerz zur Änderung der Körperlage und damit zur Unterbrechung von Tc. Durch den Verlust der Sensibilität wird dieser Schmerz nicht empfunden.
- **Malnutrition/Kachexie:** Folge ist ein mangelnder Postereffekt der Haut, so dass der Auflagedruck Pi ganz auf die Mikrozirkulation weitergeleitet wird.
- **Anämie:** Folge ist eine zelluläre Hypoxie mit Gefahr einer konsekutiven Ischämie.
- **Schockzustände** und **arterielle Verschlusskrankheit:** Hierdurch Verringerung des intramuralen Drucks → ein Dekubitalulkus entsteht so schon bei geringem Auflagedruck Pi.

40.1 Dekubitus – Grundlagen

Tabelle 106 Dekubitusrisikofaktoren

	in hohem Alter	bei Jüngeren
Malnutrition	ja	nein
Fieber über 38°	ja	nein
Dehydratation	ja	nein
Anämie (Hb < 50 %)	ja	nein
starke Sedierung	ja	nein
schwere Depression	ja	nein
Katatonie	ja	nein
chirurgischer Eingriff:	ja	nein
– Prämedikation	ja	nein
– Narkose und Operation	ja	(nein)
– lange Aufwachphase	ja	(nein)
komatöse Zustände jeglicher Genese	ja	ja
Lähmungen:	ja	ja
– akuter zerebrovaskulärer Insult	ja	ja
– Paraplegie	ja	ja
– Multiple Sklerose	ja	ja
– sensible Lähmungen	ja	ja
Schock:	ja	ja
– kardiogen	ja	ja
– hypovolämisch	ja	ja
– septisch	ja	ja
arterielle Verschlusskrankheit	ja	ja
Kachexie	ja	ja

◎ *Risikoeinschätzung:* Mit Hilfe der Norton-Skala (Tab. 107).

Tabelle 107 Norton-Skala zur Erfassung des Dekubitalrisikos

Items	Punkte	Grad der Einschränkung
1. Allgemeinzustand	1	gut
	2	mäßig
	3	schlecht
	4	sehr schlecht
2. Bewusstseinszustand	1	wach
	2	apathisch
	3	soporös
	4	komatös
3. Aktivität	1	voll mobil
	2	Gehen mit Hilfe
	3	Rollstuhl
	4	bettlägrig

40.1 Dekubitus – Grundlagen

Tabelle 107 Fortsetzung von Seite 483

Items	Punkte	Grad der Einschränkung
4. Mobilität	1	voll mobil
	2	leicht eingeschränkt
	3	stark eingeschränkt
	4	voll immobil
5. Inkontinenz	1	kontinent
	2	sporadisch inkontinent
	3	inkontinent (Urin)
	4	inkontinent (Urin und Stuhl)

Interpretation:
< 10 Punkte: Kein Dekubitusrisiko
> 10 Punkte: Dekubitusrisiko
> 15 Punkte: Sehr großes Dekubitusrisiko

Klinik (Schweregradeinteilung)

- **Grad I:** Hautrötung, reversibel bei Druckentlastung.
- **Grad II:** Blasenbildung oder Abschürfung.
- **Grad III:** Nekrose, maximal bis zum subkutanen Fettgewebe.
- **Grad IV:**
    a. Nekrose, maximal bis zur Muskulatur.
    b. Nekrose, die bis in die Muskulatur reicht.
    c. Nekrose, die bis in Knochen und Gelenke reicht.

40.2 Dekubitus – Prophylaxe, konservative Therapie

Prophylaxe – Allgemeine und pflegerische Maßnahmen

- Aktive und passive **Mobilisation:** Je nach Möglichkeit eine der folgenden Intensitätsstufen wählen: Regelmäßiges Umbetten im Bett, Sitzen im Bett oder am Bettrand, Stehübungen, Mobilisieren in Lehnstuhl, Gehübungen.
- Pflegerische Maßnahmen zur **Durchblutungsförderung** wie Baden oder Abklopfen.
- Ausreichende **Hydrierung und Ernährung:**
  - *Malnutritionsdiagnostik:* Körpergewicht, Labor (Albumin, Transferrin, Zink, Magnesium, Vitamin B_{12}, Folsäure, Lymphozytenzahl). Vgl. S. 372.
  - *Hyperkalorische Ernährung:* Kalorien gesamt 2500–3500 kcal/d (davon Fettsäuren 1000 kcal; Glukose 1000 kcal, Proteine 600 kcal), Polyvitamine; Spurenelemente. Vgl. S. 376.
- **Umbetten:**
  - *Prinzip:* Wenn die superweiche Lagerung (s. u.) nicht ausreicht, muss zusätzlich die Druckverweilzeit durch regelmäßiges Umbetten auf unter 2 h (120 Minuten) verkürzt werden.
  - *Lagerungspositionen:* 30°-Schräglage rechts, 30°-Schräglage links und Rückenlage. *Cave* keine 90°-Seitenlage → Trochanterdekubitus!
  - *Frequenz des Umbettens:* Je häufiger umgebettet wird, um so kürzer ist Tc. Unter Verwendung einer superweichen Matratze gilt Folgendes:
    - In der ersten Nacht kein Umbetten.
    - Sakrale Rötung am Morgen → *einmal* pro Nacht umbetten.
    - Darunter Persistenz der Rötung → *zweimal* pro Nacht umbetten (24.00 und 4.00 Uhr).
    - usw. = Frequenz jede Nacht um 1 steigern, bis zu 2-stündlichem Umbetten.
    - Falls am Morgen immer noch Rötungen sichtbar sind und häufigeres Umbetten notwendig wird oder Personalmangel vorliegt, sollte eine automatische Antidekubitusmatratze (s. u.) (Turnsoft-Prinzip oder Ähnliches) gewählt werden.
- **Empfohlene Lagerungen:** s. u.

Prophylaxe – Superweiche Matratze

- **Erforderliche Matratzenspezifikation:** Stauchhärte (SH) < 1,5 kPa → Auflagedruck Pi < 25 mmHg.
  - *Hinweis:* Beim Kauf von Matratzen und Unterlagen (Sitzkissen) zur Dekubitusprophylaxe immer die Spezifikation „Stauchhärte < 1,5 kPa" verlangen. Wenn diese Angaben nicht gemacht werden können, sollte das Produkt nicht gekauft werden.
- **Ergebnisse, Bewertung:**
  - Bereits 80 % dekubitusgefährdeter Patienten müssen auf dieser Matratze nicht mehr umgebettet werden.
  - Die verbleibenden 20 % sind Hochrisikopatienten und müssen weiterhin umgebettet werden – klinischer Hinweis: Wenn trotz superweicher Matratze Rötungen sichtbar werden, in der kommenden Nacht unbedingt umbetten!
  - *Konsequenz:* Geriatrische Kliniken und Pflegeheime sollten komplett mit superweichen Matratzen (Stauchhärte < 1,5 kPa) ausgerüstet sein/werden, da die Risikofaktoren plötzlich (über Nacht) auftreten. Auf einer super-

40.2 Dekubitus – Prophylaxe, konservative Therapie

weichen Matratze entsteht dann höchstens eine Rötung (Dekubitus Grad I), auf einer normalen Matratze aber ein Dekubitus Grad II oder III.

Prophylaxe – Spezielle Antidekubitussysteme

- **Turnsoft-Prinzip:** Stauchhärte SH < 1,0 kPa → Auflagedruck Pi < 23 mmHg.
  - *Funktion:* Superweiche Matratze mit eingebauten keilförmigen Luftkammern auf beiden Längsseiten der Matratze, welche durch eine Elektronik so gesteuert werden, dass die Patienten kontinuierlich von der 30-Grad-Schräglage links in die Rückenlage und weiter in die 30-Grad-Schräglage rechts gebettet werden. Das Umbetten wird vom Patienten nicht wahrgenommen!
  - *Indikation:* Schmerzen beim Umbetten, Kachexie, Skelettmetastasen. Wenn die Nachtruhe nicht gestört werden soll (delirante Patienten etc.). Wenn intensive Prophylaxe notwendig ist, d. h. bei multiplen Risikofaktoren. Bei Personalknappheit (manuelles Umbetten nicht mehr notwendig).
  - *Nachteile:* Patienten mit schweren Kontrakturen werden ungenügend umgebettet.
- **Low-air-loss-Prinzip:** Luftkissen, deshalb Stauchhärte nicht messbar. Auflagedruck Pi < 18 mmHg.
  - *Indikation:* Postoperativ nach Dekubitusoperationen; bei Verbrennungen.
  - *Nachteile:* Kosten; Lärmentwicklung; für Routinelangzeitprophylaxe nicht geeignet.
- **Fersenschutz:** Immer, d. h. unabhängig davon, welche Prophylaxemethode gewählt wird, müssen beide Fersen mit Schaffellstiefeln bis Mitte des Unterschenkels geschützt werden. Fersenkappen lassen sich nicht genügend fixieren und verschieben sich.

Therapieprinzip Druckentlastung

- **Mögliche Maßnahmen:**
  - Superweiche Schaumstoffmatratze (s. o.).
  - Automatisches Antidekubitusbett (s. o.).
  - Regelmäßiges Umbetten in 30°-Schräglagen: Dabei Seite mit Dekubitus auslassen. Patient nie auf die Seite des Ulkus lagern.
- **Empfohlene Lagerungen:**
  - *Hinweis:* 90°-Seitenlage ist immer verboten (→ Trochanterdekubitus)!
  - *Sakraler Dekubitus:* Schräglage rechts/links, Sitzen auf superweicher Unterlage bei kleinem Ulkus (sonst meiden!), Rückenlage meiden.
  - *Fersendekubitus:* Schräglage rechts/links, Sitzen auf superweicher Unterlage, Rückenlage meiden.
  - *Trochanterdekubitus:* Rückenlage, Schräglage auf der kontralateralen Seite. Nicht in 90°-Seitenlage lagern.
  - *Malleolardekubitus:* Rückenlage, Schräglage auf der kontralateralen Seite. Nicht in 90°-Seitenlage lagern.

Therapieprinzip Infektionsdiagnostik und Therapie

- **Diagnostik der Lokalinfektion:**
  - *Klinischer Befund (Ulkusumgebung):* Gerötet, druckdolent, überwärmt, ödematös, schmerzhaft.
  - *Labor:* Evtl. Leukozytose, CRP ↑, Fieber.

40.2 Dekubitus – Prophylaxe, konservative Therapie

> **Therapie:**
> - *Antibiotika bei Lokalinfektion:* Entscheidend für die Indikation zur Antibiotikatherapie ist die klinische Diagnostik, auch nicht infizierte Ulzera sind an der Oberfläche von Bakterien kolonisiert. Die Antibiotikatherapie sollte systemisch, gemäß Resistenzprüfung erfolgen.
> - *Ulkusreinigung und Förderung der Granulation:* Am besten durch Spülen mit Ringer-Lösung (nicht Scheuern) und feuchte Gaze-Verbände mehrmals täglich:
>   - *Oberflächliches Ulkus* (Grad I–II; < 2 mm tief): Paraffinhaltige einschichtige Gaze, z. B. Jelonette.
>   - *Tiefes Ulkus* (Grad II–IV; > 2 mm tief): Dünne Gaze (1–2 mm dick!), dauernd feucht gehalten mit Ringer-Lösung.
>   - Ggf. Versuch der enzymatischen Nekrolyse mit enzymhaltigen Salben (z. B. Fibrolan).
>
> **Cave:**
>   - Keine Lokaldesinfektionsmittel (→ Zytotoxizität für Epithelzellen)!
>   - Keine lokale Antibiotikatherapie (→ Allergisierung; Resistenzentwicklung).

40.3 Dekubitus – chirurgische Therapie

Operationsindikation

- **Vorbemerkungen:**
  - In aller Regel erfolgt die Therapie eines Dekubitus beim geriatrischen Patienten konservativ.
  - Die chirurgische Therapie bleibt Ausnahmefällen mit spezifischen Indikationen oder langem Verlauf vorbehalten und gehört in die Hände des Spezialisten.
  - Langzeitnachuntersuchung von operierten Dekubitalulzera bei geriatrischen Patienten haben bewiesen, dass trotz hoher Komplikationsrate die Rezidivquote äußerst gering ist und dass ein Großteil der Patienten aus dem Krankenhaus oder der Pflegeabteilung ins Altersheim oder nach Hause entlassen werden kann.
- **Vitale Indikation** – *schwere Sepsis:* Lokales Débridement, kombiniert mit hochdosierter Antibiotika-Therapie. Schwere Blutungen im Dekubitusgebiet sind selten, da meist die umgebenden zurückführenden Gefäße spontan thrombosieren.
- **Absolute Indikationen** – *Situationen, die ohne chirurgische Therapie nicht ausheilen* (häufigste Ursachen): Zerstörende Osteomyelitis mit evtl. Sequesterbildungen, Einbruch eines Dekubitus in das Hüftgelenk (meist ausgehend vom Trochanter), Narbenkarzinom.
- **Relative Indikation:** Die Verschlechterung des Allgemeinzustands, chronische Schmerzzustände, erschwerte Pflege und chronisch-rezidivierende Infekte können eine relative Operationsindikation darstellen. Unter Umständen kann sogar eine mögliche Verlegung des Patienten nach Hause oder in ein Altersheim die operative Sanierung eines lang dauernden Dekubitus erfordern.

Präoperative Maßnahmen, OP-Voraussetzungen

- **Allgemeine Maßnahmen:**
  - *Konservative Dekubitustherapie* (S. 486): Die Vorbehandlung eines Dekubituspatienten vor der Operation verläuft nach dem gleichen Grundprinzip. Der Dekubitus sollte sauber sein, Restnekrosen größtenteils débridiert und die entzündliche Umgebungsreaktion sollte ausgeheilt sein.
    - *Hinweis:* Die Lagerung und das regelmäßige Umlagern muss von Patient und Pflegeteam gut eingespielt sein. Die Anforderungen an die Lagerung sind nach einem operativen Eingriff wesentlich höher als beim nichtoperierten Patienten.
  - *Stabilisierung/Therapie von Grundkrankheiten*, z.B. Diabetes, Hypertonie, chronische Infekte etc.
  - *Genaue Aufklärung des Patienten und der Familie* über die Risiken des spontanen Verlaufs eines Dekubitus und einer Operation → Ziel ist immer ein entsprechend für diesen Eingriff motivierter Patient.
  - *Narkosefähigkeit abklären:* Die Operation muss praktisch immer in Intubationsnarkose erfolgen, da die Spontanatmung in der meist notwendigen Bauchlage oft nicht gewährleistet werden kann und Periduralanästhesien in einem kontaminierten Gebiet kontraindiziert sind.
  - *Ausschaltung extrinsischer Risiken*, z.B. durch Umlagern, Nikotinstopp, Inkontinenzbehandlung.

40.3 Dekubitus – chirurgische Therapie

- **Lokalbefund:**
  - *Größenbestimmung:* Für die chirurgische Indikationsstellung ist die Größenbestimmung durch Ausmessen der oberflächlichen, aber auch der tiefen Ausdehnung wichtig (evtl. Fotografie). Die Volumenmessung beim Spülen ergibt einen guten Eindruck über die dreidimensionalen Ausmaße des Befunds.
  - *Gibt es Zeichen der spontanen Wundheilung?* (z. B. Wundfraktur, fibrinolytische Aktivität im Wundgrund, Bildung von Granulationen und Epithelproliferation). Diese sind beim geriatrischen Patienten absolute Voraussetzung für das Stellen einer Operationsindikation. Beim Patienten ohne Wundheilungstendenz wird auch eine chirurgische Wunde nicht zur Ausheilung kommen.
- **Röntgen-Beckenübersicht:** Indiziert bei jedem Dekubitus in der Beckenregion. Evtl. Skelettdeformitäten oder paraartikuläre Verkalkungen (PAO) müssen dem Chirurgen für die operative Sanierung bekannt sein. Oft lassen sich aus dem Röntgenbild auch wichtige Hinweise auf mögliche spätere präventive Maßnahmen finden (z. B. Skoliosen, Asymmetrien).
- **Wundabstriche, Antibiotikatherapie:** Zur Planung der peri- und postoperativen Antibiotikatherapie aerobe und anaerobe Wundabstriche zur Kultur abnehmen. Jede Operation an einem Dekubitus muss wegen der operativen Streuung und der primär kontaminierten Wunde unter hochdosierter und gezielter Antibiotikatherapie erfolgen. Diese Therapie wird mindestens über die Dauer der Wunddrainagen hinweg fortgesetzt. Bei klinisch oder radiologisch gesicherter Osteomyelitis muss eine Langzeittherapie mit einem knochengängigen Antibiotikum für 2–3 Monate durchgeführt werden.

Operative Techniken

- **Débridement allein:** Bei sehr ausgedehnten Nekrosen oder denudierten Knochenvorsprüngen kann es eine wesentliche Therapiehilfe und Zeitgewinn sein, die Wunde chirurgisch und unter Operationssaalbedingungen zu débridieren.
- **Lokale Hautverschiebelappen, fasziokutane Lappen:** Diese plastisch-chirurgischen Verfahren sind nach dem radikalen Débridement, der Säuberung und Resektion des möglicherweise beteiligten Knochens die Operation der Wahl bei kleineren Läsionen, vor allem über dem Steißbein, gelegentlich über dem Sakrumkörper oder dem Sitzbeinhöcker. Prognose in erster Linie von Qualität der postoperativen Behandlung und Nachbetreuung abhängig.
- **Muskel- oder muskulokutane Lappenplastiken:** Die sehr voluminösen Lappenplastiken mit einer ausgezeichneten, oft axialen Blutversorgung erlauben es, auch tiefe Höhlen aufzufüllen und in schwer kontaminierten Situationen mit destruierter Osteomyelitis einzuheilen: Die Wundfläche dieser Lappen ist groß; damit steigt das Risiko lokaler Nachblutungen und Eiweißverlust durch Serome. Gute Prognose bei optimaler postoperativer Behandlung und Nachbetreuung.
- **Spalthauttransplantat:** Transplantate sind dünn und bieten nur einen geringen mechanischen Schutz. Sie führen jedoch statistisch gesehen bei der Hälfte der Patienten zu einem stabilen Wundverschluss. Wegen der geringen Morbidität werden Spalthauttransplantate bei sehr großen Läsionen oder bei schwerkranken Patienten als Alternative erwogen. Nach der Literatur beträgt die Heilungschance 50 %.

40.3 Dekubitus – chirurgische Therapie

Postoperative Behandlung

- Die Konsequenz und Qualität der postoperativen Lagerung und Betreuung entscheidet wesentlich über das Operationsresultat. Der Patient muss 2-stündlich umgelagert werden oder in einem Spezialbett mit automatischer Entlastung liegen. Scherkräfte zwischen transferierter Haut bzw. Lappenplastik und Patienten müssen beim Drehen und Umbetten vermieden werden.
- Die Wunddrainagen im geschlossenen System (dicker Redon-Drain) müssen als Infektdrains betrachtet werden und verbleiben 4–5 Tage.
- Die postoperative Bettruhe beträgt 2–3 Wochen. Sitzen ist nach Operationen im Beckenbereich in der Regel erst nach 4 Wochen zu gestatten. Die Mobilisation beginnt im Stehen.
- Zur postoperativen Antibiotikatherapie s. S. 489.

Prophylaxe ist der Schlüssel zum Langzeiterfolg

- Für ein stabiles Langzeitresultat nach chirurgischer Sanierung eines Dekubitus ist die Analyse der Entstehung des durchgemachten Dekubitus wichtig, um durch geeignete Lagerung und Hilfsmittel, wie Kissen oder Patientenunterlage, einem Rezidiv vorzubeugen. Eine wichtige Ursache kann auch ein schlecht angepasster Rollstuhl sein.
- Prophylaxe ist bekannterweise die beste Therapie. Gute prophylaktische Maßnahmen erfordern aber einen hohen Ausbildungsstand von Pflegepersonal und Familie sowie eine kontinuierliche Pflegedisziplin. Im Gegensatz zu jüngeren Patienten kann der geriatrische Patient selbst wenig zur Prophylaxe beitragen.

Sachverzeichnis

Antiphlogistika, nicht steroidale

A

AATL = Advanced ATL 3
A. axillaris, Verschluss 288
Abciximab **251**
Abhängigkeit, im Alter 171
Abstinenzbehandlung 175
Acarbose 415
ACE-Hemmer **241**
– bei Hypertonie 262
– bei KHK 250
Acetylsalicylsäure 192, 250, **322**
Achillessehnenreflex 16
Aciclovir 200, 479
Actos 415
Adalat 261
Adam-Stokes-Anfall 273
Adjuvanzien, in der Schmerztherapie 196
ADL = activity of daily living 3
α1-adrenerge Rezeptorenblocker 398
Adson-Test 285
Adventitiadegeneration 298
Aescine 303
AF = Aktivitätsfaktor
A. femoralis, Aneurysma 295
A. femoralis communis, Verschluss 287
A. femoralis superficialis, Verschluss 287
Affektinkontinenz 336
Aggrastat **251**
Agismus 8
Agitierte Konfusion 335
Agitiertheit 161
α2-Agonisten, zentrale, bei Hypertonie 263
Agoraphobie 178
AHV = Alters- und Hinterbliebenen-Versicherung 61
Ajmalin 274
Akinetische Krise 348
Akinetischer Mutismus 335
Akren, kalte 285
Akrozyanose 285
Aktinische Keratose 469
Aktives Zuhören 50
Aktivitätstheorie 23
Akupunktur 192
Albumin 99

Halbfett = Haupttextstelle

Aldactone 240
Aldosteronantagonisten 241
Aldyctone 241
Alendronat 441
Alfuzosin 398
A. iliaca, Aneurysma 295
A. iliaca communis, Verschluss 287
A. iliaca externa, Verschluss 287
A. iliaca interna, Verschluss 288
Alkoholabhängigkeit 173
Allen-Test 283
Allodynie 199
Allokation 8
Alpträume 167
Altenpflege, ambulante 42
Altern
– Alternstheorien 23
– erfolgreiches 26
– krankhaftes 30
– physiologisches 25
– Prävention 32
Alternstheorien 23
Altersdiabetes 408
Altersdiskriminierung 8
Altersehe 38
Altersfleck 461
Altershaut 458
Altersptosis 353
Altersschwerhörigkeit, Fahrtauglichkeit 111
Alterswarze 468
Alterszahnmedizin 359
Altinsulin 416
Alzheimer, Morbus 126
Amantadin 348
Amaryl 413
Ambulante Altenpflege 42
Ambulante Dienste 22
Ambulante Nachbetreuung 71
Amilorid 240
Amiodaron 274
Amlodipin 261
Amnesie, nach Apoplexie 335
Amnestisches Syndrom, Agitiertheit 162
Amoxicillin, bei Niereninsuffizienz 18
Amuno 269
β-Amyloid 126
Amyloid-Präkursor-Protein 126

Analgesie, patientenkontrollierte 194
Analgetikatherapie 192
Analog-Skala, visuelle 189
Anamnese
– Defäkation 365
– Ernährung 97
– geriatrische 12
– Kontinenz 365
– Schmerzen 189
Anastomosenaneurysma 296
Anbinden 11
Andante 263
Aneurysma 294
– A. femoralis 295
– A. iliaca 295
– A. politea 295
– Anostomosen 296
– Bauchaorta 294
Angehörige
– Angehörigengruppe 44
– Entlastung bei der Pflege 44
– und mutmaßlicher Wille des Patienten 109
Angina pectoris 248
– Therapie 250
Angiome, senile 469
Angiotensin-II-Rezeptor-Antagonisten **242**
– bei Hypertonie 262
Angstneurose 177
Anpassung 27
Antesystolie 276
Anthrachinone 368
Anthropometrische Daten 97
Antiarrhythmika 274
– Fahrtauglichkeit 116
Antidepressiva **144**
– als Co-Analgetika 197
– Fahrtauglichkeit 115
Antidiabetika, Fahrtauglichkeit 116
Antiepileptika, Fahrtauglichkeit 116
Antihistaminika, bei Schwindel 207
Antihypertensiva 258
– Fahrtauglichkeit 116
Antikoagulanzien 245
– Kontraindikationen 317
Antikonvulsiva, als Co-Analgetika 198
Antiphlogistika, nicht steroidale 192

Sachverzeichnis

Antisoziale Persönlichkeit 181
Antithrombotika 318
Antivertiginosa 207
Antra 193
Aortenbogensyndrom 288
Aortenklappenstenose 252
Apathie 335
APC-Resistenz 314
Aphasie 337
A. plantaris, Verschluss 288
Apolipoproteins E 126
Apoplexie 324
– Aphasie 337
– Apraxie 340
– Barthel-Index 330
– Diagnostik 326
– Klinik 325
– lakunäre Syndrome 333
– Rehabilitation 328
– Rezidivprävention 331
– sekundäre Verhaltensstörungen 335
– Therapie 326
A. poplitea
– Aneurysma 295
– Verschluss 287
Apraxie
– nach Apoplexie 340
– primär progressive 127
Apraxie-Test 122
Aprosodie 336
Aprovel 242, 262
Arbeitsprozess, interdisziplinärer 6
Argonlaser 463
Aricept 130
Arterienerkrankungen 283
Arterienverschluss 297
Arteriitis cranialis/temporalis **292**
Arthritis urica 431
Arthrose 429
Arzneimittelelimination 17
Arzneimittelverteilung 17
A-sounds = augmented sounds
Aspekt, körperlicher 15
Aspiration, Getränke 136
Aspirin 192
Assessment
– Balance 93
– Delir 160
– emotionales 91

Halbfett = Haupttextstelle

– Ernährung 97
– Fahrtauglichkeit 110
– funktionelles 72
– geriatrisches, multidimensionales 67
– Hörfähigkeit 103
– kognitives 84
– Kraft und Mobilität 93
– nutritives 97
– Sehfähigkeit 105
– soziales 78
– zahnmedizinisches 360
Asthma
– bronchiale 229
– cardiale 229
Astonin 268
A. subclavia, Verschluss 288
Atacand 242, 262
Atemdepression, bei Opioidtherapie 196
Atenolol 261
– bei Niereninsuffizienz 18
ATh = Alternstheorien
Äthoxysklerol 305
ATL = Aktivitäten des täglichen Lebens
Atorvastatin 383
Atrioventrikulärer Block 280
Atrophie
– primär progressive 127
– zerebelläre 208
Audiogramm 104
Augenerkrankungen 350
Augenlider, Erkrankungen 353
Aurorix 145
Auskultation
– Herz, Befunde bei Betagten 16
– Lunge, Befunde bei Betagten 16
Auslassversuch 13
Autonomiedominanz 107
AV-Block 280
AV-Knoten-Reentrytachykardie 275
Avandia 415
Azufibrat 383

B

Babinski-Reflex 16
Bactrim 407
Bakteriurie 404
Balance, Assessment 93
Ballaststoffe 367
Barorezeptorenreflex 265
Barthel-Index 74

– nach Apoplexie 331
Basalganglienerkrankungen 342
Basaliom 472
Basedow, Morbus 423
Basilaris-Insuffizienz 288
BATL = Basis-ATL
Bauchaorta, Verschluss 287
Bauchaortenaneurysma 294
Beckenbodentraining 395
BEE = basaler Energiebedarf
Befreiungsmanöver, nach Sémont 205
Behandlungsauftrag 13
Beihilfe, zum Suizid 151
Belastungen, soziale 81
Belastungs-EKG 249
Belastungsoszillographie 283
Belastungsstörungen, neurotische 177
Beloc COR 244
benuron 192, 194
Benzodiazepine, Fahrtauglichkeit 115
Berg-Balance-Skala 93
Besenreiservarikose 305
Betagtenmisshandlung 51
Betahistin 207
Betaserc 207
Betreuung
– bei Suchterkrankungen 176
– Demenz 10
– Rechtslage 57
Betreuungsrecht 57
Betreuungsstrukturen, ambulante Pflege 42
Bezafibrat 383
Beziehungsdominanz 107
Bifiteral 196
Biguanide 414
Bilanzsuizid 151
Bindegewebsersatz 463
Bindehautblutung 351
Binswanger, Morbus 324
Biographie 79
Bisoprolol 244
Blasenkatheterismus, intermittierender 395
Blasentraining 395
Block
– atrioventrikulärer 280
– sinuatrialer 280
β-Blocker 244
– bei Hypertonie 261
– bei KHK 250

Sachverzeichnis

Desmopressin

Blopress 262
Blutdruck, paradoxer 232
Blutdruckregulation, gestörte 246
Blutung, intrazerebrale, *siehe* Apoplexie 325
Bobath-Konzept 327, 329
Body-Mass-Index 98
Borderline-Persönlichkeit 181
Bouchard-Arthrose 430
Bowen, Morbus 470
Boyd-Venen 304
Bradykinese 344
Broca-Aphasie 337
Brufen 192, 194
Buformin, bei Niereninsuffizienz 18
Bunazosin 263
Burden of Care 130
Buscopan 192, 396
Buspar 164
Butylscopolamin 396

C

Calcitonin 196
Campral 175
Candesartan 242
Candesarten 262
Capsula interna, lakunäres Syndrom 333
Captopril 241, 262
– bei Niereninsuffizienz 18
Carbachol 196
Carbamazepin 164
Carbimazol 424
Cardular 263
Carvedilol 244
Cauda-equina-Syndrom 434
CEAP-System 300
Cedur 383
Celebrex 192, 194
Celecoxib 192, 194
Cerivastatin 383
cfu = colony forming units
Cheilitis angularis 480
Chinidin 274
Chloraldurat 170
Chloralhydrat 170
Chlorhexidin 364
Chlortalidon 240, 260
Cholinesterasehemmer 130
Chronische Erkrankungen, Prävalenz 19
Cinnarizine 207
Citalopram 144, 192

Claudicatio intermittens 287
– spinalis 434
Clexane 319
Clinoril 194
Clivarin 319
Clofibrat 383
Clonazepam 198
Clopidogrel 250, **323**
Clozapin 157
Co-Analgetika 196
CO2-Laser 463
Cockett-Venen 304
Codein 195
Coffeinum N 270
Cognex 130
Cohn, Ruth 50
Colestyramin 244
COMT-Hemmer 346
Comtam 346
Comtess 346
Concor COR 244
Cordarex 274
Cordarone 274
Cosaar 242, 262
Cotrim 407
Cotrimoxazol 407
COX-Inhibitoren
– nicht selektive 192
– selektive (COX-2) 192
C-Peptid 409
craving 171
C-reaktives Protein 101
Crescendo-Angina 248
CREST-Syndrom 291
Cross-linkage-ATh 23
CRPS = chronic regional pain syndrome 188
Cutis rhomboidalis nuchae 461
CVI = chronische venöse Insuffizienz 306
CVI = zerebrovaskulärer Insult

D

Dafalgan 194
Daktarim 480
Dalmadorm 170
Dalteparin 319
Danaparoid 320
Daonil 413
DAT = Demenz vom Alzheimer-Typ
Dauerkatheter, transurethraler 399

Deafferenzierungs-Schmerzen 187
Débridement, Dekubitus 489
Decortin 197
Decortin H 197
Defäkographie 367
Degeneration, kortikobasale 127
Dehydratation 385
Dekubitus 482
Delegationssystem 5
Delir
– Agitiertheit 162
– DD Demenz 125
Delir **159**
– nach Apoplexie 335
Deltawelle 276
Dementenbetreuung 10
Demenz
– Agitiertheit 162
– allgemeine Klinik 120
– Alzheimer-Typ (DAT) 126
– bei Parkinson-Syndrom 349
– Betreuung 10
– DD Delir 125
– Dehydratation 386
– Diagnostik 121
– ethische Aspekte 10
– Fahrtauglichkeit 114
– Frontotemporale 127
– Kriterien 117
– Lewykörper 129
– Milieutherapie 132
– Pharmakotherapie 130
– Prävention 32
– Schweregrade 117
– semantische 129
– Typen 126
Denan 383
Dental Screening 360
Depakine 164
Deprenyl 345
Depression **139**
– Antidepressiva 144
– Assessment 91
– Diagnostik 141
– nach Apoplexie 336
– neurotische Depression 177
– Skalen 91
– Therapie 143
Depressionsskalen 91
Dermatochirurgie 463
Dermolexie 16
Desmopressin 268

Sachverzeichnis

Detrusitol 396
Detrusor-Hyperaktivität 396
Detrusortonisierung 397
Dexamethason 197
DHS = dynamische Hüftschraube 445
Diabetes mellitus 408
Diamicron 413
Diastabol 415
Diclofenac 269
Didronel 441
Dietch-Kriterien 122
Diflucan 480
Diflunisal 194
Digitalis-Antidot BM 244
Digitalisglykoside **242**
– Intoxikation 243
Digitus mortuus 285
Digoxin 242
– bei Niereninsuffizienz 18
Dihydergot 269
Dihydralazin 263
Dihydroergotamin 303
Dilatrend 244
Diltiazem 261
Dilzem 261
Dimenhydrinat 207
Diogenes-Syndrom 182
Diovan 242, 262
Diphenoxylat 371
Diphos 441
Dipiperon 157
Disengagementstheorie 23
Disopyramid 274
Ditropan 396
Diuretika, bei Herzinsuffizienz 240
Dociton 269
Dodd-Venen 304
Dogmatil **158**, 207
Donezepil 130
DOPA-Entzugssyndrom, malignes 348
Dopplerdurckmessungen 283
Dormicum 235
Doryl 196
Dosisanpassung, Medikamente 18
Doxazosin 263
Dramamine 207
Drang-Inkontinenz 390
– Therapie 395

Halbfett = Haupttextstelle

Drehschwindel 202
Druckentlastung, bei Dekubitus 486
Duphalac 196
Duplexsonographie, farbkodierte 284
Durchblutungsstörungen
– arterielle 283
– funktionelle 285
– pAVK 287
Durmesan 207
Durogesic TTS 195
Dynamometer 93
Dyrenium 240
Dysarthrie 337
Dysarthrie-clumsy-handSyndrom 333
Dysequilibrium 202
Dysfunktion, erektile 38
Dyskinesie, biphasische 346
Dysphonie 337
Dyspnoe 228
– akute (Ursachen) 230
– chronische (Ursachen) 231
– Diagnostik 232
– Therapie 235
Dysprosodie 337
Dysregulation, orthostatische 264
Dysrhythmie 337
Dyssomnie 166

E

Eden-Test 285
Effortil 269
Ehe, im Alter 38
Einbeinstand, getimter 93
Einläufe 367
Einschlusskörper 128
Eisen 100
– Mangel 100
Ejakulationsstörung 36
EKT = Elektrokrampftherapie 145
Ektropion 353
Ekzem, atopisches 477
Ekzematoid Rost, spät-exsudatives 477
Elanapril 241
Elektrokrampftherapie 145
Elektrolyte 100
Elektrolytstoffwechsel 385
Elektrotherapie 457
Eltroxin 426
Emotionales Assessment 91
Enalapril 262
End-of-dose-Akinesie 346

Energiebedarf, bei Krankheit 375
Enoxaparin 319
Entacapone 346
Entlastungsbetten 47
Entropion 353
Entzug 175
Epanutin 274
Epidemiologie 19
Epilepsie, Fahrtauglichkeit 113
Eprex 268
Eprosartan 262
Eptifibatim 251
Erbium-YAG-Laser 464
Ereignisrekorder 273
Erektile Dysfunktion 420
Erektionsstörung 36, 38
Ergometrie 233
Ergotismus 285
Ernährung
– Anamnese 97
– Assessment 97
– bei Malnutrition 374
– enterale 376
– parenterale 377
Erypo 268
Erythrodermie 477
Erythroplasie Queyrat 470
Erythropoetin 268
Esidrex 240
Esidrix 240
Ethische Grundhaltungen 8
– Suizid und Sterbehilfe 151
Etidronat 441
Etilefrin 269
Etofibrat 383
Euglucon 413
Eurex 263
Euthyroid-sick-syndrome 426
Euthyrox 426
Excess-Disability-Syndrom 222
Excipial 462
Exelon 130
Exsikkose 465
Extrapyramidale Störungen 213, **342**
Extrasystolen
– supraventrikuläre 275
– ventrikuläre 278

Sachverzeichnis

F

Fahrtauglichkeit
- Altersschwerhörigkeit 111
- Assessment 110
- bei Medikamenteneinnahme 115
- Demenz 114
- Epilepsie 113
- Herz- und Kreislauferkrankungen 111
- Hypersomnie 114
- Katarakt 111
- Lungenerkrankungen 112
- Parkinson, Morbus 113
- zerebrovaskuläre Erkrankungen 112

Failure to thrive-Syndrom 222
Faktor-V-Leiden 314
Familienkonferenz 44, 48, 143
Farbstofflaser 463
Fasziitis, eosinophile 291
Faulecke 480
Favistan 424
Favre-Racouchot, Morbus 461
Femurfraktur, proximale 443
Fenofibrat 383
Fentanyl 195
Fersenschutz 486
Fett, Bedarf 376
Fettsäuren 380
Fettstoffwechselstörungen 379
Fibrate 383
Fibrel 463
Fibrinogenrezeptorantagonisten 323
Fibrinolyse, systemische (bei Myokardinfarkt) 251
Finasterid 398
Fingerarthrose 430
Fingerperimetrie 105
Fixation
- chemisch 11
- Weste 11

Flavonoide 303
Flavoxat 396
Flecainid 274
floating beds 47
Florinef 268
Flotrin 398
Fluconazol 480
Fluctin 144, 269

Fluctine 269
Fludrocortison 267
Flunarizine 207
Fluoxetin 144
Flurazepam 170
Flurbiprofen 269
Flüstersprache 104
Folsäure 100, 122
Folstein 84
Fontaine-Stadien 287
Fortecortin 197
Fosamax 441
Fragmin 319
Fraxiparin 319
Freie-Radikale-ATh 24
Freiheitseinschränkende Maßnahmen 11
Froben 269
Frontotemporale Demenz 127
Fruktosamin 409
Fuß, diabetischer 421
Fußdystonie, bei M. Parkinson 348
Functional-Reach-Test 93
Funktionsstörung, dominant diastolische 246
Furosemid 240

G

Gabapentin 198
Galantamin 130
Gangrän, feuchte, Therapie 289
Gangstörung, Tinetti-Score 93
Gangstörungen **209**
Gangsymmetrie 95
GDS = Geriatric Depression Scale 91
Gefäßerkrankungen
- Aneurysma 294
- arterielle Durchblutungsstörungen 283
- Arterienverschluss 297
- entzündliche 291
- pAVK 287

GEFAHREN VOM BETT-Erkrankungen 224
Gehbock 226
Gehgeschwindigkeit 93
Gehrad 226
Gehstock 226
Gemfibrozil 383
Geriatric Depression Scale (GDS) 91
Geriatrische Klinik 69

Geriatrische Leitsätze 9
Geriatrische Sprechstunde 71
Geriatrischer Minimalstatus 15
Geriatrisches Konsil 69
Gerontopharmakologie 17
Gerontopsychiatrische Beratungsstellen 46
Gerontostomatologie 359
Gesichtsfeldprüfung 350
- orientierende 105
Gevilon 383
Gewichtsabnahme 97
Gewichtszunahme 98
Gicht 431
Gilurytmal 274
Ginkgo-Extrakte 131
Gladem 269
Glaukom
- akutes 351
- chronisches 354
Gleichgewicht, Assessment 93
Gleichgewichtsstörung, Tinetti-Score 93
Glibenclamid 413
Glibornurid 413
Gliclazid 413
Glimepirid 413
Glitazone 415
Globalinsuffizienz 237
Glottisödem (Dyspnoe) 230
Gluborid 413
Glucobay 415
Glucophage 415
α-Glukosidasehemmer 415
Glutric 413
GM = geriatrisches Management
Gonarthrose 429
GP IIb/IIIa-Antagonisten 250, 323
Granuloma fungoides 474
Greifreflex 121
Großer Wurf 205
Grundhaltungen, ethische 8
Grundstatus, geriatrischer 15
Grundwerthypotonie 264
Grüner Star 354
Gürtelrose 479
Gutron 269

Sachverzeichnis

H

Haare, Altersveränderungen 461
Hachinski-Ischämie-Score 125
Halbseitenlähmung 325
Haldol 157
Hallpike-Manöver 205
Hallux valgus 430
Halluzinationen 154, 159
Halluzinose, organische 155
Haloperidol 157
Handgrip-Test 93
Harnverhalt, bei Opioidtherapie 196
Harnwegsinfektionen 404
Hausbesuche, präventive 70
Hauterkrankungen 458
Hauttests, immunologische 101
HbA1c 409
Heberden-Arthrose 430
Hedonismus 107
Heidelberger Sozialfragebogen 78
Heidelbergerschiene 447
Heilbehandlungsmaßnahmen, gefährliche 58
Heimplatzierung, Notwendigkeit 4
Heimquote 22
Hemianopsie 350
Hemisyndrom 325
Heparine 317
– niedermolekulare 318
– unfraktionierte 319
Herpes zoster 479
– Schmerzen 199
Herzauskultation 16
Herzerkrankungen, Fahrtauglichkeit 111
Herzinfarkt, *siehe* Myokardinfarkt 251
Herzinsuffizienz 236
– Diagnostik 237
– Klinik 236
– medikamentöse Stufentherapie 246
– Therapie 239
Herzklappenerkrankungen 252
Herzrhythmusstörungen 271
– Antiarrhythmika 274

Halbfett = Haupttextstelle

– bradykarde 280
– Risikoabschätzung 273
– tachykarde supraventrikuläre 275
– tachykarde ventrikuläre 278
Herzschrittmachertherapie 281
Hilfsbedarf, Beurteilung 2
Hilfsmittel, bei Immobilität 225
Hirninfarkt, *siehe* Apoplexie 325
Hirnschlag 324
Hirnstamm-TIA 208
Hirnstamminfarkt (Schwindel) 208
Hirudin 319
HIT = heparininduzierte Thrombozytopenie 318
HMG-CoA-Reduktase-Inhibitoren 383
Hodgkin, Morbus (Haut) 474
Hoehn-und-Yahr-Stadien 343
Homosexualität 38
Hör-Handicap-Fragebogen 103
Hörfähigkeit 102
Hörgeräte 357
Hörhilfe 102
Hörmittelversorgung 357
Hörstörungen 356
Hospitalisationshäufigkeit 20
Hospizbetreuung 56
Hüftschraube, dynamische 445
Hühnerauge 468
Hydrochinon 462
Hydrochlorothiazid 240, 260
Hydrotherapie 452
– bei Orthostase 266
Hydroxyapatitkrankheit 431
Hygroton 240
Hyperaktivität, urethrale 391
– Therapie 398
Hypercholesterinämie 384
Hyperhidrosis 467
Hypericum perforatum 145
Hyperkinesien 348
Hyperkoagubilität 309
Hyperlipidämie 380, **384**
Hyperosmolares Koma 418

Hypersensitivitätsvaskulitis 291
Hypersomnien 167
– Fahrtauglichkeit 114
Hyperthyreose 423
Hypertonie, arterielle 253
– Diagnostik 255
– isolierte systolische (ISH) 256
– Klassifikation 253
– Therapie 257
– Therapieresistenz 260
Hypertriglyzeridämie 384
Hyperventilation 231
Hypnotika, bei Schlafstörungen 169
Hypochondrie 177
Hypoglykämie 418
Hyponaträmie 387
Hyposphagma 351
Hypothermie 453
Hypothyreose 425
Hypotonie 264
Hytrin 196, 398

I

IATL = instrumentelle Aktivitäten des täglichen Lebens 76
Ibuprofen 192, 194
ICB = intrazerebrale Blutung
ICIDH = International Classification of Impairment, Disabilities and Handicaps
ICISD = International Classification of Sleep Disorder
Ilomedin 293
Iloprost 293
Immobilität 220
– Diagnostik 222
– excess disability 222
– failure-to-thrive-Syndrom 222
– habitueller 222
– Hilfsmittel 226
– Post-fall-Syndrom 222
– Prävention (Übungsprogramm) 227
– Therapie 225
Imovane 170
Impfplan, geriatrischer 32
Inderal 269
Indocid 269
Indoramin 263
Infarkt, zerebraler, multiple (Gangstörung) 212

Sachverzeichnis

Influenza-Impfung 32
Informelle Pflege 42
Infrarotbestrahlung 452
Inkontinenz
- Stuhl 370
- Urin 388
Inohep 319
INR = international normalized ratio
Insomnie 166
Institutionalisierung 22
Insuffizienz, chronisch venöse 306
Insulin 415
Insult, zerebrovaskulärer
- Prävention 32
- Schmerzen 201
Integrilin 251
Interdisziplinarität 5
Intertrigo 465
Ionenaustauscherharze 382
Irbesartan 242, 262
Iritis, akute 351
Irrtum-Katastrophen-ATh 24
Ischämie-Score (Hachinski) 125
Iscover 250
ISH = isolierte systolische Hypertonie

J

Jaeger-Tafel 105
Johanniskraut 145
Jumexal 345

K

Kallus 468
Kalorimetrie 204
Kältetherapie 452
Kalziumantagonisten
- bei Hypertonie 261
- bei KHK 250
- Herzinsuffizienz 242
Kalziumpyrophosphat-Arthropathie 431
Kammerflattern 278
Kammerflimmern 278
Kapillarmikroskopie 286
Kariesprophylaxe 364
Karil 193
Karotis-Endarteriektomie 332
Karzinom, spinozelluläres 472
Katarakt 354
- Fahrtauglichkeit 111

Katheterzystitis 399
Kaustörung 136
Kegel-Übungen 395
Kent-Bündel 276
Keratitis, akute 351
Keratoakanthom 469
Kerley-B-Linien 238
KF =Krankheitsfaktor
KHK = Koronare Herzerkrankung
Kipptisch-Untersuchung 273
Klappenerkrankungen 252
Klaustrophobie 178
Klavus 468
Kleinhirninfarkt (Schwindel) 208
Klinik, geriatrische 69
Klinische Untersuchung 15
Koanalgetika 196
Koffein 270
Kollagen 463
Koma, hyperosmolares 418
Komorbidität 2
Kompartmentsyndrom 298
Kompensation 29
Kompressionsstrümpfe **302**
- bei Orthostase 266
Kompressionstherapie 301
- apparativ 303
- Strumpf 302
- Verband 302
Kompressionsverband 302
Kondylenplatten 445
Konfusion, agitierte 335
Konfusion-Assessment-Methode 160
Konjunktivitis, akute 351
Konsil, geriatrisches 69
Kontaktaufnahme, mit Betagten 12
Kontextfaktoren 19
Kontinuitätstheorie 23
Konversionsneurose 178
Kopfendoprothese, Hüfte 446
Koronare Herzerkrankung (KHK) 248
Körperfettmasse 98
Körpergewicht 97
Körpergröße 98
Kortikosteroide, als Co-Analgetika 197
Koxarthrose 429
Kraft, Assessment 93
Krankengymnastik 454
Krankenhausaufnahme 69

Kreatinin-Clearance, Berechnung 18
Kreislauferkrankungen, Fahrtauglichkeit 111
Kristallarthropathien 431
Kryoglobulinämie 291
Kryotherapie 452
Kurzzeitpflege 44

L

Labyrinthläsionen 206
Lageänderungsschwindel, gutartiger 205
Lagerungsschwindel, benigner paroxysmaler 205
Laktulose 196
Lakunäre Syndrome 333
Lamisil 480
Langzeitpflege 65
Lappenplastiken 489
Laser-Doppler-Fluxmetrie 286
Lasertherapie, Haut 463
Lasix 240
Laxanzien 367
Laxoberal 196
LE = Lungenembolie
Lebensbürden 41
Lebensereignisse, kritische 82
Lebensphilosophie 108
Lebensqualität 39
Lebensstil 26
Leitsätze, geriatrische 9
Leitungsblockierung, intraventrikuläre 281
Lentigo maligna 473
Lentigo senilis 461
Lentigo solaris 461
Lepirudin 319
Leponex 157
Leriche-Syndrom 287
Leukoaraiosis 324
Leukoplakie 471
Levomethadon 193
Levothyroxin 426
Lewykörper-Demenz 129
Lichen sclerosus et atrophicans 466
Lichtreflexionsrheographie 300
Lidocain 274
Linksherzinsuffizienz 236
Lipanthyl 383
Lipo-Merz 383

Sachverzeichnis

Lipobay 383
α-Liponsäure 420
Lipoproteine 380
Liprevil 383
Lithium
- bei Niereninsuffizienz 18
- Dauertherapie 146
- Intoxikation 146
Locobase 462
Logopädie, bei Aphasie 339
Loperamid 371
Lopirin 241, 262
Lopresor 261
Lorvastatin 383
Lorzaar 262
Losartan 242, 262
Low-air-loss-Prinzip 486
Lungenauskultation 16
Lungenembolie 312
- Dyspnoe 230
- Lysetherapie 322
Lungenerkrankungen
- Dyspnoe 228
- Fahrtauglichkeit 112
- terminale Pneumonie 137
Lungenödem, Dyspnoe 230
Lungenszintigraphie 233
Lymphogranulomatose 474
Lymphome, maligne (Haut) 474
Lysetherapie 317
- bei Myokardinfarkt 251

M

Maßnahmen, freiheitseinschränkende 11
Madopar 345
Magnesiumhydroxid 367
Makroalbuminurie 419
Makroangiopathie, bei Diabetes mell. 418
Malignes L-DOPA-Entzugssyndrom 348
Malnutrition 372
Malnutritions-Grad 98
Management, geriatrisches 1
Mandelölsalbe 462
Manometrie, anorektale 367
MAO-H = Monoaminooxidase-B-Hemmer
MARS-Ursachen 224
Massagen 455
Matratze, superweiche 485
MDK= medizinischer Dienst der Krankenkassen

Halbfett = Haupttextstelle

Mechanotherapie 454
Meclozin 207
Medikamente
- Fahrtauglichkeit 115
- geriatrische Besonderheiten 17
Medikamentenanamnese 12
Medikamentennebenwirkungen 13, **17**
Medikomechanik 455
Melanom 473
Melleril 158
Memory-Klinik 44
Meniere, Morbus **206**
Metamizol 192
Metformin 415
- bei Niereninsuffizienz 18
Methylphenidat 145, 267
Methylprednisolon 197
Metoclopramid 270
Metolazon 240
- bei Niereninsuffizienz 18
Metoprolol 244, 261
Mevinacor 383
MHC-Gen-ATh 24
Miaclacic 196
Mianserin 145, 192
Micardis 242, 262
Miconazol 480
MID = Multiinfarktdemenz
Midamor 240
Midazolam 235
Midodrin 267, 269
Miglitol 415
Mikroangiopathie, bei Diabetes mell. 419
Mikrovarikose 305
Miktionsprotokoll 391
Milieutherapie
- Demenz 132
- Depression 143
Minalgin 192
Mineralokortikoide 267
Mini Mental Status (MMS) 84
- häufige Ergebniskonstellationen 89
Minimalstatus, geriatrischer 15
Minipress 196, 263
Minirin 268
Misshandlung 51
Mitralklappenstenose 252
Mittelverteilung, faire 8
MMS = Mini Mental Status
Mobilität, Assessment 93
Mobilitätsstörung 202, **220**

Mobility Interview 222
Moclobemid 145
Mogadan 170
Molsidomin 249
Monistat 480
Monoaminooxidase-B-Hemmer (MAO-H) 145
Morphin 195
Morphinsulfat 193
Morphometrische ATh 23
Movergan 345
MST 193
Multidisziplinarität 5
Multisystematrophie (MSA) 342
Munderkrankungen 359
Mundhygiene 361
Mutations-ATh 24
Mutismus, akinetischer 335
Mycosis fungoides 474
Myelopathie, zervikale 211
Myokardinfarkt
- Lysetherapie 322
- Therapie 251

N

Nachbetreuung, ambulante 71
Nägel, Altersveränderungen 461
Nahrungsverweigerung 136
Naloxon 196
Naproxen 194
Narcan 196
Narcanti 196
Narkolepsie 167
Narzisstische Persönlichkeit 181
Natriumpicosulfat 196
Natroparin 319
Nefadar 145
Nefazodon 145
Neo-Gilurytmal 274
Neologismus 337
NeoRecormon 268
Nephropathie, diabetische 419
Nepresol 263
Neribas 462
Nervenstimulation, transkutane elektrische (TENS) 192
Neshold-OP 200
Neuroleptika **155**
- atypische 156
- Fahrtauglichkeit 115
- typische 156

Sachverzeichnis

Plavix

Neurologische Untersuchung, Befunde bei Betagten 16
Neurontin 198
Neuropathie
- autonome 264
- diabetische 419
Neuropathische Schmerzen 187
Neurosen 177
- Angst 177
- depressive 177
- Hypochondrie 177
- Konversion 178
- Therapie 179
- Zwangsstörung 178
NH-LSD = Nursing Home Life Space Diameter
Nifedipin 261
Nikotinsäure 383
NINDs-Kriterien (M. Parkinson) 345
Nitrate
- bei KHK **249**
- Herzinsuffizienz 242
Nitrazepam 170
Norfloxacin 407
Normaldruck-Hydrozephalus 342
- Gangstörung 213
Normolip 383
Noroxin 407
Norton-Skala, Dekubitalrisiko 483
Norvasc 261
NOSGER = Nurses' Observation Scale for Geriatric Patients 87
- häufige Ergebniskonstellationen 89
Novalgin 192
NovoNorm 415
Nozizeptor-Schmerzen 187
NPE = normale perorale Ernährung
Nucleus subthalamicus, lakunäres Syndrom 333
Nursing Home Life Space Diameter 223
NYHA-Klassifikation 237

O

Oberarm-Zirkumferenz 98
Obstipation 365
Octreotid 270
Offenwinkelglaukom 354

OH = orthostatische Hypotonie
Okulärer Schwindel 202
Olanzapin 157
Olivo-ponto-zerebelläre Atrophie (OPCA) 342
Omeprazol 193
On-off-Effekte (M. Parkinson) 347
Onychomykose 479
Opiate
- bei Dyspnoe 235
- bei Sterbenden 235
- Umrechnungstabelle 195
Opioidanalgetika 194
Optimierung 29
Orthopnoe 229
Orthostase 264
Osler-Manöver 255
Osteomalazie 437
Osteopathien, metabolische 436
Osteoporose 438
- Kalzitonin 196
Oszillographie 283
Oxprenolol 261
Oxybuton 396
Oxybutynin 396, 398

P

Palmomentalreflex 16, **121**
Panarteriitis nodosa 291
Panfinbrin 462
Panikattacken 177
Paracetamol 192, 194
Paralyse, progressive supranukleäre 342
Paranoide Persönlichkeit 180
Paranoides Syndrom 153
Paraphasien 137
Parapsoriasis en plaque 477
Parasomnie 167
Parkinson, Morbus 342
- akinetische Krise 348
- Diagnostik 344
- Fahrtauglichkeit 113
- Gangstörung 213
- Klinik 342
- perioperatives Vorgehen 349
- Stadien (Hoehn und Yahr) 343
- Therapie 345
- Therapieprobleme 346
Partizipation 19

Paspertin 270
Patellarsehnenreflex 16
Patientenverfügung 108
pAVK = periphere arterielle Verschlusskrankheit 287
Pavor nocturnus 167
PCA = patientenkontrollierte Analgesie
Pelvine-Steal-Syndrom 288
Pemphigoid, bullöses 480
Pensionskasse 61
Pensionskassen 61
Perfusionsszintigraphie 312
Perimetrie 350
- orientierende 105
Perlche 480
Perseveration 337
Persönlichkeitsstörungen 180
- antisoziale 181
- Borderline 181
- narzisstische 181
- paranoide 180
- schizoide 180
- selbstunsichere 181
- zwanghafte 181
Pertrochantäre Fraktur 443
Pflege 42
Pflegeversicherung 65
Phantomschmerz 200
Pharmakokinetik, Veränderungen im Alter 17
Pharmakotherapie, geriatrische Besonderheiten 17
Phenergan 478
Phenytoin 274
Phlebitis 308
Phlebodynamometrie 301
- bei CVI 306
Phlebographie 301
- bei CVI 306
Phobien 177
Physikalische Therapie 450
- Elektrotherapie 457
- Mechanotherapie 454
- Thermotherapie 452
Phytopharmaka, bei Depression 145
Pick, Morbus 127
Pigmanorm 462
Pioglitazon 415
Pipamperon 157
Plaques, senile 126
Plattenepithelkarzinom 472
Platypnoe 229
Plavix 250

Sachverzeichnis

Plethysmographie 300
Pluridisziplinarität 5
Pluriviron mono 269
Plus-Symptome 344
Pneumokokken-Impfung 32
Pneumonie 137
- Dyspnoe 230
Polamidon 193
Polyarthritis, chronische 442
Polyethylenglykol 367
Polymyalgia rheumatica 291
Polyneuropathie, Gangstörung 212
Pons, lakunäres Syndrom 333
Post-fall-Syndrom 213
Post-Zoster-Neuralgie (PZN) 199
Postafen 207
Postamputationsschmerzen 200
Postthrombotisches Syndrom 310
Präalbumin 99
Pradif 398
Präexzitationssyndrome 276
Prajmaliumbitartrat 274
Präsynkope 202, 215
Pravasin 383
Pravastatin 383
Prävention 32
Prazine 235
Prazosin 196, 263
Prednisolon 197
Prednison 197
Pres 262
Presbyakusis 356
PRIND = prolongiertes reversibles ischämisches neurologisches Defizit
Progressive supranukleäre Paralyse (PSP) 213
Progressivität 23
Promazin 235
Promethazin 478
Propafenon 274
Propylthiouracil 424
Proscar 398
Prosodie 337
Prostahyperplasie, Therapie 398
Prostavasin 293

Halbfett = Haupttextstelle

Proteine 376
Prothesenhygiene 361
Proxen 194
Pruritus senilis 466
Pseudo-Hypertonie 255
Pseudogicht 431
Pseudoradikuläre Syndrome 433
PSP = Progressive supranukleäre Paralyse
Psychosen, bei M. Parkinson 348
Psychosomatische Schmerzen 188
Psychosoziale Situation 12
Psychotherapie
- bei Neurosen 179
- bei paranoidem Syndrom 155
- bei Suchterkrankungen 175
- schmerztherapeutische 192
Psychotherapie **184**
Ptosis, senile 353
PTS = postthrombotisches Syndrom 310
Pulmonalis-Angiographie 234
Pulmonalisangiographie 312
Pulmonalklappenstenose 252
Pulsus alternans 232
Pyelonephritis 404
PZN = Post-Zoster-Neuralgie 199

Q

Quantalan 244
Quellstoffe 367
Quervain-Thyreoiditis 427
Quickwert 245

R

Radikuläre Syndrome 433
Radiotherapie, zur Schmerztherapie 192
Ramipril 241
Ranitidin 193
Rasselgeräusche
- feuchte 232
- trockene 232
Rate-of-living-ATh 23
Ratschow-Lagerungsprobe 283
Raynaud-Syndrom 285

Reaktive Schmerzen 188
Rechtsherzinsuffizienz 236
Rechtsherzkatherisierung 234
5-α-Reduktasehemmer 398
Reentrytachykardie 275
Reflexdystrophie, sympathische 188
Refludan 319
Reflux, hepatojugulärer 232
Regel der Hälften 120
Rehabilitation **34**
- ambulante geriatrische 70
- Planung 35
- teilstationäre 46
Rehabilitationsfähigkeit, Beurteilung 2
Rehydrierung 385
Reintonaudiogramm 104
Reisberg-Schema 3
Reizbildungsstörungen
- heterotope 271
- orthotope 271
Reizstromtherapie 457
Rektale Untersuchung 366
REM = rapid eye movement
Remederm 462
Reminye 130
Reniten 241, 262
ReoPro **251**
Repaglinid 415
Ressourcen 26, 68
Restharn 406
Restless-legs-Syndrom 166
Restriktion 221
Retinopathie, diabetische 419
Reviparin 319
α1-Rezeptor-Blocker, bei Hypertonie 263
Rheographie 300
Rheumatoide Arthritis 291
Rhizarthrose 430
Riesenerkrankungen 220
Riesenzellarteriitis 292
Rigor 344
Risperdal 157
Risperidon 157
Ritalin 145, 269
Rivastigmin 130
Rivotril 198
Roaccutan Gel 462
Rofecoxib 192, 194
Rollator 226
Rollstuhl 226
Romberg-Versuch 204
Rosiglitazon 415

Sachverzeichnis

rt-PA = rekombinanter Gewebeplasminogenaktivator 321
Rückzug, seniler 182
Ruhetremor 16, 344
Rumpfstabilität 95
Rythmodul 274
Rytmonorm 274

S

SA-Block 280
Sandostatin 270
Saugreflex **122**, 136
Schädlichkeit 23
Schellong-Test 265
Schenkelhalsfraktur 443
Schilddrüsenerkrankungen
– Hyperthyreose 423
– Hypothyreose 425
– Knoten 427
Schizoaffektive Störungen 155
Schizoide Persönlichkeit 180
Schizophrenie 153
Schlaf-Effizienz-Index 166
Schlafapnoe-Syndrom 166
Schlafentzug 145
Schlafhygiene 169
Schlaflabor 168
Schlafstörungen 166
– bei M. Parkinson 348
Schlafwandeln 167
Schleifendiuretika 240
Schluckstörung 136, 328
Schmerzen **187**
– Anamnese 189
– bei Sterbenden 55
– Deafferenzierung 187
– neuropathisch 187
– Nozizeptor 187
– Postamputation 200
– psychosomatische 188
– reaktive 188
– Syndrome 199
– Therapie 191
– Tumorschmerzen 199
– zentrale 188, 201
Schmerzsyndrome 199
Schnauzreflex 16
Schrittbreite 96
Schritthöhe 95
Schrittkontinuität 95
Schrittlänge 95
Schrittmacher 281
Schwankschwindel 202
Schwerhörigkeit 356

– Fahrtauglichkeit 111
Schwiele 468
Schwindel 202
– benigner paroxysmaler 205
– nicht vestibulärer 208
– okulärer 202, **208**
– Präsynkope 202
– Schwankschwindel 202
– vestibulärer 202
Schwitzen, vermehrtes 467
Scopolamin TTS 207
SDAT = senile Demenz vom Alzheimer-Typ
Sehfähigkeit 102
– Assessment 105
Sehschärfenprüfung 105
Sekundärversagen, Diabetes mellitus 414
Selbsthilfefähigkeit 68
Selbstunsichere Persönlichkeit 181
Selbstvernachlässigung 183
Selegilin 345
Selektion 28
Sempera 480
Seniler Rückzug 182
Seropram 144, 192
Serotonin-Wiederaufnahmehemmer 144
Sertralin 144, 269
Serumproteine 98
Sevredol 195
Sexualbeziehungen 37
Sexualität 36
Sézary-Syndrom 475
Sherman-Venen 304
Shy-Drager-Syndrom 264, 342
Sialometrie 363
Sibelium 207
Sick-Sinus-Syndrom 280
Sildenafil 38
Simvastatin 383
Sinuatrialer Block 280
Sinusbradykardie 280
Sinusknotentachykardie 275
Situation, psychosoziale 12
Situationsanalyse 132
Sklerosierungstherapie 305
Snellen-Tafel 105
Sokolow-Lyon-Index 238
Somatoforme Störungen 177
Sondenernährung 377
Sortis 383

Sotalex 274
Sotalol 274
soziale Belastungen 81
Soziale Einschränkung 41
soziale Kontakte 80
Soziale Situation 21
soziale Unterstützung 80
soziales Netz 80
Sozialfragebogen 78
Sozialhilfe 63
Sozialscreening 83
Sozialverhalten, NOSGER 87
Sozialversicherung
– Deutschland 63
– Schweiz 61
Spalthauttransplantat 489
Spasmex 396
Spasmo-lyt 396
Spasmo-Urgenin Neo 396
Spasuret 396
Speicheldrüsen, Stimulation 364
Spezifität 23
Spinaliom 472
Spinalkanal, enger 434
Spiroctan 241
Spirometrie 233
Spironolacton 240–241
Spontanbewegungen 16
Spontanpneumothorax (Dyspnoe) 230
Sprechstunde, geriatrische 71
Spurenelemente 100
– Bedarf 376
SSRI = Serotonin-Reuptake-Inhibitor 144
Stammvarikose 304
Stammzell-ATh 24
Stangerbad 457
Statine 383
Stenose, spinale 434
Sterbehilfe 150
– Leitsätze für die Praxis 152
– Richtlinien Schweiz 151
Sterben 54
– terminale Komplikationen 135
Sterbewunsch 150
Stimmung, NOSGER 87
Streptokinase 321
Stressinkontinenz 390
– Therapie 397
Struma 423
Strumektomie 424
Stugeron 207

Sachverzeichnis

Stukkokeratosen 468
Stumpfschmerz 200
Sturz 217
- Diagnostik 218
- Prävention 219
Sturzrisiko
- Assessment 93
- Tinetti-Score 93
Sturztendenz 220
Subclavian-steal-Phänomen 288
Suchterkrankungen 171
Sudeck, Morbus 188
Suizid 147
- Beihilfe 150
Sulfonylharnstoffe 413
Sulindac 194
Sulpirid 158, 207
- bei Niereninsuffizienz 18
sundown syndrome 162
Supraventrikuläre Extrasystolen 275
Surmontil 170
SVES = supraventrikuläre Extrasystolen
Symptomarmut 13
Syndrom
- paranoides 153
- postthrombotisches 310
- spondylogenes 433
- vertebrales 433
Synkope 215
Systemsklerose, progressive 291

T

Tachyarrhythmia absoluta 277
Tachykardie
- fokale atriale 275
- paroxysmale supraventrikuläre 275
- paroxysmale ventrikuläre 278
- polymorphe ventrikuläre 278
- Sinusknoten- 275
Tacrin 130
Tagesheim 44, **46**
Tageskliniken 44, **46**
Takayasu-Syndrom 291
Talgdrüsen
- Altersveränderungen 461
- Hyperplasie 468

Halbfett = Haupttextstelle

Tambocor 274
Tamsulosin 398
Tandem-Stand 93
Tangles, neurofibrilläre 126
Tapazole 424
Teamatmosphäre 7
TEE = totaler Energieverbrauch
Telmisartan 242, 262
Temporärbetten 44, **47**
Tenormin 261
TENS = transkutane elektrische Nervenstimulation 192
Terazosin 196, 398
Terbinafin 480
Terminale Komplikationen 135
Tetanus-Impfung 32
Teveten 262
TF = Temperaturfaktor
Thalamus, lakunäres Syndrom 334
Thermotherapie 452
Thiamazol 424
Thiaziddiuretika 240
- bei Hypertonie 260
Thiazolidindione 415
Thienopyridinderivate 323
Thiethylperazine 207
Thioctacid 420
Thioridazin 158
Thombran 145
Thrombangiitis obliterans 293
Thromboembolie, arterielle 297
Thrombolysetherapie
- Hirninfarkt 326
- Kontraindikationen 317
Thrombolytika 321
Thrombophilie 309, 314
Thrombophlebitis vulgaris superficialis 308
Thrombose
- arterielle 298
- venöse 309
Thrombozytenaggregationshemmer 250, **322**
Thrombozytopenie, heparininduzierte 318
Thulesius-Klassifikation 265
Thyreoiditis 427
TIA = transiente ischämische Attacke 324
- Hirnstamm 208

Ticlopidin 323
Tilidin 193
Timed up + go-Test 93
Timed-Sit-to-Stand-Test 93
Timolol 355
Tinea corporis 480
Tinea unguium 479
Tinetti-Score 93
Tinzaparin 319
Tirofiban **251**
Tod 54
- terminale Komplikationen 135
Tofranil 396
Toilettentraining 394
Tolterodin 396
Tolvin 145
Tolvon 192
Torasemid 240
Torecan 207
Torem 240
Torsade de pointes 278
Tramadol 193, 195
Tramal 193, 195
Transferrin 99
Transitzeit, gastrointestinal 367
Trasicor 261
Trazodon 145, 164
Trepopnoe 229
Tretinoin 462
Triamteren 240
Triatec 241
Triebbedürfnisse 37
Trimethoprim, bei Niereninsuffizienz 18
Trimipramin 170
Trittico 145, 164
Trizepsfalte 98
Trospiumchlorid 396
Truncus brachiocephalicus, Verschluss 288
Truncus tibio-fibularis, Verschluss 288
Tumorschmerzen 199
Turnsoft-Prinzip 486
T-Zell-Erythrodermie 475

U

Überlaufinkontinenz 390
- Therapie 397
Ulcus cruris venosum 307, 481
Ulkussäuberung 307
Ultrapuls-Laser 464
Unipedal-Balance-Test 93
Unisal 194

Sachverzeichnis

Zystitis, katheterinduzierte

Universalität 23
Unterbringung 58
Unterstützung, soziale 80
Untersuchung, körperliche 15
UPDRS 343
Urge-Inkontinenz 390
Urion 398
Urispas 396
Urlaubsbetten 47
Urokinase 321
Uroxetral 398
Urteilsunfähigkeit, praktisches Vorgehen 109
Utilitarismus 107

V

Valaciclovir 479
Valenserschiene 447
Valoron 193
Valproat 164
Valsartan 262
Valsartanum 242
Valtrex 479
Valvuloplastie 252
Varigloban 305
Varikophlebitis 308
Varikose 304
VAS = visuelle Analog-Skala
Vaskulitiden 291
Vasodilatatoren, direkte, bei Hypertonie 263
Vasomotal 207
Venenerkrankungen 300
– CVI 306
– Diagnostik 300
– Klassifikation 300
– Phlebitis 308
– Therapiegrundlagen 301
– Thrombose 309
– Ulcus cruris venosum 307
– Varikose 304
Venengruppen 304
Venenthrombose 309
– Lysetherapie 322
Venenverschlussplethysmographie 300
Ventilationsszintigraphie 312
Verhaltensstörungen
– nach Apoplexie 335
– NOSGER 87
Verruca seborrhoica 468
Verruca vulgaris 479
Verschiebelappen 489

Verschlusskrankheit, periphere arterielle 287
Versicherungsgrundlagen 61
Vertebrales Syndrom 433
Vertebrobasiläre transiente ischämische Attacken 208
Vertigo 202
Verwahrlosung, senile 182
VES = ventrikuläre Extrasystolen
Viagra 38
Vibrationsverlust 16
Vioxx 192, 194
Virchow-Trias 309
Visuelle Analog-Skala 189
Vitalismus 107
Vitamin-A-Säure 462
Vitamine 99
– Bedarf 376
– Folsäure 100
– Vitamin B12 100
– Vitamin-B-Komplex 100
– Vitamin-D 100
Vitien 252
Voltaren 269
Vomex D 207
Vorhofflattern 276
Vorhofflimmern 277
Vorhoftachykardien, ektope 275
Vorlagen 394
Vorsorgevollmacht 59
Vulvaatrophie, senile 466

W

Wahn 153
Wärmetherapie 452
Warze, seborrhoische 468
Warzen, vulgäre 479
Wasserscheidenläsion 337
Webster-Scale 343
Wechselduschen 266
Wegabweichung 95
Weitwinkelglaukom 354
Wernicke-Aphasie 339
Wertvorstellungen 68
Whisper-Test 104
WHO-Konzept, Epidemiologie 19
WHO-Stufenplan, Schmerztherapie 192
Wille, mutmaßlicher 107
Windelhosen 394

Winiwarter-Buerger, Morbus 293
Wirbelsäulenerkrankungen, degenerative 433
– konservative Therapie 435
Wohlbefinden, subjektives 39
Wohnraumkündigung 58
Wohnsituation 21
Wolff-Parkinson-White-Syndrom 276
Wortfindungsstörungen 337
WPW-Syndrom 276
Wright-Manöver 285
Wurf, großer 205
Wydora 263

X

Xanef cor 241
Xatral 398
Xerostomie 363
Ximovan 170
Xylocain 274

Y

Yohimbin 267, 269
Yokon-Glenwood 269
Yustoschiene 447

Z

Zahnstatus 359
Zantic 193
Zaproxolyn 240
Zaroxolyn 240
Zehenarthrose 430
Zenas 383
Zentrale Schmerzen 188
Zerebrovaskuläre Erkrankungen 324
– Fahrtauglichkeit 112
Zielblutdruckwerte 257
Zink 100
Zocor 383
Zoloft 144, 269
Zolpidem 170
Zopiclon 170
Zoster 479
Zovirax 200, 479
Zwanghafte Persönlichkeit 181
Zwangssyndrom 178
Zyprexa 157
Zystitis, katheterinduzierte 399

Checklisten
Immer dabei!

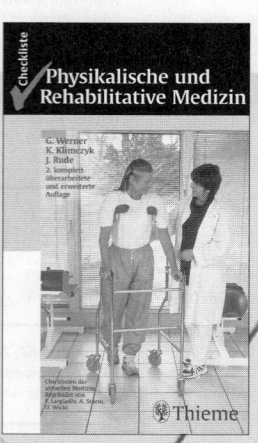

Das **Was, Wie** und **Wann** für alle Fachdisziplinen, in denen die Physikalische und Rehabilitative Medizin eingesetzt wird

2000.
504 Seiten, 116 Abbildungen,
DM 69,80   ISBN 3 13 106672 5

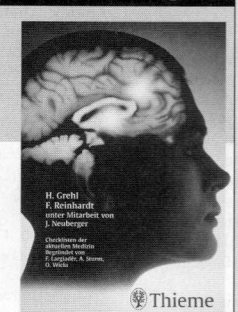

Die **gesamte Neurologie** praxisorientiert und handlungsrelevant

2000.
732 Seiten, 100 Einzeldarstellungen, 174 Tabellen
DM 74,90   ISBN 3 13 126271 0

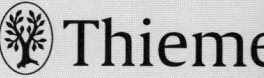

Checklisten
Immer dabei!

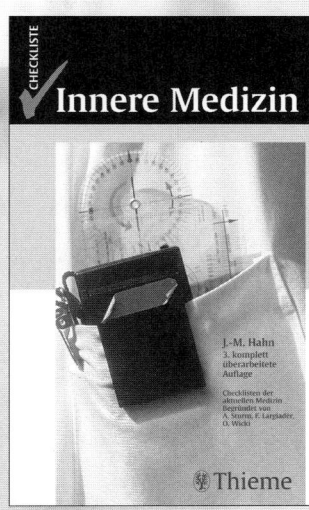

3. komplett überarbeitete
Auflage 2000.
820 Seiten, 140 Abbildungen
DM 59,-   ISBN 3 13 107243 1

Ihre Vorteile

- Komplett, übersichtlich und praxisnah: konkrete Handlungsanweisungen und Therapievorschläge für den Stationsalltag und die Notfallambulanz

- Ausführliche Darstellung von Leitsymptomen

- Die 3. Auflage wurde komplett überarbeitet und aktualisiert. Sie finden neue Aspekte z.B. zu Dermatologie, neurologischen Krankheitsbildern, Diabetes mellitus etc.

- Noch bessere Medikamententabellen

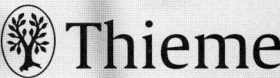

Beispiele für Altersdermatosen

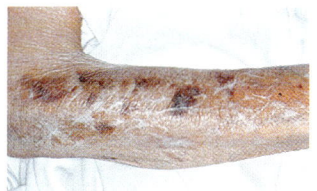

Abb. 1 Altershaut: Purpura seniles, s. S. 458

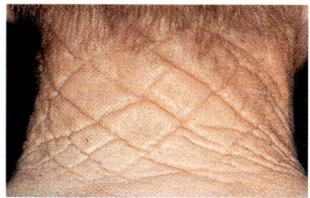

Abb. 2 Altershaut: Cutis rhomboidalis nuchae, s. S. 461

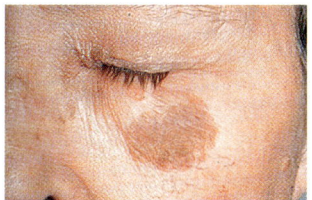

Abb. 3 Altershaut: Lentigo senilis, s. S. 461

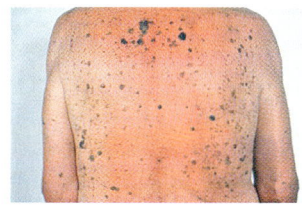

Abb. 4 Seborrhoische Warzen, s. S. 468

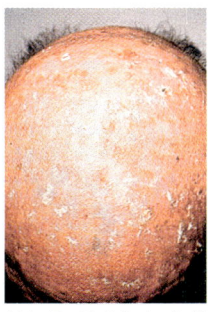

Abb. 5 Aktinische Präkanzerosen, Keratosen, s. S. 469

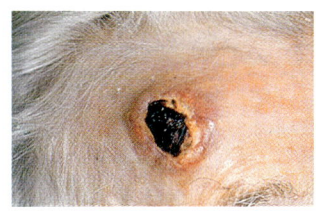

Abb. 6 Keratoakanthom, s. S. 469

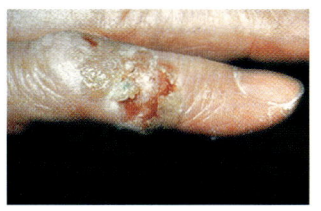

Abb. 7 Morbus Bowen, s. S. 470

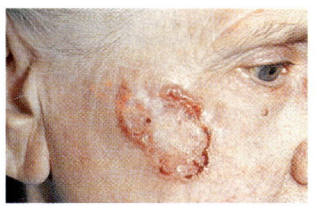

Abb. 8 Basaliom, s. S. 472

Beispiele für Altersdermatosen

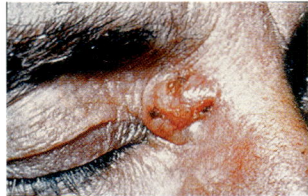

Abb. 9 Basaliom, s. S. 472

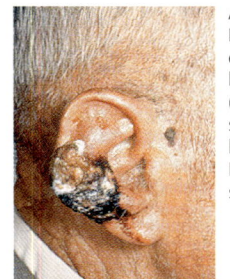

Abb. 10 Plattenepithelkarzinom (Spinaliom, spinozelluläres Karzinom), s. S. 472

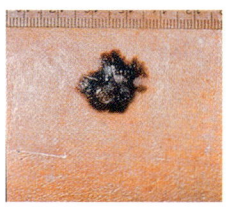

Abb. 11 Superfiziell spreitendes Melanom, s. S. 473

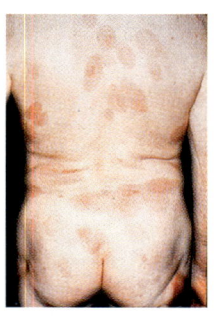

Abb. 12 Lymphome, s. S. 474

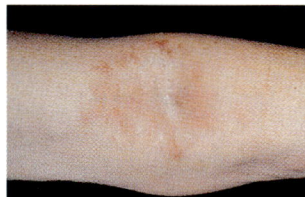

Abb. 13 Atopisches Ekzem, s. S. 477

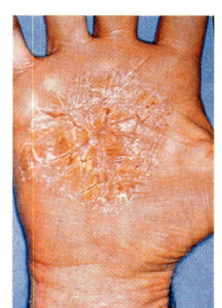

Abb. 14 Kontaktekzem (Isolierkitt), s. S. 478

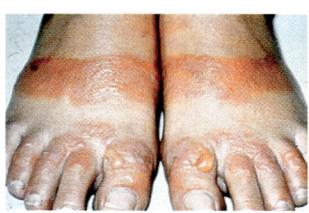

Abb. 15 Kontaktekzem (Leder), s. S. 478

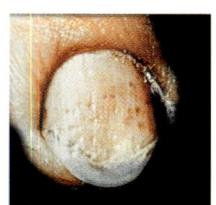

Abb. 16 Psoriasis, Tüpfelnagel, Ölfleck s. S. 478